"十四五"职业教育国家规划教材

全国医药中等职业教育药学类"十四五"规划教材（第三轮）

供中药学、中医康复保健专业使用

实用方剂与中成药

主　编　罗玲英　赵珍东

副主编　王宏顺　吴铁荣　宋　涛

编　委（以姓氏笔画为序）

　　　　王宏顺（江西中医药大学附属医院）

　　　　毛玲玲（瑞人堂医药集团股份有限公司）

　　　　刘　浩（江西省医药学校）

　　　　李　明（赣南卫生健康职业学院）

　　　　李怡瑾（湛江中医学校）

　　　　吴铁荣（南昌县妇幼保健院）

　　　　宋　涛（广东省食品药品职业技术学校）

　　　　罗玲英（江西省医药学校）

　　　　赵珍东（广东食品药品职业学院）

　　　　袁秀娟（江西省医药学校）

　　　　梁丽萍（广东茂名健康职业学院）

　　　　蔡晓丹（汕头市卫生学校）

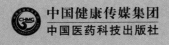

中国健康传媒集团

中国医药科技出版社

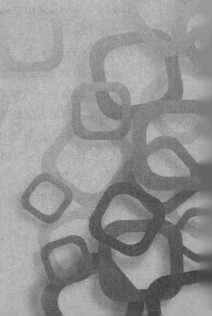

内容提要

　　本教材是"全国医药中等职业教育药学类'十四五'规划教材（第三轮）"之一。本教材结合中等职业教育药学类专业的特点和岗位职业能力的要求，吸收近年来药学类中等职业教育教学改革的新成果编写而成。本教材内容涵盖中医内科、外科、皮肤科、骨伤科、五官科、妇科及儿科等疾病的方剂与中成药知识及技能，包括常见疾病的主要证型、病因病机、主要症状、治疗原则、常用方剂及中成药的药物组成、组方分析、功能与主治、临床应用、用法用量、使用注意等。本教材为书网融合教材，即纸质教材有机融合电子教材、教学配套资源（PPT、微课、视频等）、题库系统、数字化教学服务（在线教学、在线作业、在线考试），使教学资源更加多样化、立体化。

　　本教材可供全国医药中等职业院校中药学及中医康复保健专业师生教学使用，也可供医药行业从事相关工作的人员培训与自学使用。

图书在版编目（CIP）数据

实用方剂与中成药/罗玲英，赵珍东主编 . —北京：中国医药科技出版社，2020.12
全国医药中等职业教育药学类"十四五"规划教材 . 第三轮
ISBN 978 - 7 - 5214 - 2156 - 9

Ⅰ. ①实…　Ⅱ. ①罗… ②赵…　Ⅲ. ①方剂学 – 中等专业学校 – 教材 ②中成药 – 中等专业学校 – 教材　Ⅳ. ①R289 ②R286

中国版本图书馆 CIP 数据核字（2020）第 236564 号

美术编辑　陈君杞
版式设计　友全图文

出版　**中国健康传媒集团** | 中国医药科技出版社
地址　北京市海淀区文慧园北路甲 22 号
邮编　100082
电话　发行：010 – 62227427　邮购：010 – 62236938
网址　www. cmstp. com
规格　787mm × 1092mm $^1/_{16}$
印张　26 $^1/_4$
字数　635 千字
版次　2020 年 12 月第 1 版
印次　2024 年 1 月第 4 次印刷
印刷　三河市万龙印装有限公司
经销　全国各地新华书店
书号　ISBN 978 - 7 - 5214 - 2156 - 9
定价　**69.00 元**

获取新书信息、投稿、为图书纠错，请扫码联系我们。

出版说明

2011 年，中国医药科技出版社根据教育部《中等职业教育改革创新行动计划（2010—2012 年）》精神，组织编写出版了"全国医药中等职业教育药学类专业规划教材"；2016 年，根据教育部 2014 年颁发的《中等职业学校专业教学标准（试行）》等文件精神，修订出版了第二轮规划教材"全国医药中等职业教育药学类'十三五'规划教材"，受到广大医药卫生类中等职业院校师生的欢迎。为了进一步提升教材质量，紧跟职教改革形势，根据教育部颁发的《国家职业教育改革实施方案》（国发〔2019〕4 号）、《中等职业学校专业教学标准（试行）》（教职成厅函〔2014〕48 号）精神，中国医药科技出版社有限公司经过广泛征求各有关院校及专家的意见，于 2020 年 3 月正式启动了第三轮教材的编写工作。

党的二十大报告指出，要办好人民满意的教育，全面贯彻党的教育方针，落实立德树人根本任务，培养德智体美劳全面发展的社会主义建设者和接班人。教材是教学的载体，高质量教材在传播知识和技能的同时，对于践行社会主义核心价值观，深化爱国主义、集体主义、社会主义教育，着力培养担当民族复兴大任的时代新人发挥巨大作用。在教育部、国家药品监督管理局的领导和指导下，在本套教材建设指导委员会专家的指导和顶层设计下，中国医药科技出版社有限公司组织全国60 余所院校 300 余名教学经验丰富的专家、教师精心编撰了"全国医药中等职业教育药学类'十四五'规划教材（第三轮）"，该套教材付梓出版。

本套教材共计 42 种，全部配套"医药大学堂"在线学习平台。主要供全国医药卫生中等职业院校药学类专业教学使用，也可供医药卫生行业从业人员继续教育和培训使用。

本套教材定位清晰，特点鲜明，主要体现如下几个方面。

1. 立足教改，适应发展

为了适应职业教育教学改革需要，教材注重以真实生产项目、典型工作任务为载体组织教学单元。遵循职业教育规律和技术技能型人才成长规律，体现中职药学人才培养的特点，着力提高药学类专业学生的实践操作能力。以学生的全面素质培养和产业对人才的要求为教学目标，按职业教育"需求驱动"型课程建构的过程，进行任务分析。坚持理论知识"必需、够用"为度。强调教材的针对性、实用性、条理性和先进性，既注重对学生基本技能的培养，又适当拓展知识面，实现职业教育与终身学习的对接，为学生后续发展奠定必要的基础。

2. 强化技能，对接岗位

教材要体现中等职业教育的属性，使学生掌握一定的技能以适应岗位的需要，具有一定的理论知识基础和可持续发展的能力。理论知识把握有度，既要给学生学习和掌握技能奠定必要的、足够的理论基础，也不要过分强调理论知识的系统性和完整性；注重技能结合理论知识，建设理论－实践一体化教材。

3. 优化模块，易教易学

设计生动、活泼的教学模块，在保持教材主体框架的基础上，通过模块设计增加教材的信息量和可读性、趣味性。例如通过引入实际案例以及岗位情景模拟，使教材内容更贴近岗位，让学生了解实际岗位的知识与技能要求，做到学以致用；"请你想一想"模块，便于师生教学的互动；"你知道吗"模块适当介绍新技术、新设备以及科技发展新趋势、行业职业资格考试与现代职业发展相关知识，为学生后续发展奠定必要的基础。

4. 产教融合，优化团队

现代职业教育倡导职业性、实践性和开放性，职业教育必须校企合作、工学结合、学作融合。专业技能课教材，鼓励吸纳1~2位具有丰富实践经验的企业人员参与编写，确保工作岗位上的先进技术和实际应用融入教材内容，更加体现职业教育的职业性、实践性和开放性。

5. 多媒融合，数字增值

为适应现代化教学模式需要，本套教材搭载"医药大学堂"在线学习平台，配套以纸质教材为基础的多样化数字教学资源（如课程PPT、习题库、微课等），使教材内容更加生动化、形象化、立体化。此外，平台尚有数据分析、教学诊断等功能，可为教学研究与管理提供技术和数据支撑。

编写出版本套高质量教材，得到了全国各相关院校领导与编者的大力支持，在此一并表示衷心感谢。出版发行本套教材，希望得到广大师生的欢迎，并在教学中积极使用和提出宝贵意见，以便修订完善，共同打造精品教材，为促进我国中等职业教育医药类专业教学改革和人才培养作出积极贡献。

数字化教材编委会

主　编　罗玲英　赵珍东
副主编　王宏顺　吴铁荣　宋　涛
编　委　（以姓氏笔画为序）
　　　　王宏顺（江西中医药大学附属医院）
　　　　毛玲玲（瑞人堂医药集团股份有限公司）
　　　　刘　浩（江西省医药学校）
　　　　李　明（赣南卫生健康职业学院）
　　　　李怡瑾（湛江中医学校）
　　　　吴铁荣（南昌县妇幼保健院）
　　　　宋　涛（广东省食品药品职业技术学校）
　　　　罗玲英（江西省医药学校）
　　　　赵珍东（广东食品药品职业学院）
　　　　袁秀娟（江西省医药学校）
　　　　梁丽萍（广东茂名健康职业学院）
　　　　蔡晓丹（汕头市卫生学校）

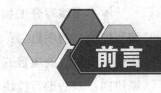

本教材是中药学专业的核心课程之一，将中药学基础与中成药问病荐药融会贯通，起到承前启后的作用。本教材按照全国医药中等职业教育药学类规划教材建设方案的要求，结合中等职业教育药学类专业的特点和医药行业对从业人员的知识、技能要求，吸收近年来药学类中等职业教育教学改革的新成果编写而成，从专业课程整体设计出发，注重知识的基础性、综合性、实用性与连贯性。

本教材突破了传统的教材体系，对方剂与中成药教学内容进行综合化改造，便于学生学习掌握，体现了课程的连续性和适应性；同时改变了以往章节式的教育模式，在教学过程中以任务驱动为主，更适合中等职业教育教学的任务体例架构，使学生学习有更加明确的要求和目的，同时加强"学习目标、岗位情景模拟、知识链接、目标检测"等辅助要素，使学生"做中学，学中做"，突出中等职业教育教学的特点。同时，根据岗位职业能力要求，本教材对接《中药调剂员国家职业技能标准》、2020年版《中国药典》及2015年版《中华人民共和国药典临床用药须知最新标准》，对应药店中药销售岗位的中成药分类及陈列实际，涵盖了方剂与中成药基本知识和中医内科、外科、皮肤科、骨伤科、五官科、妇科及儿科疾病用药的方剂与中成药等知识与技能，教材内容体现了中医思维，学以致用，与时俱进，具有创新性。本教材吸引了行业企业专家参与编写教材，实现了校企深度融合，使教学内容贴近企业岗位需求，符合学生的认知特点。

本教材共九个模块，模块一主要介绍实用方剂与中成药的基础知识，模块二至八主要介绍常见中医内科、外科、皮肤科、骨伤科、五官科、妇科及儿科疾病用药，模块九为实践实训，突出技能特色，旨在提高学生就业、创业能力。为了帮助学生增强学习的目的性、自觉性及提高教材内容的可读性、趣味性，激发学生学习的主动性，突出培养学生分析问题和解决问题的能力，提高学习质量，我们在教材中设立了"学习目标""岗位情景模拟""请你想一想""你知道吗""目标检测"等版块，加强教材内容的完整性，启发学生思考和培养学生动手能力；并将重点药品用★标记突出。

本书在编写分工如下：赵珍东编写模块一；罗玲英编写模块二的项目一；袁秀娟编写模块二的项目二；王宏顺编写模块二的项目三；梁丽萍编写模块二的项目四；宋涛编写模块二的项目五；吴铁荣编写模块二的项目六；李明编写模块三；蔡晓丹编写模块四；刘浩编写模块五；宋涛编写模块六；李怡瑾编写模块七；毛玲玲编写模块八；罗玲英、毛玲玲共同编写模块九；李怡瑾编写附录方歌歌诀。

本书在编写过程中得到了兄弟院校和医药企业的大力支持，并参考相关专著，在此一并表示感谢。同时，本教材编委会全体老师也付出了大量的心血，但受能力水平所限，且学科发展迅速，虽经多次审校，书中仍然难免存在不足和疏漏。衷心希望读者和兄弟院校能提出宝贵意见，以便修订，使其不断完善。

编　者
2020 年 10 月

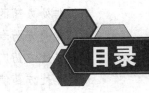

目录

掌握方剂与中成药的各发展时期标志性典籍；君、臣、佐、使的具体含义；汤剂的煎煮方法。

掌握中成药的命名方法和分类；中成药批准文号、生产批号及有效期的表达；中成药合理应用的基本原则；问病荐药的基本技术。

模块二　学会内科用药

掌握感冒、咳嗽的主要证型及各证型的代表方药；风寒感冒、风热感冒、暑湿感冒、气虚感冒的辨证要点；风寒咳嗽、风热咳嗽、风燥咳嗽、痰湿咳嗽、痰热咳嗽、阴虚咳嗽的辨证要点；重点药品的功能主治及临床应用。

● 掌握心悸、胸痹、不寐的主要证型，各证型的代表方药；心虚胆怯、心血不足、阴虚火旺、瘀阻心脉心悸的辨证要点；气虚血瘀、气滞血瘀、气阴两虚、阴虚血瘀胸痹的辨证要点；实证不寐、虚证不寐的辨证要点；重点药品的功能主治及临床应用。

掌握胃痛、泄泻、痢疾、便秘的主要证型，各证型的代表方药；寒邪客胃胃痛、肝胃不和胃痛、实热胃痛、饮食停滞胃痛、胃阴亏虚胃痛、脾胃虚寒胃痛的辨证要点；湿热泄泻、脾虚泄泻、肝脾不和泄泻、脾肾阳虚泄泻的辨证要点；湿热痢疾、寒湿痢疾、阴虚痢疾的辨证要点；实热便秘、气滞便秘、肠燥便秘、阳虚便秘的辨证要点；重点药品的功能主治及临床应用。

掌握胁痛、头痛、眩晕、瘿病的主要证型，各证型的代表方药；肝郁气滞、肝胆湿热、瘀血阻络、肝络失养胁痛的辨证要点；外感头痛、内伤头痛的辨证要点；眩晕虚证与实证的辨证要点；瘿病的辨证要点；重点药品的功能主治及临床应用。

掌握水肿、淋证、癃闭的主要证型，各证型的代表方药；阳水水肿、阴水水肿的辨证要点；热淋、石淋、血淋、膏淋、劳淋、气淋的辨证要点；各种癃闭的辨证

项目八　学会气血津液疾病用药　　177

要点；重点药品的功能主治及临床应用。

掌握热证、郁证、消渴、虚劳证的主要证型，各证型的代表方药；实火证、脏腑热证、虚热证的辨证要点；郁证的辨证要点；消渴的辨证要点；虚劳证的辨证要点；重点药品的功能主治及临床应用。

模块三　学会外科用药

● 掌握冻疮的辨证要点及代表方药；重点药品的功能主治及临床应用。

● 掌握水火烫伤的辨证要点及代表方药；重点药品的功能主治及临床应用。

掌握痿证的主要证型、各证型的代表方药名称；肝肾亏虚的辨证要点；重点药品的功能主治及临床应用。

掌握腰痛的主要证型、各证型的代表方药名称；瘀血腰痛、寒湿腰痛、肾虚腰痛的辨证要点；重点药品的功能主治及临床应用。

掌握眼病的主要证型及各证型的代表方药；各证型的辨证要点；重点药品的功能主治及临床应用。

掌握耳病的主要证型及各证型的代表方药；各证型的辨证要点；重点药品的功能主治及临床应用。

掌握鼻病的主要证型及各证型的代表方药；各证型的辨证要点；重点药品的功能主治及临床应用。

掌握口病的主要证型及各证型的代表方药；各证型的辨证要点；重点药品的功能主治及临床应用。

掌握咽喉病的主要证型
及各证型的代表方药；
各证型的辨证要点；重
点药品的功能主治及临
床应用。

模块七 学会妇科用药

掌握月经不调的主要证
型及代表方药；重点药
品的功能主治及临床
应用。

掌握痛经的主要证型及
代表方药；重点药品的
功能主治及临床应用。

掌握带下的辨证要点及
代表方药；重点药品的
功能主治及临床应用。

掌握妊娠病及产后病的
辨证要点及代表方药；
重点药品的功能主治及
临床应用。

模块八 学会儿科用药

掌握小儿感冒的主要证
型，各证型的代表方药；

模块九　实践实训

风寒感冒、风热感冒的辨证要点；重点药品的功能主治及临床应用。

● 掌握小儿咳嗽的主要证型，各证型的代表方药；风热犯肺、风寒袭肺的辨证要点；重点药品的功能主治及临床应用。

● 掌握小儿泄泻的主要证型，各证型的代表方药；湿热泄泻、脾虚泄泻的辨证要点；重点药品的功能主治及临床应用。

● 掌握小儿厌食的主要证型，各证型的代表方药；脾失健运、脾胃气虚的辨证要点；重点药品的功能主治及临床应用。

● 掌握小儿呕吐的主要证型，各证型的代表方药；食滞内停、胃寒呕吐的辨证要点；重点药品的功能主治及临床应用。

模块一

1

理解实用方剂与
中成药相关知识

项目一　理解绪论知识
项目二　学会中成药基本知识

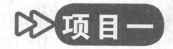

项目一 理解绪论知识

PPT

学习目标

知识要求

1. **掌握** 方剂与中成药的各发展时期标志性典籍；君、臣、佐、使的具体含义；汤剂的煎煮方法。
2. **熟悉** 方剂八种治法的含义及其应用；常见剂型的特点及分类。
3. **了解** 方剂组方变化。

能力要求

1. 能说出方剂与中成药各发展时期标志性典籍和常见剂型的特点。
2. 能解释君、臣、佐、使的具体含义，分析经典方的组成。
3. 学会根据方药的特点，正确煎煮中药。

岗位情景模拟

情景描述 杨某，男，25岁。前日走进药店，拿出一张处方对药师说："药师，您好！我感冒了，医生开了三剂解表药，请问怎么煎煮呢？"

讨论 请问感冒药如何煎煮？煎煮中药时要注意什么？

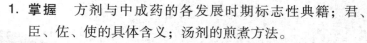

任务一 方剂与中成药的发展概况

一、方剂与中成药的发展史

方剂是在辨证审因、确定治法之后，选择合适的药物，按照组方原则，酌定用量、用法而妥善配伍组成的，是辨证论治的主要工具之一。它是中医"理、法、方、药"中的重要组成部分，是中医治法的具体表现，亦是中药调剂工作的依据。方剂学是研究治法与方剂配伍规律及其运用的一门学科，与中医药各专业有着广泛而密切的联系，是中医药学专业的基础课之一。

方剂的历史相当悠久，早在我国原始社会时期，祖先就已用药物治疗疾病。开始只是使用单味药治疗，随着多年的临床实践，祖先认识到多味中药相配治病的效果更好，就逐渐形成了方剂。尤其是将两种或两种以上的药物组成复方加以利用，或可提高疗效，或可减轻药物不良反应和毒性，这无疑是古代医药学发展过程中的巨大进步。

1973年在湖南长沙马王堆3号汉墓中发现的《五十二病方》，原书未见书名，成书于战国晚期，整理者依据其内容分 52 题而定此名，药味简单，用量粗略，剂型单调，未有方名，部分药名也未见于其他古籍，堪称现存最古老的方书。全书共有医方 283 个，涉及临床各科病证 100 余种。该帛书的出土提示在春秋至战国晚期，方剂的临床运用已初具规模。

两汉时期，方剂学有了较大的发展。现存最早中医理论的经典著作《黄帝内经》，载方 13 首，总结出有关治则、治法、组方原则、配伍、禁忌等方面的理论，为方剂学的形成和发展初步奠定了理论基础。特别是东汉张仲景"勤求古训，博采众方"，以《内经》理论为基础，创造性地融理、法、方、药于一体，完成了当代最高水平的临床巨著《伤寒杂病论》，此书经后世整理编辑为《伤寒论》和《金匮要略》，全书载方 323 首，其中绝大多数方剂有理有法、组方严谨、用药精当、变化巧妙、疗效卓著，如麻黄汤、桂枝汤、四逆汤、茵陈蒿汤、白虎汤等，经久不衰，至今常用，后人尊为"方书之祖"，为方剂学的形成和发展奠定了基础。

南北朝时期，北齐徐之才著《药对》一书，将药物按功效归类成宣、通、补、泄、轻、重、滑、涩、燥、湿十种。到了宋代，赵佶在《圣济经》里将十种演化成十剂，为后人以治法分类方剂提供了理论基础。东晋葛洪，基于对民间单方、验方的收集，著《肘后备急方》，首先提出了"成剂药"的专用名词，具有简、便、廉、效的特点。同时代还有《刘涓子鬼遗方》，收录和论述金创、痈疽、疥癣、烫火伤等外科方剂，是现存最早的外科方书。

唐代医药大家孙思邈著《备急千金要方》和《千金翼方》，特别在治疗温病时，更加注意清热解毒药的应用，并收录了若干保健、美容方剂，为后世补虚弱、抗衰老提供了宝贵的经验。方如温胆汤、独活寄生汤、孔圣枕中丹、紫雪等影响深远，至今仍为医家所常用。王焘编撰《外台秘要》，整理并保存了一大批唐代及唐以前的医方，为研究唐代以前方剂的重要参考。

到了宋代，北宋政府官办药局"太平惠民和剂局"的建立，使大量成方制剂的生产规范化，这表明我国制剂和成药销售、管理进入了新的阶段。其所藏医方经校订编纂的《太平惠民和剂局方》（简称《和剂局方》），可算是我国历史上第一部由政府组织编制的成药典，其中有许多良方至今仍在临床

请你想一想
我国历史上第一部由政府组织编制的药典、成药典是什么？世界上最早的药典是什么？

应用。同一时期的方书，有官修的《太平圣惠方》（载方 16834 首）《圣济总录》（载方近 2 万首）等集大成巨著；还有众多各具特色的个人著述，如钱乙的《小儿药证直诀》、许叔微的《普济本事方》、陈言的《三因极一病证方论》、严用和的《济生方》等都具有极高的参考价值。

金元时期，方剂学的成就主要反映在临床医学著作之中。金元四大家刘、张、李、朱的出现，产生了不同流派的学术争鸣，张从正擅长攻下，著《儒门事亲》；刘完素善用寒凉，著《宣明论方》；李东垣专于补土，著《脾胃论》；朱丹溪主张滋阴，著《丹

溪心法》等。以上著作在各自领域对方剂有自己的创新和发挥，因而大大促进了方剂学发展。金人成无己著《伤寒明理药方论》，论述 20 首伤寒方，为第一部专门剖析方剂论理的专著，开后世方论之先河，把方剂理论推到了一个新的阶段。

到了明代，我国古代规模最大的方剂大全《普济方》问世，为搜罗广博、规模宏大的官修巨著，载方 61739 首，是我国现存最大的一部方书。世界伟大的医药学家李时珍著《本草纲目》，书中附 11046 首方，理论方面颇有见识，加强方和药有机结合。张介宾著《景岳全书》，以方剂功用分类；陈实功著《外科正宗》，是中医外科学专著；傅青主著《傅青主女科》，为中医妇科专书，这些医家对专科方面的方剂均有贡献。

你知道吗

唤醒更多经典名方

在抗击新冠肺炎疫情的斗争中，以"三方三药"为代表的中医药曾发挥重要作用。如今，昔日的"三方"（清肺排毒汤、化湿败毒方、宣肺败毒方）已经被批准为新的"三药"（清肺排毒颗粒、化湿败毒颗粒、宣肺败毒颗粒）上市，成为防治新冠疫情的"利器"。党的二十大报告指出"促进中医药传承创新发展。"中医药是中华民族的瑰宝。在浩如烟海的中医古籍中，经典名方数不胜数，是一个有待挖掘的巨大宝库。例如，清肺排毒颗粒、化湿败毒颗粒、宣肺败毒颗粒均来源于古代经典名方。其中，宣肺败毒颗粒是由张伯礼等专家根据多个古代经典名方加减化裁而来，包括麻杏石甘汤、麻杏薏甘汤、葶苈大枣泻肺汤、苇茎汤等，分别源自汉代张仲景的《伤寒杂病论》《金匮要略》等中医经典。可见，中医药不仅是我国独特的卫生资源，更是我国具有原创优势的科技资源。

清代温病学派的兴起，丰富发展了方剂学，如吴瑭的《温病条辨》、王孟英的《温热经纬》等。王清任著《医林改错》，对活血化瘀方剂的应用尤有独特到之处。另外，汪昂的《医方集解》及《汤头歌诀》、吴仪洛的《成方切用》、陈修园的《时方歌括》、罗美的《古今名医方论》等，均对方剂学的发展提供了重要资料。

近代以来，特别是中华人民共和国成立以后，方剂学获得迅速发展。一大批古代的中药方书被校勘出版，重新编辑的医方、验方、方书辞典、方书工具书亦大量涌现，其中以南京中医药大学主编的《中医方剂大辞典》最具代表性。随着方剂理论研究的深入，方剂应用规范进一步扩大。中药制剂的分化，中成药在生产工艺、剂型、药效、药理、毒理、质量标准和临床应用及其评价等方面，都取得了举世瞩目的进步；新的产品不断研制成功，剂型不断改进和更新，设备、技术和检测手段更加先进，疗效可靠而安全的法定处方不断新增。

中成药是以中医药理论为基础，用中药材为原料按照法定的处方和工艺标准加工制成的具有一定质量规格的中药制剂成品。中成药作为中医药学的重要组成部分，历经多年发展，目前剂型更加丰富，品种日益繁多。中成药学作为独立学科体系，在历代医药文献中未见明文记载，但在历代中医药书籍中，记载了众多中成药的知识和理论。

中华人民共和国成立之后，中医药事业的发展进入了快车道，中成药学的发展日新月异，取得了巨大成就，中成药标准化、规范化、有效性、安全性的研究远远超过了过去数百年的历史，中成药古籍整理、文献研究、中成药学教材建设等诸方面取得了瞩目的成就，在国家相关部门的统一领导下，全国各地对传统中成药的处方、生产工艺等进行了多次汇集整理，相继编写了《中成药生产规范》《全国中成药处方集》《中成药制剂汇编》《全国中成药产品目录》《中国基本中成药》等。第一版《中华人民共和国药典》于 1953 年颁布，至今国家已经颁布了 11 版药典。《中华人民共和国药典》的问世，是中成药学发展史上的又一重要里程碑。

你知道吗

《中华人民共和国药典》简介

《中华人民共和国药典》（以下简称《中国药典》）自 1953 年出版问世后，历经 11 版修订，2020 年 7 月 2 日，由国家药品监督管理局、国家卫生健康委发布公告，正式颁布 2020 年版《中国药典》。新版《中国药典》于 2020 年 12 月 30 日起正式实施。2020 年版《中国药典》共收载品种 5911 种，其中，新增 319 种，修订 3177 种，不再收载 10 种，品种调整合并 4 种。一部中药收载 2711 种，其中新增 117 种、修订 452 种。二部化学药收载 2712 种，其中新增 117 种、修订 2387 种。三部生物制品收载 153 种，其中新增 20 种、修订 126 种，新增生物制品通则 2 个、总论 4 个。四部收载通用技术要求 361 个，其中制剂通则 38 个（修订 35 个）、检测方法及其他通则 281 个（新增 35 个、修订 51 个）、指导原则 42 个（新增 12 个、修订 12 个）；药用辅料收载 335 种，其中新增 65 种、修订 212 种。

二、中成药的发展现状

1. 中成药基础理论的研究　随着科技进步，国家加大经费投入，中成药基础研究不断发展，如中成药释放度、生物利用度等探索，为正确选择药物剂型，合理拟定生产工艺，准确控制药品质量，有效监控临床用药提供了科学依据。目前，诸多学者运用现代实验生物技术的多种手段，力求揭示中成药复方作用机理，阐明其科学性和合理性，为研制新产品提供了实验基础。

2. 中成药新剂型的开发　近年来，我国中成药制药的研究，除继承传统剂型对古方成药进行改进与开发以提高质量外，还对新药制剂进行了探索，对中成药制剂前处理技术及剂型成型技术进行了改进与创新，从而使中成药制剂工艺朝着现代化、新型化、方便化、高效化的方向发展。这些研究成果大大丰富了中成药学理论，扩大了中成药剂型的品种和应用范围，研制出了注射剂、颗粒剂、滴丸、胶囊剂、软胶囊剂、膜剂、气雾剂等新剂型。

3. 中成药质量标准的研究　过去依靠五官经验鉴别，随着科技的发展，"膏丹丸散，神仙难辨"的局面已大为改观。中成药质量标准及检测方法的研究，除经典检测方法外，薄层色谱法、薄层扫描法、气相色谱法、高效液相色谱法、气质联用法、核磁共振光谱法、质谱法以及分子生物学技术（荧光定量 PCR、WB 等）、扫描电镜技术、计算机图像分析技术等许多现代检测方法应用到中成药检测中，为中成药产品的质量控制提供了保障。

4. 中成药作用机制研究与新药的研制　诸多研究人员对中药复方及中成药作用机制进行了广泛的研究。通过对中成药作用机制的研究，深入剖析药物的配伍关系，发掘古方，一些成果逐渐取得，在此基础上，精简原方，研制了部分新的中成药。比如安宫牛黄丸，经改良后制成醒脑静针剂，具有明显的镇静、解热和抗惊厥作用；苏合香丸，在精简原方的基础上研制了冠心苏合丸、苏冰滴丸等新制剂，成为治冠心病的常用中成药。

任务二　方剂与治法

一、方剂与治法的关系

方剂是中医临床治疗疾病的重要手段，是在辨证立法的基础上，按照一定法则选药配伍而成。首先要理解方剂与治法的关系，才能准确而全面地遣药组方。

治法是经过长期临床实践，在方药运用经验长期积累的基础上，对人体生理病理认识的不断丰富、完善过程中，逐步总结而成，是后于方药形成的一种理论。当治法由经验上升为理论之后，就成为遣药组方和运用成方的指导原则。例如感冒患者，经过四诊合参，审证求因，确定其为风热所致的表热证（发热、头痛、微恶风寒、咳嗽、口渴咽干、苔薄黄、脉浮数）后，经医生辨证为外感风热表邪、肺气失宣，根据表证当用汗法、治热当用凉法，可用辛凉解表剂如银翘散、桑菊饮等，如法煎服，使汗出表解，邪去人安。

> **请你想一想**
> 如何理解方剂与治法的关系？

临床上在辨证论治的过程中，辨证的目的在于确定病机，论治的关键在于确立治法，治法是针对病机产生，而方剂必须相应地体现治法。因此，方剂的功效与治法相同，治法与病证相符，方能获效。否则，治法与辨证不符，组方与治法脱节，必然治疗无效，甚至加重病情。综上，治法是指导遣药组方的原则，方剂是体现和完成治法的主要手段，即"方从法出，法随证立"。既不能有法无方，也不能有方无法。二者相互为用，密不可分。

二、常用治法

早期在《黄帝内经》中就有关于治法的论述，至汉代张仲景有所发展。其后历代医家在长期医疗实践中，总结了多种具体治法。清代医家程钟龄在其《医学心悟》中将历代医家的治法概括为"八法"，即汗、吐、下、和、温、清、消、补八种治法。八法是以八纲辨证为依据进行的高度概括，简述如下。

1. 汗法 通过开泄腠理、宣发肺气、调畅营卫等作用，使在表的外感六淫之邪随汗而解的一类治法，又称解表法。《素问》曰："其在皮者，汗而发之"，适用于外感表证、疹出不透、疮疡初起以及水肿、泄泻见有恶寒发热等表证者。但因病情有寒热、个体有差异、病邪有兼夹，故汗法又有辛温、辛凉之区别。

2. 吐法 通过涌吐，使停滞于咽喉、胸膈、胃脘中的痰涎、宿食或毒物从口中吐出的一类治法。《素问》曰："其高者，引而越之"，适用于中风痰壅、顽痰蓄积胸膈、宿食停滞胃脘或误食毒物尚在胃中等病位居上、病势急暴、体实邪盛之证。但吐法易伤胃气，故体质虚弱、妇人新产、孕妇等均应慎用，考虑到安全用药，现已少用。

3. 下法 是通过泻下、荡涤、攻逐，使停留于胃肠的宿食、燥屎、冷积、瘀血、停水等从下窍而出，以祛除病邪的一类治法。《素问》曰："其下者，引而竭之""中满者，泻之于内"，凡邪在胃肠而致大便秘结不通、饮食积滞、虫积、湿热积滞、水饮内停以及瘀血内阻等积滞证均可应用。由于病情有寒热、正气有虚实、病邪有兼夹之不同，因此下法又有寒下、润下、温下、逐水、攻补兼施之别，需要与其他治法结合运用。

4. 和法 是通过和解与调和的方法，使半表半里之邪，或脏腑、阴阳、表里失和之证得以解除的一类治法。以《伤寒明理论》"其于不内不外，半表半里，既非发汗之所宜，又非吐下之所对，是当和解则可矣"和《广瘟疫论》"寒热并用之谓和，补泻合剂之谓和，表里双解之谓和，平其亢厉之谓和"作为理论依据，和法既能祛除病邪，又能调整脏腑功能，无明显寒热补泻之偏，性质平和，全面兼顾，适用于邪犯少阳、肝脾不和、表里同病、气血营卫失和等证。

5. 温法 是通过温中、祛寒、回阳、通络等作用，使寒邪去，阳气复，经络通，血脉和，适用于脏腑经络因寒邪为病的一种治法。《素问》曰："寒者热之""治寒以热"。但因里寒证的形成，分为外感内伤之不同，或有寒邪直中于里，或误治伤阳，或阳虚寒从中生，又有部位深浅、程度轻重的差别，因此温法又有温中散寒、温经散寒、回阳救逆等区别，实际上阳虚与寒邪往往并存，温法常与补法配合运用。

6. 清法 是通过清热、泻火、解毒、凉血等作用，适用于里热证的一类治法。《素问》曰："热者寒之""温者清之"。因里热有热在气分、营分、血分、热壅成毒以及热在某一脏腑之分，所以清法又分为清气分热、清营凉血、清热解毒、清脏腑热之不同。

7. 消法 是通过消食导滞、行气活血、化痰利水、驱虫等作用，使气、血、痰、食、水、虫等渐积形成的有形之邪渐消缓化的一类治法。《素问》曰："坚者削之""结者散之"。适用于饮食停滞、气滞血瘀、癥瘕积聚、水湿内停、疳积虫积以及疮疡痈肿等。消法与下法均治有形之实邪，但下法是在病势急迫，形症俱实，必须速除，且能从下窍而出的情况下使用；消法是对脏腑、经络、肌肉之间渐积而成，邪坚病固、病势较缓的病情而设，多属虚实夹杂，只可渐消缓散。消法也常与补法或下法配合运用，但以消为目的。

8. 补法　是通过补益人体气血阴阳，以主治各种虚弱证候的一类治法。《素问》曰："虚则补之""损则益之"。由于虚证有气虚、血虚、阴虚、阳虚之分，故补法有补气、补血、补阴、补阳等区别；然脏腑之虚证分气血阴阳不足，又有补肺、补脾、补肾、补心、养胃、补肝等具体补法。

八法适用于表热、寒热、虚实等不同证候，但对于多数疾病而言，病情复杂，并不是单一治法能够满足治疗需要，常需数种治法配合运用才能照顾全面。正如《医学心语》中指出"一法之中，八法备焉。八法之中，百法备焉"。因此，临证处方，需要针对具体病证，灵活运用，使之切合病情，方能收到满意的疗效。

根据给药途径，治法又可分为内治法、外治法。临床各科用药以内服为主，外治法常见有敷、贴、洗、熏、喷（吹）、通导等。不论是内治还是外治，其组方用药的理论，仍是"八法"范围。

任务三　方剂的组成与变化

在辨证审因，确立治法之后，进入遣药组方阶段，此时选择相宜的药物，确定必要的用量用法组合而成。而药物的功能各有长短，唯有通过合理的配伍，才能用其所长，制其偏性、毒性，消除或缓解对人体的不利因素，充分发挥其整体的作用，以适应复杂病证的治疗需要，即所谓"药有个性之专长，方有合群之妙用"。遣药组方的目的是增强、产生新的药物疗效，满足病情需要；或随证选药组方，以全面照顾复杂病情，扩大治疗范围；或降低、缓和药物毒性及烈性，调和药味，保证安全用药以及便于服用。

一、方剂的基本结构

每一首方剂是根据患者病情的需要，在辨证立法基础上，选择适宜的药物，妥善配伍而成。在组织不同作用和地位的药物时，还应遵循严格的原则，即"君、臣、佐、使"的形式，才能做到主次分明，全面兼顾，扬长避短，提高疗效。

关于组方基本结构的理论，最早见于《黄帝内经》，《素问·至真要大论》说"主病之为君，佐君之为臣，应臣之为使"。此后，历代医家对组方原则多有阐述。"君、臣、佐、使"是阐述方中药物配伍的主从关系，能反映药物在方中的不同地位或作用。根据各家论述及历代名方的组成规律，分析归纳如下。

1. 君药　是指针对主病或主证发挥主要治疗作用的药物。一般而言，其药效居方中之首，用量相对较多，是方中不可缺少的主药。

2. 臣药　含义有两种：一是辅助君药加强治疗主病或主证作用的药物；二是针对兼证或兼病起主要治疗作用的药物。

3. 佐药 意义有三种：一是佐助药，即协助君、臣药以增强疗效，或直接治疗次要症状的药物；二是佐制药，即用来降低或消除君、臣药的毒性或峻烈之性的药物；三是反佐药，即病重邪甚，可能拒药时，配用与君药性味相反而又能在治疗中起相成作用的药物，以防止药病格拒。

4. 使药 意义有两种：一是引经药，即能引领方中诸药至特定病所的药物。如治上部疾患用桔梗为引，治下部疾患以牛膝为引。二是调和药，即具有调和方中诸药作用的药物，使性味归经不同的药物能够协同起效。使药的药力较小，用量也轻。

方中君（主）、臣（辅）、佐、使药物的判定，主要依据药物在方中所发挥作用的主次来区别。此外，还与药效的大小、用量的轻重有关。在临床遣方用药时，并没有固定的模式，既不是每一种意义的臣、佐、使药都必须具备，也不是每味药只任一职。药味多少，君、臣、佐、使是否齐备，全视具体病情及治疗要求的不同，以及所选药物的功能决定。但任何方剂组成中，君药是不可缺少。至于一方中君、臣、佐、使的药味多少和用量，须根据临床上辨证立法的需要而定。一般情况下，君药药味较少，臣、佐药的药味较多。在用量方面，君药比作为臣、佐、使药时药量要大，金代名医张元素有"力大者为君，为君最多，臣次之，佐使又次之"之说。至于有些药味繁多的大方子，或多个基础方剂组合而成的"复方"，分析时只需按其组成方药的功用归类，分清主次即可。为进一步阐述方剂的基本结构，以麻黄汤为例，分析如下。

麻黄汤主治外感风寒表实证；症见恶寒发热，头痛身疼，无汗而喘，舌苔薄白，脉浮紧等。其病机为风寒束表，肺气不宣；法当发汗解表，宣肺平喘。

君（主）药——麻黄：辛温，发汗解表以散在表风寒，宣肺利气以平喘逆。

臣（辅）药——桂枝：辛甘温，解肌发表以助麻黄发汗散寒，又能温通经脉解头身疼痛。

佐药——杏仁：苦平，降肺气，助麻黄平喘。

使药——甘草：甘温，调和诸药。

以上是对麻黄汤组方分析，可见一首方剂合理组方，应依据辨证、治法的需要，选择药物，酌定用量，明确君臣佐使的配伍关系及作用，使之配伍组成一个有机整体，达到最佳治疗效果。

二、方剂的变化形式

临证不依病机、治法选用成方，谓之"有方无法"，不据病情加减而墨守成方，又谓"有方无药。"在临证运用时，应根据患者体质状况、年龄长幼、四时气候以及病情变化而灵活加减，做到"师其法而不泥其方，师其方而不泥其药"。因此组方时，在遵循方剂君、臣、佐、使基本结构的同时，还需灵活加减变化来适应具体病情的需要，方剂的运用变化主要形式如下。

1. 药味加减变化 药物决定了方剂的主要功效，药味的增减必然会导致方剂配伍关系发生改变，方剂的功能直接会受到影响。方剂药味增减变化，是为了更好地针对病证，达到药证相宜。在主病、主证、基本病机以及君药不变的前提下，改变方中的部分药物，适应新的病情需要，谓之"随证加减"。例如麻黄汤发汗解表，主治外感风寒表实证；当麻黄汤去桂枝，组成三拗汤，虽仍以麻黄为君，但去掉了桂枝，发汗力减弱，苦杏仁为臣，重在止咳平喘，此时用于表寒不重、咳嗽痰多为者。再如风寒湿痹初起之身体烦疼、无汗者，在麻黄汤的基础上加入白术苦温燥湿，为臣药，具有发汗解表、散寒祛湿之功，为麻黄加术汤。

上述方剂加减，基于经典方麻黄汤，由于方中君、臣药配伍关系发生变化，其功效主治也发生了变化。但需要注意的是，选用成方加减时，不能减掉君药，否则就不是原方的加减，而是新方了。

2. 药量加减变化　药量直接决定药力的大小。方中组成药物不变，其用量的变化也会使功效、主治病证发生变化，以适应病情的需要。例如，小承气汤与厚朴三物汤均由大黄、枳实、厚朴组成。小承气汤以大黄四两为君，枳实三枚为臣，厚朴二两为佐，功能攻下热结，主治阳明腑实轻证，以痞、满、实为特点；而厚朴三物汤以厚朴八两为君，枳实五枚为臣，大黄四两为佐，功能行气通便，主治气滞腹满而痛，大便不通，身无热，病机侧重于气闭不通。两方相比，厚朴用量之比为1∶4，枳实量也不同，大黄用量虽同，但小承气汤煎分两次服，厚朴三物汤煎分三次服，每次实际服量也有差别。

3. 剂型更换变化　中药的剂型种类较多，但各有特点。即使同一方剂的药物、剂量相同，当剂型改变时也会使方剂的作用发生变化，因此应根据病情选择合适的剂型。比如理中丸为温中剂，用于中焦虚寒，当改为汤剂内服时，则作用快而力峻，适用于病情较急重者；反之，若证情较轻或缓者，取丸剂作用慢而力缓，所以《伤寒论》中理中丸服法中指出"然不及汤"。这种以汤剂易为丸剂，以取缓治的方式，在方剂运用中极为普遍。

上述方剂变化的形式，可以单独应用，也可以相互结合使用，为方剂应用的灵活性所在。要应付纷繁复杂的病情，只有在熟练掌握方剂基本构成的基础上，灵活变化，才能真正达到辨证论治，从而治愈疾病的目的。

任务四　中药剂型简介

一、剂型及给药途径对药效的影响

古代文献中对药物剂型的特点和作用进行了诸多阐述，著名医家李东垣曾指出："大抵汤者荡也，去久病用之。散者散也，去急病用之。丸者缓也，不能速去其病，用药徐缓，而治之也。"即是说，汤剂服用后可直接被胃肠吸收，作用强则可治"大病"；散剂是分散的固体制剂，"溶解"后便可吸收，比丸剂吸收要快，故可治疗"急证"；而丸剂到体内则需要经过崩解、分散、溶解等过程，才能被机体吸收。因此，中药剂型的选择与应用，与临床用药疗效密切相关，这提示剂型选择对药物发挥疗效的重要性。

一般而言，不同的剂型在体内吸收由快到慢的次序为：注射剂＞气雾剂＞灌肠剂＞滴丸剂＞汤剂＞水剂＞口服剂＞酊剂＞酒剂＞冲剂（颗粒剂）＞内服膏剂＞散剂＞胶囊剂＞微丸剂＞片剂＞浓缩丸＞水丸＞蜜丸＞糊丸＞蜡丸。不同给药途径的药物吸收速度，由高到低排序为：静脉＞吸入＞肌肉＞皮下＞直肠或舌下＞口服＞皮肤。某些药物采用舌下或直肠给药时，其吸收速度仅次于静脉注射和吸入给药。

不同剂型的疗效，关键是要看生物利用度。生物利用度指制剂中的主药被吸收进入血液的程度和速度，利用生物利用度，便于比较不同制剂或剂型的吸收程度，又可用于比较吸收速度。

二、常见剂型简介

明代《本草纲目》所载剂型达 40 余种。中华人民共和国成立以来，随着制药工业技术的进步，研制了许多新的剂型，如片剂、注射剂、滴丸剂等。在此，介绍常用剂型的主要特点及制备方法。

（一）汤剂

汤剂古称汤液，是指将药物加水或酒浸泡后，再煎煮一定时间，去渣取汁，制成的液体剂型。主要供内服，外用时多用于洗浴、熏蒸及含漱。

汤剂是我国应用最早、最广泛的一种剂型，《伤寒论》中汤剂有 95 方。汤剂作为主要剂型之一，现代中药使用的剂型中以汤剂最大，一般汤剂饮片用量占中药 50% 左右。

汤剂的特点是口服后进入胃肠道后可直接被吸收，吸收快，药效发挥迅速，而且可以根据病情的变化随证加减，能较全面、灵活地照顾到每个患者或各具体病变阶段的特殊性，适用于病情较重或病情不稳定的患者，其不足之处在于服用量大，某些药的有效成分不易煎出或易挥发散失，大生产不适宜，携带也不便。

1. 分类 汤剂因制备方法的不同分为以下几种。

（1）煮剂 是用一定的温度和加热时间，将药物煎煮去渣所得的液体剂型。煮剂浓度适中，具有吸收快、奏效迅速、作用强的特点。

（2）煎剂 是将经过煎煮去渣的药液，再经加热浓缩所制取的液体剂型。煎剂加热时间比较长，药液浓缩浓度比较高，能减弱药物的毒性。

（3）煮散 是将药材粗颗粒与水共煮去渣取汁而制成的液体制剂。煮散与汤剂相比具有节省药材，便于煎服等优点。

（4）沸水泡药 是药物经过沸水浸泡去渣所得的液体剂型。沸水泡药，频频饮之。沸水泡药加热时间短，温度较低，药液味薄气清，善于清泄上焦热邪。

2. 用途 汤剂的用途比较广泛，可分内服和外用。

（1）内服 主要是口服，药液进入胃肠后，直接吸收，产生作用比较快。

（2）外用 多作洗浴、熏蒸、含漱用。

3. 制备　制备中药汤剂，俗称"煲中药"。清代名医徐灵胎说："煎药之法，最宜深究，药之效不效全在乎此"。可见，正确掌握煎煮法是直接关系到中药的临床疗效。

制备汤剂，需要考虑煎煮器具、煎煮时火候、煎煮时间和药物加入顺序等因素。

（1）煎药用具　前人认为"银为上，磁者次之。"不宜用锡、铁、铝锅煎煮。部分药物用后会发生沉淀，降低溶解度，甚至会引起化学变化，产生副作用。可用陶瓷砂钢，价廉而且不会发生化学变化。

（2）煎药火候　煎药温度的高低，与火力大小密切相关。通常用文火、武火来表示。药物按照功效之不同，分为解表药、一般药和滋补调理药。其中，解表药火候是武火速煎，气足势猛，药力迅速；

> **请你想一想**
>
> 如何煎煮中药？　有何经验和体会？

一般药应用文火和武火交叉煎煮，使有效成分充分煎出；滋补调理药开始用武火煮沸，沸后用文火慢煎，使药汁浓厚，药力持久。

药物煎前浸泡，时间应不少于30分钟，但也不宜过长。

（3）煎煮时间　解表药，第一次煎煮沸腾计时需10～20分钟，二煎10～15分钟。一般药第一次煎煮时间20～25分钟，二煎15～20分钟。滋补调理药第一次煎煮时间为30～35分钟，二煎需要20～25分钟。汤剂煎好后，应立即滤去药汁，不宜久置锅中，以防含胶体多的药液，冷后产生胶凝，滤过困难，甚至变质。

（4）有关药物的加入顺序，分先煎、后下、包煎、烊化、另煎、溶化、冲服等，可参照《中国药典》等书籍。

4. 服法　中药汤剂的服法，包括服药时间、服药次数、服药温度等。

（1）服药时间　一般宜在饭前1小时服药，以利于药物尽快吸收。若对胃肠有刺激的方药，宜饭后服用，以防产生副作用；滋补方药宜空腹服用；治疟方药，宜在发作前2小时服用；安神方药，宜在睡前服用；急证重病可不拘时间服用；慢性病应定时服用，使之能持续发挥药效。

（2）服药次数　一般是一剂分为二服，或三服；病情紧急的一次顿服；同时还可根据需要，采取持续服药，以维持疗效。

（3）服药温度　一般多用温服。服发汗解表药时，温服药物后还须温覆避风，使遍身持续地微微有汗。热证用寒药，宜热服。使用有毒药物，应审慎从事，宜先小量，逐渐增加，中病即止，慎勿过量，以免中毒。

（二）丸剂

丸剂是指药物细粉或药物提取物，加适宜的黏合剂或辅料制成球形的固体剂型。丸剂与汤剂相比，服后在胃肠道崩解缓慢，逐渐释放药物，作用持久，节省药材；毒、剧、刺激性药物可缓慢吸收，减弱毒性和不良反应。慢性疾病或久病体弱、病后调和气血者多用丸剂。常用的丸剂有蜜丸、水丸、糊丸、浓缩丸等。

1. 蜜丸　是指将药物细粉用炼制的蜂蜜作黏合剂制成的丸剂。根据大小和制法不同，分大蜜丸（每丸重量在0.5g或以上的）、小蜜丸（每丸重量0.5g以下的）和泛丸法制备的水蜜丸三种。蜜丸适用于慢性疾病和虚弱类疾病，需要长期服用。

2. 水丸　是指药物细粉用水或按处方规定的酒、醋、蜜水、药汁等黏合剂制成的小球型丸剂。水丸较蜜丸崩解、溶解速度快，吸收起效快，易于吞服，适用于解表、清热、理气等药剂。

3. 糊丸　是指药物细粉用淀粉糊、米糊为黏合剂所制成的丸剂。特点是黏合力强，质地坚硬，崩解、溶解迟缓，内服可延长药效，减轻毒、剧药或刺激性药剂的不良反应，减弱药物对胃肠的刺激。

4. 蜡丸　是指用蜂蜡为黏合剂制成的丸剂。适于含毒、剧或刺激性较强的药剂。

5. 浓缩丸　是指药物或部分药物的煎液或提取液浓缩成浸膏，与适宜的辅料或药物细粉制成的丸剂。特点是体积小，便于服用。

6. 滴丸　是指固体或液体药物与适当基质加热熔化混匀后，滴入不相混溶的冷凝液中收缩冷凝而制成的小丸状制剂，为现代新剂型。滴丸具有制备设备简单、操作方便、生产率高；质量稳定，剂量准确；且基质容纳液态药物量大，易于固化；吸收迅速、生物利用度高的特点。

你知道吗

滴丸

滴丸是现代研发的新剂型，所用基质分为两大类，即水溶性基质和脂溶性基质。其中，水溶性基质包括聚乙二醇类、聚维酮、硬脂酸钠、明胶等；脂溶性基质有硬脂酸、单硬脂酸甘油酯、硬脂醇等。制备时，基质在较低温度下熔融，首先将基质加热熔融，然后将药物溶解、混悬或乳化于熔融的基质中，保温下滴入不相混溶的冷却液里，在表面张力的作用下，熔融基质收缩成球状，冷却固化成丸。制备滴丸的影响因素包括处方因素（基质性质、基质与药物的相容性）和工艺因素（滴液口径大小、滴入速度、滴液和冷却液的密度差、温度差等）。

（三）散剂

散剂是指一种或数种药物粉碎、混匀制成的粉状制剂，可供内服或外敷。内服散剂一般是研成细粉，以温开水冲服。量小者亦可直接吞服，如七厘散；粗末者，以水煎取汁服者，称为煮散，如银翘散。"散者散也，去急病用之"，其特点是制作简便，吸收较快，节省药材，便于服用及携带。外用散剂一般用于外敷、掺散疮面或患病部位；亦有做点眼、吹喉等用。散剂应研成极细粉末，以防刺激创面。

（四）合剂、糖浆剂、口服液

三种都是指中药材经提取、浓缩加工而成的内服液体剂型，属于汤剂改进的剂型。中药合剂一般根据协定处方，考虑到药物理化性质，采用煎煮法、渗漉法和蒸馏法来制备，必要时可加适量的防腐剂与矫味剂。糖浆剂是将药物煎煮、去渣取汁、浓缩后加入蔗糖溶解制成的。口服液是将药物提取后经精制而成的内服液体制剂。合剂、糖浆剂、口服液的优点在于保持汤剂特点的同时，又避免了汤剂煎服的麻烦，便于服用、携带，糖浆剂因味甜适宜儿童服用。但是三者都不能随证加减，故不能代替汤剂。

（五）颗粒剂（冲剂）

冲剂是将药材提取物加适量赋形剂或部分药物细粉制成的干燥颗粒状或块状制剂，用时以开水冲服，具有作用迅速、味道可口、体积较小、服用方便、便于携带等特点。颗粒剂既保持了汤剂作用迅速的特点，又克服了汤剂临用时煎煮不便的缺点。但是，颗粒剂易吸潮，某些冲剂含有大量糖，对血糖高的患者应用有禁忌。

（六）酒剂、酊剂

酒剂又称药酒，在我国已有数千年的历史，古称酒醴。它是将药物用白酒或黄酒浸泡，或加温隔水炖煮，去渣取液，供内服或外用。酒剂中酒本身能行血活络，易于吸收和发散。酒剂往往具有祛风活血、止痛消肿之功，主要用于风寒湿痹。但是小儿、孕妇、心脏病及高血压患者不宜服用。

酊剂是指药材用不同浓度的药用乙醇，经浸提或溶解药物而制成的澄明液体制剂。酊剂的浓度根据药物的性质或用途而异，用普通药物制成的酊剂浓度为 20%（g/ml），含毒剧药物酊剂的浓度为 10%（g/ml）。

大部分酒剂、酊剂供内服，少数供外用。酊剂与酒剂的溶媒，因均含乙醇，而蛋白质、黏液质、树胶等成分都不溶于乙醇，故杂质较少，澄明度较好，长期贮存不易变质。

（七）胶囊剂

胶囊剂是将指药物装于空胶囊中制成的制剂。可分为硬胶囊剂和软胶囊剂两类。

1. 硬胶囊剂　是将固体药物填充于空硬胶囊中制成的制剂。呈圆筒形，由上下配套的两节紧密套合而成，其大小用号码表示，可根据药物剂量的大小选用。

2. 软胶囊剂　是将油类或对明胶等囊材无溶解作用的液体药物或混悬液封闭于软胶囊中而成的一种圆形或椭圆形制剂。因制法不同可分为两种：用压制法制成的，中间有压缝，称有缝胶丸；用滴制法制成，呈圆形而无缝，称无缝胶丸。

还有一类在胃液中不溶，仅在肠液中溶化、吸收的胶囊，称肠溶胶囊。

（八）片剂

片剂是将药物细粉或药材提取物与辅料混合压制而成的片状制剂。片剂用量准确，体积小。具有苦味和恶臭的药物压片后，再包糖衣，便于服用。如需在肠道吸收的药物，则又可包肠溶衣，使之在肠道中崩解。中药片剂在类型上除一般的压制片，包衣片外，还有微囊片、口含片、外用及泡腾片等。

（九）膏剂

膏剂是将药物用水或植物油熬煮去渣而制成的剂型，分为内服和外用。内服膏剂又分流浸膏、浸膏、煎膏三种；外用膏剂分为软膏和硬膏。其中，流浸膏与浸膏多用于调配其他制剂，如糖浆剂、冲剂、片剂、丸剂等。

1. 煎膏 又称膏滋，是药物加水反复煎煮，去渣浓缩后加炼蜜或炼糖制成的半液体剂型。其特点是体积小、含量高、便于服用、口味甜美、滋润补益，一般用于慢性虚证患者，有利于长时间用药，如八珍益母膏等。

2. 软膏 又称药膏，是将药物细粉与适宜的基质制成具有适当稠度的半固体外用制剂。其中用乳剂型基质的亦称乳膏剂，多用于皮肤、黏膜或疮面。药物慢慢通过皮肤或黏膜吸收，持久发挥疗效，适用于外科疮疡疖肿、烧烫伤等。

3. 硬膏 又称膏药、薄贴。硬膏是以植物油将药物煎至一定程度，去渣，浓缩至滴水成珠，加入黄丹等搅匀，冷却制成的，用时加温并涂在布或纸上，软化后贴于患处或穴位上，可用于治疗局部疾病和全身性疾病，如疮疡肿毒、跌打损伤、风湿痹痛以及腰痛、腹痛等，如狗皮膏。

（十）注射剂

注射剂亦称针剂，是将药物经过提取、精制、配制等制成的灭菌溶液、无菌混悬液或供配制成液体的无菌粉末，供皮下、肌内、静脉等注射的一种制剂。具有剂量准确、药效迅速、适于急救、不受消化系统影响的特点，对于神志昏迷，难以口服用药的患者尤为适宜，如生脉注射液等。

注射剂药效迅速，作用可靠，无论是液体针剂还是粉针剂，均以液体状态直接注射入人体的组织、血管或器官内，所以吸收快，作用迅速。

（十一）栓剂

栓剂古称坐药或塞药，是将药物细粉与基质混合制成一定形状的固体制剂；用于腔道并在其间融化或溶解而释放药物，能杀虫止痒、润滑、收敛等。《伤寒杂病论》中即载有最早的阴道栓与肛门栓。栓剂的特点是通过直肠（或阴道）黏膜吸收，有50%～70%的药物不经过肝脏而直接进入大循环，减少药物在肝脏中的"首过效应"，亦可减少药物对肝脏的毒性和副作用，还可避免肠胃消化液对药物的影响及药物对胃黏膜的刺激。婴幼儿直肠给药尤为方便，如小儿退热栓等。

以上诸种剂型，各有特点，应根据病情与方剂的特点酌情选用。

目标检测

一、单项选择题

1. 第一部由政府编纂的成药药典是
　　A.《五十二病方》　　B.《黄帝内经》　　C.《伤寒杂病论》
　　D.《和剂局方》　　E.《新修本草》
2. 下列不为"八法"的是
　　A. 汗　　　　B. 下　　　　C. 攻

  D. 和   E. 消

3. 下列不属于"清"法范畴的是
  A. 和解少阳   B. 清营凉血   C. 清热解毒
  D. 清气分热   E. 清虚热药

4. 下列不属于方剂的构成部分的是
  A. 君   B. 臣   C. 复
  D. 佐   E. 使

5. 方剂加减，不包括哪种药物的加减变化
  A. 臣药   B. 佐药   C. 君药
  D. 使药   E. 汤药

6. 将药物粉碎，混合均匀，制成粉末状制剂，属于哪种剂型
  A. 汤剂   B. 丸剂   C. 膏剂
  D. 散剂   E. 合剂

二、多项选择题

1. 适用于"消法"的病证有
  A. 水湿内停   B. 气滞血瘀   C. 饮食停滞
  D. 气滞血瘀   E. 癥积虫积

2. 适用于"和法"的病证有
  A. 邪犯少阳   B. 肝脾不和   C. 表里同病
  D. 积滞不下   E. 气血营卫失和

3. 佐药包括
  A. 佐助药   B. 佐制药   C. 引经药
  D. 反佐药   E. 调和药

三、简答题

1. 简述方剂"君臣佐使"的基本含义。
2. "八法"包括哪些内容？

书网融合……

     划重点   自测题

PPT

▶▶ 项目二　学会中成药基本知识

📋 岗位情景模拟

情景描述　张某，女，43 岁。昨日到药店，拿出一张处方对药师说："药师好，我喉咙痛，医生开了牛黄解毒片，想问下，怎么吃才好？"

讨论　请问牛黄解毒片服用时要注意哪些问题？能否长时间的服用？

📖 任务一　中成药的处方来源与组方原则

中成药是指在中医药理论指导下，以中药饮片为原料，以中医方剂为依据，经过药学和临床研究，获得国家相关部门批准，按规定处方和工艺成批生产，可直接供医师辨证使用，或患者根据需要可直接购买的一类制剂，简称成药。中成药与方剂紧密相关，方剂是中成药制作的依据，中成药是方剂的主要体现。

中成药学是系统阐述中成药组方原理、剂型选择、工艺设计、质量控制及临床应用的综合性应用学科。中成药是中医药学的重要组成部分，源远流长，历史悠久，具有性质稳定、疗效确切、毒副作用较小、服用及携带方便等特点，在防病治病、保障人民群众健康方面发挥了重要作用。某些成药如云南白药、安宫牛黄丸等被广大民众所熟知，在国际上也享有极高的声誉。

一、中成药的处方来源

植根本国、本民族历史文化沃土，坚定历史自信、文化自信，坚持古为今用、推陈出新。随着现代科学技术的发展，中成药的品种数量越来越多，质量也得到提升，其处方来源，主要来自历代医药文献、经验方和新研制方等。

（一）历代医药文献

历代医药文献收载的处方，有的本身就是成药（如散、膏、丹等），经后人改制成其他剂型，如理中丸、六一散等；部分是对原方进行加减，或改进剂型，便于临床使用。目前，大部分成药来源于历代医药文献，约占中成药总数的2/3，文献的组方往往严谨，针对性强，历经多年临床实践检验，疗效确切。

（二）经验方

历代文献未经收载而民间流传的有效处方为经验方，这些处方有的出自民间医生之手，有的是药店经营者拟定，被历代所传用。经验方有着较好的疗效，但类似品多，组方庞杂，例如透骨搜风丹含86味，虎骨木瓜丸各地处方就有十几种。

（三）新研制方

随着科技进步，在药理、药化、临床等多重研究的基础上，得到国家或地方药政管理部门的批准，新的成药被研制、生产出来，大大丰富了中成药品种。新研制的品种大部分遵循中医学理论，也有部分是按现代医学理论和方法进行研制的。在新技术的应用下，部分中药提纯为精制品，或提取中药的纯单体成分；有的品种组成中含有中西药成分，如维C银翘片、龙牡壮骨颗粒、消渴丸等。

二、中成药的组方原则

中成药的配方不能将药物随意凑合、叠加，而是要遵循方剂"君、臣、佐、使"的基本结构来进行配伍，或按照现代药理的作用组成复方。

（一）按配伍原则组方

方剂的"君、臣、佐、使"，成药是来源于历代医药文献的，往往都有遵循，配伍法度严谨、结构合理。来源于经验方的中成药，有些处方药多庞杂，每方常由数组药物组成，有的品种因药物众多，很难分辨。例如经验方宁嗽化痰丸，方中分清化热痰、温化寒痰、止咳平喘、理气化痰、敛肺止咳等几类药物，止咳化痰的药物有十味之多，可谓面面俱到，可用于各种类型的咳嗽气喘症。这类中成药的组方复杂，适应范围广，但针对性、专一性不足，大多适用于疾病初起阶段或病情轻微患者。

（二）按现代药理组方

在中医理论指导下，经过药物筛选、化学研究、药理、临床等试验而新研制的中成药，往往针对性强，为治疗某种疾病的有效药物，这些成药在临床使用时比较安全。

任务二 中成药的命名与分类

在长期的医疗实践或生产生活过程中，中成药的命名和分类存在着不同。中成药命名突出中医辨证论治、理法方药组合的理论，高度集中概括了药物的组成、功效或主治。

一、中成药的命名

中成药的命名，重要的是为了表达其内涵，熟悉中成药的命名方法有助于正确理解和使用中成药。

（一）以方剂的来源命名

某些处方根据原载书籍命名，可查来源出处。例如，金匮肾气丸、局方牛黄清心丸、济生肾气丸、局方至宝丹等。

（二）以成药的功效命名

中成药的命名体现了药物的功效，如清音片（声音嘶哑）、化虫丸（杀灭肠道寄生虫）、清热解毒颗粒、补中益气丸、大补阴丸、归脾丸、定喘丸等。也有采用修饰夸张的方法来命名的，如玉屏风颗粒、金锁固精丸等。

（三）以成药的主治病证命名

按照成药主治病症命名。如寒喘丸，用于肺寒哮喘；肥儿丸，用于小儿疳积；痛经丸，用于痛经；气滞胃痛颗粒，用于肝郁气滞证等。

（四）以成药的组成命名

药物的组成是参考命名的依据。如香连丸，由木香和黄连组成；茵栀黄注射液，由茵陈、栀子和大黄组成；良附丸，由高良姜、香附组成。

（五）以成药的主药命名

以该成药的主药为命名，如天麻丸、乌梅丸、银翘散等。方中君药是方中起主要治疗作用的药物，因此成药名称有助于了解该成药的主要功用。

> **请你想一想**
> 赵氏喇叭丸的命名方法是什么？

（六）以成药中药味数命名

以该成药的组成药物的味数作为命名依据。如十全大补丸、六味地黄丸、二冬膏、三妙丸、四神丸、五仁丸、六神丸、七宝丹、十香丸、五子衍宗丸等均以药味数命名。

（七）以成药中药物的比例或者服用剂量命名

以该成药的组成物量比例为依据。如六一散，滑石和甘草用量比例为6：1；七厘散、九分散、十滴水等，"七厘""九分""十滴"是指一次的服用剂量。采用服用剂量命名的中成药品种并不多见，部分含有毒剧药的成药，服用剂量都较小。使用时，要注意控制好剂量，以免中毒。

（八）以发明创造人、生产产地命名

以发明人命名，如冯了性风湿跌打药酒、史国公药酒、马应龙麝香痔疮膏、季德胜蛇药等。也有按照产地来命名的，如云南白药、山东阿胶膏、江中健胃消食片等。

（九）以成药性状命名

以成药制成后的性状特点为依据命名。如紫雪，制成后色呈深紫，质松如霜雪；还有如碧玉散、如意金黄散、红丸药等。

（十）以炮制方法、服用方法命名

按照依炮制方法命名，如十灰散、九制大黄丸等。按照服用方法命名，如珠黄吹喉散、川芎茶调散、牛黄噙化丸等。

（十一）以其他方式命名

除以上几种常用的命名方法外，还有一些使用较少的其他命名方法。如川芎茶调散，以清茶调服；借用一些自然现象或神话传说、典故形象表达，如小青龙颗粒。

可见，中成药的命名方法众多，大部分还是沿袭传统方剂的命名法，即每一个中成药都由表示成药特征与表示剂型的两部分组成。正确合理使用中成药还必须在全面了解成药组成、功效和主治的基础上，在中医药理论的指导下，辨证用药，方能获得良效。

二、中成药的分类

目前，我国中成药品种已达 8000 余种，主要有以下几种分类方法。

（一）按剂型分类

中成药现有剂型很多，达到 60 余种，可分为固体、半固体、液体及气体等。固体或半固体剂型内服的有散剂、丸剂、片剂、胶囊剂、颗粒剂等；液体剂型可有汤剂、合剂、酊剂、酒剂、糖浆剂等；外用及五官科制剂有软膏剂、膏药、外用散剂、洗剂、搽剂、灌肠剂、滴（洗）眼剂、滴鼻（耳）剂、含漱剂等；注射给药的有中药针剂、粉针剂等。气体剂型有气雾剂、吸入剂等。按剂型分类，优点在于有利于经营单位于库房贮藏保管和养护，但由于功效不明晰，不便推荐应用。

（二）按科门系统分类

中成药按其作用范围、功效，按内科、妇科、外科、儿科、五官科和其他科分类，然后在科下再按总功效或治病特点分若干门。如内科成药，又分为脾胃门、补益门、痰嗽门、风痰门、气滞门、泻痢门、伤寒瘟疫门、暑湿门、燥火门等；补益门下再分补阴类、补阳类、补气类、补血类。

本类分类法的特点是便于按病索方、查阅成药，由于中西医病名并不一致，削弱了按病症分类法的实用性；中医存在异病同治与同病异治的情况，使中成药存在一药多病（证）的现象，导致归类重复、分类太多等问题。该分类法便于问病售药、医师处方用药及药店经营。

（三）按功效分类

大多数教科书按此分类，分为解表类、清热类、泻下类、和解类、祛暑类、温里类、补益类、祛湿类、安神类、驱虫类等，与中药按照功效的分类方法基本相似。这种分类方法，符合中医的理法方药特点，概念清楚、分类明确，便于理解和临床辨证选用，但是剂型不明，不便于库房贮藏保管，颇适用教学。

（四）剂型与科门类系统相结合分类

如丸剂下面分内、外、妇、儿、五官科等，科下再分若干门。本法具有剂型清楚、功效明白、方便查阅等优点，亦有门类重复的缺点。适用于大全性工具书的编写，如《全国中成药产品集》。

（五）科与功效相结合分类

采用科与功效结合的分类法，将中药成药先以内、妇、外、儿、五官、骨伤各科分类，再将内科类成药按解表、清热、泻下、补益等进行分类排序，而内、外、妇、儿、骨伤等科则按具体病证分类，这样分类可以做到按科类方，以效列药，便于应用。

任务三　中成药说明书与批准文号、生产批号及有效期

一、说明书的内容与要求

中成药作为特殊的商品，与健康密切相关。药品说明书是全面介绍药品信息的书面文件，必须附在包装内。药品包装应当按照规定印有或者贴有标签并附有说明书。标签或者说明书应当注明药品的通用名称、成份、规格、上市许可持有人及其地址、生产企业及其地址、批准文号、产品批号、生产日期、有效期、适应证或功能主治、用法用量、禁忌、不良反应和注意事项。标签、说明书中的文字应当清晰，生产日期、有效期等事项应当显著标注，容易辨识。要注意的是，麻醉药品、精神药品、医疗用毒性药品、放射性药品、外用药品和非处方药的标签、说明书，应当印有规定的标志。说明书的内容与要求如下。

1. 药品名称（品名、汉语拼音）：品名为通用名称，须采用国家标准的法定中文名称。如是民族药可增加相应的民族文字名称。汉语拼音，即药品正名的汉语拼音。

2. 【药品名称】【成份】【性状】【功能主治/适应证】【规格】【用法用量】【贮藏】【生产企业】均应与国家批准的该品种药品标准中的相应内容一致。

3. 【成份】应列出处方中所有的药味或有效部位、有效成份等。成份排序应与国家批准的该品种药品标准一致，辅料列于成份之后。若是注射剂，全部辅料名称也需

要列出，对于可能引起严重不良反应的辅料，在该项下也应列出。若是已列入国家秘密技术项目的品种，以及获得中药一级保护的品种，可不列。

4.【不良反应】【禁忌】【注意事项】项的内容，可根据药品实际情况，客观、科学书写。若尚不清楚有无药品的有无，以"尚不明确"来表达，但每项需单列。

5.【孕妇及哺乳期妇女用药】【儿童用药】【老年用药】的内容，按照成药情况进行书写，部分药物进行过有关项目的研究，针对这些人群应说明该药的注意事项。若没有进行相关项目的研究，可不列此项。在【注意事项】下，若是对孕妇及哺乳期妇女用药、儿童用药、老年用药要注意的，应予以说明。

6.【药物相互作用】【临床试验】【药理毒理】【药代动力学】如进行过该项相关研究，应详细说明。

7.【储藏】是指对药品贮藏与保管的基本要求，一般以避光、密闭、密封、阴凉处、凉暗处、冷处等说明。【包装】包括直接接触药品的包装材料和容器及包装规格（系指小包装的规格）。【有效期】应以年月或者到具体年月日来表述；最新修订的《药品管理法》明确规定，药品说明书未标明有效期或更改有效期的按劣药论处。【执行标准】应列出目前执行的国家药品标准的名称、版本及编号。【批准文号】是指国家批准该药品的药品批准文号、进口药品注册证号或者医药产品注册证号。

二、批准文号、生产批号及有效期

批准文号是指药品生产企业持有由国务院药品监督管理部门批准的该药品的生产文号。由国家药品监督管理局统一编定，并由各地药品监督管理局核发。国家药品监督管理局已发文规范了新的药品批准文号格式，并将已合法生产的药品统一换发药品批准文号。如果是进口药品，其包装和标签还应标明"进口药品注册证号"。药品的批准文号的格式是"国药准字＋1位字母＋8位数字"，试生产药品批准文号格式是"国药试字＋1位字母＋8位数字"。不同类型的药品字母代号不同，例如，生物制品使用字母"S"，化学药品使用字母"H"，中药使用字母"Z"，数字第1、2位为原批准文号的来源代码，其中"10"代表原卫生部批准的药品，"19""20"代表2002年1月1日以前原国家药品监督管理局批准的药品，其他使用各省行政区划代码前两位的，为原各省级卫生行政部门批准的药品，例如云南白药胶囊的批准文号是：国药准字Z53020799，53是云南省的编号。第3、4位为换发批准文号之年公元年号的后两位数字，但来源于原卫生部和国家药品监督管理局的批准文号仍使用原文号年号的后两位数字。数字第5~8位为顺序号。

生产批号是用于识别"批"的一组数字或字母加数字，可用于追溯和审查该批药品的生产历史。一批生产的药品编号为生产批号。关于药品批号的现行编制方法，国内大致可以分为两种：①按照卫生部的有关规定，批号由日号和分号组成。日号是一组表示生产日期的6位数字，分号则以一短横线与日号相联结，其编制方法由生产单位根据生产的品种、工艺等情况自行确定。如批号200215－16，其中200215是日号，即是该批药品的生产日期是 2020 年 2 月 15 日，而 16 是分号，生产者自己知道其所表示的意义。②《药品生产质量管理规范实施指南》规定了批号组成形式是年 + 月 + 流水号。如产品批号 190405，1904 表示生产时间为 2019 年 4 月，05 是当月的流水号，表示该批为 2019 年 4 月第 5 批生产。

> **请你想一想**
>
> 安宫牛黄丸：国药准字 Z11020959，请分析字母数字代表的意义。

有关药品有效期，是在规定贮存条件下，能够保持药品质量的期限。购买药品时，要注意有效期若标注到日，应为起算日期对应年月日的前一天，如 2021/10/08。若标注到月，应当为起算月份对应年月的前一月。例如，有效期至 2020 年 10 月（标明药品有效期的表示方法还有 2020 – 10、2020·10 或 2020/10），则表示该药品可使用到 2020 年 9 月 30 日。有些厂家以药品失效期来确定有效期限，如标明失效期为 2020 年 9 月，即到 2020 年 8 月 31 日有效，从 2020 年 9 月 1 日起失效。

成药应在有效期内使用，超过有效期后，部分成药性状变色，疗效降低甚至毒性增强，不可使用。

你知道吗

提高对"药品质量第一"重要性的认识

推进健康中国建设，把保障人民健康放在优先发展的战略位置。人民健康是民族昌盛和国家强盛的重要标志。药品质量的高低直接关系到千百万劳动人民身体的健康，也关系到我国经济建设的成效，国防的巩固和民族的兴旺发达，它已远不是医药工业企业本身范围的事，而是整个民族，世界的大事。为此，我们必须加强药品质量意识，树立"质量第一"的思想，努力提高对药品质量的认识。

任务四 中成药非处方药

一、中成药非处方药的概念

非处方药是消费者可以直接从药店或药房购买而无需医生处方的药品，又称柜台药物（Over The Counter），简称 OTC 药。这类药品往往具有安全、有效、价廉、使用方便的特点。消费者根据自我掌握的医药知识，按照药品说明书的说明使用。非处方药不能随意标识，只有国家批准和公布的"非处方药目录"中发布的药品才是非处方药。我国的非处方药分为化学药和中成药两部分。

非处方药分为甲类和乙类。甲类必须在符合国家要求的药房或社会药店销售；乙类是安全性更高的非处方药，既可在药房或社会药店销售，也可在药监部门批准的其他商业企业（超市、百货商店）销售。

二、非处方药的遴选

药物遴选是建立非处方药制度的关键。中成药非处方药遴选原则为应用安全、疗效确切、质量稳定、使用方便。具体而言，药品长期使用安全性大，无潜在毒性，不易引起蓄积中毒，中药重金属限量不超过国内或国外公认标准，基本无不良反应；不引起依赖性，无"三致"作用；医疗用毒性药品、麻醉药品以及精神药品原则上不能作为非处方药，但个别麻醉药品与少数精神药品可作为"限复方制剂活性成分"使用；组方合理，无不良相互作用，比如组方中不含"十八反""十九畏"等。药物作用针对性强，功能主治明确；不需要经常调整剂量；连续使用不引起耐药性。质量可控、性质稳定，使用方便；不用经过特殊检查和试验即可使用；以口服和外用的常用剂型为主。

我国于1999年6月颁布了《处方药与非处方药分类管理办法》（试行），于2001年1月1日施行，按照应用安全、疗效确切、质量稳定、使用方便的非处方药遴选原则，遴选中成药160种（每个品种含有不同剂型），并公布了第一批《国家非处方药目录》。2001年5月，国家药品监督管理局又将非处方药分为甲、乙两类，并将第一批国家非处方药中的194种药品中的106种成药确定为非处方药。同时，国家药品监督管理局公布了第二批《国家非处方药目录》，中成药共计1330种（甲类978种、乙类352种）。2002年9月以后，国家药品监督管理局陆续又公布了第三批、第四批、第五批和第六批国家非处方药目录。

三、非处方药专有标识

非处方药专有标识是用于已列入《国家非处方药目录》，并通过药品监督管理部门审核登记的非处方药药品标签、使用说明书、内包装、外包装的专有标识，也可用作经营非处方药药品的企业指南性标志。非处方药专有标识图案有红色和绿色之分，甲类非处方药药品颜色为红色，绿色专有标识用于乙类非处方药药品和用作指南性标志（图2-1）。

OTC

图2-1 非处方药
专有标识

四、非处方药广告要求

非处方药广告应当显著标明"请按药品说明书或者在药师指导下购买和使用"。依据《中华人民共和国广告法》第十六条，医疗、药品、医疗器械广告不得含有下列内容：①表示功效、安全性的断言或者保证；②说明治愈率或者有效率；③与其他药品、医疗器械的功效和安全性或者其他医疗机构比较；④利用广告代言人作推荐、证明；⑤法律、行政法规规定禁止的其他内容。药品广告的内容不得与国务院药品监督管理部门批准的说明书不一致，并应当显著标明禁忌、不良反应。处方药广告应当显著标明"本广告仅供医学药学专业人士阅读"，非处方药广告应当显著标明"请按药品说明书或者在药师指导下购买和使用"。

五、非处方药使用注意事项 📱微课

1. 正确判断、选用药品　消费者针对自己的症状需要做出正确的自我判断，查看非处方药品手册中有关的介绍，或在购买前咨询执业医师、药师，正确挑选适宜的药品。如糖尿病患者不宜选用含蔗糖的制剂。

2. 查看外包装　药品包装盒上应有药名、适应证、批准文号、注册商标、生产厂家等。要到合法药店或商店购买，不要买包装破损或已经开封的药品，更不能买"三无"产品。

3. 详细阅读药品说明书　要严格按照药品说明书的要求，并结合病情、性别、年龄等，掌握合适的用法、用量和疗程。若列有禁忌，应慎重或向执业医师或药师咨询。

4. 严格按药品说明书用药　不可超量或过久服用，使用非处方药进行自我药疗一段时间（一般3天）后，如症状未见减轻或缓解，应及时到医院诊断治疗，以免贻误病情。

5. 防止滥用　不可"无病用药"，也不可在疾病痊愈后仍不停止用药。

6. 妥善保管药品　储存中应注意温度、湿度、光线对药品的影响，经常检查药品的有效期。切勿混用，更勿放于小儿可触及之处，避免小儿误服而发生危险。

7. 缺乏医药知识者　要在执业医师或药师指导下选用药品。

8. 避免混淆　对于经常使用的药品，如牛黄解毒片，多以为是非处方药，但其是处方药，孕妇禁用；再如云南白药，很多情况下被认为是非处方药，但却是处方药。

你知道吗

医疗机构制剂

中成药除有批准文号的非处方药以外，还有处方药，部分是医疗机构制剂。医疗机构制剂是在医疗机构根据本单位临床和研究结果，依照规定的药品生产工艺规程配制的符合质量标准的药物制剂。此制剂是本单位临床需要而市场上没有销售的品种，局限于医疗机构自用，生产要符合GMP要求。

📖 任务五　中成药应用的基本原则与方法

一、中成药应用的基本原则

中成药合理应用要求患者接受的药物适合他们的临床需要、药物的剂量符合他们个体需要、疗程足够、药价对患者及其社区最为低廉。其核心内容是安全、有效、经济。中成药的合理应用原则如下。

（一）正确选用

1. 对证用药 绝大多数中成药都是针对证候治疗的药物，如金匮肾气丸适用于肾阳虚，而六味地黄丸适用于肾阴虚。应用时，根据中医药理论，认识疾病的本质，辨证准确，确定治法，再依据治法选择合适中成药。

2. 对病用药 中医学在重视辨证施治的同时，也不排斥对病用药形式，如治疗高脂血症的血脂康胶囊，治疗冠心病、心绞痛的血塞通软胶囊等，都是根据中成药的适应证，对病使用也是正确选药的内容之一。

3. 对症用药 根据患者自身的症状，按照急则治其标的原则，选用中成药针对症状进行治疗，如元胡止痛片针对疼痛症状的治疗，腹可安针对泄泻的治疗。准确使用中成药解除某些突出症状，缓解病痛，为正确选药的内容之一。

4. 辨证和辨病结合 证是疾病发展过程中某一阶段病理本质的反应。中医通过四诊收集临床症状，通过对症状产生的原因、性质、病变部位、趋势分析判断来辨证，故中医认识疾病既辨病又辨证。因此，辨证和辨病相结合是在中医理论指导下合理使用中成药优先考虑的原则。

但是，不同患者之间因体质之不同，同一类疾病的临床症状表现也不一样。西医认为的同一种疾病，但在中医看来证候有多种。例如均感受风寒之邪的感冒患者，体质较好的和体质较差的表现出的临床表现完全不同，证候也不一样，不能都用九味羌活丸来治疗，即所谓"同病异治"。在问病荐药工作中，不但要熟悉西医的疾病诊断，还要熟知常见病中医之证候分型，贯彻辨证与辨病相结合的基本原则，推荐合适的中成药。

5. 异病同治及引申使用原则 不同的疾病在其病情发展演变中可能会出现相同的证，证同则治亦同，即所谓"异病同治"。如胃下垂、脱肛虽是不同的病，但均具有短气、懒言、神疲乏力等中气下陷的证候，均可选用补气升阳举陷的补中益气丸治疗。

（二）合理配伍

中成药应用过程中，为适合复杂的病情需要，增强疗效，应在辨证施治与组方原则的指导下，酌情配伍。

1. 中成药之间的配伍 根据病情需要，可将两种或两种以上的中成药配合应用，以提高疗效。中成药之间的配伍应用应符合中药配伍"七情"的用药规律。

（1）增强疗效的配伍 相须配伍，即功效相近的中成药合用，增强疗效。如四神丸治疗五更泻时可配附子理中丸；治疗气血不足，心悸、失眠、健忘时，可选归脾丸和人参养荣丸以期气血双补。

（2）适应复杂病情的配伍 如外感风热证兼有咳嗽较重者，可用银翘解毒片配川贝止咳糖浆或清气化痰丸；气虚、肾阴虚两种证候并存时，可选用补中益气丸和六味地黄丸，达到气阴双补效果。

（3）抑制偏性的配伍 相畏、相杀配伍，如治疗肾虚腰痛的青娥丸及温性药如杜仲、补骨脂等，久用难免有温热之弊，但肾虚腰痛又需长期服药，可选用二至丸补肾阴，以纠温药之偏，达到补阳又不伤阴之效。

2. 中成药与药引的配伍　药引具有引药入经，直达病所，提高药效，调和药性，降低毒性，矫臭矫味等作用。常用的药引如下。

（1）食盐　可与补肾、涩精等中成药同用。

（2）红糖　可与妇科血虚、血寒之月经不调、痛经等中成药同用。

（3）蜂蜜　可与肺燥咳嗽、阴虚久咳、习惯性便秘等症的中成药同用。

（4）酒　可与跌打损伤、风寒湿痹、腰腿疼痛等症的中成药同用。

（5）米汤　可与胃肠疾病而苦寒性较重的中成药同用。

（6）生姜　可与风寒感冒、胃寒呕吐等症的中成药同用。

（7）大枣　可与脾胃虚弱的中成药同用。

（8）芦根　可与风热感冒等症的中成药同用。

药引还包括薄荷、紫苏叶、葱白、冰糖等，一般用开水冲化或煎汤取汁，送服中成药。

你知道吗

中成药常见药引

清茶——川芎茶调散；黄酒——活络丹、醒消丸、跌打丸、七厘散；焦三仙汤——至宝锭；鲜芦根汤——银翘解毒丸；姜汤——藿香正气丸、附子理中丸；淡盐水——六味地黄丸、大补阴丸；米汤——四神丸、更衣丸。

3. 中成药与汤药的配伍　若患者病情复杂或较重，单用成药难以见效，需中成药与汤剂配合使用效果更佳。中成药与汤剂同服，在治疗乙脑高热、神昏、抽搐时，以清瘟败毒饮配安宫牛黄丸或紫雪同服效果更佳。中成药与汤剂交替使用，一般以汤药为主要治疗手段，以解决主要矛盾，交替使用一些中成药，作为辅助治疗手段，或照顾兼证，或扶正固本。

4. 中成药与西药的配伍　中成药与西药的配伍应用，目前普遍存在，联合使用可能协同增效，也可能产生拮抗作用。因此，中成药与西药的配伍，机制复杂，对于联合使用情况不明者要慎重。

（1）中成药与西药的合理配伍　中成药与化学药配伍可增强疗效，比单独应用效果更佳。如板蓝根颗粒与磺胺增效剂（TMP）合用，其抗菌消炎作用明显增加，对扁桃体炎的疗效比单用板蓝根颗粒或磺胺增效剂好。逍遥散或三黄泻心汤等与催眠镇静药联用，疗效增强；与抗痨药联用，能减轻抗痨药对肝脏的损害。芍药甘草汤等与解痉药联用，可提高疗效，消除腹胀、便秘等副作用。

（2）中成药与西药的不合理配伍

1）形成难溶性物质　牛黄解毒片、龙牡壮骨颗粒等含金属离子钙、铝、镁、铁等的中成药与抗生素合用，易形成难溶性络合物，影响此类抗生素吸收。

2）产生毒性　含朱砂安神丸、磁朱丸等中成药，与溴化物、碘化物、亚铁盐、亚硝酸盐等同服可产生有毒的溴化汞和碘化汞，导致药物性肠炎。

3）产生沉淀　含鞣质较多的中成药，如大黄清胃丸等，与含钙剂、铁剂等金属离子的药物同时服用，生成难以吸收的沉淀物而降低药物疗效。

4）酸碱中和　含乌梅、山楂等中成药，同碱性西药氨茶碱、碳酸氢钠等合用，两者疗效降低。

5）拮抗作用　含鹿茸的鹿胎膏、鹿茸精等中成药，与胰岛素、格列苯脲、苯乙双胍（降糖灵）等药合用，由于鹿茸含糖皮质激素样物质，会使血糖升高，抵消降血糖药的降糖作用。

二、中成药应用的方法

中成药有多种剂型，且主治病证各异，故用法与用量各不相同，准确掌握中成药的用法与用量，对中成药安全使用具有十分重要意义。

（一）给药方法

1. 内服法　中成药的内服药剂占绝大多数，受剂型、药性、功效、主治不同的影响，内服方法不尽相同。如露剂、合剂、乳剂、酒剂、酊剂、糖浆剂、口服液等液体制剂，均直接口服；茶剂、冲剂、膏滋等用沸水冲（泡）服法。丸、片、胶囊、散剂等多种固体制剂则多采用温开水或液体辅料如盐水、醋、酒、蜜水、姜汁等送服；丸剂也可掰开加水研服，遇到遇昏迷或吞咽困难的患者，宜鼻饲给药；部分在口腔局部发挥治疗作用中成药宜采用噙化法，如治疗咽喉肿痛的六神丸、喉症丸等。中药气雾剂则采用吸入法使用。

2. 外用法　中成药外用药中，仅仅少数成药既可内服又可外用，绝大多数外用药不可内服，若是有毒的外用中成药，切忌内服。外用法中，外用软膏、油剂、水剂多为涂擦法，如京万红烫伤膏、癣

请你想一想
给药方法中，外用法有哪些？

药水等。外用散剂、丹剂多为散布法，如红升丹、生肌玉红散、云南白药等。调敷法是将外用散剂用水或其他液体辅料调成糊状敷布于患处，垫油纸后用纱布固定，液体辅料有茶水、酒、醋、蜂蜜、麻油等。如意金黄散用茶水或醋调敷，有助于消肿止痛；白酒调敷，如九分散有助于活血止痛；蜂蜜、麻油调敷的药物，滋润不易变干。滴眼剂、滴鼻剂、滴耳剂宜采用点入法。此外，还有栓剂纳入腔道，洗剂熏洗、洗搽患处等。

3. 注射法　中成药注射剂采用注射法给药，主要分为皮下、肌内、静脉、穴位及患处局部等不同给药方法，目前中成药注射剂品种已不多见。

（二）给药时间

无特殊规定的口服药，一日量分2~3次，于早、晚或早、中、晚饭后0.5~1小时

各服一次。不同的药物的给药时间如下。

镇静安眠药：睡前 1～2 小时服。补益药：一般宜饭前服，以利吸收。涩精止遗药：早、晚各服一次。截疟药：发作前 3～5 小时服。泻下药：宜入夜睡前服，但病情严重者，应随病情酌定给药时间。止泻药：及时给予，按时再服，泻止停服。生津润燥、清暑解热药：不拘时顿服。祛痰药：饭前服。健胃药：开胃药宜饭前服。消食导滞药：宜饭后服。制酸药：宜饭前服。对胃有刺激的药物：宜饭后服。外用中成药：一般每日换药一次。

（三）给药剂量

中成药说明书中标明了服用剂量，一般按照中成药说明书服用，医生开药或患者自行用药均应按规定剂量使用。由于个体体质、病情具体情况的差别，可酌情增减用量。一般情况下，老年人对药物耐受力较弱，作用峻烈的药物易伤正气，用量宜小于年龄人；妇女用量一般可稍低于男性；小儿使用非儿童用中成药，剂量要适当减少。一般 3 岁以内可服 1/4 的成人量，3～5 岁可服 1/3 的成人量，5～10 岁可服 1/2 的成人量，10 岁以上与成人量相差不大即可。

（四）使用注意

1. 证候禁忌　每种中成药都有特定的适应证，存在着偏性，临床使用时，要注意药证相宜。如安宫牛黄丸为大凉药，属于宣窍醒神救急之品；功能清热解毒，镇惊开窍；主治热邪内陷心包证；症见高热烦躁，神昏谵语，舌红或绛。若患者症见突然昏倒，牙关紧闭，不省人事，神昏不语，苔白脉迟，辨证属寒闭神昏者，则当用温开药苏合香丸。因此在临床应用时，要注意辨证准确，搞清药物个性特点、功效主治、用药禁忌后才能准确使用，必要时由医生指导，提高药物治疗的效果。

2. 妊娠禁忌　某些药物因能损害胎元，对孕妇不利，属于妊娠用药禁忌范围。2020 年版《中国药典》收载的成药，分为孕妇慎服、慎用、忌服、禁用几种。部分药物对妊娠及哺乳期妇女均应禁用。

（1）孕妇慎服　如川芎茶调丸、利胆片、乳宁颗粒、乳康胶囊、复方陈香胃片等。

（2）孕妇慎用　如三黄片、黄连上清丸、万氏牛黄清心丸、马应龙八宝眼膏、天麻丸、木香顺气丸、牛黄清心丸、气滞胃痛片、乌蛇止痒丸、龙胆泻肝丸、附子理中丸等。

（3）孕妇忌服　如二十七味定坤丸、十一味能消丸、十二味翼首散、十香返生丸、十滴水/软胶囊、人参再造丸、三七片、三两半药酒、大七厘散、大黄清胃丸、山楂化滞丸等

（4）孕妇禁用　如解毒片、七厘散、九气拈痛丸、三七血伤宁胶囊、大黄䗪虫丸、木瓜丸、心通口服液、玉真散、当归龙荟丸、血府逐瘀口服液、花红胶囊等。

凡属妊娠忌用类的中成药，原则上不能使用；属慎用类的中成药，以不用为宜，需要使用时，可在执业医师的指导下，酌情使用。

3. 饮食禁忌　服用某些中成药时，必须忌食某种食物，以免药物与食物之间产生相互作用而影响药效或中毒，即通常所说的"忌口"。因人参健脾丸、人参养荣丸含人参，服用时不宜吃萝卜；服用含有使君子的成药，不宜喝茶；服用含铁的中成药如磁朱丸等，不宜喝茶、吃柿子；脾胃虚弱的患者，服用健脾消导药如保和丸、健脾丸时，不宜吃煎炸、黏腻等不易消化的食物。

另外，为了避免食物影响中成药的疗效，服用清热类中成药应避免吃辛辣食物；服用温里的成药不宜吃寒凉的食物，如雪糕、西瓜等；服用泻下的成药时，不宜吃酸涩的食物。

4. 配伍禁忌　中药在复方配伍应用中，有些药物相互配伍能产生毒副作用，如"十八反""十九畏"等。关于相反药能否同用，目前尚无定论。实际应用时，在没有充分根据及实际应用经验时，不宜使用。中成药在配伍应用时，无论中成药之间、中成药与中药药引之间，还是中成药与汤剂的配伍，都应避免有相反、相畏的药物。如含有乌头类的附子理中丸不宜与含川贝的蛇胆川贝液同服；含有郁金的利胆排石片不宜与含有丁香的六应丸同时使用。

任务六　问病荐药技术

一、问病荐药概述

问病荐药是指不需医师处方，通过询问病情和患者所求，由具有一定医药理论水平和实践经验的药学技术人员，凭患者主诉和简单诊断后售给对症的中成药，并指导患者合理用药。

社会药店具有为广大群众提供药学服务的重要职能。因此，从业人员应具备一定的专业素质，需要具备一定的中医药理论、中药学和中成药应用知识，同时，也需要具有良好的沟通能力和高尚的职业道德。

在实际工作中，部分到药店买药的患者，已具备一定的自我诊疗经验，熟悉所买药品种的基本情况。但对于没有基本医药知识的患者，则需要药店药学技术人员进行用药指导。

二、问病的内容和技术

（一）问病的内容

1. 问主诉　通过问询，了解患者感受最明显或最痛苦的症状，持续的时间、部位、性质及其伴随症状。

2. 问病前　有无明显诱因，过去有无患过何种疾病，有无手术、外伤、中毒和过敏史等。

3. 问病后　发病后饮食、二便、睡眠、精神状况有无变化，是否就医。已进行过治疗的，用过什么药，效果如何。

4. 一般情况 患者职业及工作条件、饮食起居、有无烟酒嗜好。有无与遗传有关的疾病。

5. 女性患者 还要了解月经周期和行经天数、经血的量和色、经期症状、末次月经时间、白带有无和色量等。

6. 小儿 由于小儿往往不能自我表述，可向家长详细询问，诸如年龄、生长发育情况、食欲、睡眠、二便等。

通过快速精准询问，药学人员能初步判断疾病的原因（如外伤还是内伤）、诱因（如气候变化、环境改变、饮食起居失调）以及起病急缓等情况，从而选择合适的中成药。

你知道吗

《十问歌》

古人将问诊经验总结为《十问歌》："一问寒热二问汗，三问头身四问便，五问饮食六问胸，七聋八渴须当辨，九问旧病十问因，更兼服药参机变，妇人尤必问经期，迟速闭崩皆可见，再添片语告儿科，天花麻疹全占验"。其中包括问寒热（恶寒发热、但寒不热、但热不寒、寒热往来），问汗（自汗、盗汗、大汗、战汗、局部出汗等），问头身（头痛、头晕、肢体痛、身重），问疼痛（胸痛、胁痛、脘痛、腹痛等），问耳目（耳鸣、耳聋、目眩），问饮食与口味（口渴与饮水、饮食与食量），问睡眠（失眠、嗜睡），问二便（大、小便），问月经和带下，问小儿（小儿出生前后、喂养、生长发育及预防接种情况）等。

（二）问病的技术

问病过程就是一个与患者沟通的过程，良好的沟通技巧是必须的。时刻把患者放在心上。

1. 认真聆听 问病时，应耐心认真，药店人员要仔细听取和揣摩患者所表述信息的内容和意思，不要轻易打断对方的谈话。认真地倾听会让患者感觉到自己被重视，从而有信任感。

2. 用语技巧 尽量避免使用专业术语，通俗易懂的语言有助于患者对问题的理解和领会。使用开放式的提问，可以从患者那里获得更多、更详细的信息内容。例如，问"关于该药，医生都跟您说了什么？"而不是问，"医生告诉您怎么用药了吗？"问病时应避免提示性的言语，如"你胃痛时痛感向左肩放射吗？"而应问，"你胃痛时对别的部位有什么影响吗？"有时，提示性言语会造成患者随声附和，对疾病诊断和荐药造成困扰。

3. 边问边听边思考 问病时，在仔细倾听患者叙述的同时，观察并分析患者的各种症状，分清主次，抓住重点。在倾听患者陈述病情的时候，学会综合分析，不要遗漏一些对诊断、用药有意义的内容，经过详细地询问，逐步分析确定证型，便于推荐药品。

4. 掌握时间　询问时间不宜过长，提供信息也不宜过多，过多的信息不利于对患者病情的掌握。问清症状主次，只要能辨别诊断某种疾病的某种证型即可。也可事先准备一些资料，在其咨询时发给患者，这样可以节省谈话时间，便于沟通。

5. 关注特殊人群　对婴幼儿、老年人、少数民族和境外患者等，需要特别详细提示服用药品的方法。例如老年人，其视力、听力和用药依从性差，应反复交代药品的用法、禁忌和注意事项，直至患者完全明白；同时老年人的记忆力减退、反应迟钝，容易忘服或误服药品。因此，在用药时，宜在书面写清楚用法并交代清晰（或贴附提示标签），有条件者可配备单剂量药盒，叮嘱老年患者家属或亲属督促其按时、按量服用。对少数民族患者和境外患者，应尽量用相应语言注明，同时注意民族生活习惯，选择合适的药品。

三、问病荐药的基本原则

做好问病荐药，要求药学技术人员正确诊断、合理选药，不过多的推荐药品。荐药的基本原则是：保障用药的安全性、有效性、经济性、适当性，维护人民身体健康。

（一）安全性

安全性是合理用药的首要条件，药学技术人员需要对大众健康保驾护航。安全性不是指药物的毒副作用最小，主要是要让患者承受最小的治疗风险获得最大的治疗效果。比如非处方药，乙类非处方药安全性比甲类相对高，荐药时应优先考虑。

（二）有效性

用药是希望达到治疗目的。问病辨证后确立相应治法，但对证起效的药物可能不止一种，如治火毒上攻的药很多，药学人员可以根据实际情况先用两三种药物进行推荐。

（三）经济性

问病荐药时，不是应只考虑销售量，还要考虑经济性。经济性是指获得用药效果所投入的成本（成本/效果）应尽可能低，从而达到满意的治疗效果。经济地使用药物，合理推荐药品，减轻患者及社会的负担。

（四）适当性

适当性是指选适当的药物、剂型和剂量。在适当的时间，经适当的途径，给适当的患者，使用适当的疗程，达到适当的治疗目标。需要使用多种药物时，要注意相类似药物不宜超过3种，如感冒发烧伴有咳嗽的患者，可选择羚翘解毒丸解热，清气化痰丸缓解咳嗽痰黄的症状，综合考虑治疗的效果。

四、荐药技术

问病荐药，是要向购药者提供合理、客观、可靠的用药指导服务，部分不适合自我药疗的患者，或执业药师不能确切肯定向患者推荐的药品或患者拟购买的药品是否对症病情时，药店药学技术人员应向患者提出到医院诊治或向医院临床药师寻求合理用药意见。正确"荐药"，应符合中成药合理应用的原则，正确选用、合理配伍、用量用法正确、避免用药禁忌等。

📋 任务七　中成药的贮存保管与养护

中成药是按照处方加工成各种剂型的药物，在生产、运输、配送、销售等环节，可能会受到阳光、空气、水分、温湿度等影响，使中成药发生物理和化学变化，从而使其质量发生变化，影响疗效。往往与剂型有关，最常见的变质现象有虫蛀、霉变、酸败、挥发、沉淀等。做好中成药的贮存保管与养护，不仅能减少损失、避免浪费，更是保障用药安全的重要环节。

一、中成药的贮存保管

（一）药库、药店、药房等单位保管中成药

1. 熟悉中成药贮存中常发生的变质现象及其原因，一旦发现有变质现象，应及时联系药品批发企业和生产企业沟通退换。

2. 保持药柜、药架卫生，定期消毒，减少微生物污染。

3. 贮存的温度、湿度要适当。温度过高、湿度过大，容易导致药品变质。当柜内温度、湿度高于室内或药库内温度、湿度高于室外时，应适当通风；反之，则应紧闭柜门、库门。也可在柜内、库内放吸潮剂。

4. 做好药品进出库收发登记记录，看清批号、有效期，做到先进先出，以防日久过期。

5. 加强药品外观质量检查。入库贮存中成药要检查包装是否完整，有无发霉、包装破损等变异现象。

6. 分类贮存。内服药、外用药分开贮放；剧毒药、贵重药单独加锁另放；需要避光贮存的要避光，怕热、怕潮药放阴凉、干燥处；一般药宜放阴凉、干燥处。

7. 库存药品要注意摆放整齐，存货心中有数。在通道口和安全出口处不可堆放库存药品。

（二）家庭个人保管中成药

做好家庭个人保管中成药的保管，避免浪费，需注意以下几点。

1. 药品放置要妥当，避免日光直射、高温、潮湿；有小儿的家庭，要防备小儿误食。剧毒药尤应妥善存放，最好加锁，以防万一。

2. 药品要及时清理，定期检查药品的有效期，有无发霉变质现象。遇有变质，及时清理。

3. 贮放中成药时，做好标记，药名、功能主治、用法用量一定要清晰，避免凭记

忆无标签存放。

4. 对名称、规格有疑问的成药，切勿使用，以免发生意外。

5. 糖浆剂、口服液、合剂等易发霉、发酵变质的药，开启后要及时用完；未用完的最好放冰箱内，并尽早用完。遇有变质，弃之不用。

6. 最好备一个药箱，做好药品归类，方便查找和使用。

7. 瓶装成药用多少取多少，对瓶装液体药更应注意，只能倒出，不宜再倒回，更不宜将瓶口直接对嘴服药。瓶装液体一旦打开，往往容易变质，要注意。

8. 家庭购买中成药，不宜过多，避免浪费。

二、中成药的分类养护

进行中成药养护时，要注意防止光线照射、空气接触、温度过高和过低、虫害和鼠害。并按中成药剂型的特点分类分区进行养护。

（一）液体及半固体中成药

酒剂、糖浆剂、口服液、煎膏剂等剂型，怕光、怕热、易酸败，应放在干燥阴凉处。这类中成药体积大、质量重，宜存放在低层库房以便于进出。

（二）一般固体中成药

丸剂、片剂、散剂、冲剂等易受潮、结块、发霉、虫蛀等，其中丸剂、片剂久储易失润、干枯、开裂。宜贮存在密封库房，防吸潮霉变，库房温度宜控制在25℃以下，相对湿度75%以下。

（三）中药注射液

注射液怕热、怕光，易产生沉淀、变色、澄明度不及格等现象。宜贮存在20℃以下的阴凉库，并放在通风避光处。要避免重压，货件堆垛不宜过高。

（四）胶剂、膏剂类中成药

胶剂、膏剂类中成药贮存：宜将内服外用及不同性质的中成药分别置于凉爽密封的小室库房。

你知道吗

《中国药典》"凡例"贮藏项下对各名词术语的规定

遮光，系指用不透光的容器包装，例如棕色容器或黑色包装材料包裹的无色透明、半透明容器；密闭，系指将容器密闭，以防止尘土及异物进入；密封，系指将容器密封，以防止风化、吸潮、挥发或异物进入；熔封或严封，系指将容器熔封或用适宜的材料严封，以防止空气和水分的侵入并防止污染；阴凉处，系指不超过20℃的环境；凉暗处，系指避光并不超过20℃的环境；冷处，系指2~10℃的环境；常温，系指10~30℃的环境。

任务八　中成药的不良反应

一、不良反应的基本概念

药物是一种特殊的商品，能预防、治疗疾病，具有价值。但是人们在利用其有效性的同时，不可避免地要承受它所带来的药品不良反应（ADR）。

中成药以其疗效好，不良反应少而著称于世。但随着中成药临床应用的增加，一些中成药的不良反应被熟知。中成药不良反应是指在预防、诊断、治疗疾病或调节生理功能过程中，患者接受正常剂量中药时出现的任何有伤害的及与治疗目无关的反应，主要包括副作用、毒性作用、过敏反应、后遗效应、继发反应等。

二、引起中成药不良反应发生的原因

（一）用药不当

中医强调，"辨证施治"是准确用药的关键。若辨证不准，表里不分、阴阳不辨、虚实不明、寒热不清，可导致药证不符。如阳虚患者使用左归丸、六味地黄丸等补阳药物，阴虚患者使用右归丸、肾气丸等补阳药物，用药不当会导致不良反应。再如血虚兼有便溏的患者，使用大量含有当归、熟地黄的中成药，则会导致症状加重。

（二）疗程不当

中成药均有偏性，用药时间过长，可能会产生不良反应；或因长期服用含有毒性成分的中成药引起蓄积中毒。如长期使用含有雄黄、朱砂、马钱子的中成药会导致蓄积中毒。需要长期服用中成药的患者，应当在医生指导下，采用恰当服用疗程。

（三）配伍不当

中成药之间、中成药与药引、中成药与汤药、中成药与西药的配伍应用不合理，以及属于配伍禁忌的药物均有可能导致不良反应。中成药组方不合理、中药汤剂配伍不合理及中西药不合理联用等，常引发中药不良反应或药源性疾病。

（四）煎服方法不合理

中药的煎服需要遵循一定的法度，如附子需要先煎，部分患者在煎煮时不到位，时间不符合要求，毒性成分未被破坏，易引起中毒。

（五）个体差异

不同个体、不同状态下对药物的反应不同，耐受性差的患者及特殊人群，如儿童、老年人、妊娠期妇女以及过敏体质者，容易发生不良反应。

三、中成药不良反应的常见临床表现

（一）皮肤症状

各种皮肤症状，如荨麻疹、药疹、接触性皮炎、

请你想一想

服用附子中毒，患者有哪些表现？

光敏性皮炎、大疱性表皮坏死松解症、药热，注射局部可出现红、肿、坏死、色素沉着、痤疮样疹等。例如，六神丸可引起湿疹性皮炎样药疹；牛黄解毒片可引起荨麻疹样皮疹等。

（二）全身症状

1. 神经系统的毒性反应　口唇麻木或全身麻木、眩晕头痛、失眠或嗜睡，严重时出现意识模糊、言语不清或障碍，甚至抽搐、惊厥、昏迷、呼吸抑制等。含强心苷、皂苷、生物碱等成分的中成药，容易引起神经系统的毒性反应，如雷公藤多苷片。

2. 消化系统的毒性反应　口干、口苦、恶心、呕吐、食欲不振、腹痛、腹泻，严重者出现呕血、便血及肝脏损害等。含有生物碱、强心苷、斑蝥素等成分的中成药，容易引起消化系统的毒性反应，如复方斑蝥胶囊。

3. 循环系统的毒性反应　心悸、胸闷、面色苍白、四肢厥冷、心律不齐、血压改变、传导阻滞等。含有强心苷、皂苷、乌头生物碱等成分的中成药，容易引起循环系统的毒性反应，如六神丸。

4. 呼吸系统的毒性反应　呼吸急促、咳嗽咯血、呼吸困难、发绀、急性肺水肿、呼吸衰竭等。含有生物碱、氰苷、硫化砷等成分的中成药，容易引起呼吸系统的毒性反应，如附子理中丸。

5. 泌尿系统的毒性反应　少尿或多尿、蛋白尿、血尿、腰痛、肾功能衰竭、酸中毒、电解质平衡失调，严重者导致尿毒症等。

此外，还有血液系统、五官功能障碍等毒性反应。

四、中成药不良反应的应对措施

（一）熟悉中成药

中成药说明书中都标示名称、成分、功能与主治、用法用量、不良反应、禁忌、注意事项、有效期等信息，药学人员全面了解中成药作用和使用中成药，必须严格按规定的正确使用，包括正确的对证、给药时间和给药方式等，对说明书中禁忌和注意事项必须严格遵守。

（二）重视辨证论治

中成药虽然成分固定，但其功能主治有明确的指向，准确辨证用药是避免不良反应发生的重要基石。如风寒感冒用感冒清热颗粒，风热感冒则用感冒退热颗粒，如果用药相反，会加重病情。同时，也要注意性别、年龄、体质、季节气候和地域之不同，因人、因时、因地选用中成药。

（三）避免盲目滥用药物

每种药物都有一定的适用范围，应有目的、合理地使用药物。若盲目滥用，即使部分成药没有毒性，但用药时间过长也可能对机体产生危害，导致不良反应的发生。

（四）合理配伍

联合用药时，应选择增强疗效、减轻毒副作用、扩大治疗范围的配伍。对于配伍应用情况不明确的应尽量避免。

（五）了解患者是否有药物过敏史

对有药物过敏史的患者，要避免服用导致过敏反应的药物。

五、中成药中毒的救治原则

一旦出现不良反应，应立即停药。临床症状较轻者，如一般过敏反应，停药或经过抗过敏反应对症处理，症状可逐渐消失。危重中毒反应要及时抢救，如采用催吐、导泻、洗胃、灌肠的方法促使毒物排出，可选用甘草、绿豆等煎汤灌服。

目标检测

一、单项选择题

1. 消渴丸的来源是

　　A. 经验方　　　　　B. 新研方　　　　　C. 古方

　　D. 自拟方　　　　　E. 历代医药文献

2. 补中益气丸命名的方法是

　　A. 处方组成　　　　B. 方剂来源　　　　C. 成药功效

　　D. 成药产地　　　　E. 神话传说

3. 批准文号"国药准字 ZXXXXXXXX"，其中 Z 代表

　　A. 化学药　　　　　B. 保健品　　　　　C. 中药

　　D. 中药材　　　　　E. 生物制品

4. 非处方药简称

　　A. TOC　　　　　　B. OTC　　　　　　C. OCT

　　D. COT　　　　　　E. COF

5. 5～10 岁可服成人量的

　　A. 1/4　　　　　　B. 1/3　　　　　　C. 1/2

　　D. 3/4　　　　　　E. 相同

6. 阴凉处是指环境温度不超过

　　A. 20℃　　　　　　B. 15℃　　　　　　C. 10℃

　　D. 5℃　　　　　　E. 0℃

二、多项选择题

1. 九味羌活丸的命名方法是

　　A. 处方组成　　　　B. 方剂主药　　　　C. 中药味数

    D. 功能主治   E. 服用方法

2. 下列为中成药说明书内容的是

    A. 药品名称   B. 成分   C. 功能主治

    D. 批准文号   E. 处方来源

3. 中成药应用正确选用成药包括

    A. 对证用药   B. 对病用药   C. 对症用药

    D. 辨证和辨病结合   E. 异病同治及引申使用原则

4. 服用中成药的药引包括

    A. 红糖   B. 淡盐水   C. 辣椒水

    D. 清茶   E. 米汤

三、简答题

1. 非处方药使用注意事项有哪些？

2. 问病荐药时，问病内容包括哪些？

书网融合……

 微课   划重点   自测题

模块二

学会内科用药

▶▶ 项目三 学会肺系疾病用药

学习目标

知识要求

1. **掌握** 感冒、咳嗽的主要证型及各证型的代表方药；风寒感冒、风热感冒、暑湿感冒、气虚感冒的辨证要点；风寒咳嗽、风热咳嗽、风燥咳嗽、痰湿咳嗽、痰热咳嗽、阴虚咳嗽的辨证要点；重点药品的功能主治及临床应用。

2. **熟悉** 感冒、咳嗽的基本概念、病因病机；一般药品的功能主治和临床运用；重点药品的药物组成、组方分析及使用注意。

3. **了解** 感冒方药、咳嗽方药的用法用量及部分药品的不良反应。

能力要求

1. 熟练掌握根据患者的症状正确判断感冒、咳嗽证型的方法，并合理选用中成药。

2. 学会根据不同证型感冒、咳嗽的辨证要点以及中成药功能主治进行相应问病荐药角色扮演脚本编写，解决相应问病荐药问题。

任务一 感冒用药

PPT

岗位情景模拟

情景描述 王某，女，32 岁，昨天下班时淋了雨，今天早上呼吸道感染，觉发热、畏寒、头身疼痛，伴有咳嗽、鼻塞、流清鼻涕。王某走进药店寻求帮助。

讨论 请问王某患什么疾病？为哪种证型？应该使用哪种药物治疗？

一、概述

感冒是感受风邪或时行疫毒，引起肺卫功能失调，出现以恶寒、发热、鼻塞、流涕、头痛、全身不适、脉浮等为主要临床表现的一种外感病证。感冒全年均可发病，但以冬、春季节为多，具有一定传染性。病情较轻者称"伤风"；病情较重并在一个时期内引起广泛流行、临床表现相类似的，称为"时行感冒"。一般认为西医学中的上呼吸道感染属于本病范畴，流行性感冒与时行感冒近似。

1. 病因病机　感冒是由于六淫，时行病毒侵袭人体而发病，以感受风邪为主因，但在不同季节，住往夹时邪相合而伤人，如冬季多夹寒邪，春季多夹风邪，夏季多夹暑湿，秋季多夹燥邪，一般以风寒、风热、暑湿多见。此外，非时之气（常见春应温而反寒，夏应热而反冷，秋应寒而反温，冬应寒而反温）夹时行病毒伤人，极易引起发病，且不限于季节性，病情多重，往往互为传染流行。

感受外邪是否发病，取决于感受外邪轻重和人体正气的强弱。其证候表现也与四时六气、体质因素有关，如素体阳虚者易受风寒，阴虚者易受风热，痰湿内盛者易受外湿，常常内外相因为病。卫外不固，外邪侵犯肺卫，致营卫失调，肺气失宣，从而出现肺系及卫表证候。如气虚感受外邪，邪在肺卫，则为气虚感冒。

2. 治疗原则　治疗应遵"其在皮者，汗而发之"之义，采取解表祛邪的原则，风寒治以辛温发汗，风热治以辛凉清解，暑湿外感者当清暑祛湿解表。

3. 问病要点　首先要辨清偏于风热还是风寒。一般而言，风寒感冒以恶寒重，发热轻，头身疼痛，鼻塞，流清涕，口不渴，舌苔薄白为特征；风热感冒以发热重，恶寒轻，头痛，口渴，鼻塞，流黄稠涕，咽痛，咽红或红肿，舌苔薄黄为特征。其中，恶寒、发热的轻重，渴与不渴，咽喉红肿疼痛与否，舌苔黄与白常是鉴别风寒、风热的主要依据。亦有初起表现为风寒证，数日后出现咽痛、流黄涕者，此乃寒邪郁而化热，可参照风热论治。此外，时行感冒临床以风热为多。

其次，详细辨认感冒兼夹之证。夹暑邪者多见于炎夏，以身热有汗，心烦口渴，小便短赤，舌苔黄腻为特征；夹湿邪者，多见于梅雨季节，以身热不扬，头重如裹，胸闷等为特征；夹食者以胸脘胀闷，纳呆泛恶，腹泻，苔腻等为特征。辨别不同的兼证，在解表的基础上，分别配合祛暑、化湿、消导等治疗，可提高疗效。

4. 治疗方药　为解表剂。解表剂以解表药为主组成，具有疏散表邪、解除表证的作用。解表剂主要用于六淫病邪侵袭肌表、肺卫所致的表证。因邪气尚未深入，病势轻浅，适合使用辛散轻宣的解表剂驱逐外邪从肌表而出。故凡风寒所伤或温病初起以及麻疹、疮疡、水肿、痢疾等病初之时，见恶寒、发热、头疼、身痛、无汗或有汗、苔薄白、脉浮等表证者，均可用解表剂治疗。表证病性有寒热之异，患者体质有强弱之别。表寒者，当辛温解表；表热者，当辛凉解表；暑湿者，当祛暑胜湿、祛暑解表；兼见气、血、阴、阳诸不足者，还需结合补益法，以扶正祛邪。解表剂分为辛温解表剂、辛凉解表剂、祛暑解表剂、扶正解表剂多个类别。

5. 注意事项　体虚感冒则应扶正与解表兼施。时行感冒，辨证以风热多见，应重用清热解毒之品。使用解表剂辨证要准确，须辨明邪之内外、邪之寒热以及有无兼证。若表邪未尽，而又见里证者，一般应先解表，后治里；表里并重者，则当表里双解。若外邪已经入里，或麻疹已透，或疮疡已溃，则不宜使用。由于解表剂多为辛散轻之品组方，故不宜久煎，以免药性耗散，影响疗效。在服法上一般宜温服，服后宜避风寒，或增衣被或辅之以热粥，以助汗出。服药期间还应饮食清淡，忌食生冷、辛辣、油腻等不易消化之品，以免影响药物的吸收与药效的发挥。

二、风寒感冒类方药

风寒感冒是指风寒外邪所致，症见恶寒，发热，鼻塞，流清涕，头项强痛，肢体酸痛，无汗或有汗，舌苔薄白，脉浮紧等。

治疗代表方药有麻黄汤、桂枝汤、感冒清热颗粒（胶囊）、风寒感冒颗粒、九味羌活丸（颗粒）、正柴胡饮颗粒等。

治疗原则应遵"其在皮者，汗而发之"之义，采取解表达邪的原则，治宜辛温发汗。

麻黄汤★

【药物组成】麻黄9g　桂枝6g　杏仁6g　炙甘草3g

【功能与主治】发汗解表，宣肺平喘。用于外感风寒表实证，症见恶寒发热，头身疼痛，无汗而喘，舌苔薄白，脉浮紧。

【组方分析】方中麻黄辛温，善解表发汗，祛肌表之风寒，又能宣肺平喘，为君药。桂枝为臣药，解肌发表，温通经脉，既助麻黄解表，使发汗之力倍增，又畅行营阴，止头身疼痛。君臣相须为用。杏仁降气平喘，与麻黄相伍，一宣一降，以恢复肺气之宣降，加强平喘之功，为佐药。炙甘草，既缓和麻黄、桂枝辛温之峻烈，防止汗出太过伤正，又调和麻黄、杏仁之宣降，为使药。诸药合用，共奏发汗解表，宣肺平喘之功。

【临床应用】

1. 本品可用于感冒外感风寒表实证，症见恶寒发热，无汗而喘，脉浮紧。

2. 常用于治疗流行性感冒、急性支气管炎、支气管哮喘等属风寒表实证者。

【用法用量】水煎服，温服取微汗，每日一剂，分两次温服。麻黄先煎，除去上沫，再与其他药物共煎。

【使用注意】

1. 本方为辛温发汗之峻剂，发汗力强，不可过服。

2. 阴血亏虚、外感风温、表虚自汗者，不宜使用。

> **请你想一想**
>
> 麻黄汤和桂枝汤的主治有何异同？

桂枝汤★

【药物组成】桂枝9g　芍药9g　甘草（炙）6g　生姜9g　大枣3g

【功能与主治】解肌发表，调和营卫。主治风寒表虚证，症见头痛发热，汗出恶风，或鼻鸣干呕，苔白不渴，脉浮缓或浮弱。

【组方分析】本方证治为外感风寒，营卫不和所致。方中桂枝辛甘而温，透营达卫，温通经络，解肌发表，外散风寒，用治"卫强"，为君药。芍药酸甘以益阴敛营，敛固外泄之营阴，用治"营弱"，为臣药。君臣二药等量合用，一治卫强，一治营弱，一散一收，调和营卫，使发汗而不伤阴，止汗而不恋邪，有"相反相成"之妙用。生姜辛温发散，助桂枝解肌调卫；大枣甘平滋润，助芍药益阴和营，姜枣相合，加强桂枝、芍药调和营卫之功，共为佐药。炙甘草甘缓调和，益气和中，与桂枝相合，可辛甘化阳以实卫，与芍药相伍，则酸甘化阴以和营，功兼佐使之用。诸药合用，共收解肌发表，调和营卫之功。

【临床应用】

1. 本品可用于感冒外感风寒表虚证，症见恶风，发热，汗出，脉浮缓。

2. 常用于治疗流行性感冒、原因不明的低热、产后及病后低热、妊娠呕吐、冻疮、荨麻疹等属营卫不和者。

【用法用量】 水煎服，温服取微汗，每日一剂，分两次温服。服药后片刻饮一碗温开水或热稀粥，或避风温覆以助发汗，使得遍身微微汗出。汗出病愈当停服，不必尽剂。如病重者，可以昼夜服用。

【使用注意】

1. 外感风寒表实无汗者禁用。

2. 服药期间忌食辛辣、生冷、鱼腥、油腻的食物。

感冒清热颗粒 ★ e 微课

【药物组成】 荆芥穗200g 防风100g 紫苏叶60g 白芷60g 柴胡100g 薄荷60g 葛根100g 芦根160g 苦地丁200g 桔梗60g 苦杏仁80g

【功能与主治】 疏风散寒，解表清热。用于风寒感冒，症见头痛发热，恶寒身痛，鼻流清涕，咳嗽，咽干。

【组方分析】 方中荆芥穗、防风辛温，祛风解表散寒，为君药。紫苏叶、白芷解表散寒，柴胡、薄荷、葛根发表解肌、清散伏热，合则解表退热，共为臣药。芦根清肺胃之热、生津止渴，苦地丁清热解毒，桔梗祛痰利咽，杏仁降气止咳，共为佐药。诸药合用，共奏疏风散寒，解表清热之效。

【临床应用】 本品可用于感冒因外感风寒或内有郁热所致，症见头痛发热，恶寒身痛，鼻流清涕，咳嗽，咽干，舌红，苔薄白或薄黄，脉浮；上呼吸道感染见上述证候者。

> **请你想一想**
>
> 感冒清热颗粒为什么用于治疗风寒感冒而不是风热感冒呢？

【不良反应】 文献报道1例6岁女患者，因感冒，服本药6次后，双下肢酸胀疼痛并见红斑，两小腿外侧见豌豆至蚕豆大圆形或椭圆形暗红色、水肿性红斑7~8个，诊断为药疹。予氯苯那敏、葡萄糖酸钙等治疗。服药4天，双下肢酸胀痛感消失，红斑渐退。

【用法用量】 颗粒剂：开水冲服。一次1袋，一日2次。口服液：口服。一次10ml，一日2次。胶囊剂：口服。一次3粒，一日2次。

【使用注意】

1. 服药期间忌食辛辣、油腻食物。

2. 与环孢素 A 同用，可能引起环孢素 A 血药浓度升高。

【其他剂型】感冒清热口服液、胶囊、咀嚼片。

风寒感冒颗粒★

【药物组成】麻黄 100g　桂枝 100g　白芷 100g　防风 150g　紫苏叶 150g　葛根 150g　陈皮 100g　干姜 100g　桔梗 100g　苦杏仁 150g　甘草 100g

【功能与主治】发汗解表，疏风散寒。用于感冒风寒表证，症见恶寒发热，鼻流清涕，头痛，咳嗽。

【组方分析】方中麻黄性味辛苦温，发汗解表以散风寒，宣利肺气以平咳喘；桂枝性味辛甘温，解肌发表，温经散寒，两味同为君药。防风、白芷、紫苏叶祛风散寒，温经止痛，加强君药解表之力，为臣药。葛根解肌发表；陈皮、干姜理气和胃，散寒降逆；桔梗、苦杏仁宣降肺气，止咳平喘；以上五味共为佐药。甘草调和诸药，为使药。诸药配伍，共奏发汗解表，疏风散寒之功。

【临床应用】本品用于感冒因外感风寒、卫阳被郁所致，症见恶寒发热，鼻流清涕，头痛，咳嗽，舌淡，苔白，脉浮；上呼吸道感染见上述证候者。

【用法用量】开水冲服。一次 8g，一日 3 次；儿童酌减。可食用热粥，以助汗出。

【使用注意】

1. 运动员禁用。

2. 风热感冒及寒郁化热明显者慎用。

3. 服药期间忌食辛辣、油腻食物。

4. 高血压、心脏病患者慎用。

九味羌活丸

【药物组成】羌活 150g　防风 150g　苍术 150g　细辛 50g　川芎 100g　白芷 100g　黄芩 100g　生地黄 100g　甘草 100g

【功能与主治】疏风解表，散寒除湿。用于外感风寒夹湿所致的感冒，症见恶寒，发热，无汗，头重而痛，肢体酸痛。

【组方分析】方中羌活性味辛温，散风寒，祛风湿，利关节，止痛行痹，为君药。防风辛甘微温，长于祛风胜湿，散寒止痛；苍术辛苦温燥，可发汗祛湿，二药共助君药散寒祛湿止痛，为臣药。细辛、川芎、白芷散寒祛风通痹，以止头身疼痛；黄芩、生地清泄里热，生地并可防辛温燥烈之品伤阴之弊，共为佐药。甘草调和诸药，为使药。诸药配伍，共奏疏风解表，散寒除湿之效。

【临床应用】

1. 本品可用于外感风寒湿邪所致感冒，症见恶寒发热，肌表无汗，头痛项强，肢体酸楚疼痛，口苦而涩；上呼吸道感染见上述证候者。

2. 本品可用于痹证，由风寒湿邪所致痹痛，关节疼痛，腰膝沉痛；类风湿关节炎见上述证候者。

【用法用量】丸剂：姜葱汤或温开水送服。一次 6～9g，一日 2～3 次。口服液：口服。一次 20ml，一日 2～3 次。颗粒剂：姜汤或开水冲服。一次 15g，一日 2～3 次。

【使用注意】

1. 风热感冒或湿热证慎用。

2. 服药期间忌食辛辣、生冷、油腻食物。

【其他剂型】九味羌活颗粒、口服液。

正柴胡饮颗粒

【药物组成】柴胡 100g　防风 80g　生姜 70g　赤芍 150g　陈皮 100g　甘草 40g

【功能与主治】发散风寒，解热止痛。用于外感风寒所致的发热恶寒，无汗，头痛，鼻塞，流涕，咽痒咳嗽，四肢酸痛；流感初起、轻度上呼吸道感染见上述证候者。

【组方分析】方中柴胡疏散退热为君药。防风发表散风，胜湿止痛；生姜发汗解表，温肺止咳；共为臣药。赤芍散瘀止痛，陈皮理气健脾，共为佐药。甘草调和诸药，为使药。全方共收发散风寒，解热止痛之功。

【临床应用】

1. 本品可用于感冒因外感风寒初起所致，症见发热恶寒，头痛，身痛，鼻塞流涕，无汗，咽痒，咳嗽，四肢酸痛，舌质淡红，苔薄白，脉浮或浮紧；流感初起、轻度上呼吸道感染见上述证候者。

2. 本品还可治疗肿瘤发热和骨折发热。

【用法用量】开水冲服。一次 10g 或 3g（无蔗糖），一日 3 次。小儿酌减或遵医嘱。

【使用注意】

1. 风热感冒者慎用。

2. 服药期间，忌食辛辣、油腻食物。

三、风热感冒类方药

风热感冒是指风热外邪所致，症见发热，头痛，微恶风寒，有汗或汗出不畅，口渴咽干，咳嗽，舌尖红，苔薄黄，脉浮数等。

治疗代表方药有银翘散、桑菊饮、板蓝根颗粒、双黄连颗粒、连花清瘟胶囊、风热感冒颗粒等。

治疗原则应遵"其在皮者，汗而发之"之义，采取解表祛邪的原则，宜辛凉清解。

银翘散 ★

【药物组成】金银花 100g　连翘 100g　桔梗 60g　薄荷 60g　荆芥 40g　淡豆豉 50g　淡竹叶 40g　牛蒡子 60g　芦根 100g　甘草 40g

【功能与主治】辛凉透表，清热解毒。主治温病初起，症见发热，微恶风寒，无汗或有汗不畅，头痛口渴，咳嗽咽痛，舌尖红，苔薄白或薄黄，脉浮数。

【组方分析】方中金银花、连翘清热解毒，疏散风热，芳香辟秽，为君药。薄荷、牛蒡子疏散风热，清利头目，解毒利咽；荆芥、淡豆豉解表散邪；四者俱为臣药。芦根、竹叶清热生津；桔梗开宣肺气而止咳利咽；同为佐药。甘草调和药性，护胃安中，又合桔梗利咽止咳，为佐使药。诸药共奏辛凉解表，清热解毒之功。

【临床应用】

1. 本方是治外感风热表证的常用方，以发热，微恶寒，咽痛，口渴，脉浮数为辨证要点。

2. 常用治急性发热性疾病的初起阶段，如感冒、流行性感冒、急性扁桃体炎、上呼吸道感染、肺炎、麻疹、流行性脑脊髓膜炎、乙型脑炎、腮腺炎等证属温病初起，邪郁肺卫者。皮肤病如风疹、荨麻疹、痈疮疖肿，亦多用之。

【用法用量】 制作成散，一次服18g。现代多作汤剂，用量按原方比例酌减。

【使用注意】

1. 外感风寒及湿热病初起者禁用。

2. 方中药物多为芳香轻宣之品，不宜久煎。

【其他制剂】 在原方基础上，制成的中成药有银翘解毒丸、片、颗粒、软胶囊及维C银翘片。

请你想一想

银翘散如何对证使用？

你知道吗

银翘散介绍

银翘散是我国清代医家吴瑭（字鞠通）创制的著名方剂，时以治疗风温、温热病以及某些杂病属于邪在卫分、上焦而闻名，并一直沿用至今。药理研究表明，本方具有解热、抗菌、抗病毒、镇痛、抗炎、抗过敏、增强免疫等作用。

桑菊饮★

【药物组成】 桑叶7.5g 菊花3g 连翘5g 薄荷2.5g 杏仁6g 苦桔梗6g 芦根6g 生甘草2.5g

【功能与主治】 疏风清热，宣肺止咳。主治风温初起，表热轻证，症见咳嗽，身热不甚，口微渴，脉浮数。

【组方分析】 本方证治为风温袭肺，肺失清肃所致。方中桑叶善走肺络，能清肺止咳；菊花疏散风热，清利头目而肃肺；二者疏散肺中风热，为君药。薄荷辛凉，疏散风热，以助君药解表之力；杏仁降肺止咳，桔梗开宣肺气，与杏仁相合，一宣一降，以复肺脏宣降而止咳；均为臣药。连翘透邪解毒；芦根，清热生津；均为佐药。甘草调和诸药，为使药。诸药相伍，疏散风热，宣降肺气，则表证解，咳嗽止。与银翘散相比，其清肺止咳之力大，而解表清热作用较弱，故《温病条辨》称之为"辛凉轻剂"。

【临床应用】

1. 本方可用于感冒风热犯肺之咳嗽证，症见咳嗽，发热不甚，微渴，脉浮数等。

2. 本品可用于急性支气管炎、上呼吸道感染、肺炎、角膜炎等属风热犯肺或肝经风热者。

【用法用量】水煎服，每日一剂，分两次温服。

【使用注意】风寒咳嗽者不宜使用。

【其他剂型】依据桑菊饮制成的中成药主要有桑菊感冒片、合剂等。

板蓝根颗粒★

【药物组成】板蓝根1400g

【功能与主治】清热解毒，凉血利咽。主治肺胃热盛证，症见咽喉肿痛，口咽干燥、腮部肿胀；急性扁桃体炎、腮腺炎见上述证候者。

【组方分析】方中板蓝根性味苦寒，苦能泄降，寒能清热，本品有清热解毒、消肿利咽之功能。无论是火毒内蕴、肺胃热盛所致喉痹、乳蛾，还是瘟疫时毒、热毒蕴结所致的痄腮、咽喉肿痛，皆可用之。

【临床应用】

1. 本品可用于感冒肺胃热盛证，症见咽喉肿痛，口咽干燥等。

2. 本品可用于上呼吸道感染、急性扁桃体炎、流行性感冒、流行性腮腺炎等属肺胃热盛证者。

【用法用量】开水冲服。一次5~10g，或一次3~6g（无蔗糖）；一日3~4次。开水冲服。一次5~10g，或一次1~2袋，一日3~4次。

【其他剂型】板蓝根茶剂、片剂、糖浆、注射剂。

你知道吗

板蓝根的作用

板蓝根作为传统的抗病毒中药，感冒期间服用，有利于增强免疫，杀灭体内病毒和致病菌，利于康复；流感期间和病毒性疾病期间服用，有利于增强抵抗力，避免传染。

双黄连颗粒★

【组成】金银花1500g　黄芩1500g　连翘3000g

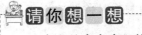
请你想一想
本方药命名有何特点？

【功能与主治】疏风解表，清热解毒。主治风热感冒，症见发热，咳嗽，咽喉疼痛。

【组方分析】方中金银花甘寒，擅清热解毒，清泄肺经热邪，为君药。黄芩苦寒，擅清肺火及上焦实热；连翘清解热毒透邪，散上焦风热；均为臣药。三药合用，共奏辛凉解表，清热解毒之功。

【临床应用】

1. 本品可用于外感风热所致的感冒，症见发热，咳嗽，咽喉疼痛等。

2. 常用治急性上呼吸道感染、急性气管炎、急性咽炎、急性扁桃体炎、肺炎、肺脓疡等属外感风热证候者。

【用法用量】口服或开水冲服。一次 10g，一日 3 次；儿童酌减。口服或开水冲服。一次 10g，一日 3 次；6 个月以下，一次 2~3g；6 个月至一岁，一次 3~4g；一至三岁，一次 4~5g；三岁以上儿童酌量或遵医嘱。无蔗糖颗粒服用量减半。

【使用注意】

1. 风寒感冒者不适用。

2. 脾胃虚寒者，症见腹痛、喜暖、泄泻者慎用。

【其他制剂】双黄连栓剂、片剂、口服液、粉针剂。

连花清瘟胶囊

【药物组成】连翘 255g　金银花 255g　炙麻黄 85g　炒苦杏仁 85g　石膏 255g　板蓝根 255g　绵马贯众 255g　鱼腥草 255g　薄荷脑 7.5g　广藿香 85g　大黄 51g　红景天 85g　甘草 85g

【功能与主治】清瘟解毒，宣肺泄热。用于流行性感冒属热毒袭肺证，症见发热，恶寒，肌肉酸痛，鼻塞流涕，咳嗽，头痛，咽干咽痛，舌偏红，苔黄或黄腻。

【组方分析】方中金银花、连翘清热解毒，为君药。炙麻黄宣肺散寒，杏仁降气止咳，石膏清解肺热，合为臣药。板蓝根、绵马贯众、鱼腥草清热解毒，薄荷疏散风热，广藿香和中祛湿，大黄通里泄热，红景天清肺止咳，共为佐药。甘草益气和中，调和诸药，为使药。全方合用，共奏清瘟解毒，宣肺泄热之功。

【临床应用】

1. 本品可用于时行感冒由瘟热毒邪引起，症见发热甚或高热，恶寒，肌肉酸痛，咳嗽，头痛，舌偏红，苔黄或黄腻；流行性感冒见上述证候者。

2. 还可用于喉痹，感受风热毒邪引起，症见咽干，咽痛，咳嗽，或有发热，舌偏红，苔黄或黄腻；急性咽炎见上述证候者。

【用法用量】胶囊剂：口服，一次 4 粒，一日 3 次。

【使用注意】

1. 风寒感冒者慎用。

2. 服药期间忌食辛辣、油腻食物。

【其他剂型】连花清瘟片、颗粒等。

你知道吗

钟南山团队：连花清瘟胶囊等中医药对辅助治疗新型冠状病毒感染有效

面对突如其来的新型冠状病毒感染，中国共产党坚持人民至上、生命至上，最大限度保护了人民生命安全和身体健康。我国的中医药专家也充分发挥了作用，中国工程院院士钟南山团队证实连花清瘟胶囊等中药对新冠病毒感染引起的细胞病变具有抑制作用，具有抑制新型冠状病毒活性，减少病毒含量的作用，并能抑制炎症因子过度表达。基于上述发现，钟南山联合中国工程院院士张伯礼、中国工程院院士李兰娟等中西医临床专家，启动连花清瘟治疗新型冠状病毒肺炎的前瞻性、随机、对照、全国多中心临床试验。通过实验表明，在常规治疗基础上联合应用连花清瘟胶囊口服 14 天可提高新冠肺炎发热、乏力、咳嗽等临床症状的改善率，改善肺部影像学病变，缩短症状的持续时间，提高临床治愈率。

风热感冒颗粒

【药物组成】桑叶　菊花　连翘　薄荷　荆芥穗　牛蒡子　板蓝根　苦杏仁　桑枝　六神曲　芦根

【功能与主治】清热解表，宣肺利咽。用于外感风热所致的感冒，症见发热恶风、鼻塞头痛、咳嗽痰多。

【组方分析】方中桑叶、菊花疏散风热，清利头目，为君药。连翘、薄荷、荆芥穗、清热解毒、疏散风热，辅以牛蒡子、板蓝根、苦杏仁清热解毒、宣肺利咽，共为臣药。桑枝疏风通络，六神曲健脾和胃，芦根清热生津，同为佐药。诸药配合，共奏清热解表，宣肺利咽之功。

【临床应用】本品可用于感冒由外感风热所致，症见发热恶风，鼻塞，头痛，身痛，咳嗽痰多，舌红苔薄黄，脉浮数；上呼吸道感染见上述证候者。

【用法用量】口服。一次 10g，一日 3 次；小儿酌减。

【使用注意】

1. 风寒外感者慎用。
2. 服药期间忌食辛辣、油腻食物。

四、暑湿感冒类方药

暑湿感冒是指为暑气内伏，兼外感风寒、内伤湿滞所致的感冒，症见恶寒、发热、头痛、头重、肢体酸重，或伴见腹痛、腹泻、胸膈胀满等。治疗代表方药有藿香正气水、十滴水等。

治疗原则应遵"其在皮者，汗而发之"之义，采取解表祛邪的原则，宜祛暑解表胜湿。

藿香正气水★

【药物组成】广藿香油 1.6ml　紫苏叶油 0.8ml　白芷 240g　厚朴（姜制）160g　大腹皮 240g　生半夏 160g　陈皮 160g　苍术 160g　茯苓 240g　甘草浸膏 20g

【功能与主治】解表化湿，理气和中。用于外感风寒、内伤湿滞或夏伤暑湿所致的感冒，症见头痛昏重、胸膈痞闷、脘腹胀痛、呕吐泄泻。

【组方分析】方中藿香味辛，性微温，既可解表散风寒，又芳香化湿浊，且辟秽和中，升清降浊，为君药。以紫苏、白芷二药辛温发散，助藿香外散风寒，芳化湿浊，为臣药。厚朴、大腹皮行气燥湿，除满消胀；半夏、陈皮燥湿和胃，降逆止呕；苍术、茯苓燥湿健脾，和中止泻；共为佐药。甘草调和脾胃与药性，为使药。诸药相合，共奏解表化湿，理气和中之效。

【临床应用】

1. 本品可用于外感风寒、内伤湿滞所致的感冒，症见恶寒发热，头身困重疼痛，胸脘满闷，恶心纳呆，舌质淡红，舌苔白腻，脉浮缓。

2. 本品可用于湿阻中焦所致的呕吐，症见脘腹胀痛，伴发热恶寒，周身酸困，头身疼痛。

3. 本品可用于湿阻气机所致的泄泻暴作，症见便下清稀，肠鸣，腹痛，脘闷，纳呆，伴见恶寒发热，周身酸楚。

4. 本品可用于外感暑湿、气机受阻所致的中暑，症见突然恶寒发热，头晕昏沉，胸脘满闷，恶心欲呕，甚则昏仆，舌苔白厚腻。

5. 现代医学用于夏秋季节性感冒、流行性感冒、胃肠型感冒、消化不良等属于外感风寒、内伤湿滞者。

【用法用量】口服。一次 5～10ml，一日 2 次，用时摇匀。

【注意事项】

1. 风热感冒，症见发热重，微恶风，有汗，口渴，鼻流浊涕，咽喉红肿热痛，咳吐黄痰者慎用。

2. 本品含乙醇（酒精）40%～50%，服药后不得驾驶机、车、船，不得从事高空作业、机械作业及操作精密仪器。

3. 服药期间忌烟、酒及辛辣、生冷、油腻食物，饮食宜清淡。

4. 不宜同时服用滋补性中药。

5. 应避免和头孢类药物同时服用。

6. 严格按用法用量服用，本品不宜长期服用。

7. 对本品及乙醇过敏者禁用，过敏体质者慎用。

8. 孕妇慎用。

【不良反应】据文献报道，可引起药疹、紫癜、休克等过敏反应及肠梗阻、上消化道出血、过敏性哮喘、酒醉貌样过敏、过敏性休克，外用引起肠梗阻、小儿低血糖、小儿抽搐、双硫仑样反应。

【其他剂型】藿香正气口服液（不含乙醇）、颗粒剂、片剂、丸剂、滴丸、软胶囊。

十滴水

【药物组成】樟脑 25g　干姜 25g　大黄 20g　小茴香 10g　肉桂 10g　辣椒 5g　桉油 12.5ml

【功能与主治】健胃，祛暑。用于因中暑所致的头晕，恶心，腹痛，胃肠不适。

【组方分析】方中樟脑辛香辟秽，开窍祛暑，为君药。干姜温脾和中，化湿除满；桉油透邪疏风，清热解暑；共为臣药。小茴香理气开胃，辛香止痛；肉桂温中理气；

辣椒消食解结，辟毒开胃；大黄荡涤实浊；四药共为佐药。全方配伍，共收健胃祛暑之功。

【临床应用】本品可以用于中暑，夏秋季节感受暑湿所致头晕，头重如裹，恶心，胸腹胀痛，胃肠不适或泄泻，身热不扬，舌苔白腻，脉濡缓。

【不良反应】据文献报道，十滴水能引起猩红热样药疹、接触性皮炎，若误入眼可能误致眼损伤。

【用法用量】口服。一次 2～5ml；儿童酌减。

【注意事项】

1. 孕妇、对本品及酒精过敏者禁用。
2. 服药期间饮食宜清淡，忌食辛辣、油腻食物。
3. 驾驶员、高空作业者，过敏体质者慎用。
4. 本品不宜过量、久服。

【其他剂型】十滴软胶囊。

你知道吗

中暑与感冒的区别

有人会把中暑与暑湿感冒混为一谈。暑湿感冒因属感冒范畴，有发热、鼻塞、流涕等明显的感冒症状；中暑虽有发热，但无其他感冒症状，这是两者根本的区别。暑湿感冒和中暑都有暑中夹湿的现象，所以两者都会出现相同的胃肠道症状，如腹胀、腹泻、食欲不振等。

中暑的外界诱因很明显，多在高温环境下劳作而生；暑湿感冒则不同，它的主要起因是人体感受风寒暑湿，外界诱因并不明显。此外，暑湿感冒病程缠绵，大多需数日治疗方能痊愈；中暑发病急、恢复也快，一般 1～2 天症状便可消除。

五、气虚感冒类方药

气虚感冒是指素体气虚，复感外邪，邪不易解，以恶寒、发热、头痛、鼻塞、咳嗽痰多、乏力、气短、舌淡、苔薄白、脉浮等为常见症的感冒证候。气虚感冒是以反复发作、缠绵难愈为特点的临床常见疾病，主要见于体弱之小儿和妇女、老人，以及患有慢性呼吸道疾病的患者。治疗代表方药有参苏丸、玉屏风颗粒。

治疗原则应遵"其在皮者，汗而发之"之义，采取解表祛邪的原则，宜益气解表。对于气虚感冒者，在进行中医调治的同时，加强健身锻炼也很重要，以增强体质，提高免疫力。

参苏丸★

【药物组成】党参75g　紫苏叶75g　葛根75g　前胡75g　茯苓75g　半夏（制）75g　陈皮50g　枳壳（炒）50g　桔梗50g　甘草50g　木香50g

【功能与主治】益气解表，祛痰止咳。用于气虚外感风寒，内有痰湿证；症见恶寒发热，头痛鼻塞，咳嗽痰白，胸闷呕逆，倦怠乏力，气短懒言，苔白脉弱。

请你想一想

参苏丸适合用于什么病证？

【组方分析】方中紫苏叶、葛根发散风寒，解肌透表，为君药。前胡、半夏、桔梗止咳化痰，宣肺降气；陈皮、枳壳理气宽胸、燥湿化痰；以上五味共为臣药。党参益气健脾，扶正祛邪；茯苓健脾补中，渗湿化痰；木香行气疏通，调中宣滞；共为佐药；甘草补气安中，调和诸药，为使药。全方配伍，共收益气解表，疏风散寒，祛痰止咳之功。

【临床应用】本品可以用于身体素虚，复感风寒所致感冒，症见恶寒发热，头痛，鼻塞，咳嗽痰多，胸闷，呕逆乏力，气短，舌胖淡，苔薄白，脉虚；反复上呼吸道感染见上述证候者。

【用法用量】口服。一次 6 ~ 9g，一日 2 ~ 3 次。

【使用注意】

1. 风热感冒者慎用。

2. 孕妇慎用。

3. 服药期间忌烟酒及辛辣、生冷、油腻食物。

【其他制剂】参苏胶囊。

玉屏风颗粒★

【药物组成】黄芪 600g　白术（炒）200g　防风 200g

【功能与主治】益气，固表，止汗。用于表虚不固，自汗恶风，面色㿠白，或体虚易感风邪者。

【组方分析】方中黄芪重用，益气固表，实卫而止汗，为君药。白术健脾益气，助黄芪益气固表，而为臣药。防风走表而御风邪，为佐药。黄芪得防风，固表不留邪；防风得黄芪，祛邪不伤正。本剂补中有散，散中有补，诸药合用共奏益气固表止汗之功。

【临床应用】

1. 本品可以用于由气虚卫外不固所致自汗。症见自汗，恶风，气短，乏力，舌淡，脉虚弱。

2. 本品可以用于由表虚不固所致体虚易感冒。症见神疲乏力，自汗恶风，反复感冒，舌淡，脉虚。

【用法用量】开水冲服。一次 1 袋，一日 3 次。

【使用注意】

1. 热病汗出者慎用。

2. 阴虚盗汗者慎用。

3. 服药期间饮食宜选清淡之品，忌油腻食物。

【其他制剂】玉屏风口服液、胶囊、袋泡茶。

六、其他感冒类方药

小柴胡颗粒

【药物组成】柴胡24g　黄芩9g　人参9g　甘草9g　姜半夏9g　生姜9g　大枣4枚

【功能与主治】解表散热，和解少阳。用于外感病邪犯少阳证，症见寒热往来，胸胁苦满，食欲不振，心烦喜呕，口苦咽干。

【组方分析】方中柴胡和解少阳，透泄外邪，疏肝解郁，为君药。黄芩苦寒清肝胆之热，助柴胡清少阳热邪为臣药。党参、甘草、大枣益气和中，扶正以祛邪外达；生姜、半夏和胃降逆；共为佐药。甘草调和诸药，兼为使药。诸药相合，共奏解表散热，和解少阳之功。

【临床应用】本品可以用于外感病少阳证，感受外邪，邪犯少阳，病在半表半里所致。症见寒热往来，胸胁苦满，食欲不振，心烦喜呕，口苦咽干，舌红苔黄，脉弦数。

【用法用量】颗粒剂：开水冲服。一次1~2袋，一日3次。

【使用注意】

1. 风寒感冒、肝火偏盛、肝阳上亢者慎用。

2. 过敏体质者慎用。

3. 服药期间忌服滋补性中药，饮食宜清淡，忌食辛辣、油腻食物。

【其他制剂】小柴胡片、胶囊、泡腾片。

感冒问病荐药要点见3-1。

表3-1　感冒问病荐药

问病要点	确定疾病	确定证型	推荐常用中成药
感受风寒所致，症见恶寒重、发热轻、鼻塞、流清涕、口不渴、头项强痛、肢体疼痛、无汗或有汗、舌苔薄白、脉浮紧	感冒	风寒感冒	感冒清热颗粒、风寒感冒颗粒、九味羌活丸、正柴胡饮颗粒
多发生在夏秋季，症见发热重、微恶风寒、头痛、有汗或汗出不畅、口渴、咽干或咽痛红肿、咳嗽、舌尖红、苔薄黄、脉浮数	感冒	风热感冒	银翘散、桑菊饮、板蓝根颗粒、双黄连颗粒、连花清瘟胶囊、风热感冒颗粒
多发生于夏季，身热汗出不畅、恶寒、发热、头痛、头重、肢体酸重，或伴见腹痛、腹泻、胸膈胀满等	感冒	暑湿感冒	藿香正气水、十滴水
素体虚弱，常易患感冒，感冒日久，缠绵不愈，症见恶寒、发热、头痛、鼻塞、咳嗽痰多、乏力、气短、舌淡，苔薄白、脉浮等	感冒	气虚感冒	参苏丸、玉屏风颗粒

任务二　咳嗽用药

PPT

岗位情景模拟

情景描述　刘某，男，45 岁。最近咳嗽，痰黄稠，咯痰不爽，口干咽痛，鼻流黄涕，发热汗出，恶风，头痛。刘某走进药店寻求帮助。

讨论　请问刘某患的是什么疾病？为哪种证型？应该怎么治疗？

一、概述

咳嗽是指由于外感或内伤等因素，导致肺失宣降，肺气上逆，发出咳嗽声，咯吐痰液等症状的一种病证，是肺系疾病的主要证候之一。历代将有声无痰称为咳，有痰无声称为嗽，一般多为痰声并见，难以截然分开，故以咳嗽并称。

1. 病因病机　咳嗽的病因有外感和内伤两大类，外感咳嗽的病因为六淫外邪侵袭肺系，内伤咳嗽的病因为饮食不调、情志不遂等导致脏腑功能失调、内邪干肺。不论邪从外入，或自内而生，均可引起肺失宣肃，肺气上逆而作咳作嗽。

咳嗽的病变主脏在肺，与肝、脾有关，久病及肾，主要病机为邪犯于肺，肺气上逆。因肺主气，司呼吸，上连气道和喉咙，开窍于鼻，外合皮毛，不耐寒热，故为"娇脏"，内为五脏华盖，因肺气贯百脉而通达其他脏器，易受内外之邪侵袭而致肺脏宣肃失司。肺脏为了祛除病邪，以致肺气上逆，冲击声门而发为咳嗽。

外感咳嗽属于邪实，为六淫外邪犯肺，肺气壅遏不畅所致。因气候突变，感受风寒之邪，肺气失宣，津液凝滞，形成风寒咳嗽；因气候突变，感受风热之邪，肺气不清，热蒸液聚为痰，形成风热咳嗽；因气候突变，感受风燥之邪，燥邪灼津生痰，肺气失于润降，则发为咳嗽。若外邪未能及时解散，还可发生演变转化，如风寒久郁化热，风热灼津化燥，肺热蒸液成痰，形成风燥咳嗽。

内伤咳嗽，病理因素主要是"痰"与"火"，痰有寒热之分，火则有虚实之别。痰火可互为因果，痰可郁而化火，火则能炼液灼津为痰。因内伤咳嗽常反复发作，迁延日久，脏气多虚，故病理性质属邪实与正虚并见。由于饮食生冷，嗜酒过度，或过食辛辣刺激，损伤脾胃，脾失健运，不能输布水谷精微，酿湿生痰，壅遏肺气，宣降失司，肺气不利而形成痰湿咳嗽；由于饮食不洁或不节，过食肥甘厚腻、辛辣生冷食物，损伤脾胃，酿湿生痰，又因外邪犯肺，痰湿合邪，久蕴化热，形成痰热咳嗽；由于咳嗽日久，或过食温燥食物，或素体阴虚之人，肺阴不足易致虚火上炎，灼津为痰，肺失濡润，气逆而咳，或肾阴亏虚，虚火上炎，灼伤肺阴，肃降失常，则形成阴虚咳嗽。

2. 治疗原则　咳嗽的治疗应分清邪正虚实。外感咳嗽，多为实证，应当祛邪利肺，按病邪性质分风寒、风热、风燥论治。内伤咳嗽，多属邪实正虚，标实为主者，治以祛邪止咳；本虚为主者，治以扶正补虚。同时，除直接治肺外，还应当从整体出发，根据虚证所在脏腑，注意治脾、治肝、治肾等。

3. **问病要点**　首先要辨清是外感还是内伤咳嗽。一般而言，外感咳嗽，多为新病，起病急，病程短，常伴恶寒，发热，头痛等肺卫表证；内伤咳嗽，多为久病，起病缓，病程长，多伴有其他脏腑病症。

其次是要辨清证候虚实，外感咳嗽以风寒、风热、风燥为主，一般均属邪实。而内伤咳嗽多为虚实夹杂，本虚标实，其中痰湿、痰热多为邪实正虚；肺阴亏虚属于正虚，或虚中夹实，应当分清标本主次缓急。

4. **治疗方药**　治疗方药为以祛痰剂、治燥剂为主组成，具有消除或减轻咳嗽、痰多等作用的一类方剂。根据作用不同，祛痰剂可分为燥湿化痰、清热化痰、润燥化痰、温化寒痰四大类；治燥剂可分为轻宣外燥、滋阴润燥两大类。

5. **注意事项**　化痰止咳药运用时不可见咳止咳，需辨清外感内伤，虚实寒热，病变时间长短。咳嗽邪实为主者，当祛邪止咳，或清肝泻肺，兼以扶正等治法；正虚为主者，则当根据虚之所在脏腑，而选用补肺、健脾、益肾等扶正治法。但在选用咳嗽方药时，外感咳嗽切忌敛肺止咳，或咳嗽初起使用收涩药，否则易使外邪内郁，闭门留寇，肺气不畅，痰浊不易排除，咳嗽加重。

你知道吗

咳嗽与喘证的区别

咳嗽与喘证均为肺气上逆之病证，临床上也常见咳与喘并见。但咳嗽以气逆有声，咯吐痰液为主；喘证以呼吸困难，张口抬肩，甚至不能平卧为特征。

二、风寒咳嗽类方药

风寒咳嗽是指风寒外束，内郁肺气，肺卫失宣所致的咳嗽，症见咳嗽声重有力，咳痰稀薄色白，咽痒，或伴有头痛、鼻塞、流清涕，骨节酸痛，恶寒无汗，舌苔薄白，脉浮或浮紧等。

治疗代表方药有小青龙颗粒、通宣理肺丸、风寒咳嗽颗粒等。

治疗原则应遵循疏风散寒，宣肺止咳，宜选用麻黄、杏仁等组成的方药。

小青龙颗粒★

【药物组成】麻黄154g　桂枝154g　白芍154g　干姜154g　细辛77g　炙甘草154g　法半夏231g　五味子154g

【功能与主治】解表化饮，止咳平喘。用于风寒水饮，恶寒发热，无汗，喘咳痰稀。

【组方分析】方中麻黄、桂枝发汗解表，除外寒而宣肺气，为君药。干姜、细辛温肺化饮，兼助麻黄、桂枝解表，为臣药。五味子敛气，白芍养血，既防药物辛散耗伤肺气，又制其温燥伤津；半夏祛痰和胃散结；同为佐药。甘草益气和中，调和诸药，为使药。诸药合用，共奏解表化饮，止咳平喘之功。

【临床应用】

1. 本品可用于咳嗽，外感风寒所致恶寒发热，无汗，咳嗽，痰多而稀，鼻塞流涕，舌苔白滑，脉浮滑；支气管炎见上述证候者。

2. 本品可用于喘证，外感风寒束表、水饮内停所致，症见恶寒发热，无汗，喘咳，痰多而稀，鼻塞流涕，舌苔白滑，脉浮滑；喘息性支气管炎见上述证候者。

【用法用量】开水冲服。一次一袋，一日 3 次。

【使用注意】

1. 儿童、孕妇、哺乳期妇女禁用。

2. 肝肾功能不全者禁服。

3. 内热咳喘及虚喘者慎用。

4. 服药期间忌食辛辣、生冷、油腻食物。

5. 本品含麻黄，高血压、青光眼者慎用。

【其他剂型】小青龙胶囊、合剂、糖浆。

通宣理肺丸★

【药物组成】紫苏叶 144g　桔梗 96g　麻黄 96g
陈皮 96g　茯苓 96g　黄芩 96g　前胡 96g　苦杏仁
72g　甘草 72g　半夏（制）72g　枳壳（炒）96g

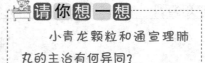

请你想一想

小青龙颗粒和通宣理肺丸的主治有何异同？

【功能与主治】解表散寒，宣肺止嗽。用于风寒束表、肺气不宣所致的感冒咳嗽，症见发热，恶寒，咳嗽，鼻塞流涕，头痛，无汗，肢体酸痛。

【组方分析】方中紫苏、麻黄性温辛散，疏风散寒，发汗解表，宣肺平喘，共为君药。前胡、苦杏仁降气化痰平喘，桔梗宣肺化痰利咽，三药相伍，以复肺脏宣发肃降之机；陈皮、半夏燥湿化痰，茯苓健脾渗湿，以绝生痰之源；共为臣药。黄芩清泻肺热，以防外邪内郁而化热，并防麻黄、半夏等温燥太过，枳壳理气，使气行则痰化津复，共为佐药。甘草化痰止咳，调和诸药，为使药。诸药相合，共奏解表散寒，宣肺止咳之功。

【临床应用】

1. 本品可用于咳嗽风寒外束，肺气不宣，气逆痰阻所致发热恶寒，恶寒较甚，头痛鼻塞，咳嗽痰白，无汗而喘，骨节身痛，舌苔薄白，脉浮紧。

2. 本品可用于感冒、急性支气管炎见上述证候者。

【用法用量】口服。水蜜丸一次 7g，大蜜丸一次 2 丸，一日 2～3 次。

【使用注意】

1. 运动员禁用。

2. 风热或痰热咳嗽、阴虚干咳者慎用。

3. 孕妇慎用。

4. 服药期间，饮食宜清淡，忌烟、酒及辛辣食物。

5. 本方含有麻黄，心脏病、高血压患者慎用。

【其他剂型】通宣理肺胶囊、口服液、片、颗粒、膏、浓缩丸。

风寒咳嗽颗粒

【药物组成】陈皮 100g　生姜 150g　法半夏 150g　青皮 100g　苦杏仁 100g　麻黄 100g　紫苏叶 100g　五味子 100g　桑白皮 100g　炙甘草 100g

【功能与主治】宣肺散寒，祛痰止咳。用于外感风寒、肺气不宣所致的咳喘，症见头痛鼻塞，痰多咳嗽，胸闷气喘。

【组方分析】方中麻黄解表散寒，宣肺止咳，为君药。苦杏仁、紫苏叶疏散风寒，宣降肺气；半夏、陈皮燥湿化痰；生姜解表散寒，温肺止咳，以增强君药之力；共为臣药。桑白皮甘寒肃降肺气，五味子收敛肺气，以防宣散太过；青皮苦泻肺气，治胸膈气逆；三药可增强君臣药的止咳平喘之功，共为佐药。甘草调和诸药，止咳化痰，为使药。诸药合用，共奏宣肺散寒，祛痰止咳之功效。

【临床应用】

1. 本品可用于咳嗽因外感风寒，肺失宣降所致，症见咳嗽咽痒，咯痰色白质清稀，伴鼻塞流涕，头痛，肢体酸楚；感冒及支气管炎见上述证候者。

2. 本品可用于喘证，因风寒外束，肺失宣降，痰浊阻肺而见咳嗽反复发作，气喘胸闷，咯痰色白质清，脘痞，舌苔白腻，脉濡滑；喘息性支气管炎见上述证候者。

【用法用量】开水冲服。一次 1 袋，一日 2 次。

【使用注意】

1. 运动员禁用。

2. 风热或痰热咳嗽、阴虚干咳者慎用。

3. 孕妇慎用。

4. 服药期间，饮食宜清淡，忌食辛辣食物，

5. 本方含有麻黄，心脏病、高血压患者慎用。

【其他剂型】风寒咳嗽丸。

三、风热咳嗽类方药

风热咳嗽是指风热犯肺，肺失清肃，卫表失和所致的咳嗽，症见咳嗽痰黏或黄稠，咯痰不爽，口干咽痛，鼻流黄涕，发热汗出，恶风，头痛，舌苔薄黄，脉浮数等。

治疗代表方药有川贝枇杷糖浆、急支糖浆、川贝止咳露等。

治疗原则应遵循疏风清热，宣肺止咳，选用辛凉解表药如川贝、菊花、连翘、金银花等组成方药。

川贝枇杷糖浆 ★

【药物组成】川贝母流浸膏 45ml　枇杷叶 300g　桔梗 45g　薄荷脑 0.34g

【功能与主治】清热宣肺，化痰止咳。用于风热犯肺、痰热内阻所致的咳嗽痰黄或咯痰不爽，咽喉肿痛，胸闷胀痛。

【组方分析】方中川贝母味苦甘，性微寒，归肺、心经，功善清热化痰，润肺止咳，为君药。枇杷叶味苦能降，性寒能清，归肺、胃经，可降肺气而止咳，为臣药。桔梗辛散苦泄，化痰利咽，宣开肺气，为舟楫之品；薄荷脑芳香轻扬升浮，祛风利咽；共为佐使药。四药合用，有宣有降，共奏清热宣肺，化痰止咳之功。

> **请你想一想**
>
> 川贝枇杷糖浆如何对证使用？

【临床应用】

1. 本方可用于咳嗽，外感风热之邪，入里犯肺，肺失宣肃，其气上逆而致咳嗽，痰黄或稠，咯痰不爽，口渴咽干，咽喉肿痛，胸闷胀痛，舌苔薄黄，脉浮数。

2. 本方还可以用于感冒，急、慢性支气管炎见上述证候者。

【用法用量】口服。一次 10ml，一天 3 次。

【使用注意】

1. 外感风寒者慎用。

2. 服药期间饮食宜清淡，忌食辛辣食物。

【其他剂型】川贝枇杷颗粒、口服液、露、片。

急支糖浆 ★

【药物组成】鱼腥草 150g　金荞麦 150g　四季青 150g　麻黄 30g　紫菀 75g　前胡 45g　枳壳 45g　甘草 15g

【功能与主治】清热化痰，宣肺止咳。用于外感风热所致的咳嗽，症见发热，恶寒，胸膈满闷，咳嗽咽痛。

【组方分析】方中鱼腥草长于清肺解毒，为君药。金荞麦、四季青清热泻火，排脓解毒，加强君药清肺热之功，为臣药。麻黄宣肺降气，止咳平喘；前胡宣散风热，降气化痰，止咳平喘；紫菀化痰止咳；枳壳疏利气机；共为佐药。甘草化痰止咳，调和诸药，为使药。诸药合用，共奏清热化痰，宣肺止咳之功。

【临床应用】

1. 本品可用于咳嗽，外感风热或痰热壅肺所致，症见发热恶寒，咳嗽，痰黄，口渴，咽痛，舌边尖红，苔薄黄，脉浮数；或咳嗽胸闷，痰多黄稠，小便短赤，舌红苔黄，脉滑数。

2. 本品还可用于急性气管支气管炎、慢性支气管炎急性发作见上述证候者。

【用法用量】口服。一次 20 ~ 30ml，一日 3 ~ 4 次；儿童周岁以内一次 5ml，一至三岁一次 7ml，三至七岁一次 10ml，七岁以上一次 15ml，一日 3 ~ 4 次。

【注意事项】

1. 运动员禁用。

2. 寒证者慎用。

3. 孕妇慎用。

4. 服药期间饮食宜清淡，忌食辛辣食物。

5. 心脏病、高血压者慎用。

川贝止咳露

【组成】川贝母 5g　枇杷叶 130.9g　百部 23.4g　桔梗 9.1g　薄荷脑 0.16g　前胡 14.1g　桑白皮 9.4g

【功能与主治】止嗽祛痰。用于风热咳嗽，症见痰多上气或燥咳。

【组方分析】方中川贝母清热化痰，润肺止咳；枇杷叶清肺化痰止咳；共为君药。前胡降气化痰止咳；百部润肺化痰止咳；桔梗开宣肺气，化痰止咳；桑白皮泻肺平喘；共为臣药。薄荷脑清凉祛风，为佐药。全方共奏止咳祛痰之功。

【临床应用】

1. 本品可用于咳嗽，痰热郁肺、肺失清宣所致的咳嗽气急，痰多，质黏或稠黄，咯吐不爽，舌红，苔黄或黄腻，脉滑数者。

2. 本品还可用于感冒及支气管炎见上述症状者。

【用法用量】口服。一次 15ml，一日 3 次；小儿减半。

【使用注意】

1. 忌食辛辣、油腻食物。

2. 支气管扩张、肺脓疡、肺源性心脏病、肺结核患者应在医师指导下服用。

3. 高血压、心脏病患者慎用。

4. 过敏体质者慎用。

四、风燥咳嗽类方药

风燥咳嗽是指为风燥伤肺，肺津耗伤，肺失清润所致的咳嗽，症见咳嗽少痰而黏，不易咯出，口干咽痛，唇鼻干燥，头痛，微寒身热，或痰中带有血丝，舌苔薄黄而干，舌尖红，脉浮数等。

治疗代表方药有桑杏汤、蜜炼川贝枇杷膏、杏苏散等。

治疗方法采用疏风清肺，润肺止咳，选用桑叶、杏仁、浙贝母、沙参等组成方药。

桑杏汤★

【药物组成】桑叶 6g　杏仁 9g　沙参 12g　象贝母 6g　香豉 6g　栀皮 6g　梨皮 6g

【功能与主治】清宣温燥，凉润止咳。用于外感温燥，症见身不甚热，干咳无痰，咽干口渴，舌红，苔薄白而干，脉浮数而右脉大。

【组方分析】方中桑叶轻宣燥热；杏仁苦辛温润，宣利肺气；共为君药。淡豆豉助桑叶轻宣解表，贝母清化痰热，沙参润肺止咳生津，共为臣药。栀皮清泄肺热，梨皮清热生津润肺，止咳化痰，共佐使药。诸药合用，共奏清宣温燥，凉润止咳之效。

【临床应用】

1. 本品可用于肺燥咳嗽，干咳无痰，或痰少而黏，苔薄白而干，脉浮数。

2. 本品可用于上呼吸道感染、急性支气管炎、百日咳、支气管扩张等有上述证候者。

【用法用量】水煎服。水 400ml，煮取 200ml，顿服之。

【注意事项】本方药性偏凉，凉燥、外感风寒者慎用。

蜜炼川贝枇杷膏★

【药物组成】枇杷叶　水半夏　川贝母　陈皮　杏仁　款冬花　北沙参　五味子　薄荷脑　桔梗

【功能与主治】清热润肺，化痰止咳。症见肺燥咳嗽，痰黄而黏，胸闷，咽喉疼痛或痒，声音嘶哑。

【组方分析】方中枇杷叶味苦性寒，能清肺降气，化痰止咳，为君药。水半夏与川贝母寒温并用，润肺化痰而无温燥之弊；陈皮理气化痰，取气行痰消之效；三药合为臣药。杏仁、款冬花、北沙参润肺止咳，五味子敛肺止咳，薄荷脑疏风利咽，皆为佐药。桔梗宣肺化痰，并为舟楫之剂，为佐使药。诸药合用，共奏清热润肺，化痰止咳之功。

【临床应用】

1. 本品可用于咳嗽，外感燥邪，入里犯肺，肺失宣肃，其气上逆而致咳嗽，痰黄而黏，咯痰不爽，口渴咽干，咽喉疼痛或痒，声音嘶哑，舌苔薄黄，脉数。

2. 本品还可用于急、慢性支气管炎，咽喉炎见上述证候者。

【用法用量】口服。一次 15ml，一日 3 次；小儿酌减。

【注意事项】

1. 外感风寒咳嗽慎用。

2. 服药期间饮食宜清淡，忌食辛辣、油腻食物。

3. 过敏体质者慎用。

杏苏散

【药物组成】苏叶 9g　杏仁 9g　半夏 9g　茯苓 9g　前胡 9g　橘皮 6g　苦桔梗 6g　枳壳 6g　甘草 3g　生姜 3g　大枣 3 枚

【功能与主治】轻宣凉燥，理肺化痰。用于外感凉燥证，症见头痛，恶寒无汗，咳嗽痰稀，鼻塞，咽干，苔白，脉弦。

【组方分析】方中杏仁苦温而润，宣肺止咳化痰；苏叶辛温不燥，解肌发表，开宣肺气，使凉燥从表而解；共为君药。桔梗、枳壳一升一降，助杏仁宣肺止咳；前胡疏风降气化痰，助杏仁、苏叶轻宣达表除痰；共为臣药。半夏、橘皮、茯苓、甘草燥湿化痰，理气和中，为佐药。生姜、大枣调和营卫，通行津液，为使药。诸药合用，共奏轻宣凉燥，理肺化痰之功。

【临床应用】

1. 本品可用于外感凉燥证，症见恶寒无汗，咳嗽痰稀，鼻塞，咽干，苔白，脉弦。

2. 本品可用于治疗流行性感冒、慢性支气管炎、肺气肿等有上述证候者。

【用法用量】水煎温服。

五、痰湿咳嗽类方药

痰湿咳嗽是指为脾虚生痰，阻遏肺气所致的咳嗽，症见咳嗽反复发作，痰多易咯，胸脘痞闷，呕吐恶心，肢体困倦，舌苔白腻或白滑，脉缓或滑等。

治疗代表方药有二陈丸、橘红痰咳液。

治疗原则应遵循健脾燥湿、化痰止咳，选用燥湿化痰药如半夏、天南星，辅以健脾理气之陈皮、茯苓等组成方药。

二陈丸 ★

【药物组成】半夏（制）　陈皮　茯苓　甘草

【功能与主治】燥湿化痰，理气和胃。用于痰湿停滞导致的咳嗽痰多、胸脘胀闷、恶心呕吐。

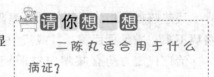
请你想一想
二陈丸适合用于什么病证？

【组方分析】方中以半夏燥湿化痰、和胃降逆、消痞散结，为君药。陈皮理气燥湿，使气顺而痰消，为臣药。茯苓健脾渗湿，湿祛而脾旺，痰无由生，为佐药。甘草调和诸药，兼可润肺和中，为使药。诸药相合，共奏燥湿化痰，理气和胃之功。

【临床应用】本品可以用于咳嗽，痰湿停滞所致的咳嗽痰多，色白易咯，胸脘痞闷，恶心呕吐，肢体困倦，头眩心悸，舌苔白滑或腻，脉弦缓；慢性支气管炎见上述证候者。

【用法用量】口服。一次 9~15g，一日 2 次。

【使用注意】

1. 肺阴虚所致的燥咳、咯血慎用。

2. 本品辛香温燥易伤阴津，不宜长期服用。

3. 忌食辛辣、生冷、油腻食物。

【其他制剂】二陈浓缩丸。

橘红痰咳颗粒

【药物组成】化橘红　苦杏仁　半夏（制）　蜜百部　白前　五味子　茯苓　甘草

【功能与主治】理气化痰，润肺止咳。用于痰浊阻肺所致的咳嗽、气喘、痰多；感冒、支气管炎、咽喉炎见上述证候者。

【组方分析】方中化橘红理气肃肺，化痰止咳；为君药。苦杏仁、半夏宣降肺气，止咳化痰；百部润肺止咳，共为臣药。茯苓健脾渗湿化痰，白前祛痰降气止咳，五味子敛肺止咳平喘，为佐药。甘草调和诸药，为使药。诸药共奏理气化痰，润肺止咳之功。

【临床应用】

1. 本品可以用于咳嗽，因脾虚痰浊内生，上犯于肺，肺失宣肃所致。症见咳嗽，痰多而黏，色白，胸痞脘闷，食少纳差，或伴头重、鼻塞、流涕、咽喉不利、气促喘息，舌淡苔白或腻，脉弦滑；感冒、支气管炎、咽喉炎见上述证候者。

2. 本品还可用于因痰浊阻肺所致的喘证，症见呼吸短促，喉中痰鸣，甚则张口抬肩，呕吐痰涎，胸脘憋闷，舌淡苔白，脉弦滑；喘息性支气管炎见上述证候者。

【用法用量】 开水冲服。一次 10～20g，一天 3 次。

【使用注意】

1. 阴虚燥咳慎用。

2. 服药期间饮食宜清淡，忌食生冷、辛辣食物，忌烟酒。

【其他制剂】 橘红痰咳煎膏、液。

六、痰热咳嗽类方药

痰热咳嗽是指为痰热郁肺，壅阻肺气，肺失清肃所致的咳嗽，症见咳嗽气粗痰多，咯痰不爽，质黏稠而黄，甚或痰中带血，胸闷，口干苦，咽痛，苔黄腻，脉滑数等。

治疗代表方药有咳喘宁口服液、橘红丸、复方鲜竹沥液、清肺抑火丸、清气化痰丸。

治疗原则应遵循清热肃肺，化痰止咳，选用清热化痰药如瓜蒌、胆南星等组成方药。

咳喘宁口服液 ★

【药物组成】 麻黄 134g　石膏 67g　桔梗 67g　罂粟壳 67g　苦杏仁 133g　百部 67g　甘草 133g

【功能与主治】 宣通肺气，止咳平喘。用于痰热阻肺所致的咳嗽频作、咯痰色黄、喘促胸闷。

【组方分析】 方中麻黄辛开苦降，开宣肺气，止咳平喘；石膏辛甘大寒，清肺泻火；二药合用，清肺平喘，为君药。苦杏仁苦平，降气止咳平喘；桔梗宣肺祛痰利咽；百部润肺化痰；共为臣药。罂粟壳苦涩收敛，既能增强君药止咳平喘之效，又能制约久咳耗气，为佐药。甘草润肺止咳，调和诸药，为使药。全方寒温配伍，散敛同用，升降并施，共奏宣通肺气，止咳平喘之功。

【临床应用】

1. 本品可以用于咳嗽，表邪入里化热，或湿痰蕴久化热，痰热郁结，肺失肃降所致。症见咳嗽频作，气粗，痰多稠黄，烦热，口干，舌红，苔黄腻，脉滑数；急性支气管炎见上述证候者。

2. 本品还可用于喘证，痰热郁结于肺，壅塞气道所致。症见喘咳气促，胸中烦闷，痰多色黄，黏稠，咽干，舌红，苔黄腻，脉滑数；喘息性支气管炎见上述证候者。

【用法用量】 口服。一次 10ml，一日 2 次，或遵医嘱。

【使用注意】

1. 孕妇、哺乳期妇女禁用。

2. 运动员禁用。

3. 寒痰咳喘及正虚邪恋者慎用。

4. 不可过量、久用。

5. 高血压、心脏病患者慎用。

橘红丸★

【药物组成】化橘红75g　陈皮50g　半夏（制）37.5g　茯苓50g　甘草25g　桔梗37.5g　苦杏仁50g　炒紫苏子37.5g　紫菀37.5g　款冬花25g　瓜蒌皮50g　浙贝母50g　地黄50g　麦冬50g　石膏50g

【功能与主治】清肺化痰，止咳。用于痰热咳嗽，痰多，色黄黏稠，胸闷口干。

【组方分析】方中化橘红理气宽中，燥湿化痰；浙贝母清热泻火，化痰止咳；共为君药。陈皮、半夏、茯苓合用，取二陈汤之意，健脾燥湿，理气祛痰，使湿去脾旺，痰无由生，共为臣药。杏仁、紫苏子降气化痰；桔梗宣肺化痰，畅壅塞之气，使气利痰自愈；紫菀、款冬花、瓜蒌皮、石膏清肺中郁热，加强清热化痰作用；地黄、麦冬防温燥痰热伤阴，共为佐药。甘草益气化痰，调和诸药，为使药。全方共奏清肺、化痰、止咳之功。

【临床应用】本品可以用于咳嗽，痰浊阻肺，郁而化热，肺失宣降所致的咳嗽，痰多色黄、不易咯出，胸闷，口干，纳呆，舌红，苔黄腻，脉弦数；还可以用于急、慢性气管炎见上述证候者。

【用法用量】口服。水蜜丸一次7.2g，小蜜丸一次12g，大蜜丸一次2丸（每丸重6g）或4丸（每丸重3g），一日2次。

【使用注意】

1. 气虚咳喘及阴虚燥咳者慎用。

2. 孕妇慎用。

3. 服药期间忌食辛辣、油腻食物。

【其他制剂】橘红片、颗粒、胶囊。

复方鲜竹沥液★

【药物组成】鲜竹沥400ml　生半夏25g　枇杷叶150g　薄荷素油1ml　鱼腥草150g　生姜25g　桔梗75g

【功能与主治】清热化痰，止咳。用于痰热咳嗽，痰黄黏稠。

【组方分析】方中鲜竹沥性寒滑利，清肺降火，化痰止咳，为君药。鱼腥草清热解毒，化痰止咳；枇杷叶清热降气，化痰止咳；共为臣药。桔梗宣肺利咽，化痰止咳；生半夏燥湿化痰；生姜既可佐助君药化痰之力，又可佐制生半夏毒性，薄荷素油辛散透热；共为佐药。诸药合用，使痰祛咳止，全方共奏清热、化痰、止咳之功。

【临床应用】本品可以用于咳嗽感受外邪，入里化热，肺失清肃，痰浊内生所致的咳嗽，痰多黏稠色黄，舌淡，苔薄腻，脉滑；还可以用于急性支气管炎见上述证候者。

【用法用量】口服。一次20ml，一日2~3次。

【使用注意】

1. 寒嗽及脾虚便溏者慎用。

2. 孕妇慎用。

3. 服药期间忌烟、酒及辛辣刺激和油腻食物。

清肺抑火丸

【药物组成】黄芩140g　知母60g　黄柏40g　栀子80g　浙贝母90g　苦参60g　桔梗80g　前胡40g　天花粉80g　大黄120g

【功能与主治】清肺止咳，化痰通便。用于痰热阻肺所致的咳嗽，痰黄稠黏，口干咽痛，大便干燥。

【组方分析】方中黄芩清肺泻火，为君药。栀子、黄柏清热泻火；浙贝母清肺止咳，化痰散结，共为臣药。桔梗、前胡散风宣肺，化痰止咳；苦参清热燥湿；知母、天花粉既能清肺润燥，又能养阴生津；大黄通腑泄热，引肺火下行，共为佐药。诸药相合，共奏清肺止咳，化痰通便之功。

【临床应用】本品可以用于因痰热阻肺，肺失宣肃所致的咳嗽，气粗，痰多色黄稠黏，口干咽痛，大便干燥，小便黄赤，舌红苔黄，脉滑数；还可以用于支气管炎、肺部感染见上述证候者。

【用法用量】口服。水丸一次6g，大蜜丸一次1丸，一日2~3次。

【使用注意】

1. 风寒咳嗽或脾胃虚弱者慎用。

2. 孕妇慎用。

3. 服药期间饮食宜清淡，忌食生冷、辛辣、燥热食物，忌烟酒。

清气化痰丸

【药物组成】酒黄芩100g　半夏（制）150g　陈皮100g　瓜蒌仁霜100g　胆南星150g　苦杏仁100g　枳实100g　茯苓100g

【功能与主治】清肺化痰。用于痰热阻肺所致的咳嗽痰多、痰黄稠黏、胸腹满闷。

【组方分析】方中胆南星味苦性凉，清热化痰，为君药。配以黄芩、瓜蒌仁清肺火、化痰热以助胆南星之力；苦杏仁苦泻降气，止咳平喘，共为臣药。治痰当须理气，故配陈皮、枳实理气消痰，破气消痞；茯苓健脾渗湿，半夏燥湿化痰，以杜绝生痰之源，共为佐药。诸药相合，则热清火降，气顺痰消，共奏清肺化痰之功。

【临床应用】本品可以用于因痰热阻肺，肺失宣肃所致的咳嗽，痰多黏稠、色黄，胸腹满闷，或气促息粗，口干欲饮，舌红苔黄，脉滑数；还可以用于急、慢性气管支气管炎见上述证候者。

【用法用量】口服。一次 6~9g，一日 2 次；小儿酌减。

【使用注意】

1. 风寒咳嗽，痰湿阻肺者慎用。

2. 孕妇慎用。

3. 服药期间饮食宜清淡，忌食生冷、辛辣、燥热食物，忌烟酒。

七、阴虚咳嗽类方药

阴虚咳嗽是指阴虚肺燥，肺失宣降所致干咳无痰，或痰少而黏、痰中带血，口干咽燥，午后潮热，两颧红赤，五心烦热，形体消瘦，神疲乏力，舌红少苔，脉细数等。

治疗代表方药有养阴清肺丸、百合固金汤、川贝雪梨膏。

治疗原则应遵循养阴润肺，化痰止咳，选用滋阴养肺，生津润燥药物，如地黄、熟地黄、沙参、麦冬等组成方药。

养阴清肺丸★

【药物组成】地黄 200g 玄参 160g 白芍 80g 麦冬 120g 川贝母 80g 牡丹皮 80g 薄荷 50g 甘草 40g

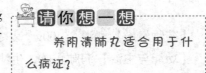
请你想一想
养阴清肺丸适合用于什么病证？

【功能与主治】养阴润燥，清肺利咽。用于阴虚肺燥，咽喉干痛，干咳少痰或痰中带血。

【组方分析】方中地黄养阴清热，为君药。玄参、麦冬既滋肺肾之阴，又凉血解毒；白芍敛阴泄热；共为臣药。牡丹皮凉血清热，川贝母润肺化痰，薄荷祛风利咽，共为佐药。甘草祛痰止咳，调和诸药，为使药。诸药合用，共奏养阴润燥，清肺利咽之功。

【临床应用】

1. 本品可以用于阴虚肺燥所致干咳无痰或痰少而黏，或痰中带血，舌质红，脉细数；还可以用于慢性支气管炎见上述证候者。

2. 本品还可以用于阴津不足所致咽干咽痛，舌质红，脉细数。

【用法用量】口服。水蜜丸一次 6g，大蜜丸一次 1 丸，一日 2 次。

【使用注意】

1. 脾虚便溏，痰多湿盛咳嗽者慎用。

2. 孕妇慎用。

3. 服药期间忌食辛辣、生冷、油腻食物。

【其他制剂】养阴清肺膏、糖浆、口服液、颗粒。

百合固金丸★

【药物组成】百合 100g 熟地黄 300g 玄参 80g 当归 100g 地黄 200g 麦冬 150g 川贝母 100g 桔梗 80g 甘草 100g

【功能与主治】养阴润肺，化痰止咳。用于肺肾阴虚，燥咳少痰，痰中带血，咽干喉痛。

【组方分析】方中百合清肺润燥止咳，熟地黄滋肾益阴，共为君药。麦冬、川贝母、玄参、地黄助君药滋阴润肺，止咳化痰，共为臣药。当归、白芍养血和阴，桔梗止咳祛痰，共为佐药。甘草润肺止咳，调和诸药，为使药。诸药相合，共奏养阴润肺，化痰止咳之功效。

【临床应用】本品可以用于肺肾阴虚所致燥咳，症见干咳少痰，痰中带血，咳声嘶哑，午后潮热，口燥咽干，舌红少苔，脉细数；慢性支气管炎见上述证候者。

【用法用量】口服。水蜜丸一次6g，小蜜丸一次9g，大蜜丸一次1丸，一日2次。

【使用注意】

1. 本品为阴虚燥咳所设，外感咳嗽、寒湿痰喘者慎用。

2. 本品滋阴碍脾，脾虚便溏、食欲不振者慎用。

3. 服药期间忌食辛辣燥热、生冷油腻食物。

【其他制剂】百合固金口服液、片、颗粒。

川贝雪梨膏

【药物组成】梨清膏400g　麦冬100g　川贝母50g　百合50g　款冬花25g

【功能与主治】润肺止咳，生津利咽。用于阴虚肺热，咳嗽，喘促，口燥咽干。

【组方分析】方中梨清膏甘、微寒，入肺胃经，生津润燥，清热化痰，为君药。川贝母味苦甘、性凉，润肺利咽，止咳化痰，为臣药。麦冬、百合养阴润肺生津；款冬花润肺下气，化痰止咳；共为佐药。以上药味合用，共奏润肺止咳、生津利咽之功。

【临床应用】本品可以用于因阴虚肺热所致咳嗽，症见干咳无痰或少痰，咽喉不利，咳声嘶哑，口燥咽干，舌红少苔，脉细数；慢性支气管炎见上述证候者。

【用法用量】口服。一次15g，一日2次。

【使用注意】

1. 脾虚便溏者慎用。

2. 风寒束肺、寒痰阻肺咳嗽者慎用。

3. 服药期间忌食辛辣食物。

你知道吗

雪梨的益处

雪梨是一种常见的水果。据《本草纲目》记载，"梨者，利也，其性下行流利。"雪梨药用能治风热、润肺、凉心、消痰、降火、解毒；又有降低血压和养阴清热的效果，所以高血压、肝炎、肝硬化患者常吃梨有好处。味甘性寒，具生津润燥、清热化痰、养血生肌之功效，特别适合秋天食用。梨可以生吃，也可以蒸，还可以做成汤和羹。但是雪梨性寒，脾胃虚寒、腹部冷痛和血虚者，不可以多吃。

咳嗽问病荐药要点见表 3 - 2。

表 3 - 2 咳嗽问病荐药

问病要点	确定疾病	确定证型	推荐常用中成药
由风寒外束，内郁肺气，肺卫失宣所致的咳嗽，症见咳嗽声重有力，咳痰稀薄色白，咽痒，或伴有头痛、鼻塞、流清涕，骨节酸痛，恶寒，无汗，舌苔薄白，脉浮或浮紧	咳嗽	风寒咳嗽	小青龙颗粒、通宣理肺丸、风寒咳嗽颗粒
由风热犯肺，肺失清肃，卫表失和所致的咳嗽，症见咳嗽痰黏或黄稠，咯痰不爽，口干咽痛，鼻流黄涕，发热汗出，恶风，头痛，舌苔薄黄，脉浮数	咳嗽	风热咳嗽	川贝枇杷糖浆、急支糖浆、川贝止咳露
由风燥伤肺，肺津耗伤，肺失清润所致的咳嗽，症见咳嗽少痰而黏，不易咯出，口干咽痛，唇鼻干燥，头痛，微寒身热，或痰中带有血丝，舌苔薄黄而干，舌尖红，脉浮数	咳嗽	风燥咳嗽	桑杏汤、蜜炼川贝枇杷膏、杏苏散
由脾虚生痰，阻遏肺气所致的咳嗽，症见咳嗽反复发作，痰多易咯，胸脘痞闷，呕吐恶心，肢体困倦，舌苔白腻或白滑，脉缓或滑	咳嗽	痰湿咳嗽	二陈丸、橘红痰咳液
由痰热郁肺，壅阻肺气，肺失清肃所致的咳嗽，症见咳嗽气粗痰多，咯痰不爽，质黏稠而黄，甚或痰中带血，胸闷，口干苦，咽痛，苔黄腻，脉滑数	咳嗽	痰热咳嗽	咳喘宁口服液、橘红丸、复方鲜竹沥液、清肺抑火丸、清气化痰丸
由阴虚肺燥，肺失宣降所致干咳无痰，或痰少而黏，痰中带血，口干咽燥，午后潮热，两颧红赤，五心烦热，形体消瘦，神疲乏力，舌红少苔，脉细数	咳嗽	阴虚咳嗽	养阴清肺丸、百合固金汤、川贝雪梨膏

目标检测

一、单项选择题

1. 桂枝汤的药物组成不包括

   A. 麻黄　　　　　　B. 桂枝　　　　　　C. 芍药

   D. 甘草　　　　　　E. 生姜

2. 下列感冒药中，可用于外感风寒初起所致发热恶寒，头痛，身痛，鼻塞流涕，无汗，咽痒，咳嗽，四肢酸痛的是

   A. 桂枝汤　　　　　B. 小柴胡颗粒　　　C. 感冒清热颗粒

   D. 正柴胡饮颗粒　　E. 银翘散

3. 患者恶寒较甚，发热，自汗，头痛身楚，咳嗽，痰白，咯痰无力，舌淡苔白，脉浮而无力。治法宜首选

   A. 辛温解表　　　　B. 辛凉解表　　　　C. 祛湿解表

   D. 益气解表　　　　E. 滋阴解表

续表

4. 外感风寒初起所致发热恶寒，头痛，身痛，鼻塞流涕，无汗，咽痒，咳嗽，四肢酸痛，治宜选用

    A. 桂枝汤　　　　　　B. 麻黄汤　　　　　　　　C. 九味羌活丸

    D. 正柴胡饮颗粒　　　E. 感冒清热颗粒

5. 患者外感风寒湿邪所致感冒，症见恶寒发热，肌表无汗，头痛项强，肢体酸楚疼痛，口苦而涩。治宜选用宜首选

    A. 桂枝汤　　　　　　B. 麻黄汤　　　　　　　　C. 九味羌活丸

    D. 正柴胡饮颗粒　　　E. 感冒清热颗粒

6. 患者身热，微恶风，汗少，肢体酸重，头昏重胀痛，咳嗽痰黏，鼻流浊涕，心烦，口渴，舌苔薄黄而腻，脉濡数。治法宜首选

    A. 辛温解表　　　　　B. 辛凉解表　　　　　　　C. 祛湿解表

    D. 益气解表　　　　　E. 滋阴解表

7. 小青龙颗粒的药物组成不包括

    A. 麻黄　　　　　　　B. 桂枝　　　　　　　　　C. 芍药

    D. 干姜　　　　　　　E. 生姜

8. 下列咳嗽药中，用于因风寒外束，肺气壅滞，宣降失常，症见发热恶寒，咳嗽，鼻塞流涕，舌淡红苔薄白，脉浮紧的是

    A. 桑杏汤　　　　　　B. 蜜炼川贝枇杷膏　　　　C. 通宣理肺丸

    D. 杏苏止咳颗粒　　　E. 小青龙颗粒

9. 症见咳嗽反复发作，痰多易咯，胸脘痞闷，呕吐恶心，肢体困倦，舌苔白腻或白滑，脉缓或滑等。治法宜首选

    A. 疏风清热　　　　　B. 疏风清肺　　　　　　　C. 养阴润肺

    D. 健脾燥湿　　　　　E. 清热肃肺

10. 女，19岁，干咳无痰，或痰少而黏、痰中带血，口干咽燥，午后潮热，两颧红赤，五心烦热，形体消瘦，神疲乏力，舌红少苔，脉细数。最可能的诊断是

    A. 风热咳嗽　　　　　B. 风燥咳嗽　　　　　　　C. 痰湿咳嗽

    D. 痰热咳嗽　　　　　E. 阴虚咳嗽

11. 患者肺燥咳嗽，干咳无痰，或痰少而黏，苔薄白而干，脉浮数。治宜选用

    A. 蜜炼川贝枇杷膏　　B. 小青龙颗粒　　　　　　C. 养阴清肺丸

    D. 橘红痰咳液　　　　E. 桑杏汤

12. 患者症见咳嗽痰黏或黄稠，咯痰不爽，口干咽痛，鼻流黄涕，发热汗出，恶风，头痛，舌苔薄黄，脉浮数。治法宜首选

    A. 风热咳嗽　　　　　B. 风燥咳嗽　　　　　　　C. 痰湿咳嗽

    D. 痰热咳嗽　　　　　E. 阴虚咳嗽

二、多项选择题

1. 银翘散的功能是

  A. 发散风寒　　　　B. 散寒除湿　　　　C. 辛凉透表

  D. 清热解毒　　　　E. 疏风清热

2. 下列中成药可用于治疗暑湿感冒的是

  A. 感冒清热颗粒　　B. 午时茶颗粒　　　C. 银翘散

  D. 藿香正气水　　　E. 参苏丸

3. 川贝枇杷糖浆的功能是

  A. 清热宣肺　　　　B. 清热解毒　　　　C. 辛凉透表

  D. 化痰止咳　　　　E. 疏风清热

4. 下列中成药可用于治疗风热咳嗽的是

  A. 杏苏止咳颗粒　　B. 小青龙颗粒　　　C. 急支糖浆

  D. 通宣理肺丸　　　E. 牛黄蛇胆川贝液

三、简答题

1. 请简述风寒表证和风热表证的鉴别要点。

2. 请简述银翘散作为辛凉解表剂，方中为何要配伍辛温的荆芥穗和淡豆豉？

3. 请简述痰热咳嗽的症状有哪些？

4. 请说出治疗风燥咳嗽的中成药有哪些？

书网融合……

e 微课　　　　　　划重点　　　　　　自测题

项目四 学会心系疾病用药

任务一 心悸用药

PPT

学习目标

知识要求

1. **掌握** 心悸、胸痹、不寐的主要证型，各证型的代表方药；心虚胆怯、心血不足、阴虚火旺、瘀阻心脉心悸的辨证要点；气虚血瘀、气滞血瘀、气阴两虚、阴虚血瘀胸痹的辨证要点；实证不寐、虚证不寐的辨证要点；重点药品的功能主治及临床应用。

2. **熟悉** 心悸、胸痹及不寐的基本概念、病因病机；重点药品的药物组成、组方分析及使用注意；一般药品的功能主治和临床运用。

3. **了解** 心悸、胸痹及不寐方药的用法用量及部分药品的不良反应。

能力要求

1. 熟练掌握根据患者的症状正确判断心悸、胸痹及不寐证型的方法，并合理选用中成药。

2. 学会根据不同证型心悸、胸痹及不寐的辨证要点以及中成药功能主治进行相应问病荐药角色扮演脚本编写，解决相应问病荐药问题。

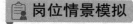 **岗位情景模拟**

情景描述 张某，女，36岁。患者平素胆怯，前天看到一场车祸，现症见心悸不宁，善惊易恐，坐卧不安，不寐多梦而易惊醒，食少纳呆，苔薄白，脉细数弦。

讨论 请问张某患的是什么疾病？为哪种证型？应该怎么治疗？

一、概述

心悸包括惊悸和怔忡，是因外感或内伤，致气血阴阳亏虚，心失所养；或痰饮瘀血阻滞，心脉不畅，引起以心中急剧跳动，惊慌不安，甚则不能自主为主要临床表现的一种常见病证，且常与胸痹、失眠、健忘、眩晕、耳鸣等症同时并见。临床一般多呈阵发性，往往因情志波动或劳累过度而诱发。现代医学的各种原因引起的心律失常，如心动过缓或过速、心房颤动或扑动、房室传导阻滞、病态窦房结综合征及心功能不全、神经官能症等以心悸为主要症状时，可参照心悸用药诊治。

1. 病因病机 心悸的形成，常与心虚胆怯、心血不足、心阳衰弱、水饮内停、瘀血阻络等因素有关。各种因素导致脏腑功能失调，心气血阴阳不足，心神失养，或气滞、痰浊、血瘀、水饮扰动心神而发病。病位在心，亦与脾、肾、肝、肺有关。心悸的发生，可由心脏本身自病引起，也可是他脏病累及心脏引发。心悸多为虚实夹杂之证，虚证主要是气、血、阴、阳亏损，心神失养；实证主要有气滞、血瘀、痰浊、水饮扰动心神，心神不宁。

2. 治疗原则 心悸的治疗当分虚实，虚证为脏腑气血阴阳亏虚、心神失养者，治当补益气血，并配合应用养心安神之品，促进脏腑功能的恢复。实证若因瘀血所致，当以活血化瘀；若是痰热引发，治疗应当清热化痰；若是久病，虚中有实，病情较为复杂者，则宜标本兼顾，攻补兼施。根据作用不同，心悸用药分为心虚胆怯、心血不足、阴虚火旺和瘀阻心脉类方药四大类。

3. 问病要点 心悸的特点是发作性心慌不安，心跳剧烈，不能自主，或一过性、阵发性，或持续时间较长，或一日数次发作，或数日一次发作。常伴有胸闷气短，神疲乏力，头晕喘促，严重者不能平卧，甚至出现晕厥。其脉象表现或数或迟，并以结脉、代脉、促脉、涩脉为常见。要注意辨识，患者是否有"心跳""心慌"而不能自主的自觉症状；其次是要明确心悸是实证还是虚证，是心阳虚还是心阴虚，是夹痰还是夹瘀等。

4. 治疗方药 心悸的治疗根据辨证选择方药，心虚胆怯，治以镇惊定志，养心安神，方用安神定志丸；心脾两虚，治以补血养心，益气安神，方用归脾丸；阴虚火旺，治以滋阴清火，养心安神，方用养血安神颗粒；心血瘀阻，治以活血化瘀，理气通络，方用桃仁红花煎。积极配合治疗，保持情绪稳定乐观，饮食有节，养成良好的有规律的生活习惯，有助于康复。

5. 注意事项 患者情志调畅，饮食有节及避免外感六淫邪气，增强体质等是预防本病的关键。若是胸痹、痰饮、喘证及痹证等伴有心悸，预防和治疗心悸发作具有重要意义。治疗期间应尽量避免精神上刺激，安静的环境，充分休息，同时加强生活护理，低脂、低盐饮食，忌烟酒、浓茶，忌辛辣，对本病恢复也有辅助作用。

你知道吗

惊悸与怔忡的区别

惊悸与怔忡的病因不同，病情程度上又有轻重之别。怔忡常由内因引起，并无外惊，自觉心中惕惕，稍劳即发，病来虽渐，但全身情况较差，病情较为深重；惊悸则相反，常由外因而成，偶受外来刺激，或因惊恐，或因恼怒，均可发病，发则心悸，时作时止，病来虽速，但全身情况较好病势浅而短暂。二者虽在病因、病情程度上有明显差异，但亦有密切联系，惊悸日久可以发展为怔忡，怔忡患者，受到外界惊扰，使惊悸加重。

二、心虚胆怯类方药

心虚胆怯是由脏腑气血阴阳亏虚、心神失养所致。症多见心悸不宁，善惊易恐，坐卧不安，少寐多梦而易惊醒，食少纳呆，苔薄白，脉细略数或细弦。

治疗代表方药主要是安神定志丸。

治疗原则为镇惊定志，养心安神，宜选用龙齿、茯神、人参等组成的方药。

安神定志丸★

【药物组成】茯苓30g　茯神30g　人参30g　远志30g　石菖蒲15g　龙齿15g

【功能与主治】安神定志，益气镇惊。主治心胆气虚，心神不宁，症见精神烦乱，失眠，梦中惊跳、怵惕，心悸胆怯，舌质淡，脉细弱。亦治癫痫及遗精。

【组方分析】方中以茯苓、茯神、远志、人参养心安神为主，辅以石菖蒲、龙齿镇惊安神，补中有降，辰砂为衣，重镇安神。诸药合用，共奏安神定志，益气镇惊之功。

【临床应用】本品主要用于治疗心律失常、抑郁症等病症。也可用于失眠、焦虑症、梦游症等属于心胆气虚、心神不宁者。

【用法用量】炼蜜为丸，辰砂为衣，每服二钱（6g），开水送下。

【使用注意】

1. 若属神志昏迷，不应使用安神定志法，宜用开窍醒神法。
2. 方中重镇药（朱砂）用量较大，常服容易损伤脾胃功能，不可久服。

你知道吗

朱砂的不良反应

朱砂为含汞化合物，含朱砂中药久服造成机体蓄积，可致慢性中毒，对儿童危害尤大。1985年版以前的各版《中国药典》对朱砂的毒性认识不够或对毒性的描述比较含混。随着长期服用朱砂制剂造成慢性汞蓄积中毒的报道不断增多，2000年版《中国药典》规定朱砂炮制需晾干或40℃以下干燥，药用朱砂不得检出水可溶性汞盐。此后的《中国药典》均沿用2000年版的规定。

三、心血不足类方药

心血不足多为久病体弱、血液生化不足；或长期慢性失血；或因劳倦过度，导致心血耗损。症见心悸怔忡，头晕目眩，面色无华，唇舌色淡，脉细弱，或结代。兼见失眠多梦，易惊健忘。

治疗代表方药有归脾丸、枣仁安神胶囊等。

治疗原则应补血养心，益气安神，宜选用黄芪、当归、远志等组成的方药。

归脾丸★ 📱微课

【药物组成】党参80g　炙黄芪80g　当归160g　龙眼肉160g　炒白术160g　茯苓

160g 制远志 160g 炒酸枣仁 80g 木香 40g 炙甘草 40g 大枣（去核）40g

【功能与主治】 益气健脾，养血安神。用于心脾两虚，气短心悸，失眠多梦，头昏头晕，肢倦乏力，食欲不振，崩漏便血。

【组方分析】 方中黄芪甘微温，补脾益气；龙眼肉甘温，既能补脾气，又能养心血；二者共为君药。党参、白术甘温补气，与黄芪相配，助补脾益气之功；当归甘辛微温，滋养营血，与龙眼肉相伍，增强补血养心之效；为臣药。茯苓、酸枣仁、远志宁心安神；木香理气醒脾，与补气养血药配伍，使之补不碍胃，补而不滞，为佐药。炙甘草补气健脾，调和诸药，为佐使药。诸药合用，共奏益气健脾，养血安神之效。

【临床应用】

1. 本品可用于心脾两虚证，因思虑过度，劳伤心脾，气血两虚而致的气短懒言，失眠多梦，健忘，头晕头昏，肢倦乏力，精神疲惫，食欲不振，大便溏薄，舌淡苔白，脉细弱；慢性疲劳综合征见上述证候者。

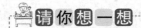
请你想一想

归脾丸如何对证使用？

2. 本品可用于心悸，因心脾两虚，心失所养而致心慌不安，失眠健忘，神疲食少，面色萎黄，舌淡苔白，脉细弱；贫血、神经衰弱见上述证候者。

3. 本品可用于失眠，因心脾两虚，心神失养所致的失眠多梦，健忘，纳呆食少，肢倦乏力，精神萎靡，舌淡苔白，脉细弱；神经衰弱见上述证候者。

4. 本品可用于眩晕，多因气血虚弱，脑失所养而致头晕头昏，心悸少寐，神疲乏力，食少纳呆，面色萎黄，舌淡苔白，脉细弱；贫血见上述证候者。

5. 本品可用于崩漏，多因脾虚气弱不能统血而致妇女经血非时而下，淋漓不断，甚或血流如涌，色淡质清，神疲体倦，面色萎黄，舌淡苔白，脉细弱；功能性子宫出血见上述证候者。

6. 本品可用于便血，多因脾虚气弱不能统血，血溢肠内而致便血，血色紫暗，甚至色黑，肢体倦怠，食欲不振，面色萎黄，舌淡苔白，脉细弱；胃、十二指肠溃疡出血见上述证候者。

【用法用量】 用温开水或生姜汤送服。水蜜丸一次 6g，小蜜丸一次 9g，大蜜丸一次 1 丸，一日 3 次。

【使用注意】

1. 阴虚火旺者慎用。

2. 服药期间，宜食清淡易消化食物，忌食辛辣、生冷、油腻食物，以免加重病情。

【其他制剂】 归脾浓缩丸、合剂、颗粒。

枣仁安神胶囊★

【药物组成】 炒酸枣仁 1425g 丹参 285g 醋五味子 285g

【功能与主治】 养血安神。用于心血不足所致的失眠、健忘、心烦、头晕；神经衰弱症见上述证候者。

【组方分析】 方中酸枣仁味酸，甘平，补心血，养肝血，宁心安神，敛汗，为君药。五味子益气生津，补肾宁心，敛汗，为臣药。丹参养血活血，除烦安神，为佐药。三药相合，诸药合用，共奏养血安神之效。

【临床应用】

1. 本品可用于不寐，因心血不足，心失所养所致。症见失眠多梦，健忘，气短懒言，记忆力减退，头晕，面色少华，舌淡红，苔薄，脉细弱；神经衰弱见上述证候者。

2. 本品还可用于心悸，因心血不足，心失所养所致。症见心悸不宁，气短懒言，失眠多梦，记忆力减退，面色少华，舌淡红，苔薄，脉细弱；神经衰弱见上述证候者。

【用法用量】口服。一次 5 粒，一日 1 次。临睡前服。

【使用注意】

1. 孕妇慎用。

2. 胃酸过多者慎用。

3. 不宜服用咖啡、浓茶等兴奋性饮品。

【其他剂型】枣仁安神颗粒、口服液。

四、阴虚火旺类方药

阴虚火旺是指阴液亏虚，虚火亢旺所致心烦失眠，口燥咽干，盗汗遗精，两颧潮红，小便短黄，大便干结，或咯血，衄血，或舌体、口腔溃疡，舌红少津，脉细数。

治疗代表方药有养血安神颗粒、参松养心胶囊等。

治疗原则应遵"阴液亏虚，水不制火"之义，采取滋阴降火、养心安神的治法，选用地黄、麦冬、黄连、五味子等组成方药。

养血安神颗粒★

【药物组成】仙鹤草 100g　墨旱莲 60g　鸡血藤 60g　熟地黄 60g　地黄 60g　合欢皮 60g　首乌藤 60g

【功能与主治】滋阴养血，宁心安神。用于阴虚血少所致的头眩心悸，失眠健忘。

【组方分析】方中熟地黄功专滋阴养血，为君药。首乌藤养血安神，墨旱莲滋阴益肾，合欢皮解郁安神，共为臣药。仙鹤草调补气血，地黄凉血养阴，鸡血藤补血活血，为佐药。全方配伍，共奏滋阴养血，宁心安神之效。

【临床应用】

1. 本品可用于不寐，因心阴亏损，心神失养所致。症见不易入睡或多梦易醒，头晕目眩，心悸，虚烦，健忘，神疲，舌红少津，脉细数；神经衰弱见上述证候者。

2. 本品还可用于心悸，因心阴不足，心失所养，神失所摄所致。症见心悸，烦躁，失眠，健忘，头目眩晕，舌淡红少津，脉细数；神经衰弱见上述证候者。

【用法用量】口服，一次 1 袋，一日 3 次；或遵医嘱。

【使用注意】

1. 不宜饮用浓茶、咖啡兴奋性饮品。

2. 保持心情舒畅，劳逸适度。

3. 糖尿病患者不宜服用糖浆剂。

4. 风寒感冒者应暂停使用。

【其他剂型】养血安神片、糖浆、丸。

参松养心胶囊

【药物组成】人参　麦冬　山茱萸　桑寄生　土鳖虫　赤芍　黄连　南五味子　龙骨

【功能与主治】益气养阴，活血通络，清心安神。用于治疗冠心病室性早搏属气阴两虚，心络瘀阻证，症见心悸不安，气短乏力，动则加剧，胸部闷痛，失眠多梦，盗汗，神倦懒言。

【组方分析】方中人参、麦冬、南五味子益气养阴，为君药。山茱萸、桑寄生、酸枣仁补肾益心、养血安神；丹参、赤芍、土鳖虫活血祛瘀，通络止痛；共为臣药。佐以黄连清心安神，龙骨重镇安神，甘松理气开郁。诸药合用，共奏益气养阴，活血通络，清心安神之功。

【临床应用】

1. 本品可用于心悸，因气阴两虚，心络瘀阻所致。症见心悸不安，气短乏力，动则加剧，胸部闷痛，失眠多梦，盗汗，神倦，懒言，舌质暗或有瘀点，少苔，脉细弱或结代；冠心病室性早搏见上述证候者。

2. 本品还可用于胸痹，因气阴两虚，心络瘀阻所致。症见胸闷不舒，阵发胸痛，心悸，气短，失眠多梦，头晕眼花，神倦懒言，盗汗，舌质暗少苔或有瘀点，脉细弱；冠心病心绞痛见上述证候者。

【用法用量】口服。一次 2~4 粒，一日 3 次。

【使用注意】

1. 应注意配合原发性疾病的治疗；个别患者服药期间可出现胃胀。

2. 在治疗期间心绞痛持续发作者应及时就诊。

3. 忌食生冷、辛辣、油腻食物，忌烟酒、浓茶。

五、瘀阻心脉类方药

瘀阻心脉证是指血瘀气滞，心脉瘀阻，心失所养所表现出来的一类病症，临床表现为心悸不安，胸闷不舒，心痛时作，或见后甲青紫，舌质紫暗或有瘀斑，脉涩或结代。

治疗代表方药桃仁红花煎。

治疗原则应遵"血瘀气滞，心脉瘀阻"之义，采取活血化瘀，理气通络的治法，选用桃仁、红花、当归、香附、延胡索等组成方药。

桃仁红花煎★

【药物组成】红花 6g　当归 12g　桃仁 10g　香附 10g　延胡索 10g　赤芍 10g　川芎 10g　乳香 6g　丹参 10g　青皮 10g　地黄 10g

【功能与主治】活血化瘀，理气通络。主治妇人月水不通，属瘀血者，小腹时时作痛，或少腹拘急，或心脉痹阻证。

【组方分析】方中红花、桃仁、赤芍、丹参、川芎行血散瘀；香附、青皮理气解郁；延胡索、乳香行气散瘀止痛；地黄、当归养血滋阴，补养冲任，且防理气活血药伤及阴血之弊。诸药合用，共奏活血化瘀，理气调经之功。

【临床应用】

1. 本方可用于心悸，因心脉痹阻所致。

2. 本方可用于妇人月水不通，属瘀血者，小腹时时作痛，或少腹拘急。

【用法用量】水煎服。

【使用注意】孕妇慎用。

心悸问病荐药要点见表 4 – 1。

表 4 – 1　心悸问病荐药

问病要点	确定疾病	确定证型	推荐常用中成药
心悸不宁，善惊易恐，坐卧不安，少寐多梦而易惊醒，食少纳呆，苔薄白，脉细数或细弦	心悸	心虚胆怯	安神定志丸
心悸气短，头晕目眩，少寐多梦，健忘，面色无华，神疲乏力，纳呆食少，腹胀便溏，舌淡红，脉细弱	心悸	心脾两虚	归脾丸、枣仁安神胶囊
心悸易惊，心烦失眠，五心烦热，口干，盗汗，伴有耳鸣，腰酸，头晕目眩，舌红少津，苔薄黄或少苔，脉细数	心悸	阴虚火旺	养血安神颗粒、参松养心胶囊
心悸，胸闷不适，心痛时作，痛如针刺，唇甲青紫，舌质紫暗或有瘀斑，脉涩或结代	心悸	心血瘀阻	桃仁红花煎

任务二　胸痹用药

PPT

岗位情景模拟

情景描述　何某，男，62 岁。两年前诊为冠心病，心前区经常疼痛，每月发作十余次，每次疼痛 1 ~ 2 分钟，含服硝酸甘油，可暂缓解。近半年来，胸部刺痛不移，发作更频，含服硝酸甘油已无效，常觉心中郁闷，两胁胀痛，夜寝不安，胸痛发作频繁，舌质紫暗少苔，两脉沉涩。

讨论　请问何某患的是什么疾病？为哪种证型？应该怎么治疗？

一、概述

胸痹是指胸部闷痛，甚则胸痛彻背，短气、喘息不得卧为主的一种疾病，轻者偶发短暂轻微的胸部沉闷或隐痛；重者疼痛剧烈，或呈压榨样绞痛，心痛彻背，背痛彻心。常伴有心悸，气短，惊恐不安，呼吸不畅，甚至喘促，面色苍白，冷汗自出等。发病多由劳累、饱餐、寒冷及情绪激动而诱发，亦可无明显诱因或安静时发病。

1. 病因病机 本病的发生多与寒邪内侵、饮食不当、情志失调、年老体虚等因素有关。胸痹的病机分虚实：实为寒凝、气滞、血瘀、痰阻，阻遏胸阳，阻滞心脉；虚为心脾肝肾亏虚，功能失调。其关键在于外感或内伤引起心脉痹阻，其病位在心，但与肝、脾、肾三脏功能失调关系密切。

（1）饮食不当 患者饮食不节，恣食肥甘厚味，日久损伤脾胃，运化失健，聚湿成痰，痰阻脉络，则气滞血瘀，胸阳失展，而成胸痹。

（2）寒邪内侵 素体阳虚，胸阳不振，阴寒之邪乘虚侵袭，寒凝气滞，痹阻胸阳，血行不畅，而发本病。因阳虚感寒而发作，故天气温度骤降时容易诱发胸痹。

（3）情志失调 忧思伤脾，脾虚气结，运化失司，致津液不得输布，聚而为痰，痰阻气机，致气血运行不畅，心脉痹阻，发为胸痹心痛。或郁怒伤肝，肝失疏泄，肝郁气滞，甚则气郁化火，灼津成痰郁久化火，灼津成痰，气滞痰浊，痹阻心脉，而成胸痹。

（4）年迈体虚 本病多发于中老年人，肾气渐衰。若肾阳虚衰，则不能鼓动五脏之阳，导致心气不足或心阳不振，血脉失于阳之温煦、气之鼓动，则气血运行不畅，发为心痛；若肾阴亏虚，则不能滋养五脏之阴，可引起心阴内耗，灼津为痰，痰热上犯于心，心脉痹阻，则为心痛。心阴亏虚，心阳不振，亦可导致气血运行失畅。凡此均可在本虚的基础上形成标实，导致气滞、血瘀，而使胸阳失运，心脉阻滞，发生胸痹。

以上病因病机可同时并存，交互为患，病情进一步发展，若瘀血闭阻心脉，心胸猝然大痛，而发为真心痛；心阳阻遏，心气不足，鼓动无力，而发展为心动悸，脉结代；若心肾阳衰，水邪泛滥，凌心射肺而为咳喘、水肿，注意结合有关病种相互参照，辨证论治。

2. 治疗原则 先治其标，后顾其本；先从祛邪入手，然后再予扶正；必要时可根据虚实标本主次，兼顾同治。祛邪治标常以活血化瘀、辛温通阳为主，扶正固本常用温阳补气、益气养阴、滋阴益肾为法。

3. 问病要点 本病以胸闷、心痛、短气为主要证候特征，病位在心，但与脾肾关系密切。本病属本虚标实之证，辨证首先当掌握虚实，分清标本，标实有阴寒、痰浊、血瘀之不同；本虚又分阴阳气血亏虚之不同。本病好发于40岁以上的中老年人，要注意问询疼痛部位、疼痛性质、辨疼痛程度等。本病表现为胸骨后或左胸发作性闷痛、不适。以胸骨后或心前区发作性闷痛为主，疼痛亦可表现为灼痛、绞痛、刺痛或隐痛、含糊不清的不适感等，持续时间多为数秒钟至15分钟之内。若疼痛剧烈，持续时间长达30分钟以上，休息或服药后仍不能缓解，伴汗出、肢冷、面色苍白，甚至旦发夕死，夕发旦死，为真心痛的证候特征。

4. 治疗方药 胸痹证位在心，与肝、脾、肾关系密切，本虚（气虚、阳虚多见）

标实（血瘀、痰浊多见），病机关键在于心脉痹阻。气虚血瘀者，宜活血化瘀，通脉止痛，兼以补气；气滞血瘀者，宜活血化瘀，通脉止痛；气阴两虚者，宜滋阴补气，活血化瘀，养阴生津；阴虚血瘀者，宜益气养阴，活血通络。

5. 注意事项　调摄精神，避免情绪激动；注意生活起居，寒温适宜；注意劳逸结合，发作期患者宜卧床休息。饮食要节制，不过肥甘厚味及烟酒之品。

二、气虚血瘀类方药

气虚血瘀是指因气对血的推动无力而致血行不畅，甚至瘀阻不行的病理状态。气虚血瘀胸痹表现为胸闷憋气，胸部刺痛或者绞痛，固定不移，身倦无力，少气懒言，面色淡白或晦滞，心悸，头晕，绞痛，舌质紫暗，脉细涩或结代。

治疗代表方药主要是通心络胶囊、血栓心脉宁胶囊、舒心口服液等。

治疗原则当使心脉气血流通，通则不痛，采用活血化瘀，通脉止痛之法，在不同的证型中可视病情，随证配合，促进脏腑功能的恢复，宜选用人参、黄芪、丹参、川芎等组成的方药。

通心络胶囊★

【药物组成】人参　水蛭　全蝎　赤芍　蝉蜕　土鳖虫　蜈蚣　檀香　降香　乳香（制）酸枣仁（炒）　冰片

【功能与主治】益气活血，通络止痛。用于冠心病心绞痛属心气虚乏、血瘀络阻证，症见胸部憋闷、刺痛、绞痛，固定不移，心悸自汗，气短乏力，舌质紫暗或有瘀斑，脉细涩或结代。亦用于气虚血瘀络阻型中风病，症见半身不遂或偏身麻木，口舌歪斜，言语不利。

【组方分析】方中人参大补元气，益气以助血行，为君药。水蛭、土鳖虫、赤芍、乳香、降香活血破血，祛瘀通痹，共为臣药。全蝎、蜈蚣通络止痛；檀香行气理气、宽胸止痛；冰片通窍止痛；蝉蜕祛风止痛；酸枣仁养心安神；共为佐药。诸药合用，共奏益气活血、行气止痛之功。

【临床应用】

1. 本品可用于胸痹，因心气不足，心血瘀阻，心脉失养所致。症见胸闷，心前区刺痛，心悸，气短，乏力，自汗，脉细涩，舌淡色紫；冠心病心绞痛见上述证候者。

2. 本品还可用于中风，因气虚血瘀，脉络阻塞不通所致。症见半身不遂，周身麻木，口舌歪斜，言语不利；缺血性中风见上述证候者。

【不良反应】临床偶见服用后腹泻。

【用法用量】口服。一次 2～4 粒，一日 3 次。

【使用注意】

1. 孕妇禁用。

2. 月经期妇女及有出血倾向者禁用。

3. 宜饭后服用。

4. 在治疗期间，心绞痛持续发作，应及时就诊。

【其他制剂】通心络片。

血栓心脉宁胶囊

【药物组成】川芎500g　丹参500g　毛冬青250g　人工麝香1.25g　槐花250g　水蛭125g　人工牛黄12.5g　人参茎叶总皂甘25g　冰片2.5g　蟾酥1.25g

【功能与主治】益气活血，开窍止痛。用于气虚血瘀所致的中风、胸痹，症见头晕目眩、半身不遂、胸闷心痛、心悸气短；缺血性中风恢复期、冠心病心绞痛见上述证候者。

【组方分析】方中人参大补元气，促进血行；丹参活血化瘀、通络止痛；二药益气活血，为君药。麝香辛散温通，芳香走窜，开窍醒神，活血化瘀，宣痹止痛；牛黄、冰片、蟾酥豁痰开窍、通络止痛、息风止痉；均为臣药。川芎、水蛭、毛冬青活血化瘀，行气通脉止痛；槐米清泄肝热、明目定眩；均为佐药。诸药合用，共奏益气活血，开窍止痛之功。

【临床应用】

1. 本品可用于中风，因气虚血瘀，脑脉痹阻所致。症见半身不遂，头晕目眩，乏力，动则气短，脉细涩，苔薄舌紫；缺血性中风恢复期见上述证候者。

2. 本品还可用于胸痹，因气虚血瘀，心脉痹阻所致。症见胸闷，疼痛隐隐，头晕目眩，乏力，动则气短，脉细涩，苔薄舌紫；冠心病心绞痛见上述证候者。

【用法用量】口服。一次4粒，一日3次。

【使用注意】

1. 孕妇忌用。

2. 寒凝、阴虚血瘀胸痹心痛者不宜单用。

3. 久服易伤脾胃，餐后服用为宜。

4. 忌食生冷、辛辣、油腻食物，忌烟酒、浓茶。

5. 本品中蟾酥有强心作用，正在服用洋地黄类药物的患者慎用。

6. 在治疗期间，心绞痛持续发作，宜加用硝酸酯类药。如果出现剧烈心绞痛、心肌梗死，应及时救治。

【其他制剂】血栓心脉宁片。

舒心口服液

【药物组成】党参225g　红花150g　川芎150g　蒲黄150g　黄芪225g　当归150g　三棱150g

【功能与主治】补益心气，活血化瘀。用于心气不足，瘀血内阻所致的胸痹，症见胸闷憋气，心前区刺痛，气短乏力；冠心病心绞痛见上述证候者。

【组方分析】方中党参性味甘平，能补脾肺之气，气旺血行；黄芪甘温，益气升阳，补气行血，通脉养心；二药功用直中病机，故为君药。红花活血祛瘀，温通血脉；

当归补血活血，温养心脉；二药既能养血通脉，又可散瘀止痛，共为臣药。川芎、三棱既可活血化瘀，又善行气止痛；蒲黄长于行血通经、消瘀止痛；均为佐药。全方配合，共奏补益心气，活血化瘀之功。

【临床应用】本品可用于胸痹，因心气不足，瘀血内阻所致。症见心胸隐痛或刺痛，胸闷，心悸，气短懒言，倦怠乏力，动则易汗喘息，或腹胀，便溏，食后心慌，舌淡有齿痕，脉虚缓或结代；冠心病心绞痛见上述证候者。

【用法用量】口服。一次 20ml，一日 2 次。

【使用注意】

1. 阴虚血瘀、痰瘀互阻胸痹心痛者慎用。

2. 月经期妇女慎用。

3. 忌食生冷、辛辣、肥甘油腻食物，忌烟酒、浓茶。

4. 在治疗期间，心绞痛持续发作，宜加用硝酸酯类药。若出现剧烈心绞痛、心肌梗死，或见气促、汗出、面色苍白者，应及时救治。

5. 糖尿病患者不宜服用。

【其他制剂】舒心糖浆。

三、气滞血瘀类方药

气滞血瘀是指因气的运行不畅导致血液运行障碍，出现血瘀的病理状态。气滞血瘀型胸痹表现为胸部刺痛，固定不移，入夜更甚，时或心悸不宁，舌质紫暗，脉象沉涩。

治疗代表方药主要是血府逐瘀汤、血栓通胶囊、复方丹参滴丸、麝香保心丸等。

治疗原则应根据"气为血之帅，血为气之母""气行则血行，气滞则血瘀"之义，采取活血化瘀，通脉止痛的治法，宜选用桃仁、红花、三七、丹参等组成的方药。

血府逐瘀汤★

【药物组成】桃仁 12g　红花 9g　当归 9g　生地黄 9g　川芎 4.5g　赤芍 6g　牛膝 9g　桔梗 4.5g　柴胡 3g　枳壳 6g　甘草 6g

【功能与主治】活血祛瘀，行气止痛。用于气滞血瘀所致的胸痛，头痛日久，痛如针刺而有定处，内热烦闷，心悸失眠，急躁易怒。

【组方分析】方中桃仁、红花活血祛瘀，通络止痛，共为君药。地黄、川芎、赤芍、当归、牛膝活血化瘀，宣痹止痛，以助君药之力，皆为臣药。柴胡疏肝解郁，升达清阳；桔梗开宣肺气，载药上行；枳壳开胸行气，使气行则血行；为佐药。甘草调和诸药，为使药。诸药相合，共奏活血祛瘀，行气止痛之功。

【临床应用】

1. 本品可用于胸痹，因气滞血瘀，心脉闭塞而致。症见胸痛，痛如针刺而有定处，烦躁，心悸，气短，舌暗红或有瘀斑，脉弦紧或涩；冠心病心绞痛见上述证候者。

2. 本品可用于心悸，因气滞血瘀，心神失养所致。症见心悸，胸闷不适，失眠多梦，舌暗红或有瘀斑，脉弦紧或涩。

3. 本品可用于头痛，因瘀血阻络而致。症见头痛，痛如针刺，固定不移，舌暗红或有瘀斑，脉弦紧。

【用法用量】水煎服。

【注意事项】孕妇忌用。

【其他剂型】血府逐瘀丸、口服液、胶囊、片。

血栓通胶囊★

【药物组成】三七总皂苷 100g

【功能与主治】活血祛瘀，通脉活络。用于脑络瘀阻引起的中风偏瘫，心脉瘀阻引起的胸痹心痛；脑梗塞，冠心病心绞痛见上述证候者。

【组方分析】三七总皂苷为三七的主要活性物质。三七功擅活血化瘀，畅通脉络，故脑梗死、脑栓塞和视网膜中央静脉阻塞之属瘀血阻滞者，均可取其救治，以获其效。

【临床应用】本品可用于脑络瘀阻引起的中风偏瘫、心脉瘀阻引起的胸痹心痛、脑梗塞、冠心病心绞痛。

【用法用量】口服。一次 1~2 粒，一日 3 次。

【注意事项】孕妇忌用。

复方丹参滴丸★

【药物组成】丹参 90g　三七 17.6g　冰片 1g

【功能与主治】活血化瘀，理气止痛。用于气滞血瘀所致的胸痹，症见胸闷、心前区刺痛；冠心病心绞痛见上述证候者。

【组方分析】方中丹参活血化瘀，清心安神，通脉止痛，为君药。三七活血化瘀，通经止痛，为臣药。冰片辛香走窜，能通窍止痛，醒神化浊，引药入心经，为佐使药。诸药合用，共奏活血化瘀，理气止痛之功。

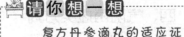

请你想一想

复方丹参滴丸的适应证有哪些？

【临床应用】本品可用于胸痹，因气滞血瘀，阻塞心脉所致。症见胸前闷痛或卒然心痛如绞，痛有定处，甚则胸痛彻背，背痛彻胸，舌紫暗或有瘀斑，脉弦涩或结代；冠心病心绞痛见上述证候者。

【用法用量】吞服或舌下含服。一次 10 丸，一日 3 次。28 天为一个疗程；或遵医嘱。

【使用注意】

1. 孕妇禁用。

2. 寒凝血瘀胸痹心痛者慎用。

3. 脾胃虚寒者慎用。

4. 忌食生冷、辛辣、油腻食物，忌烟酒、浓茶。

5. 服药后胃肠不适者，宜饭后服用。

6. 治疗期间，心绞痛持续发作，宜加用硝酸酯类药，如果出现剧烈心绞痛、心肌梗死，应及时救治。

【其他剂型】复方丹参片、丸（浓缩丸）、颗粒、胶囊、喷雾剂。

麝香保心丸

【药物组成】人工麝香　人参提取物　肉桂　苏合香　蟾酥　人工牛黄　冰片

【功能与主治】芳香温通，益气强心。用于气滞血瘀所致的胸痹，症见心前区疼痛，固定不移；心肌缺血所致的心绞痛、心肌梗死见上述证候者。

【配伍意义】方中麝香活血化瘀，开窍止痛，为君药。人参补气健脾；肉桂温阳通脉；蟾酥开窍止痛；苏合香芳香温通；共为臣药。人工牛黄开窍醒神，冰片开窍止痛，共为佐药。诸药合用，共奏芳香温通，开窍止痛，益气强心之功。

【临床应用】本品可用于胸痹，因气滞血瘀，脉络闭塞所致。症见胸痹，胸闷，心前区疼痛，痛处固定不移，舌质暗红或紫，脉弦涩；冠心病心绞痛、心肌梗死见上述证候者。

【用法用量】口服。一次 1～2 丸，一日 3 次；或症状发作时服用。

【使用注意】

1. 孕妇忌用。

2. 不宜与洋地黄类药物同用。

3. 心绞痛持续发作，服药后不能缓解时应加用硝酸甘油等药物。如出现剧烈心绞痛、心肌梗死，应及时救治。

4. 忌食生冷、辛辣、油腻食物。食勿过饱，忌烟酒。

四、气阴两虚类方药

气阴两虚指热性病或某些慢性、消耗性疾病过程中出现的阴液和阳气均受耗伤的现象。程度较轻的称为气阴不足，较重者称为气阴两虚。气阴两虚型胸痹表现为胸闷隐痛，时作时止，心悸气短，倦怠懒言，面色少华，头晕目眩，遇劳则甚，舌质偏红，脉细弱无力，或结代。

治疗代表方药有益心舒颗粒等。

治疗原则为滋阴补气，宜选用人参、黄芪、麦冬、五味子等组成的方药。

益心舒颗粒★

【组成】人参 150g　黄芪 150g　丹参 200g　山楂 150g　麦冬 150g　五味子 100g　川芎 100g

【功能与主治】益气复脉，活血化瘀，养阴生津。用于气阴两虚，瘀血阻脉所致的胸痹，症见胸痛胸闷，心悸气短，脉结代；冠心病心绞痛见上述证候者。

【组方分析】方中以人参为君药，大补元气，养阴生津，安神定悸，益气复脉。黄芪益气行血；丹参活血化瘀，通利血脉，养血安神；为臣药。以麦冬养阴生津，宁心安神；五味子益气养阴，收敛安神；川芎行气活血，化瘀通络；山楂活血散瘀；共为佐药。诸药配合，共奏益气复脉，活血化瘀，养阴生津之功。

【临床应用】

1. 本品可用于胸痹，因气阴两虚，瘀血阻脉而致。症见胸闷隐痛，心悸，气短，动则汗出，头晕，乏力，心烦失眠，面色不华，舌淡红或紫暗或有瘀斑，苔少，脉细数或结代；冠心病心绞痛见上述证候者。

2. 本品还可用于心悸，多因气阴两虚，瘀血阻脉而致。症见心悸不宁，胸闷气短，头晕，乏力，少气懒言，口干咽燥，失眠，多汗，面色不华，舌淡红或紫暗或有瘀斑，苔少，脉细数或结代；心律失常见上述证候者。

【使用注意】

1. 孕妇及月经期妇女慎用。

2. 忌食辛辣、油腻食物。

3. 心绞痛持续发作及严重心律失常者，应及时救治。

【用法用量】开水冲服。一次1袋，一日3次。

【其他剂型】益心舒胶囊、片。

五、阴虚血瘀类方药

阴虚血瘀是指由于阴虚内热，血热妄行，溢出血络之外而成瘀；或虚火久蒸，干血内结，瘀滞不通，久则瘀血不去，新血难生。阴虚血瘀型胸痹表现为胸闷胸痛，心悸盗汗，心烦失眠，腰膝酸软，耳鸣头晕，舌红或有紫斑，脉细或细涩。

治疗代表方药有滋心阴口服液等。

治疗原则为益气养阴，活血通络，宜选用麦冬、赤芍、三七等组成的方药。

滋心阴口服液★

【组成】麦冬500g　赤芍400g　北沙参200g　三七100g

【功能与主治】滋养心阴，活血止痛。用于阴虚血瘀所致的胸痹，症见胸闷胸痛，心悸怔忡，五心烦热，夜眠不安，舌红少苔；冠心病心绞痛见上述证候者。

【组方分析】方中麦冬味甘性凉，长于滋养心阴，清心润肺，为君药。北沙参养胃生津，与麦冬相须为用，为臣药。赤芍清热凉血，活血化瘀，助君药散血分瘀热；三七活血散瘀止痛；二者共为佐药。诸药合用，共奏滋养心阴，活血止痛之效。

【临床应用】本品可用于胸痹，因心阴亏虚，心血瘀阻所致。症见胸闷不舒，胸前区刺痛，心悸怔忡，五心烦热，夜寐不安，舌红少苔，脉细数；冠心病心绞痛见上述证候者。

【使用注意】

1. 孕妇慎用。

2. 心绞痛持续发作者应及时救治。

【用法用量】口服。一次10ml，一日3次。

【其他剂型】滋心阴胶囊、颗粒。

胸痹问病荐药要点见表4-2。

表4-2　胸痹问病荐药

问病要点	确定疾病	确定证型	推荐常用中成药
胸闷憋气、胸部刺痛或者绞痛,固定不移,身倦无力,少气懒言,面色淡白或晦滞,心悸,头晕,绞痛,舌质紫暗	胸痹	气虚血瘀	通心络胶囊、血栓心脉宁胶囊
胸部刺痛,固定不移,入夜更甚,时或心悸不宁,舌质紫暗,脉象沉涩	胸痹	气滞血瘀	血府逐瘀汤、血栓通胶囊、复方丹参滴丸
胸闷隐痛,时作时止,心悸气短,倦怠懒言,面色少华,头晕目眩,遇劳则甚,舌质偏红,脉细弱无力,或结代	胸痹	气阴两虚	益心舒颗粒
胸闷胸痛,心悸盗汗,心烦失眠,腰膝酸软,耳鸣头晕,舌红或有紫斑,脉细或细涩	胸痹	阴虚血瘀	滋心阴口服液

任务三　不寐用药

PPT

岗位情景模拟

情景描述　陈某,女,45岁。因不寐服用朱砂安神丸后,效果较好,心胸烦热的症状得到缓解,于是长期自行购买服用。随着服用时间延长,不仅不能改变失眠症状,还出现头晕、头痛、恶心的症状。

讨论　请问陈某患的是什么疾病?为哪种证型?为什么长时间服用朱砂安神丸后不能改变失眠症状,还出现头晕等症状?

一、概述

不寐,亦称失眠或"不得眠""不得卧""目不瞑",是由于情志、饮食内伤,病后及年迈,禀赋不足,心虚胆怯等病因,引起心神失养或心神不安,从而导致以经常不能获得正常睡眠为特征的一类病证。不寐的病情轻重不一,轻者入睡困难,或寐而不酣,时寐时醒,或醒后不能再寐,重则彻夜不寐。

1. 病因病机　不寐多为情志所伤、饮食不节、劳逸失调、久病体虚等因素引起脏腑功能紊乱,气血失和,阴阳失调,阳不入阴而发病。病在心肾,涉及肝脾。其主要病机为阳盛阴虚,阴阳失交。

(1) 实证型失眠　或因饮食不节,肠胃受伤,宿食停滞,酿为痰热,痰热上扰,胃气不和,导致不得安寐;或因情志不遂,肝气郁结,日久化火,扰动心神,神不安而不寐;或因暴受惊恐,导致心虚胆怯,神魂不安,夜不能寐;或因五志过极,心火内炽，心神扰动而不寐；均可导致心神不宁而失眠。

（2）虚证型失眠　思虑劳倦太过，伤及心脾，心伤则阴血暗耗，神不守舍；脾伤则食少纳呆，生化之源不足，营血亏虚，不能上奉于心，以致心神不安。久病血虚，年迈血少，心血不足则心失所养，心神不安而不寐。

此外，浓茶、咖啡、酒类饮料也是导致不寐的原因之一。

2. 治疗原则　不寐治疗当以补虚泻实，调整脏腑阴阳为原则。在补虚泻实，调整脏腑气血阴阳的基础上辅以安神定志是本病的基本治疗方法。实证宜泻其有余，如疏肝解郁，降火涤痰，消导和中。虚证宜补其不足，如益气、养血，健脾、补肝、益肾。实证日久，气血耗伤，亦可转为虚证，虚实夹杂者，治宜攻补兼施。同时，在药物治疗的同时，配合精神治疗，缓解紧张，消除焦虑，保持精神舒畅。

3. 问病要点　不寐辨证首分虚实。虚者多属阴血不足，心失所养，症见心悸怔忡，健忘失眠，面色无华，舌红少苔。实者多为邪热扰心，症见心神不宁，惊悸不眠，烦躁易怒等。次辨病位，病位主要在心。心神的失养或不安，神不守舍而不寐，且与肝胆脾胃肾相关。如急躁易怒而不寐，多为肝火内扰；脘闷苔腻而不寐，多为胃腑宿食，痰热内盛；心烦心悸，头晕健忘而不寐，多为阴虚火旺，心肾不交；面色少华、肢倦神疲而不寐，多属脾虚不运，心神失养；心烦不寐，触事易惊，多属心胆气虚。

4. 治疗方药　不寐治疗当分虚实，且虚多实少。其实证者，治当清心火、清肝火，清化痰热，和中导滞，佐以安神宁心，常用成药如朱砂安神丸、保和丸等。虚证则滋阴降火，补益心脾，益气镇惊，佐以养心安神，常用天王补心丸、酸枣仁汤、乌灵胶囊、复方枣仁胶囊等。

5. 注意事项　不寐的治疗，病情单纯者，治疗收效较快；大多数病程较长，治疗难以速效，而且病因不除或治疗失当，易使病情更加复杂。本病与心神病变相关，要注意精神调摄，做到喜恶有节，解除忧思焦虑，保持精神舒畅；养成良好的生活习惯，并改善睡眠环境，劳逸结合等。其中重镇安神方药多含有金石、贝壳类药物，不宜久服。含有朱砂的成药，因朱砂有毒，久服能引起慢性中毒，应当注意。

你知道吗

心悸与不寐的转化

不寐一证，多为情志所伤、劳逸失度、久病体虚、五志过极、饮食不节等引起阴阳失交、阳不入阴而形成。心悸也可由这些病因导致，心悸与不寐虽属两种疾病，但临床可以一并出现，因为病机相同，可以相互转化，互为疾病。

二、实证不寐类方药

实证失眠症见心神不宁，惊悸不眠，烦躁易怒，口舌生疮，以及惊痫，癫狂，舌红，脉数。多因心肝阳亢，热扰心神所致，故治疗应重镇安神，清热，选用重镇安神药如朱砂、磁石、龙骨等，辅以地黄、熟地黄、当归等组成方药。

治疗代表方药有朱砂安神丸、泻肝安神丸等。

治疗原则应遵"实者泻之"之义，采取疏肝解郁，降火涤痰，佐以安神宁心。

朱砂安神丸★

【药物组成】朱砂（另研，水飞为衣）1g　黄连（酒洗）18g　生地黄6g　当归8g　甘草15g

【功能与主治】重镇安神，清心泻火。心火亢盛，阴血不足证。症见心神烦乱，失眠多梦，心悸不宁，舌尖红，脉细数。

【组方分析】方中朱砂甘寒质重，入心经，可重镇安神，清泻心火，切中病机，为君药。黄连苦寒，清心泻火以除烦，为臣药。地黄甘苦寒，滋阴清热，当归辛甘温，补血养心。甘草调和诸药，防朱砂、黄连苦寒重镇碍胃。诸药合用，有清心养血，镇静安神之功效。

【临床应用】

1. 本品可用于治疗不寐，因心阴（血）不足，心火偏亢，心神不敛所致。症见不易入睡或多梦易醒，心烦神乱，或心悸不宁，舌红，脉细数；神经衰弱见上述证候者；

2. 本品还可用于治疗心悸，因心阴（血）不足，心火偏亢所致。症见心悸怔忡，烦躁，健忘，头目眩晕，舌红，脉细数者。

【用法用量】口服。水蜜丸一次6g，小蜜丸一次9g，大蜜丸一次1丸，睡前温开水送服。

【使用注意】

1. 本品含有朱砂，不宜过量或长期服用。

2. 用于治疗失眠时，睡前忌吸烟，忌喝酒、茶和咖啡。

3. 孕妇慎用。

【其他制剂】朱砂安神片。

泻肝安神丸★

【药物组成】龙胆9g　黄芩9g　栀子（姜炙）9g　珍珠母60g　牡蛎15g　龙骨15g　柏子仁9g　炒酸枣仁15g　制远志9g　当归9g　地黄9g　麦冬9g　蒺藜（去刺盐炙）9g　茯苓9g　盐车前子9g　盐泽泻9g　甘草3g

【功能与主治】清肝泻火，重镇安神。用于肝火亢盛，心神不宁所致的失眠多梦，心烦；神经衰弱证见上述证候者。

【组方分析】方中以龙胆、栀子、黄芩清肝泻火，凉血除烦，为君药。酸枣仁、柏子仁养血滋阴，宁心安神；远志交通心肾；地黄凉血滋阴；当归养血活血；珍珠母、牡蛎、龙骨平肝潜阳、镇心安神；均为臣药。蒺藜平肝解郁；麦冬养阴生津；茯苓宁心安神；车前子、泽泻清肝泻火、清利湿热；均为佐药。甘草调和诸药，为使药。诸药相合，共奏清肝泻火，重镇安神之功。

【临床应用】本品可用于治疗不寐，因肝火亢盛，心神不宁所致。症见入睡困难，多梦易醒，心烦易怒，头晕目眩，耳鸣耳聋，口苦，目赤，舌红苔黄，脉弦数；神经衰弱见上述证候者。

【用法用量】口服。一次 6g，一日 2 次。

【使用注意】睡前不宜饮用咖啡、浓茶兴奋性饮品。

三、虚证不寐类方药

虚证不寐的临床特点是不寐渐起，面色不华，心悸怔忡，神疲乏力，四肢不温，或五心烦热等症。

治疗代表方药有天王补心丹、酸枣仁汤、乌灵胶囊、安神补脑液等。

治疗原则扶正养心安神为主，根据血虚、气虚、阴虚、阳虚之不同，选用益气血、调阴阳，补脏腑、安心神等法，宜选用酸枣仁、地黄、当归、五味子、天冬等组成的方药。

天王补心丹★

【药物组成】丹参 25g　当归 50g　石菖蒲 25g　党参 25g　茯苓 25g　五味子 50g　麦冬 50g　天冬 50g　地黄 200g　玄参 25g　制远志 25g　炒酸枣仁 50g　柏子仁 50g　桔梗 25g　甘草 25g　朱砂 10g

【功能与主治】滋阴养血，补心安神。用于心阴不足，心悸健忘，失眠多梦，大便干燥。

【组方分析】本方重用地黄滋阴养血为君药。天冬、麦冬滋阴清热；酸枣仁、柏子仁养心安神；当归补血润燥；共为臣药。党参补气；五味子补气养阴，宁心安神；茯苓、远志、石菖蒲宁心安神，交通心肾；玄参滋阴降火，以制虚火上炎；丹参活血祛瘀，凉血安神，补而不滞；朱砂镇心安神，兼治其标；共为佐药。桔梗载药上行；甘草调和诸药；共为使药。综合全方，共奏滋阴养血，补心安神之功。

【临床应用】

1. 本品可用于治疗心悸，因心肾阴虚，心失所养所致。症见心悸，气短，舌红少苔，脉细数或结代；病毒性心肌炎、冠心病、心律失常、原发性高血压及甲状腺功能亢进见上述证候者；

2. 本品可用于治疗不寐，因阴虚血少，心神失养所致。症见心悸，失眠多梦，健忘，舌红少苔，脉细数；神经官能症、更年期综合征、老年性记忆力减退见上述证候者。

【用法用量】水煎服。

【使用注意】

1. 肝肾功能不全者禁用。

2. 本品含有朱砂，不宜长期服用。

3. 不宜饮用浓茶、咖啡等刺激性饮品。

4. 严重心律失常者，需急诊观察治疗。

5. 孕妇慎用。

【其他制剂】天王补心浓缩丸、合剂、口服液。

你知道吗

"天王补心丹" 方名解

天王补心丹其方名，《景岳全书》卷53载，"此方之传……《道藏》偈云：昔志公和尚日夜讲经，邓天王悯其老者也，赐之此方，因以名焉"。《医方集解》云："终南宣律师，课诵老心，梦天王授以此方，故名。"作者在当时利用人们迷信心理，为了说明本方功效如神，故托词天王念其每日诵经劳心而在梦中授以此方。

酸枣仁汤★

【药物组成】酸枣仁15g　茯苓6g　知母6g　川芎6g　甘草3g

【功能与主治】养血安神，清热除烦。用于虚劳，虚烦不眠证。症见失眠心悸，虚烦不安，头目眩晕，咽干口燥，舌红，脉弦细。

【组方分析】方中重用酸枣仁养血补肝，宁心安神，为君药。茯苓宁心安神，知母滋阴润燥清热除烦，俱为臣药。川芎之辛散，调肝血，疏肝气，为佐药。川芎与酸枣仁相伍，寓散于收，补中有行，共奏养血调肝之功。甘草和中缓急，调和诸药，为使药。诸药合用，共奏养血安神、清热除烦之功。

【临床应用】

1. 本品为养血调肝安神的代表方。以虚烦不眠，咽干口燥，舌红，脉弦细为证治要点。

2. 本品还可用于神经衰弱、心脏神经官能症、围绝经期综合征等属血虚热扰者。

【用法用量】水煎服。

【使用注意】孕妇慎用。

【其他制剂】酸枣仁合剂、糖浆。

乌灵胶囊★

【药物组成】乌灵菌粉330g

【功能与主治】补肾健脑，养心安神。用于心肾不交所致的失眠，健忘，心悸心烦，神疲乏力，腰膝酸软，头晕耳鸣，少气懒言，脉细或沉无力；神经衰弱见上述证候者。

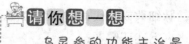
请你想一想
乌灵参的功能主治是什么？

【组方分析】乌灵菌为乌灵参提取物，为炭角菌科真菌里柄炭角的菌株，功专补肾填精、养心安神，主治心肾不交所致失眠、健忘。

【临床应用】本品可用于不寐，多因心肾不交所致。症见失眠，心烦，健忘，神疲乏力，耳鸣，心悸；神经衰弱见上述证候者。

【用法用量】口服。一次3粒，一日3次。

【使用注意】

1. 孕妇禁用。

2. 睡前不宜饮用咖啡、浓茶等兴奋性饮品。

【其他制剂】乌灵菌粉。

安神补脑液★

【组成】鹿茸 3g　淫羊藿 50g　制何首乌 62.5g　干姜 12.5g　甘草 6.25g　大枣 12.5g　维生素 B_1 0.5g

【功能与主治】生精补髓，益气养血，强脑安神。用于肾精不足，气血两亏所致的头晕，乏力，健忘，失眠；神经衰弱症见上述证候者。

【配伍意义】方中以鹿茸填精补髓；制何首乌滋补肝肾，生精益血；共为君药。淫羊藿温阳益肾，补血生精，为臣药。干姜、甘草、大枣温胃健脾，以补气血生化之源，为佐药。维生素 B_1 营养神经。诸药相合，共奏生精补髓，益气养血，健脑安神之效。

【临床应用】

1. 本品可用于不寐，因精血不足，气血两亏，心神失养所致。症见入睡困难，多梦易醒，健忘，头晕，神疲乏力，纳呆，腰膝酸软，舌质淡，苔薄白，脉细弱；神经衰弱见上述证候者。

2. 本品可用于健忘，因肝肾不足，精血亏虚，元神失养所致。症见健忘，头晕，气短乏力，失眠多梦，腰膝酸软，遗精滑泄，舌质淡，苔薄白，脉细弱；神经衰弱见上述证候者。

【用法用量】口服。一次 10ml，一日 2 次。

【使用注意】不宜服用咖啡、浓茶等兴奋性饮品。

【其他制剂】安神补脑片。

不寐问病荐药要点见表 4-3。

表 4-3　不寐问病荐药

问病要点	确定疾病	确定证型	推荐常用中成药
心烦不寐，燥扰不宁，小便短赤，口舌生疮，舌尖红，苔薄黄，脉细数	实证不寐	心火亢盛型不寐	朱砂安神丸
急躁易怒，不寐多梦，甚至彻夜不眠，伴有头晕头胀，目赤耳鸣，口干而苦，小便黄赤，大便秘结，舌红苔黄，脉弦而数	实证不寐	肝郁化火型不寐	泻肝安神丸
心烦不寐，心悸不安，头晕耳鸣，健忘多梦，手足心热，大便干燥，舌红少苔，脉细数	虚证不寐	心阴亏虚型不寐	天王补心丸
多梦易醒，心悸健忘，神疲食少，头晕目眩，四肢倦怠，面色萎黄，舌淡苔薄，脉细无力	虚证不寐	心脾两虚型不寐	归脾丸
失眠健忘，头晕耳鸣，遗精，夜尿频多，腰膝酸软，舌红，脉细弱	虚证不寐	脾肾两虚型不寐	安神补脑液
失眠，健忘，神疲乏力，少气懒言，腰膝酸软，脉细或沉无力	虚证不寐	心肾不交型不寐	乌灵胶囊

目标检测

一、单项选择题

1. 患者心悸，善惊易恐，坐卧不安，多梦易醒，舌苔薄白，脉虚数。其证候是
   A. 心血不足 　　　　　 B. 心虚胆怯 　　　　　 C. 心脾两虚
   D. 阴虚火旺 　　　　　 E. 水饮凌心

2. 章某，女，23岁。平素体健，3天前突受惊吓，多梦，舌苔薄白，脉弦。现心悸易惊，坐卧不宁，少寐。治疗宜选
   A. 朱砂安神丸 　　　　 B. 归脾丸 　　　　　 C. 天王补心丹
   D. 安神定志丸 　　　　 E. 桂枝甘草龙骨牡蛎汤

3. 患者心悸不宁，心烦少寐，头晕目眩，手足心热，耳鸣腰酸，舌红少苔，脉细数。其治法是
   A. 滋阴养心，定志宁神 　　　　　　 B. 滋阴益肾，定志安神
   C. 益肾养心，镇惊安神 　　　　　　 D. 滋养肝肾，镇惊安神
   E. 滋阴养血，补心安神

4. 既能用于气滞血瘀所致的胸痹，也能用于心肌缺血所致的心绞痛的中成药是
   A. 麝香保心丸 　　　　 B. 稳心颗粒 　　　　 C. 参松养心胶囊
   D. 冠心苏合滴丸 　　　 E. 益心舒胶囊

5. 益心舒胶囊的功能除益气复脉，活血化瘀外，还能
   A. 养阴生津 　　　　　 B. 行气止痛 　　　　 C. 祛风化痰
   D. 清心安神 　　　　　 E. 通络止痛

6. 血府逐瘀胶囊的主治病证是
   A. 气虚血瘀 　　　　　 B. 气滞血瘀 　　　　 C. 气阴两虚
   D. 跌打损伤 　　　　　 E. 阴虚血瘀

7. 朱砂安神丸的功效是
   A. 重镇安神 　　　　　 B. 清热涤痰 　　　　 C. 养血安神
   D. 清肝明目 　　　　　 E. 益阴养血

8. 天王补心丹的君药是
   A. 地黄 　　　　　　　 B. 人参 　　　　　　 C. 五味子
   D. 当归 　　　　　　　 E. 远志

9. 酸枣仁汤的功效是
   A. 滋阴安神 　　　　　 B. 益气宁神 　　　　 C. 益阴潜阳
   D. 益气补血 　　　　　 E. 养血安神

10. 患者心悸，头晕失眠，面色无华，神疲倦怠，舌质淡红，脉细弱。应用

    A. 天王补心丹　　　　B. 归脾丸　　　　　　C. 复方丹参片

    D. 朱砂安神丸　　　　E. 安神定志丸

二、多项选择题

1. 心悸的基本征候是

    A. 心痛剧烈　　　　　B. 胸闷气短　　　　　C. 心慌不安

    D. 头晕喘促　　　　　E. 不能自主

2. 心悸的主要病因包括

    A. 心虚胆怯　　　　　B. 心血不足　　　　　C. 心阳衰弱

    D. 水饮内停　　　　　E. 瘀血阻络

3. 胸痹的病机为

    A. 气滞血瘀　　　　　B. 寒凝气滞　　　　　C. 痰瘀交阻

    D. 阳气虚衰　　　　　E. 心脉痹阻

4. 天王补心丹的辨证要点包括

    A. 心悸失眠　　　　　B. 咽喉肿痛　　　　　C. 手足心热

    D. 舌红少苔　　　　　E. 脉细数

5. 血栓通胶囊的功效是

    A. 活血祛瘀　　　　　B. 疏肝理气　　　　　C. 益气强心

    D. 益气升阳　　　　　E. 通脉活络

三、简答题

1. 心悸的基本征候特点是什么？

2. 胸痹证的基本治法是什么？

3. 请简述虚证不寐的症状有哪些？

4. 请简述天王补心丹的功能主治。

书网融合……

  微课　　　　划重点1　　　　划重点2　　　　划重点3　　　　自测题

任务一　胃痛用药

学习目标

知识要求

1. **掌握**　胃痛、泄泻、痢疾、便秘的主要证型，各证型的代表方药；寒邪客胃胃痛、肝胃不和胃痛、实热胃痛、饮食停滞胃痛、胃阴亏虚胃痛、脾胃虚寒胃痛的辨证要点；湿热泄泻、脾虚泄泻、肝脾不和泄泻、脾肾阳虚泄泻的辨证要点；湿热痢疾、寒湿痢疾、阴虚痢疾的辨证要点；实热便秘、气滞便秘、肠燥便秘、阳虚便秘的辨证要点；重点药品的功能主治及临床应用。

2. **熟悉**　胃痛、泄泻、痢疾、便秘的基本概念、病因病机；一般药品的功能主治和临床运用；重点药品的药物组成、组方分析及使用注意。

3. **了解**　胃痛、泄泻、痢疾、便秘方药的用法用量及部分药品的不良反应。

能力要求

1. 熟练掌握根据患者的症状正确判断胃痛、泄泻、痢疾、便秘证型的方法，并合理选用中成药。

2. 学会根据不同证型胃痛、泄泻、痢疾、便秘的辨证要点以及中成药功能主治进行相应问病荐药角色扮演脚本编写，解决相应问病荐药问题。

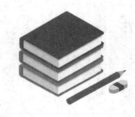

岗位情景模拟

情景描述　李某，女，45岁，2天前受凉，一直感觉胃脘隐隐作痛，喜温喜按，空腹痛甚，得食则缓，疲倦乏力，四肢冰凉，食欲不振，大便溏薄；李某走进药店寻求帮助。

讨论　请问李某患的是什么疾病？为哪种证型？应该使用哪种药物治疗？

一、概述

胃痛，又称胃脘痛，是以上腹胃脘部近心窝处疼痛为主症的病证。一般认为，西医学中的急性胃炎、慢性胃炎、胃溃疡、十二指肠溃疡等病属于本病范畴。

1. 病因病机　胃痛病因是多方面的，主要由外邪犯胃、饮食伤胃、情志不畅和脾胃素虚等，导滞胃气郁滞，胃失和降，而发生胃痛。

外感寒邪，直中胃腑，脘腹受凉，内客于胃，或过食生冷，或食后受凉，寒积胃脘，引起气机阻滞，胃失和降，不通则痛。外感暑热之邪，或寒邪久留，郁而化热，或肝气郁结，郁久化热，或辛辣无度，偏嗜肥甘厚腻，饮烈酒，则蕴湿生热，或宿食不化，郁而化热，使胃失和降，气机阻滞引起胃脘疼痛。饮食不节，或过饥过饱，日久则宿食停滞，损伤脾胃，胃气壅滞，致胃失和降，不通则痛，而发生胃痛。忧郁恼怒伤肝，肝气郁滞，肝失疏泄，横逆犯胃，忧思伤脾，脾弱肝旺，脾失健运，胃腑受克，致胃失和降，气机不畅则胃痛。素体脾胃虚弱，运化失职，升降乏力，气机不畅，若饥饱失常，或劳倦过度，或久病脾胃受损，均能引起中阳不足，中焦虚寒，则寒从内生，脉络失其温养，故胃脘隐隐作痛。热病伤阴，或胃热郁火灼伤胃阴，或久服温燥之品，耗伤阴液，或久病，胃阴不足，脉络失其濡养，气机失调，而引起胃痛。

胃痛病位在胃，与肝、脾密切相关，基本病机是胃气郁滞，胃失和降，不通则痛。

2. 治疗原则　治疗上以理气和胃止痛为基本原则，但须审证求因，辨证施治。寒邪客胃胃痛、肝胃不和胃痛、实热胃痛、饮食停滞胃痛治疗以温胃散寒、疏肝理气、清解郁热、消食导滞为主；胃阴亏虚胃痛、脾胃虚寒胃痛治以健脾益胃、益气养阴为主；虚实夹杂者，则应邪正兼顾，治疗应补虚泻实，重视调畅中焦气机。

3. 问病要点　首先要问疼痛部位、疼痛程度与特征、伴有症状及诱因。胃痛疼痛部位在上腹近心窝处胃脘部，以发生疼痛为特征，有胀痛、刺痛、隐痛、钝痛等。常伴不欲饮食，恶心呕吐，嘈杂泛酸，嗳气吞腐等上消化道症状。以中青年居多，多有反复发作病史，发病前多有明显的诱因，如天气变化、情志不畅、过度劳累、饮食不节、过饥过饱、进食生冷干硬辛辣食物或服用有损脾胃的药物等。

其次要辨清虚实寒热及气血。寒邪客胃胃痛、肝胃不和胃痛、实热胃痛、饮食停滞胃痛等属实证，胃阴亏虚胃痛、脾胃虚寒胃痛属虚证。遇寒则痛甚，得温则痛减为寒证；胃脘灼痛，痛势急迫，遇热则痛甚，得寒则痛减为热证。寒邪客胃胃痛，以胃痛暴作，恶寒喜温，舌淡，苔薄白，脉弦紧为特点；肝胃不和胃痛，以胃痛胀闷，连及胁肋，舌红，苔薄白，脉弦为特点；实热胃痛，以胃脘灼痛，痛势急迫，烦燥易怒，口干苦，舌红，苔黄，脉弦或弦数为特点；饮食停滞胃痛，以脘胀腹满不食，嗳腐吞酸或吐食，舌苔厚腻，脉滑为特点；胃阴亏虚胃痛，以胃痛隐隐，口燥咽干，舌红少津，脉细数为特点；脾胃虚寒胃痛，以胃痛隐隐，喜温喜按、泛吐清水，神疲纳差，舌淡苔白，脉虚弱或迟缓为特点。若疼痛多为胀痛，或涉及两胁，或兼见恶心呕吐，嗳气频频，疼痛与情志因素显著相关为气滞；若胃脘疼痛或空腹痛外，兼见饮食减少，食后腹胀，大便溏薄，面色㿠白，舌淡脉弱为气虚，指脾胃气虚。如疼痛部位固定不移，痛如针刺，舌质紫暗或有瘀斑，脉涩，或兼见呕血、便血，为血瘀。

还需详细辨认胃痛兼夹之证。各证往往不是单独出现或一成不变的，而是互相转化和兼杂，如寒热错杂、虚中夹实、气血同病等。

4. 治疗方药　寒邪客胃胃痛，治法宜散寒止痛，方药以香苏散合良附丸加味；肝胃不和胃痛，治法宜疏肝理气，治疗常应用柴胡、香附、香橼等疏肝理气药，方药以柴胡疏肝散加味；实热胃痛，治法宜疏肝泄热，治疗可适当选用清热药，如蒲公英、连翘、黄连等，方药以化肝煎加味；饮食停滞胃痛，治法宜消食导滞，方药以保和丸加味；胃阴亏虚胃痛，治法宜养阴益胃，方药以一贯煎合芍药甘草汤加味；脾胃虚寒胃痛，治法宜温中健脾，方药以黄芪建中汤为主方。

5. 注意事项　注意饮食调护，以清淡易消化的食物为宜，避免辛辣刺激、煎炸之品；理气和胃止痛为治疗胃痛的重要方法，但久用辛香理气之剂易耗阴伤气，尤其有肝胃郁热合胃阴不足者，宜"忌刚用柔"，理气之品宜选香橼皮、佛手、绿萼梅等辛平之品；久痛防变，中年以上患者，胃痛经久不愈，痛无定处，伴消瘦无力，贫血，当防恶性病变，应及时检查明确诊断，积极治疗。

二、寒邪客胃胃痛类方药

寒邪客胃是指外感寒邪，内客于胃，引起胃气阻滞，胃失和降而发生胃痛，症见胃痛暴作，恶寒喜暖，得温痛减，遇寒加重，口淡不渴，或喜热饮；舌淡苔薄白，脉弦紧。

治疗代表方药有良附丸。

治疗原则为温胃散寒，行气止痛。

良附丸★

【药物组成】高良姜500g　香附（醋制）500g

【功能与主治】温胃理气。用于寒凝气滞，脘痛吐酸，胸腹胀满。

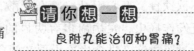
请你想一想
良附丸能治何种胃痛？

【组方分析】方中高良姜辛热，温中暖胃，散寒止痛，且用酒洗，以增强其散寒之力，为君药。香附辛香走窜，行气止痛、疏肝解郁，且用醋制，加强入肝行气止痛之功，为臣药。二药合用，共奏温胃理气之功。

【临床应用】

1. 本方可用于因过食生冷，或感受寒凉而寒凝气滞所致的胃痛，症见胃脘冷痛，喜按喜暖，遇冷痛重，尿清，便溏；胃及十二指肠溃疡、急慢性胃炎见上述证候者。

2. 本品可用于因暴饮生冷，损伤中阳，胃气上逆所致的呕吐，症见恶心呕吐，胃凉胀满，口淡纳呆，嗳气吐酸；急性胃炎见上述证候者。

【用法用量】口服。一次3~6g，一日2次。

【使用注意】

1. 胃部灼痛，口苦，便秘之胃热者不宜使用。

2. 胃痛、呕吐属湿热中阻者不宜使用。

【其他剂型】良附滴丸、良附软胶囊。

三、肝胃不和胃痛类方药

肝胃不和是指肝失疏泄，横逆犯胃，引起胃失和降，而发胃痛，症见胃脘胀痛，痛连两胁，遇烦恼则痛作或痛甚，嗳气、矢气则痛舒，胸闷嗳气，喜长叹息，大便不畅；舌苔多薄白，脉弦。

治疗代表方药有气滞胃痛颗粒、胃苏颗粒、沉香化气丸、舒肝和胃丸等。

治疗原则为疏肝解郁，理气止痛。

气滞胃痛颗粒★

【药物组成】柴胡　香附（炙）　白芍　延胡索（炙）　枳壳　甘草（炙）

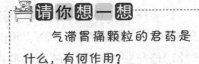

请你想一想

气滞胃痛颗粒的君药是什么，有何作用？

【功能与主治】疏肝理气，和胃止痛。用于肝郁气滞，胸痞胀满，胃脘疼痛。

【组方分析】方中柴胡疏肝解郁、理气止痛；为君药。香附疏肝解郁；白芍养血敛阴、柔肝止痛；为臣药。延胡索行气活血止痛；枳壳行气和中，消痞除胀；合为佐药。炙甘草调和诸药，为使药。诸药合用，共奏疏肝理气，和胃止痛之功。

【临床应用】本品适用于情志失调，肝郁气滞所致的胃痛，症见胃脘胀痛，痛窜胁背，气怒痛重，嗳气纳少，大便不畅；胃炎、功能性消化不良、胃切除术后综合征见上述证候者。

【用法用量】开水冲服。一次5g，一日3次。

【使用注意】

1. 肝胃郁火、胃阴不足所致胃痛者慎用。

2. 孕妇慎用。

【其他剂型】气滞胃痛片、气滞胃痛胶囊。

胃苏颗粒★

【药物组成】紫苏梗166.7g　香附166.7g　陈皮100g　枳壳166.7g　槟榔100g　香橼166.7g　佛手100g　炒鸡内金100g

【功能与主治】疏肝理气，和胃止痛。用于肝胃气滞所致的胃脘痛，症见胃脘胀痛，窜及两胁，得嗳气或矢气则舒，情绪郁怒则加重，胸闷食少，排便不畅，舌苔薄白，脉弦；慢性胃炎及消化性溃疡见上述证候者。

【组方分析】方中紫苏梗入胃，顺气开郁，和胃止痛；香附入肝，疏肝解郁、理气和胃；合为君药。陈皮理气和胃化湿，宣通疏利脾胃；枳壳破气消积，利膈宽中，解胃脘胀满；槟榔下气利水、调和脾胃、行气消滞；合为臣药。香橼、佛手疏肝和胃，理气止痛；鸡内金消积化滞；合为佐药。诸药合用，共奏疏肝理气、和胃止痛之功。

【临床应用】本品可用于肝郁气滞，横逆犯胃所致的胃痛，症见胃脘满闷，两胁胀痛，得嗳气或矢气则舒，情绪郁怒则加重，胸闷食少，排便不畅，舌苔薄白，脉弦；慢性胃炎及消化性溃疡见上述证候者。

【用法用量】口服。一次 15g，一日 3 次。15 天为一疗程，可服 1~3 个疗程或遵医嘱。

【使用注意】

1. 脾胃阴虚或肝胃郁火胃痛者慎用。

2. 孕妇慎用。

沉香化气丸

【药物组成】沉香 25g　醋香附 50g　木香 50g　陈皮 50g　六神曲（炒）100g　炒麦芽 100g　广藿香 100g　砂仁 50g　醋莪术 100g　甘草 50g

【功能与主治】理气疏肝，消积和胃。用于肝胃气滞，脘腹胀痛，胸膈痞满，不思饮食，嗳气泛酸。

【组方分析】方中沉香辛散温通，行气散寒止痛，和胃降逆止呕，为君药。香附疏肝解郁，理气止痛；木香、陈皮行气躁湿，调中止痛；六神曲、麦芽消食和胃；合为臣药。广藿香化湿醒脾，和中止呕；砂仁行气祛湿，温中降逆；莪术活血祛瘀、消积导滞、行气止痛；合为佐药。甘草调和诸药，为使药。全方配伍，共奏理气疏肝，消积导滞，和胃之功。

【临床应用】

1. 本品适用于肝气郁结，横逆犯胃，胃气阻滞所致的胃痛，症见胃脘胀痛，痛连两胁，遇烦恼则作或痛甚，嗳气、矢气则痛舒，胸闷，喜长叹息，大便不畅，舌苔薄白，脉弦；慢性胃炎见上述证候者。

2. 本品适用于肝气犯胃，胃气郁滞所致的痞满，症见脘腹痞满，胸胁胀满，心烦易怒，善太息，不思饮食，恶心呕吐，嗳气泛酸，大便不爽；舌质淡红，苔薄白，脉弦；慢性胃炎见上述证候者。

【用法用量】口服。一次 3~6g，一日 2 次。

【使用注意】

1. 脾胃阴虚、气虚体弱者慎用。

2. 哺乳期妇女慎用，孕妇禁用。

【其他剂型】沉香化气胶囊。

舒肝和胃丸

【药物组成】柴胡 15g　醋香附 45g　佛手 150g　郁金 45g　木香 45g　乌药 45g　陈皮 75g　焦槟榔 45g　莱菔子 45g　白芍 45g　炒白术 60g　广藿香 30g　炙甘草 15g

【功能与主治】疏肝解郁，和胃止痛。用于肝胃不和，两胁胀满，胃脘疼痛，食欲不振，呃逆呕吐，大便失调。

【组方分析】方中柴胡、香附疏肝解郁，理气止痛，为君药。佛手、郁金助君药疏肝解郁，理气活血，和胃止痛；木香、乌药、陈皮行气躁湿，调中止痛；槟榔、莱菔子理气和胃，消食化积；合为臣药。白芍养血柔肝，配甘草可缓急止痛；白术健脾益气，利水祛湿；广藿香化湿醒脾、和胃止呕；合为佐药。甘草调和诸药，为使药。全方配伍，共奏疏肝解郁，和胃止痛之功。

【临床应用】

1. 本品适用于肝胃不和，气机不利所致的胃痛，症见胃脘胀满疼痛，窜及两胁，嗳气呕恶，食欲不振，大便不畅，苔腻，脉沉弦者；胃炎、消化性溃疡见上述证候者。

2. 本品适用于情志不遂，肝失条达，气阻于胁所致的胁痛，症见两胁胀痛，走窜不定，胸闷气短，纳食减少，苔薄黄，脉弦者；胆囊炎、肋间神经痛见上述证候者。

【用法用量】口服。水丸一次6g，水蜜丸一次9g，小蜜丸一次12g（60丸），大蜜丸一次2丸；一日2次。

【使用注意】

1. 肝胃郁火所致胃痛、胁痛者慎用。

2. 月经期、妊娠期、哺乳期妇女当慎用。

3. 用药期间忌忧思恼怒、油腻食物。

【其他剂型】舒肝和胃口服液。

四、实热胃痛类方药

实热胃痛是指肝郁化火犯胃所致的胃痛，症见胃脘灼痛，烦躁易怒，烦热不安，胁胀不舒，泛酸嘈杂，口干口苦；舌红苔黄，脉弦或数。

治疗代表方药有戊己丸、三九胃泰颗粒、胃逆康胶囊等。

治疗原则为平逆散火，泄热和胃。

戊己丸★

【药物组成】黄连300g　白芍（炒）300g　吴茱萸（制）50g

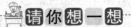

请你想一想

戊己丸的君药是哪味药？在处方中的作用是什么？

【功能与主治】泻肝和胃，降逆止呕。用于肝火犯胃、肝胃不和所致的胃脘灼热疼痛、呕吐吞酸、口苦嘈杂、腹痛泄泻。

【组方分析】方中黄连苦寒，入心肝胃经，清热泻火，取实则泻子之意，清泄肝胃之火，又能燥湿厚肠止泻，为君药。白芍柔肝和脾、缓急止痛，能于土中泻木，又可和血，为臣药。吴茱萸辛苦而温，疏肝降逆开郁，温中止痛止呕，既可同气相求，引热下行，又可兼制黄连之寒，防止伤胃，为佐药。三药配伍，具有泻肝和胃，降逆止呕的功效。

【临床应用】

1. 本品适用于胃火亢盛或肝火犯胃，肝胃不和所致的胃痛，症见胃脘胀痛或痛及两胁，多与情志有关，嗳气频繁，呕吐吞酸，口苦嘈杂，食少纳呆，舌苔薄白或薄黄，脉弦；慢性胃炎、消化性溃疡见上述证候者。

2. 本品适用于肝火犯胃，胃失和降所致的呕吐，症见胸脘痞闷，胸膈灼热或灼痛，呕恶吞酸，嗳气呃逆，胁痛口苦，咽干，便结，舌边尖红，舌苔黄，脉弦；功能性呕吐见上述证候者。

3. 本品适用于肝火犯胃，脾胃不和，升降失常，或湿热阻滞，气机失调所致的泄泻，症见腹痛泄泻，胸胁胀闷，嗳气食少，或下利赤白，里急后重，滞下不爽，小便短赤，或伴有恶心呕吐，或兼有胸脘痞闷，舌淡红苔黄或腻，脉弦滑；急、慢性腹泻、细菌性痢疾见上述证候者。

【用法用量】 口服。一次 3～6g，一日 2 次。

【注意事项】 肝寒犯胃者慎用。

三九胃泰颗粒★

【药物组成】 三叉苦　九里香　两面针　木香　黄芩　茯苓　地黄　白芍

【功能与主治】 清热燥湿，行气活血，柔肝止痛。用于湿热内蕴、气滞血瘀所致的胃痛，症见脘腹隐痛，饱胀反酸，恶心呕吐，嘈杂纳减；浅表性胃炎、糜烂性胃炎、萎缩性胃炎见上述证候者。

【组方分析】 方中三叉苦清热燥湿，九里香行气活血，共为君药。两面针活血消肿，木香行气止痛，为臣药。黄芩清热燥湿，茯苓健脾渗湿，地黄滋阴凉血，白芍养阴柔肝，缓急止痛，共为佐药。诸药合用，共奏清热燥湿，行气活血，柔肝止痛之功。

【临床应用】

1. 本品适用于饮食不节，湿热内蕴所致的胃痛，症见胃脘疼痛，嘈杂纳减，口苦口黏，大便黏滞，舌苔黄腻；慢性胃炎见上述证候者。

2. 本品适用于肝郁气滞，瘀血阻滞所致的痞满，症见胃部饱胀，胃痛夜甚，舌质暗红有瘀点；胃炎、功能性消化不良见上述证候者。

【用法用量】 口服。一次 1 袋，一日 2 次。

【不良反应】 有文献报道患者服用三九胃泰冲剂或胶囊致药疹、肝损害。

【注意事项】

1. 虚寒性胃痛及寒凝血瘀胃痛者慎用；
2. 忌食油腻生冷难消化食物。

【其他剂型】 三九胃泰胶囊。

胃逆康胶囊

【药物组成】 柴胡（醋）　白芍　黄连　半夏（法）　陈皮　枳实　川楝子　吴茱

莪术　瓦楞子（煅）　蒲公英　甘草

【功能与主治】疏肝泄热，和胃降逆，制酸止痛。用于肝热犯胃、肝胃不和所致的胸胁胀痛，嗳气，反酸，胃脘疼痛痞满，嘈杂呃逆，纳呆食少，口干口苦，舌红苔黄；反流性食管炎、功能性消化不良见上述证候者。

【组方分析】方中以柴胡疏肝理气，为君药。白芍养血柔肝，缓急止痛，助柴胡疏肝郁，补肝体而助肝运；黄连清胃热而泻肝火；半夏、陈皮和胃降逆止呕；枳实苦降下行，破气消积；川楝子行气止痛，兼清肝热；六药合为臣药。吴茱萸辛热，疏肝下气、调和肝胃，且能佐制黄连之寒；莪术行气消积止痛；煅瓦楞子制酸止痛；蒲公英苦寒清热；以上四药合为佐药。甘草甘缓和中，调和诸药，为使药。诸药合用，共奏疏肝泄热，和胃降逆，制酸止痛之功。

【临床应用】

1. 本品适用于肝火犯胃，肝胃不和，胃失和降，气机阻滞所致的胃痛，症见胃脘痞闷疼痛，食后加剧，痛连两胁，烦躁易怒，嗳气呃逆，纳呆食少，口干口苦，舌质红苔黄，脉弦数；功能性消化不良见上述证候者。

2. 本品适用于肝火犯胃，肝胃不和，胃气上逆所致的吐酸，症见嗳气反酸，胃脘疼痛痞满，兼有胸胁胀痛，嘈杂呃逆，纳呆食少，口干口苦，苔薄或黄腻，脉弦；反流性食管炎见上述证候者。

【用法用量】饭前口服。一次4粒，一日3次。1个月为一疗程，或遵医嘱。

【不良反应】本品可致轻度腹泻。

【使用注意】

1. 肝寒犯胃所致胃痛、吞酸者慎用。

2. 不宜在服药期间同时服用滋补性中药。

3. 本品不宜久服，肝功能异常者慎用。

4. 孕妇禁用。

五、饮食停滞胃痛类方药

饮食停滞胃痛是指饮食没有节制，贪食不易消化的食物，或过饥过饱，损伤脾胃，胃气壅滞，致胃失和降，不通则痛。症见胃痛胀满，恶食拒按，嗳腐吞酸，或吐不消化食物，吐食或矢气后痛减，大便不爽；舌苔厚腻，脉滑。

治疗代表方药有保和丸、六味安消胶囊、健胃片。

治疗原则为消食导滞，和胃止痛。

保和丸★

【药物组成】焦山楂300g　六神曲（炒）100g　炒莱菔子50g　炒麦芽50g　半夏（制）100g　陈皮50g　茯苓100g　连翘50g

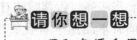
请你想一想

保和丸适合用于什么病证？

【功能与主治】消食，导滞，和胃。用于食积停滞，脘腹胀满，嗳腐吞酸，不欲饮食。

【组方分析】方中山楂消一切饮食积滞，尤善消肉食油腻之积，为君药。六神曲、莱菔子、麦芽健脾和胃，理气消食，共为臣药。半夏、陈皮燥湿健脾，行气和胃，化痰止呕；茯苓利湿健脾，和中止泻；连翘清热散结，去积滞之热；四药为佐药。诸药合用，全方共奏消食、导滞、和胃之功。

【临床应用】本品适用于饮食不节，食积中阻，脾胃升降功能失常所致的食积，症见腹痛腹胀，恶心呕吐，嗳腐吞酸，不欲饮食，大便不调；消化不良、婴幼儿腹泻、慢性胃炎、肠炎、慢性胆囊炎见上述证候者。

【用法用量】口服。水丸，一次 6~9g，一日 2 次。大蜜丸，一次 1~2 丸，一日 2 次。小儿酌减。

【使用注意】服药期间饮食宜清淡易消化，忌暴饮暴食及油腻食物。

六味安消胶囊★

【药物组成】藏木香 23.81g　大黄 95.24g　山奈 47.62g　北寒水石 119.05g　诃子 71.43g　碱花 142.86g

【功能与主治】和胃健脾，消积导滞，活血止痛。用于脾胃不和、积滞内停所致的胃痛胀满，消化不良，便秘，痛经。

【组方分析】方中藏木香，性味辛苦温，健脾和胃，行气止痛，为君药。大黄苦寒，攻积导滞，且能活血化瘀，辅助君药行气导滞止痛，为臣药。山奈辛温走窜，行气消食，温中止痛，佐藏木香和胃健脾之功；北寒水石辛咸大寒，清热泻火、除烦止渴，助大黄清积滞中之伏热；诃子苦酸涩温，涩肠止泻，以防泻下太过伤正；碱花苦咸甘平、微毒，温中消滞，制酸和胃，化痰通便。四者共为佐药。诸药相合，共奏和胃健脾，消积导滞，活血止痛之功。

【临床应用】

1. 本品适用于脾胃不和，积滞内停所致的胃痛，症见胃脘不适，疼痛胀闷，嗳腐吞酸，或吐不消化食物，吐食或矢气后痛减，或见口臭而渴，心烦，大便臭秽或溏薄或秘结，苔厚腻，脉滑实；急、慢性胃炎见上述证候者。

2. 本品适用于脾胃不和，积滞内停所致的便秘，症见大便干结难解，腹胀腹痛，嗳腐吞酸，恶心呕吐，或口干口臭，心烦不安，苔厚腻，脉滑实；功能性消化不良、便秘见上述证候者。

3. 本品适用于因冲任瘀阻或寒凝经脉，使气血运行不畅，胞宫经血瘀滞所致的痛经，症见经前或经期小腹胀痛、拒按，经量少或经行不畅，经色紫暗或夹有血块，或伴有胸胁、乳房胀痛，舌紫暗或有瘀点，脉弦或弦涩。

此外，尚有本品用于胃食管反流、便秘型肠易激综合征、小儿中毒性肠麻痹的报道。

【用法用量】口服。一次 3~6 粒，一日 2~3 次。

【使用注意】

1. 脾胃虚寒的胃痛、便秘者慎用。

2. 妇女月经期应慎用，孕妇禁用。

3. 服药期间饮食宜清淡，忌食辛辣、油腻食物，戒烟酒。

【其他剂型】六味安消散、六味安消丸、六味安消片。

健胃片

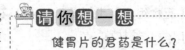

请你想一想

健胃片的君药是什么？

【药物组成】柴胡 47g　苍术（米泔制）79g　草豆蔻 47g　陈皮 47g　延胡索（醋制）32g　川楝子 47g　白芍 79g　山楂（炒）16g　鸡内金（醋炒）16g　六神曲（炒）16g　麦芽（炒）16g　槟榔（炒焦）32g　生姜 16g　甘草浸膏 9g

【功能与主治】疏肝和胃，消食导滞，理气止痛。用于肝胃不和，饮食停滞所致的胃痛、痞满，症见胃脘胀痛，嘈杂食少，嗳气口臭，大便不调。

【组方分析】方中柴胡苦平，疏泄肝气而醒脾；苍术苦温，燥湿运脾而和胃；二药合用，立本方疏肝燥湿运脾之主旨，为君药。草豆蔻、陈皮理气化湿和胃；延胡索、川楝子疏肝理气止痛；白芍一味养血柔肝，又防温燥劫阴；五药共为臣药。山楂、鸡内金、六神曲、麦芽消食导滞和胃；槟榔行气导滞消积；生姜温中开胃止呕；上药合为佐药。甘草调和诸药，为使药。诸药合用共奏疏肝和胃，消食导滞之效。

【临床应用】

1. 本品适用于情志所伤或饮食失调，肝胃不和所致的胃痛，症见胸脘胀闷疼痛，连及两胁，呃逆嗳气，嘈杂泛酸，呕吐，纳食减少，每因烦恼郁怒而痛作，舌苔薄白，脉弦；胃及十二指肠溃疡、慢性胃炎见上述证候者。

2. 本品适用于情志所伤或饮食停滞所致的吐酸，症见胸脘、胸膈灼热或灼痛，吐酸嗳腐，脘闷腹胀，嘈杂食少，大便不调，咽干口苦，舌苔薄腻，脉弦；胃及十二指肠溃疡、反流性食管炎见上述证候者。

3. 本品适用于情志所伤或饮食停滞，肝胃不和所致的痞满，症见胸脘满闷或痞硬，食少，口臭，腹胀腹痛，大便不调，舌苔厚腻，脉弦滑；消化不良、急慢性胃炎见上述证候者。

【用法用量】口服。一次 6 片，一日 3 次。

【使用注意】

1. 肝寒犯胃所致胃痛、痞满、吞酸者慎用。

2. 身体虚弱或老年人不宜长期服用。

3. 孕妇及哺乳期妇女慎用。

4. 肝功能异常者慎用。

六、胃阴亏虚胃痛类方药

胃阴亏虚又称胃阴不足，是指胃中阴液不足，失于濡润，胃气不降，并虚热内扰，或多由胃病久延不愈，胃热、胃火炽盛，或嗜食辛辣，或情志不遂，气郁化火，或热病后期阴液未复所致。症见胃脘隐痛，饥不欲食，或吞咽不利，口干唇燥喜饮，嘈杂，食后胸膈痞阻，大便干结，甚则干呕呃逆；舌红中心干、少苔，或舌光干燥，脉细数等。

治疗代表方药有阴虚胃痛颗粒、养胃舒胶囊。

治疗原则为滋养胃阴，和胃止痛。

阴虚胃痛颗粒★

【药物组成】北沙参　麦冬　石斛　玉竹　川楝子　白芍　炙甘草

【功能与主治】养阴益胃，缓急止痛。用于胃阴不足所致的胃脘隐隐灼痛，口干舌燥、纳呆干呕。

> **请你想一想**
>
> 阴虚胃痛颗粒适合用于什么病证？

【组方分析】方中北沙参、麦冬养阴润燥，益胃生津，为君药。石斛、玉竹养胃生津，增强君药养阴润燥、益津之效，共为臣药。川楝子疏肝泄热，行气止痛；白芍养血柔肝，缓急止痛；为佐药。甘草和中缓急，调和药性，为使药。诸药配合，共奏养阴益胃，缓急止痛之功。

【临床应用】本品适用于胃阴不足所致的胃痛。症见胃脘隐隐灼痛，口干舌燥，纳呆，干呕，五心烦热，舌红苔少或无苔，脉细数；慢性胃炎、消化性溃疡见上述证候者。

【用法用量】开水冲服。一次 10g，一日 3 次。

【使用注意】

1. 虚寒胃痛者慎用。

2. 有高血压、心脏病、肝病、糖尿病、肾病等慢性病严重者应在医师指导下服用。

3. 孕妇、哺乳期妇女、年老体弱者应在医师指导下服用。

4. 服药期间饮食宜清淡，忌食生冷、辛辣、油腻食物；戒烟酒。

5. 忌愤怒、忧郁、保持心情舒畅。

【其他剂型】阴虚胃痛片。

养胃舒胶囊

【药物组成】黄精（蒸）187g　党参 187g　白术（炒）187g　山药 187g　菟丝子 187g　北沙参 187g　玄参 187g　乌梅 233g　陈皮 157g　山楂 233g　干姜 76g

【功能与主治】益气养阴，健脾和胃，行气导滞。用于脾胃气阴两虚所致的胃痛，症见胃脘灼热疼痛，痞胀不适，口干口苦，纳少消瘦，手足心热。

【组方分析】方中黄精补脾益气，滋阴养胃，为君药。党参、白术、山药益气补中，健脾养胃；菟丝子扶正固本，补阳益阴；为臣药。北沙参、玄参清热养阴，益胃生津；乌梅生津止渴；陈皮理气和中；山楂消食导滞；用少量干姜温中暖脾，鼓舞脾胃阳气，以健中焦；六味共为佐药。诸药配合，共奏益气养阴，健脾和中，行气导滞之功。

【临床应用】本品适用于脾胃气阴两虚所致胃痛。症见胃脘灼热疼痛，痞胀，口干口苦，神疲，纳呆，消瘦，乏力，手足心热，舌红苔少或无苔，脉细数；慢性胃炎见上述证候者。

【用法用量】口服。一次 3 粒，一日 2 次。

【使用注意】

1. 肝胃火盛吞酸嗳腐者慎用。

2. 孕妇慎用。

3. 服药期间饮食宜清淡，忌食辛辣刺激性食物，戒烟酒。

4. 痰多便秘实证者禁用。

【其他剂型】养胃舒颗粒、养胃舒片、养胃舒软胶囊。

七、脾胃虚寒胃痛类方药

脾胃虚寒是指脾气虚弱，脾阳不足，则寒自内生，胃失温养。症见胃痛隐隐，绵绵不休，喜温喜按，空腹痛甚，得食则缓，劳累或受凉后发作或加重，泛吐清水，神疲纳呆，四肢倦怠，手足不温，大便溏薄；舌淡苔白，脉虚弱或迟缓。

治疗代表方药有理中丸、小建中合剂、温胃舒胶囊、安中片。

治疗方法为温中健脾，和胃止痛。

理中丸★

【药物组成】炮姜 50g 党参 75g 白术（土炒）75g 炙甘草 75g

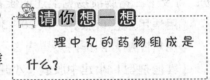

请你想一想

理中丸的药物组成是什么？

【功能与主治】温中散寒，健胃。用于脾胃虚寒，呕吐泄泻，胸满腹痛，消化不良。

【组方分析】方中炮姜大辛大热，归脾胃经，温中散寒、健运脾阳、温暖中焦，为君药。党参甘温入脾，补中益气，培补后天之本，气旺阳复，为臣药。白术甘苦，健脾燥湿，以资化源，为佐药。炙甘草甘温，补脾益气、调和诸药，用之为使药。诸药合用，共奏温中散寒，健胃之功。

【临床应用】

1. 本品适用于脾胃虚寒，运化失司所致胃痛。症见胃脘冷痛，畏寒肢凉，喜热饮食，舌淡苔白，脉细弦；胃及十二指肠溃疡、慢性胃炎见上述证候者。

2. 本品适用于脾胃虚弱，内寒自生，升降失常，清浊相干所致泄泻。症见腹痛喜暖，畏寒肢冷，舌淡苔白，脉细滑；慢性腹泻见上述证候者。

3. 本品适用于脾胃虚寒，升降失常，胃气上逆所致呕吐。症见恶心呕吐，口淡乏味，纳少腹胀，大便溏薄，畏寒肢冷，倦怠乏力，舌淡苔白，脉沉细；胃肠功能紊乱见上述证候者。

【用法用量】口服。大蜜丸，一次 1 丸，一日 2 次。浓缩丸，一次 8 丸，一日 3 次。小儿酌减。

【使用注意】

1. 阴虚内热、感冒发热者不宜使用。

2. 湿热中阻所致胃痛、呕吐、泄泻者不宜使用。

小建中合剂★

【药物组成】饴糖 30g　桂枝 9g　白芍 18g　炙甘草 6g　生姜 10g　大枣 12 枚

【功能与主治】温中补虚，缓急止痛。用于脾胃虚寒，症见脘腹疼痛，喜温喜按，嘈杂吞酸，食少。

【组方分析】方中饴糖甘温质润，既可温中补虚、益阴润燥，又可缓急止痛，为君药。桂枝辛甘温热，温助中阳，合饴糖辛甘化阳以建中阳之气；白芍益阴养血，合饴糖酸甘化阴以扶助阴血之虚，协桂枝尤能和营卫而调阴阳，二药合为臣药。炙甘草甘温益气，既可助桂枝、饴糖益气温中，又合芍药酸甘化阴而益肝滋脾，缓急止痛，兼能调和诸药；生姜温中散寒，佐桂枝以温中；大枣补益气血，佐白芍以养血；姜、枣相合，尤能鼓舞脾胃生发之气，此三药合为佐使。诸药相合，于辛甘化阳之中，又具酸甘化阴之用，共奏温中补虚，缓急止痛之功。

【临床应用】本品适用于脾胃虚寒，中气不足，失于温养所致的胃痛，症见胃痛隐隐，绵绵不休，喜温喜按，空腹痛甚，得食则缓，劳累或遇冷后发作或痛甚，泛吐清水，食少纳呆，神疲乏力，四肢倦怠，手足不温，大便溏薄，舌淡苔白，脉虚弱或迟缓；胃及十二指肠溃疡见上述证候者。

【用法用量】口服。一次 20～30ml，一日 3 次，用时摇匀。

【使用注意】阴虚内热胃痛者不宜使用。

【其他剂型】小建中胶囊、小建中颗粒、小建中片。

温胃舒胶囊

【药物组成】党参 183g　附子（制）150g　炙黄芪 183g　白术（清炒）183g　山药 183g　肉桂 90g　肉苁蓉（制）183g　补骨脂 183g　砂仁 60g　乌梅 225g　山楂（炒）225g　陈皮 150g

【功能与主治】温中养胃，行气止痛。用于中焦虚寒所致的胃痛，症见胃脘冷痛，腹胀嗳气，纳差食少，畏寒无力；慢性萎缩性胃炎、浅表性胃炎见上述证候者。

【组方分析】方中党参补气健脾，附子温中散寒，共为君药。炙黄芪、白术、山药补气健脾，燥湿利水，升阳止泻；肉桂、肉苁蓉、补骨脂补肾助阳，散寒止痛，温脾止泻，共为臣药。砂仁开胃化湿，乌梅涩肠止泻，山楂消食化积，陈皮健脾理气、调和中焦，共为佐药。诸药合用，共奏温中养胃，行气止痛之功。

【临床应用】本品可用于过食寒凉，损伤胃阳所致的胃痛，症见胃凉隐痛，口淡纳差，喜热饮食，大便稀溏，畏寒肢凉，神疲乏力；萎缩性胃炎、浅表性胃炎见上述证候者。

【用法用量】口服。一次 3 粒，一日 2 次。

【使用注意】

1. 孕妇慎用。

2. 湿热中阻胃痛者不宜使用。

3. 忌食生冷、油腻及不易消化食物。

【其他剂型】温胃舒颗粒、温胃舒片。

你知道吗

温胃舒胶囊的联用

文献报道，温胃舒胶囊与标准三联疗法联合应用可提高幽门螺杆菌阳性慢性胃炎及消化性溃疡患者的症状缓解率及溃疡愈合率。

安中片

【药物组成】高良姜 60g　桂枝 180g　小茴香 120g　砂仁 120g　醋延胡索 180g　煅牡蛎 180　甘草 120g

【功能与主治】温中散寒，理气止痛，和胃止呕。用于阳虚胃寒所致的胃痛，症见胃痛绵绵，畏寒喜暖，泛吐清水，神疲肢冷；慢性胃炎、胃及十二指肠溃疡见上述证候者。

【组方分析】方中用大辛大热的高良姜温中止呕，散寒止痛，为君药。桂枝、小茴香助高良姜温胃散寒，通阳止痛，为臣药。砂仁健脾温中，行气止痛；延胡索行气活血止痛；煅牡蛎敛酸止痛；合为佐药。甘草益气和中，缓急止痛，调和诸药，为佐使药。诸药合用，共奏温中散寒，理气止痛，和胃止呕之功。

【临床应用】

1. 本品适用于过食生冷，损伤中阳所致的胃痛，症见胃脘冷痛，畏寒喜暖，泛吐清水，神疲肢冷；慢性胃炎、胃及十二指肠溃疡见上述证候者。

2. 本品适用于肝气犯胃所致的吞酸，症见嘈杂反酸，脘胁胀痛，喜热饮食；胃炎、胃十二指肠溃疡见上述证候者。

【用法用量】口服。素片，一次 4~6 片，儿童一次 2~3 片；一日 3 次。薄膜衣片，一次 2~3 片，儿童一次 1~1.5 片；一日 3 次。或遵医嘱。

【使用注意】

1. 出血性溃疡禁用。

2. 胃脘热痛者不宜使用。

3. 忌食生冷、酸滑及不易消化食物。

胃痛问病荐药要点见表 5-1。

表 5 - 1　胃痛问病荐药

问病要点	确定疾病	确定证型	推荐常用中成药
外感寒邪，内客于胃，引起胃气阻滞，胃失和降，症见多为胃痛暴作，恶寒喜暖，得温痛减，遇寒加重，口淡不渴，或喜热饮；舌淡苔薄白，脉弦紧	胃痛	寒邪客胃	良附丸
肝失疏泄，横逆犯胃，引起胃失和降。症见胃脘胀痛，痛连两胁，遇烦恼则痛作或痛甚，嗳气、矢气则痛舒，胸闷嗳气，喜长叹息，大便不畅；舌苔多薄白，脉弦	胃痛	肝胃不和	气滞胃痛颗粒、胃苏颗粒、沉香化气丸、舒肝和胃丸
肝郁化火犯胃，症见胃脘灼痛，烦躁易怒，烦热不安，胁胀不舒，泛酸嘈杂，口干口苦；舌红苔黄，脉弦或数	胃痛	实热	戊己丸、三九胃泰颗粒、胃逆康胶囊
饮食没有节制，贪食不易消化的食物，或过饥过饱，损伤脾胃，胃气壅滞，致胃失和降，不通则痛。症见胃痛胀满，恶食拒按，嗳腐吞酸，或吐不消化食物，吐食或矢气后痛减，大便不爽；舌苔厚腻，脉滑	胃痛	饮食停滞	保和丸、六味安消胶囊、健胃片
胃中阴液不足，失于濡润，胃气不降，并虚热内扰，或胃病久延不愈，胃热、胃火炽盛，或嗜食辛辣，或情志不遂，气郁化火，或热病后期阴液未复。症见胃脘隐痛，饥不欲食，或吞咽不利，口干唇燥喜饮，嘈杂，食后胸膈痞阻，大便干结，甚则干呕呃逆；舌红中心干、少苔，或舌光干绛，脉细数等	胃痛	胃阴亏虚	阴虚胃痛颗粒、养胃舒胶囊
脾气虚弱，脾阳不足，则寒自内生，胃失温养。症见胃痛隐隐，绵绵不休，喜温喜按，空腹痛甚，得食则缓，劳累或受凉后发作或加重，泛吐清水，神疲纳呆，四肢倦息，手足不温，大便溏薄；舌淡苔白，脉虚弱或迟缓	胃痛	脾胃虚寒	理中丸、小建中合剂、温胃舒胶囊、安中片

任务二　泄泻用药

PPT

岗位情景模拟

情景描述　王某，女，45 岁，半月前因吃冷饮后出现腹泻，伴有肠鸣腹胀，食不消化，泻下大便不成形，泻后痛减，腹痛喜温喜按，腰膝酸软，四肢冰冷；王某走进药店寻求帮助。

讨论　请问王某患的是什么疾病？为哪种证型？应该使用哪种药物治疗？

一、概述

泄泻是以排便次数增多、粪便稀溏或完谷不化，甚至泻出如水样为主要表现的病证。一般认为，西医学的急性肠炎、炎症性肠病、吸收不良综合征、胃肠道肿瘤、肠结核、肠易激综合征、功能性腹泻等有上述主要表现的可以参考本节内容辨证论治。

1. 病因病机　泄泻的病因为外感寒湿暑热之邪，或内伤饮食，情志不调，禀赋不足及年老体弱、大病久病之后脏腑虚弱，致使脾胃功能受损，运化传导失常。

（1）感受外邪，伤及脾胃，以暑湿寒热之邪为主，其中又以感受湿邪最为常见，因湿邪易困脾土，以致升降失调，脾不升清，水谷杂下而发生泄泻，故有"湿多成五泄""无湿不成泻"之说。寒邪和暑邪能直接损伤脾胃，导致脾失健运，水湿不化，但若引起泄泻必夹湿邪。

（2）饮食不洁，食伤脾胃，或饮食不节，停滞肠胃，或恣食辛辣肥甘，湿热内生，或过食生冷，寒邪伤中，化生食滞，或寒湿、湿热之邪，使脾失健运，脾不升清，小肠清浊不分，大肠传导失常，发生泄泻。

（3）情志不调，烦恼易怒，易致肝气不舒，横逆克脾，脾失健运，升降失司，或忧思伤脾，脾气不运，水湿不化，发生泄泻。

（4）大病久病体虚，脾胃受损，或先天禀赋不足，脾胃虚弱，致使脾失健运，不能腐熟水谷，不能运化水湿，积谷为滞，湿滞内生，清浊不分，水谷混杂而下，而成泄泻。

（5）年老体弱，脏腑虚弱，脾肾亏虚，或久病大病之后，肾气亏虚，或先天禀赋不足，肾阳不足；可致命门火衰，命门火衰则脾失温煦，运化失职，水谷不化，湿浊内生，而成久泻，甚至五更泻。

泄泻基本病机为脾虚湿盛，脾失健运，脾气不升，水湿不化，肠道清浊不分，传化失司。病位在肠，也与肝肾相关。

2. 治疗原则 治疗应采取健脾益气，消食化积，抑肝扶脾，清热利湿止泻，温涩固脱，温清消补的原则。湿热治以清热利湿，脾虚治以健脾益气，化湿止泻，肝脾不和治以抑肝扶脾，脾肾阳虚治以温肾健脾，固涩止泻。

3. 问病要点 首先，要问病史、诱因，辨清轻重缓急。因饮食不节或误食不洁食物，引起的暴泻，起病较急，病程较短，一般在数小时至两周以内，泄泻次数每日三次以上；由外邪、饮食，情志不调等诱发的久泻，起病较缓，病程较长，持续时间多在两个月以上甚至数年，泄泻时发时止。泻而饮食如常者为轻证，泻而不能食，形体消瘦，或暴泻不止，或久泄滑脱不禁，转为厥脱，津液耗伤，阴阳衰竭者为重证。

其次，应区别寒热虚实。一般而言，大便色黄褐而臭，泻下急迫，肛门灼热者，苔黄腻，脉濡数，多属热证；大便清稀，完谷不化，气味腥秽者，苔白腻，脉濡缓，多属寒证；大便溏垢，臭如败卵，完谷不化，多为伤食之证；泻下腹痛，痛势急迫，拒按，脘腹胀满，泻后痛减，小便不利者，舌红苔厚，脉弦滑，多属实证；病势缓，病程长，反复发作，腹痛不堪，喜温喜按，神疲肢冷，舌淡苔白，脉细弱，多属虚证。

4. 治疗方药 为收涩药。收涩药以收敛固涩为主，目的在于及时敛其耗散，防止由于滑脱不禁而导致正气渐衰，变生他证。湿热泄泻，治法宜清热利湿，方药以葛根黄芩黄连汤加味；脾虚泄泻，治法宜健脾益胃，方药以参苓白术散为主方；肝脾不和泄泻，治法宜抑肝扶脾，方药以痛泻要方为主方；脾肾阳虚泄泻，治法宜温肾健脾，固涩止泻，方药以四神丸加味。

5. 注意事项 暴泻治疗中，要以驱邪为主，不可立即用补涩药，以免关门留寇；

慢性泄泻不可分利太过，以防耗其津气；清热不可过用苦寒，以免损伤脾阳；补虚不可纯用甘温，以免助湿。治疗期间不饮生水，忌食腐馊变质饮食，少食生冷瓜果；居处冷暖适宜；可结合食疗健脾益胃。一些急性泄泻患者可暂禁食，以利于病情的恢复；对重度泄泻者，应注意防止津液亏损，及时补充体液。一般情况下可给予流质和半流质饮食。

二、湿热泄泻类方药

湿热泄泻指外感湿热之邪，伤及脾胃，使脾胃升降失常，脾气不升；或直接损伤脾胃，导致脾失健运，水湿不化而引起泄泻。症见泄泻腹痛，泻下急迫，或泻而不爽，粪色黄褐色臭秽，肛门灼热，烦热口渴，小便短热；舌质红，苔黄腻，脉滑数或濡数。

治疗代表方药有葛根黄芩黄连汤、复方黄连素片等。

治疗原则为清热燥湿，分消止泻。

葛根黄芩黄连汤★

【药物组成】葛根 15g　炙甘草 6g　黄芩 9g　黄连 9g

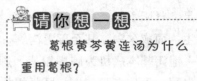

请你想一想

葛根黄芩黄连汤为什么重用葛根？

【功能与主治】解表清热。用于外感表证未解，热邪入里。症见身热，下利臭秽，肛门有灼热感，胸脘烦热，口干作渴，喘而汗出，苔黄脉数。

【组方分析】方中重用葛根为君药，既能解表清热，又能升发脾胃清阳之气而治下利。配伍苦寒之黄芩、黄连为臣药，其性寒能清胃肠之热，味苦燥胃肠之湿，如此则表解里和，身热下利诸症可愈。甘草甘缓和中，并协调诸药，为佐使。共成解表清里之剂。

【临床应用】

1. 本方用于因饮食不洁，湿热邪毒壅滞大肠所致痢疾，症见脓血样大便，腹痛里急，肛门重坠，身热烦渴；急性细菌性痢疾见上述证候者。

2. 本方用于胃肠湿热所致泄泻，症见下痢臭秽，次数增加，气味酸腐臭，身热，烦渴，伴腹痛，恶心呕吐，不思饮食，口干渴；溃疡性结肠炎、急性肠炎、慢性肠炎见上述证候者。

【用法用量】水煎服。

【使用注意】

1. 脾胃虚寒腹泻、慢性虚寒性痢疾慎用。

2. 服药期间饮食易选清淡，忌食辛辣、油腻食物。

3. 本药苦寒，易伤胃气，不可过服、久用。

4. 严重脱水者，则应采取相应的治疗措施。

复方黄连素片

【药物组成】木香 114g　吴茱萸 40g　白芍 160g　盐酸小檗碱 17g

【功能与主治】清热燥湿，行气止痛，止痢止泻。症见大肠湿热，赤白下痢，里急后重或暴注下泻，肛门灼热。

【组方分析】本方为中西合方制剂。方中中药部分木香行气止痛，吴茱萸温中燥湿止泻，白芍养血和血，缓急止痛。方中西药部分盐酸小檗碱有较强的抑菌作用，用于多种肠道细菌感染。方中中西药合用，共达清热燥湿，行气止痛，止痢止泻之效。

【临床应用】

1. 本品适用于因饮食不洁，大肠湿热所致的痢疾。症见腹泻脓血样大便，里急后重，腹痛，恶心，呕吐，发热；细菌性痢疾见上述证候者。

2. 本品适用于大肠湿热所致的泄泻。症见大便稀软，甚则如稀水样，次数明显增加，气味酸腐臭，或完谷不化，伴腹痛，恶心呕吐，不思饮食，口干渴；用于肠炎见上述证候者。

【用法用量】口服。一次 4 片，一日 3 次。

【不良反应】文献报道，本品可致过敏反应。

【使用注意】

1. 虚寒性泻痢者慎用。

2. 服药期间饮食宜清淡，忌食辛辣、油腻食物。

3. 本品苦寒，易伤胃气，不可过服、久服。

4. 严重脱水者，则应采取相应的治疗措施。

三、肝脾不和泄泻类方药

肝脾不和是指因情志不畅引起肝气郁结，横逆克脾，或忧思伤脾，致脾失健运，水湿不化而引起泄泻。症见平时心情抑郁，或急躁易怒，每因抑郁恼怒，或情绪紧张引起泄泻，伴有胸胁胀闷，嗳气食少，腹痛攻窜，肠鸣矢气；舌质淡红，脉弦。

治疗代表方药有痛泻要方、固肠止泻丸。

治疗原则为抑肝扶脾。

痛泻要方★

【药物组成】炒白术 90g　炒白芍 60g　炒陈皮 45g　防风 30g

请你想一想

痛泻要方中防风有什么作用？

【功能与主治】补脾柔肝，祛湿止泻。主要用于脾虚肝旺之痛泻。症见肠鸣腹痛，大便泄泻，泻必腹痛，泻后痛缓；舌苔薄白，脉两关不调，左弦而右缓者。

【组方分析】方中白术苦甘而温，补脾燥湿以治土虚，为君药。白芍酸寒，柔肝缓急止痛，与白术相配，于土中泻木，为臣药。陈皮辛苦而温，理气燥湿，醒脾和胃，为佐药。配伍少量防风，具升散之性，与术、芍相伍，辛能散肝郁，香能舒脾气，且有燥湿以助止泻之功，又为脾经引经之药，故兼具佐使之用。四药相合，可以补脾胜湿而止泻，柔肝理气而止痛，使脾健肝柔，痛泻自止。

【临床应用】

1. 本方为治肝脾不和之痛泻的常用方。以肠鸣腹痛，大便泄泻，泻必腹痛，泻后痛缓，脉左弦而右缓为辨证要点。

2. 用于急性肠炎、慢性结肠炎、肠易激综合征等属肝旺脾虚者。

【用法用量】 共为细末，每次 6 ~ 9g，一日 2 ~ 3 次，温开水送服；或参照原方比例，酌定用量，作汤剂煎服。

【注意事项】 伤食腹痛者，不宜使用本方。

你知道吗
────────────────

"痛泻要方"方名的由来

痛泻要方原名白术芍药散，《医方考》说："泻责之脾，痛责之肝；肝责之实，脾责之虚，脾虚肝实，故令痛泻。"其特点是泻必腹痛。张景岳称为"治痛泻要方"，故有今名。临床应用必以腹痛泄泻，泻后痛不止为据。

────────────────

固肠止泻丸

【药物组成】 乌梅（或乌梅肉） 黄连 罂粟壳 干姜 木香 延胡索

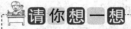

请你想一想

固肠止泻丸的药物组成是什么的？

【功能与主治】 调和肝脾，涩肠止痛。用于肝脾不和所致的泄泻，症见腹痛腹泻，两胁胀满。

【组方分析】 方中乌梅酸涩，涩肠止泻，用于久泻久痢，为君药。黄连苦寒，清热燥湿止泻；罂粟壳涩肠止泻止痛；两药祛邪与固涩兼顾，共为臣药。干姜辛热，温暖脾胃，佐制黄连苦寒之性；木香、延胡索合用，行气导滞，散痞止痛；为佐药。诸药合用，共奏调和肝脾，涩肠止痛之功。

【临床应用】 本品用于泄泻肝脾不和所致腹泻，症见腹胀，腹痛，两胁胀满，嗳腐吞酸，呃逆，烦躁，郁闷，食少；慢性非特异性溃疡性结肠炎见上述证候者。

此外，还有治疗腹泻型肠易激综合征的报道。

【用法用量】 口服。浓缩丸，一次 4g；水丸，一次 5g。一日 3 次。

【使用注意】

1. 湿热或伤食泄泻者慎用。

2. 儿童、孕妇慎用。

3. 服药期间，忌食生冷、油腻、辛辣刺激性食物。

4. 本品含罂粟壳，不可过用、久用。

【其他剂型】 固肠止泻胶囊。

四、脾虚泄泻类方药

脾虚泄泻多因脾气虚弱，健运无力，消化功能减弱所致。症见大便次数增多，时溏时泻，夹有不消化食物，稍食油腻则大便次数增多，伴食少纳呆，食后胃胀，脘闷不舒，肌肉消瘦，身倦乏力，面色萎黄；舌质淡，苔薄白，脉细。

治疗代表方药有参苓白术散、补脾益肠丸等。

治疗原则为健脾益气，化湿止泻。

参苓白术散★

【药物组成】人参100g　茯苓100g　白术（炒）100g　山药100g　白扁豆（炒）75g　莲子50g　薏苡仁（炒）50g　砂仁50g　桔梗50g　甘草100g

【功用与主治】益气健脾，渗湿止泻。用于脾虚湿盛证，症见饮食不化，胸脘痞闷，肠鸣泄泻，四肢乏力，形体消瘦，面色萎黄；舌淡苔白腻，脉虚缓。

请你想一想

参苓白术散是治疗什么病证的常用方？

【组方分析】方中人参、白术、茯苓益气健脾渗湿，为君。配伍山药、莲子肉助君药以健脾益气，兼能止泻；并用白扁豆、薏苡仁助白术、茯苓以健脾渗湿；均为臣药。更用砂仁醒脾和胃，行气化滞，是为佐药。桔梗宣肺利气，通调水道，又能载药上行，培土生金；炒甘草健脾和中，调和诸药；共为佐使药。综观全方，补中气，渗湿浊，行气滞，使脾气健运，湿邪得去，则诸症自除。

【临床应用】

本方药性平和，温而不燥，是治疗脾虚湿盛泄泻的常用方。以气短乏力、大便溏泻，舌苔白腻，脉虚缓为辨证要点。用于慢性胃肠炎、贫血、慢性支气管炎、慢性肾炎及妇女带下病等属脾虚湿盛者。

【用法用量】口服。一次6~9g，一日2~3次。

【注意事项】

1. 湿热内蕴所致泄泻、厌食、水肿及痰火咳嗽者慎用。

2. 孕妇慎用。

3. 本品宜饭前使用为佳。

4. 服药期间忌食荤腥油腻，不易消化食物。

5. 忌恼怒、忧郁、劳累过度，保持心情舒畅。

【其他剂型】参苓白术丸、参苓白术片、参苓白术颗粒、参苓白术胶囊、参苓白术口服液。

补脾益肠丸

【药物组成】黄芪　党参（米炒）　白术（土炒）　肉桂　干姜（炮）　补骨脂（盐制）　白芍　当归（土炒）　砂仁　木香　延胡索（制）荔枝核　防风　赤石脂（煅）炙甘草

【功能与主治】益气养血，温阳行气，涩肠止泻。用于脾虚气滞所致的泄泻，症见腹胀疼痛、肠鸣泄泻、黏液血便。

【组方分析】方中黄芪、党参、白术补中益气，健脾升阳，厚肠止泻，共为君药。肉桂、干姜、补骨脂温中散寒，暖脾止泻，共为臣药。白芍补血敛阴，柔肝止痛；当归养血补血，散寒止痛；砂仁、木香、延胡索、荔枝核活血祛瘀，行气止痛；防风疏肝理脾，胜湿止泻；赤石脂涩肠止血止泻；共为佐药。炙甘草缓急止痛，调和药性，为使药。诸药合用，共奏益气养血，温阳行气，涩肠止泻之功。

【临床应用】本品用于脾胃虚弱，寒邪困脾所致的泄泻，症见腹痛，肠鸣，黏液血便，腹胀；慢性结肠炎、溃疡性结肠炎、肠易激综合征见上述证候者。

此外，还有应用本品治疗食管癌术后腹泻、保护胃肠癌化疗患者肠屏障功能的报道。

【用法用量】口服。一次 6g，一日 3 次；儿童酌减；重症加量或遵医嘱。30 天为一疗程，一般连服 2～3 个疗程。

【注意事项】

1. 大肠湿热泄泻不宜使用。

2. 感冒发热者慎用。

3. 服药期间饮食宜清淡易消化，忌生冷、辛辣、油腻食物。

五、脾肾阳虚泄泻类方药

脾肾阳虚泄泻是指由于肾阳不足，命门火衰，不能温煦脾胃所致的泄泻。症见每日晨起腹部作痛，脐周作痛，肠鸣即泻，泻后痛减，泻下大便不成形，腹部喜暖喜按，腰膝酸软，下肢觉冷；舌质淡，苔白，脉沉细。

治疗代表方药有四神丸、固本益肠片、肠胃宁片。

治疗原则为温肾健脾，固涩止泻。

四神丸★

【药物组成】补骨脂（盐炒）400g   肉豆蔻（煨）200g   吴茱萸（制）100g   五味子（醋制）200g   大枣（去核）200g

【功能与主治】温肾散寒，涩肠止泻。用于肾阳不足所致的泄泻，症见肠鸣腹胀，五更溏泻，食少不化，久泻不止，面黄肢冷。

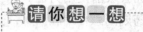

请你想一想

四神丸适合用于什么病证？

【组方分析】方中补骨脂大温，补肾阳以温脾土，治肾泄，为君药。肉豆蔻温脾暖胃，涩肠止泻；吴茱萸辛苦大热，温脾肾以散阴寒；配合君药温肾暖脾，固涩止泻，共为臣药。五味子酸温，固肾益气，涩肠止泻；大枣补脾养胃；共为佐药。诸药合用，共奏温肾散寒，涩肠止泻之功。

【临床应用】本品用于肾阳不足，伤及脾阳所致的泄泻。症见肠鸣腹胀，五更溏泻，久泻不止，食少不化，面黄肌瘦，肢冷。慢性结肠炎、肠易激综合征见上述证候者。此外，还有治疗肝癌腹泻的报道。

【用法用量】口服。一次 9g，一日 1～2 次。

【注意事项】

1. 湿热痢疾、湿热泄泻者不宜使用。

2. 服药期间饮食宜清淡，忌食生冷、油腻食物。

【其他剂型】四神片。

固本益肠片

【药物组成】党参　黄芪　补骨脂　白术　山药　炮姜　当归　白芍

【功能与主治】健脾温肾，涩肠止泻。用于脾肾阳虚所致的泄泻，症见腹痛绵绵，大便清稀，或有黏液及黏液血便，食少腹胀，腰酸乏力，形寒肢冷；舌淡苔白，脉虚。

【组方分析】方中党参、黄芪温中益气，健脾止泻，补骨脂温肾补脾止泻，共为君药。白术、山药健脾止泻；炮姜温中散寒和胃；共为臣药。当归、芍药养血和血，收敛止痛，为佐药。全方配伍，共奏健脾温肾，涩肠止泻之功。

【临床应用】本品用于肾阳不足，阴寒内盛，伤及脾阳所致泄泻。症见腹痛绵绵，大便清稀，或有黏液及黏液血便，食少，腹胀，腰酸乏力，形寒肢冷，舌淡苔白；慢性肠炎见上述证候者。

此外，还有治疗溃疡性结肠炎、功能性腹泻的报道。

【用法用量】口服。一次8片，一日3次。30天为一疗程，连服2~3个疗程。

【注意事项】

1. 湿热痢疾、泄泻者不宜使用；

2. 服药期间宜选清淡饮食，忌食生冷、辛辣、油腻食物。

【其他剂型】固本益肠胶囊。

肠胃宁片

【药物组成】黄芪96g　补骨脂96g　党参96g　白术64g　干姜（炭）38g　葛根96g　防风38g　木香38g　砂仁38g　白芍64g　当归64g　延胡索64g　儿茶32g　赤石脂190g　罂粟壳38g　甘草（炙）64g

【功能与主治】健脾益肾，温中止痛，涩肠止泻。用于脾肾阳虚所致的泄泻，症见大便不调，五更泄泻，时带黏液，伴腹胀腹痛，胃脏不舒，小腹坠胀。

【组方分析】方中黄芪温中补虚，益气健脾；补骨脂温补肾阳以暖脾土；合则温脾肾，治肾泻，为君药。党参、干姜、白术和炙甘草组成理中汤，温补脾胃，健脾止泻；葛根、防风升阳止泻；共为臣药。木香、砂仁行气止痛；白芍、当归、延胡索养血和血止血，缓急止痛；儿茶、赤石脂、罂粟壳涩肠止泻；合为佐药。炙甘草兼取调和药性之用，为使药。诸药配伍，共奏健脾益肾，温中止痛，涩肠止泻之功。

【临床应用】本品适用于肾阳不足，伤及脾阳，脾肾阳虚所致的泄泻。症见大便不调，五更泄泻，时带黏液，伴腹胀腹痛，胃胀不舒，小腹坠胀；慢性结肠炎、溃疡性结肠炎、肠功能紊乱见上述证候者。

【用法用量】口服。一次4~5片，一日3次。

【注意事项】

1. 湿热痢疾、湿热泄泻者忌用。

2. 儿童慎用，妊娠妇女禁用。

3. 服药期间宜选清淡饮食，忌食辛辣、油腻食物。

4. 本品含罂粟壳，不可过量或久服。

【其他剂型】 肠胃宁胶囊。

泄泻问病荐药要点见表5－2。

表5－2　泄泻问病荐药

问病要点	确定疾病	确定证型	推荐常用中成药
外感湿热之邪，伤及脾胃，使脾胃升降失常，脾气不升，或直接损伤脾胃，导致脾失健运，水湿不化而引起，症见腹痛，泻下急迫，或泻而不爽，粪色黄褐色臭秽，肛门灼热，烦热口渴，小便短热；舌质红，苔黄腻，脉滑数或濡数	泄泻	湿热	葛根黄芩黄连汤、复方黄连素片
因情志不畅引起肝气郁结，横逆克脾，或忧思伤脾，致脾失健运，水湿不化而引起，症见心情抑郁，或急躁易怒，每因抑郁恼怒，或情绪紧张引起泄泻，伴有胸胁胀闷，嗳气食少，腹痛攻窜，肠鸣矢气；舌质淡红，脉弦	泄泻	肝脾不和	痛泻要方、固肠止泻丸
脾气虚弱，健运无力，消化功能减弱，症见大便次数增多，时溏时泻，夹有不消化食物，稍食油腻则大便次数增多，伴食少纳呆，食后胃胀，脘闷不舒，肌肉消瘦，身倦乏力，面色萎黄；舌质淡，苔薄白，脉细	泄泻	脾虚	参苓白术散、补脾益肠丸
肾阳不足，命门火衰，不能温煦脾胃。每日晨起腹部作痛，脐周作痛，肠鸣即泻，泻后痛减，泻下大便不成形，腹部喜暖喜按、腰膝酸软，下肢觉冷；舌质淡，苔白，脉沉细	泄泻	脾肾阳虚	四神丸、固本益肠片、肠胃宁片

任务三　痢疾用药

PPT

岗位情景模拟

情景描述　李某，女，25岁，昨晚受凉又吃了冷饮，现在腹部疼痛，里急后重，大便赤白伴有脓血，黏稠如胶冻，腥臭，口淡无味，头身困重，肛门灼热，小便短赤。李某走进药店需求帮助。

讨论　请问李某患的是什么疾病？为哪种证型？应该使用哪种药物治疗？

一、概述

痢疾为常见的肠道传染病之一，一年四季均可发病，夏秋季最常见，是因感受湿热病毒，积滞肠腑，脂膜血络受伤，以腹痛、腹泻、里急后重、下痢赤白脓血为主要临床表现的病证。一般认为，西医学的细菌性痢疾、阿米巴痢疾、溃疡性结肠炎等有上述主要表现的可以参考本节内容辨证论治。

1. 病因病机　痢疾的病因为外感湿热，时邪疫毒，饮食内伤，损及脾胃与肠，邪气客于大肠，与气血搏结，肠道脂膜血络受伤，传导失常，而引起痢疾。

暑湿秽浊，疫毒在夏秋季节易于滋生。若起居不慎，过度劳累，感受暑湿热之邪，湿热或暑湿之邪内侵人体，蕴于肠腑，气血与之搏结肠之脂膜，化成脓血而成湿热痢疾；素体阳虚感受寒湿，或感受湿邪后，湿从寒化，寒湿伤中，胃肠不和，气血壅滞，发为寒湿痢疾。

平常饮食过于肥甘厚味，酿生湿热，或饮食不洁或不节，邪从口入，直趋中道，滞于脾胃，蕴结肠之脂膜，与气血搏结，腐败化成脓血而成湿热痢疾。或过食生冷瓜果，损伤脾胃，中阳不足，湿从寒化，寒湿内蕴，再贪凉饮冷或饮食不洁，寒湿食积积滞肠中，气机不畅，气滞血瘀，气血与肠中腐浊之气搏结于肠之脂膜，化为脓血而成寒湿痢疾。若湿热内郁不清，易伤阴血，形成阴虚痢疾。

痢疾基本病机为邪滞于肠，气血壅滞，传导失常，脂膜血络受伤，腐败化为脓血而成痢疾。

2. 治疗原则　痢疾初起，多为实证、热证，治宜清热化湿解毒，兼以调气行血导滞，忌用收涩止泻之品。久痢不止，脾肾虚寒，治宜温补固涩，忌用攻伐之品。总之，热痢清之，寒痢温之，初痢实则通之，久痢虚则补之，若寒热交错者则清温并用，虚实夹杂者则通涩兼施。

3. 问病要点　首先要问病史、诱因，辨清急慢。痢疾常见于夏秋季节，多有饮食不洁史，以腹痛，里急后重，下痢赤白脓血为主症。急性痢疾起病急骤，病程短，可伴有恶寒发热；慢性痢疾则起病缓慢，病程长，时轻时重，反复发作，迁延不愈。

其次应区别寒热虚实。一般说来，起病急骤，病程短者属实；起病缓慢，病程长者多虚。形体强壮，脉滑实有力者属实；形体薄弱，脉虚弱无力者属虚。腹痛胀满，痛而拒按，痛时窘迫欲便，便后里急后重暂时减轻者为实；腹痛绵绵，痛而喜按，便后里急后重不减，坠胀甚者为虚。腹痛，里急后重明显，大便排出脓血，色鲜红，甚则紫黑，或赤多白少者属热；腹痛喜按，里急后重不明显，大便排出赤白清稀，或赤少白多者属寒。痢下黏稠臭秽者属热；痢下清稀而不甚臭秽者属寒。身热面赤，小便黄赤，口臭口渴喜饮者属热；面白肢冷形寒，口不渴者属寒。舌红苔黄腻，脉滑数者属热；舌淡苔白，脉沉细者属寒。

还要辨清伤气、伤血。湿邪伤及气分为下痢白多赤少；热邪伤及血分为赤多白少，或以血为主者。

4. 治疗方药　因湿热之邪，内侵肠道，湿热郁蒸，气血与之搏结于肠之脂膜，化为脓血而成的湿热痢疾，治法宜清肠化湿，调气和血为主，方药以芍药汤加减。因素体阳虚，感受寒湿，或感受湿邪后，湿从寒化，寒湿伤中，胃肠不和，气血壅滞而引起的寒湿痢疾，治法宜温中燥湿，调气和血为主，方药以不换金正气散加味。因湿热内郁不清，易伤阴血所致的阴虚痢疾，治法宜养阴和营，清肠化湿为主，方药以黄连阿胶汤合驻车丸加味。

5. 注意事项　忌过早补涩，忌峻下攻伐，忌分利小便。注意饮食卫生，避免过食生冷和进食不洁及变质食物，节制饮食，饮食宜清淡，忌食荤腥油腻难消化之品。

二、湿热痢疾类方药

湿热痢疾是指湿热之邪，内侵肠道，湿热郁蒸，气血与之搏结于肠之脂膜，化为脓血而成湿热痢疾。症见腹部疼痛，里急后重，痢下赤白脓血，黏稠如胶冻，腥臭，肛门灼热，小便短赤；舌苔黄腻，脉滑数。

治疗代表方药有芍药汤、香连丸、痢必灵片等。

治疗原则为清肠化湿，调气和血。

芍药汤★ 🔲 微课

【药物组成】芍药30g　当归15g　黄连15g　槟榔6g　木香6g　炒甘草6g　大黄9g　黄芩9g　官桂2~5g

【功能与主治】清热燥湿，调气和血。用于湿热痢疾，症见腹痛，便脓血，赤白相兼，里急后重，肛门灼热，小便短赤；舌苔黄腻，脉弦数。

> **请你想一想**
> 芍药汤的配伍特点是什么？

【组方分析】方中黄芩、黄连性味苦寒，入大肠经，功擅清热燥湿解毒，以除致病之因，为君药。重用芍药养血和营，缓急止痛，配以当归养血活血，体现了"行血则便脓自愈"之义，且可兼顾湿热邪毒熏灼肠络，耗伤阴血之虑；木香、槟榔行气导滞，"调气则后重自除"；四药相配，调气和血，是为臣药。大黄苦寒沉降，合芩、连则清热燥湿之功著，合归、芍则活血行气之力彰，其泻下通腑作用可通导湿热积滞从大便而去，体现了"通因通用"之法。方以少量肉桂，既可助归、芍行血和营，又能制约芩、连苦寒之性，还能防呕逆拒药，与大黄共为佐药。炙甘草和中调药，与芍药相配，又能缓急止痛，亦为佐使。诸药合用，湿去热清，气血调和，故下痢可愈。

本方的配伍特点：气血并治，兼以通因通用；寒热共投，侧重于热者寒之。

【临床应用】

本方为治疗湿热痢疾的常用方。以腹痛里急，便脓血，赤白相兼，苔腻微黄，脉弦数为辨证要点。细菌性痢疾、阿米巴痢疾、溃疡性结肠炎、急性肠炎等属湿热者。

【用法用量】水煎服。

【使用注意】痢疾初起有表证者忌用。

香连丸★

【药物组成】黄连（吴茱萸制）800g　木香 200g

【功能与主治】清热化湿，行气止痛。用于大肠湿热所致的痢疾，症见大便脓血，里急后重，发热腹痛。

【组方分析】方中以大量黄连清热燥湿，解毒止痢，为君药。以少量木香行气止痛而除腹痛，里急后重，为臣药。再取吴茱萸制黄连，既制黄连之苦寒，又能调和肝胃，是为佐药。诸药相合，共奏清热化湿，行气止痛之功。

【临床应用】

1. 本品用于湿热下注所致的痢疾。症见赤白下痢，腹痛，里急后重，舌红苔黄腻，脉滑数；细菌性痢疾见上述证候者。

2. 本品用于湿热下注所致泄泻。症见腹痛，泄泻，泻下急迫或不爽，小便短赤，舌红苔黄腻，脉滑数；急性肠炎见上述证候者。

【用法用量】口服。一次 6～12 丸，一日 2～3 次，小儿酌减。

【不良反应】本品可致恶心、胃部嘈杂，或上腹部不适。

【使用注意】

1. 寒湿及虚寒下痢者慎用。

2. 忌食生冷油腻、辛辣刺激性食物。

【其他剂型】香连片、香连胶囊。

痢必灵片

【药物组成】苦参　白芍　木香

【功能与主治】清热，祛湿，止痢。用于大肠湿热所致的痢疾、泄泻，症见发热腹痛，大便脓血，里急后重。

【组方分析】方中苦参清热燥湿，清利湿热而止泻止痢，为君药。白芍养血柔肝，缓急止痛；木香行气止痛，善行大肠气滞，故可缓解泻痢之里急后重；共为臣药。全方配伍，共收清热、祛湿、止痢之效。

【临床应用】

1. 本品用于饮食不洁，大肠湿热所致的痢疾。症见脓血样大便，里急后重，发热腹痛；细菌性痢疾见上述证候者。

2. 本品用于大肠湿热所致的泄泻。症见大便稀软，甚则如稀水样，次数明显增加，气味酸腐臭，伴腹痛，恶心呕吐，不思饮食，口干渴；急性肠炎见上述证候者。

【用法用量】口服。糖衣片，一次 8 片，一日 3 次；薄膜衣片，小片一次 4 片或大片一次 3 片，一日 3 次。小儿酌减。

【注意事项】

1. 严重脱水者，则应采取相应的治疗措施。

2. 服药期间宜选清淡饮食，忌食辛辣、油腻食物。

三、寒湿痢疾类方药

寒湿痢疾是指因素体阳虚，感受寒湿，或感受湿邪后，湿从寒化，寒湿伤中，胃肠不和，气血壅滞引起寒湿痢疾。症见腹痛拘急，痢下赤白黏冻，白多赤少，或为纯白冻，里急后重，口淡乏味，脘胀腹满，头身困重；舌质淡，苔白腻，脉濡缓。

治疗代表方药为胃苓丸。

治疗原则为温中燥湿，调气和血。

胃苓丸★

【药物组成】猪苓 9g　泽泻 15g　白术 9g　茯苓 9g　肉桂 6g　苍术 15g　厚朴 9g　陈皮 9g　甘草 4g

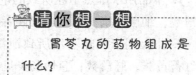

请你想一想

胃苓丸的药物组成是什么？

【功能与主治】行气利水，祛湿和胃。主治夏秋之间，脾胃伤冷，症见水谷不分，泄泻不止，以及水肿，腹胀，小便不利者。

【组方分析】方中陈皮理气健脾，苍术燥湿和胃，共为君药。厚朴行气化滞，醒脾开胃，以助畅运中焦气机，为臣药。茯苓、白术健脾化湿，猪苓、泽泻淡渗利湿，肉桂通阳化气以助化湿，共为佐药。甘草调和诸药，为使药。全方共奏祛湿运脾、行气和胃之功效。

【临床应用】

1. 本品用于水湿内停，脾失运化所致的泄泻。症见泄泻，大便稀溏，不思饮食，倦怠乏力。

2. 本品用于脾失运化，水湿泛滥所致的水肿。症见水肿，食少倦怠，小便不利。

3. 现代医学常用于急慢性胃肠炎、慢性肾炎水肿而属脾胃不和、湿邪阻滞者。

【用法用量】口服。一次 6g，一日 1~2 次。

四、阴虚痢疾类方药

阴虚痢疾多因湿热内郁不清，易伤阴血所致。症见痢下赤白，日久不愈，脓血黏稠，或下鲜血，脐下灼痛，虚坐努责，食少，心烦口干；舌红绛少津，苔少或花剥，脉细数。

治疗代表方药有驻车丸、阿胶梅连丸等。

治疗原则为养阴和营，清肠化湿。

驻车丸★

【药物组成】黄连　阿胶　当归　炮姜

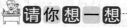

请你想一想

驻车丸适合用于什么病证？

【功能与主治】滋阴，止痢。用于久痢伤阴，赤痢腹痛，里急后重，休息痢。

【组方分析】方中黄连清热燥湿止痢，为君药。阿胶、当归滋阴养血，当归又能缓急止痛，合为臣药。炮姜既能止血，又制黄连苦寒之性，为佐药。诸药相合，共奏滋阴，止痢之功。

【临床应用】本品用于湿热内阻，久痢伤阴所致的痢疾，症见久痢不愈，下痢赤白黏冻，腹痛绵绵，倦怠乏力，午后潮热，心烦口干，舌红苔少，脉细数；慢性痢疾见上述证候者。

【用法用量】口服。一次6～9g，一日3次。

【注意事项】

1. 寒湿虚寒下痢者慎用；
2. 忌食生冷、油腻、辛辣刺激性食物。

阿胶梅连丸

【药物组成】阿胶（净草灰炒透明白，别研，不细者再炒，研细）15g　乌梅肉（去核，炒）15g　黄柏（锉，炒）15g　黄连15g　当归（焙）15g　赤芍15g　干姜（炮）15g　茯苓15g

【功能与主治】养阴泄热，清肠止痢。用于下痢无问久新，赤白青黑，疼痛诸证。

【组方分析】阴虚热陷，伤脏气而利下五色，至夜蒸热，是阴虚阳扰而热发于外。阿胶止阴虚之痢；当归养痢亡之血；黄连、黄柏炒黑寒而且燥，不使阳热内扰，则阴中之湿亦化；茯苓、赤芍敛而且渗，能挽阴液偏亡，则尿利，大便亦实；炮姜暖胃守中，乌梅敛肝收液也。丸以苦酒之敛，下以米饮之和，使阳热顿化则真阴复原，而无液有归，下痢蒸热并瘳矣。此养阴化热之剂，为五色痢夜热专方。

【临床应用】本品可用于阴虚热陷，伤脏气所致痢疾，症见痢下五色，赤白青黑，腹痛等。

【用法用量】一次10丸，温米饮送下，一日5～6次，饭前和睡前服。

【注意事项】服药期间，忌食油腻。

你知道吗

痢疾与泄泻的鉴别

有人会把痢疾与泄泻混为一谈。两者多发于夏秋季节，病位在肠胃，病因亦有相似之处。共同特点是大便稀溏，大便次数增加，可伴有腹痛发作，完谷不化。但泄泻发作时大便稀溏，或如水，或完谷不化，大便中无赤白脓血，腹痛多伴肠鸣，少有里急后重感。而痢疾大便次数虽多而量少，腹痛，便下赤白脓血，伴有里急后重感。当然，泻、痢两病在一定条件下又可以相互转化，或先泻后痢，或先痢后转泻。

痢疾问病荐药要点见表5－3。

表 5 – 3 　痢疾问病荐药

问病要点	确定疾病	确定证型	推荐常用中成药
湿热之邪，内侵肠道，湿热郁蒸，气血与之搏结于肠之脂膜，化为脓血而引起，症见腹部疼痛，里急后重，痢下赤白脓血，黏稠如胶冻，腥臭，肛门灼热，小便短赤；舌苔黄腻，脉滑数	痢疾	湿热	芍药汤、香连丸、痢必灵片
素体阳虚，感受寒湿，或感受湿邪后，湿从寒化，寒湿伤中，胃肠不和，气血壅滞，症见腹痛拘急，痢下赤白黏冻，白多赤少，或为纯白冻，里急后重，口淡乏味，脘胀腹满，头身困重；舌质淡，苔白腻，脉濡缓	痢疾	寒湿	胃苓丸
湿热内郁不清，易伤阴血，症见痢下赤白，日久不愈，脓血黏稠，或下鲜血，脐下灼痛，虚坐努责，食少，心烦口干；舌红绛少津，苔少或花剥，脉细数	痢疾	阴虚	驻车丸、阿胶梅连丸

任务四　便秘用药

PPT

岗位情景模拟

情景描述　陈某，男，70 岁，平时喜欢喝酒，吃辛辣的食物，1 周前出现大便干结难下，口干，口苦，腹胀，面红心烦，小便短赤。陈某走进药店寻求帮助。

讨论　请问陈某患的是什么疾病？为哪种证型？应该使用哪种药物治疗？

一、概述

便秘是以大便排出困难，排便周期延长，粪便在肠内积滞，秘结不通或周期不长，但粪便干结，排出艰难，或粪质不硬，虽颇有便意，但排而不畅为主要表现的病证。一般认为，西医学中的功能性便秘、肠易激综合征、肠炎恢复期之便秘、药物性便秘等属于本病范畴，可参照本部分辨证论治。

1.病因病机　便秘主要由外感寒热之邪，过食辛辣食物，情志失调，或因病后体虚、年老、阴阳气血虚弱、津液不足致使邪滞胃肠，壅塞不通，肠失温润，推动无力，糟粕内停，大便排出困难，引起便秘。

（1）外感燥热之邪伤肺，肺之燥热，下移大肠，肠燥津枯而大便秘结；或外感寒邪，直中胃肠，阴寒积滞胃肠，大肠传导失司，糟粕内停，不得下行，而成便秘；或外感他邪化热伤津，大肠失润，可致大便干结难出。

（2）凡阳盛之体，或恣饮烈酒，过食辛辣厚味，或过服热药，均可致肠胃积热，耗伤津液，肠道干涩失润，于是大便干结，难于排出。或恣食生冷，阴寒凝滞胃肠，或过服寒凉，阴寒内结，胃肠传导失司，糟粕停留而成便秘；或过服辛香燥热之物，耗伤阴血，导致阴亏血少，血虚则大肠不荣，阴亏则大肠干涩，导致大便干结，便下难解。

（3）忧愁思虑过度，情志不舒，脾伤气结；或抑郁恼怒，肝郁气滞；或久坐少动，气机不利，均可导致腑气郁滞，通降失调，传导失职，糟粕内停，不得下行，或欲便不出，或出而不畅，致大便干结而成便秘。

（4）素体虚弱，或病后、产后，或失血，或年老体虚之人，阴阳气血亏虚。气虚阳衰，阴寒内结，则便下无力，排便时间延长；血虚，阴亏血少，则肠道失润，导致大便干结，排便困难。若气血亏虚未复，可发展为阴阳两虚，阴虚则大肠失荣，而致排便困难；阳虚则肠道失于温煦，阴寒内结，便下无力，大便艰涩难出。

便秘病位主要在大肠，与胃、肝、脾、肺、肾密切相关。基本病机为邪滞大肠，腑气闭塞不通，肠失温润，推动无力导致大肠传导功能失常。临床常分为实热便秘、气滞便秘、肠燥便秘、阳虚便秘四种。

2. 治疗原则 便秘治疗分虚实而治，实证以祛邪通泻为主，根据热结、寒积、气滞之不同，分别施以泄热通腑、散寒通里、行气导滞之法，而标本兼治，邪去便通。虚证治以养正为先，依阴阳气血亏虚的不同，主要用滋阴润下、温阳通便、益气润肠、养血润燥之法，而标本兼治，正盛便通。虚实夹杂者，当攻补兼施。如热结兼有气虚者，又当攻下泻热与补益气血同用。

3. 问病要点 首先，要问大便艰难与否和辨清虚实，再辨寒热、气血。热结、寒积、气滞属实证，症见粪质不甚干结，排出断续不畅，腹胀腹痛，嗳气频作，面赤口臭，舌苔厚，脉实。阴阳气血亏虚所致便秘属虚证，气虚粪质并不干硬，虽有便意，临厕努挣乏力，挣则汗出，神疲肢倦，舌淡苔白，脉弱；血虚大便燥结难下，面色萎黄无华，头晕目眩，心悸，舌淡苔少，脉细；阴虚大便干结，形体消瘦，潮热盗汗，舌红少苔，脉细数；阳虚大便艰涩，排出困难，面色苍白，四肢不温，舌淡苔白，脉沉迟。大便干燥坚硬，便下困难，肛门灼热，舌苔黄厚多属肠胃积热；素体阳虚，粪便干结，排便艰难，舌体胖而苔白滑者，多为阴寒内结；年高体弱，或久病新产之后，大便不干结，排便不畅，或欲便不出，便下无力，心悸气短，舌质淡而苔少者，多为气虚；若粪便干燥，排出艰难，潮热盗汗，五心烦热，舌质红而少津无苔者，多属阴血不足。

4. 治疗方药 治疗以通下为主。实热便秘，治法宜泻热导滞，润肠通便，方药有大承气汤、当归龙荟丸等。气滞便秘，治法宜顺气行滞，方药以六磨汤为主方。肠燥便秘，治法宜润肠通便，方药有麻仁丸、增液颗粒等。阳虚便秘，治法宜温阳通便，方药以济川煎加肉桂为主方，亦可用半硫丸。

5. 注意事项 便秘治疗须分清寒热虚实，不可滥用泻药，使用不当，反而加重便秘；泻下剂大多苦寒降泄，易耗损胃气，得效即止，慎过量使用；对年老体弱及便秘日久的患者，为防止过度用力努挣，诱发其他病证，可采用中药保留灌肠等外治法治疗；久病体弱脾胃虚弱者慎用，孕妇禁用或慎用。

二、实热便秘类方药

实热便秘是指素体阳盛，或热病之后，余热留恋，或肺之燥热，下移大肠，或过食醇酒厚味，或过食辛辣，或过服热药，均可致肠胃积热，耗伤津液，肠道干涩失润，粪质干燥，难于排出，形成便秘。症见大便干结，甚至腹胀或痛，口舌发干，口臭唇焦，面红心烦，或有身热，小便短赤；舌红苔黄干，脉滑数。

治疗代表方药有大承气汤、当归龙荟丸、清宁丸、复方芦荟胶囊等。

治疗原则为泻热导滞，润肠通便。

大承气汤★

【药物组成】大黄酒洗 12g　厚朴（去皮、炙）24g　枳实（炙）12g　芒硝 9g

【功能与主治】峻下热结。用于：①阳明腑实证。症见大便不通，频转矢气，脘腹痞满，腹痛拒按，按之则硬，甚或潮热谵语，手足濈然汗出，舌苔黄燥起刺，或焦黑燥裂，脉沉实。②热结旁流证。

> **请你想一想**
>
> 大承气汤能治何种便秘？

症见下利清水，色纯青，其气臭秽，脐腹疼痛，按之坚硬有块，口舌干燥，脉滑实。③里热实证之热厥、痉病或发狂等。

【组方分析】本方为治阳明腑实证的主方。方中大黄苦寒通降，泻热通便，荡涤胃肠实热积滞，是为君药；芒硝咸寒润降，泻热通便，软坚润燥，以除燥坚，用以为臣。硝、黄配合，相须为用，泻下热结之功益峻。实热内阻，腑气不行，故佐以厚朴下气除满，枳实行气消痞。合而用之，既能消痞除满，又使胃肠气机通降下行以助泻下通便。四药相合，共奏峻下热结之功。

【临床应用】

1. 本方可用于治疗阳明腑实证。以痞、满、燥、实四症，及舌红苔黄，脉沉实为辨证要点。

2. 本方现代常用于治疗急性单纯性肠梗阻、粘连性肠梗阻、蛔虫性肠梗阻、急性胆囊炎、急性胰腺炎、幽门梗阻，以及某些热性病过程中出现高热、神昏谵语、惊厥、发狂而见大便不通、苔黄脉实者。

【用法用量】水煎服。厚朴、枳实先煎，大黄后下，芒硝溶服。

【使用注意】

1. 本方为泻下峻剂，凡气虚阴亏、燥结不甚者，以及年老、体弱等均应慎用。

2. 孕妇禁用。

3. 注意中病即止，以免损耗正气。

你知道吗

"大承气汤"方名的由来

大承气汤以承气命名，是取其有泻热结，承顺胃气之下行，可使塞者通，闭者畅之意。正如吴瑭所说："承气者，胃气也。盖胃之为腑，体阳而用阴，若在无病时，本系自然下降，今为邪气蟠踞于中，阻其下降之气，胃虽自欲下降而不能，非药力助之不可，故承气汤通胃结，救胃阴，仍系承胃腑本来下降之气……故汤名承气"。

当归龙荟丸★

【药物组成】当归（酒炒）100g　龙胆（酒炒）100g　芦荟50g　青黛50g　栀子100g　黄连（酒炒）100g　黄芩（酒炒）100g　黄柏（盐炒）100g　大黄（酒炒）50g　木香25g　麝香5g

【功能与主治】泻火通便。用于肝胆火旺，心烦不宁，头晕目眩，耳鸣耳聋，胁肋疼痛，脘腹胀痛，大便秘结。

【组方分析】方中龙胆直入肝经，清肝泻火，大黄、芦荟凉肝泻火，攻逐通便，共为君药。黄连、黄芩、黄柏、栀子、青黛清肝泻火，为臣药。当归和血补肝，木香、麝香芳香走窜，行气止痛，共为佐药。诸药合用，共奏泻火通便之功。

【临床应用】

1. 本方适用于胃肠炽热引起的便秘，症见大便秘结、口干口苦、牙龈肿痛、小便黄赤，舌红苔黄，脉数；习惯性便秘见上述证候者。

2. 本方适用于肝经火盛，肝气郁结，或随气逆，上扰清窍所致的眩晕，症见头目眩晕，耳鸣耳肿，口苦胁痛，心中烦热，大便燥结，小便黄赤，目赤肿痛，舌苔黄，脉弦数；原发性高血压见上述证候者。

【用法用量】口服。一次6g，一日2次。

【注意事项】

1. 冷积便秘，阴虚阳亢之眩晕慎用。

2. 素体脾虚、年迈体弱者慎用。

3. 孕妇禁用。

4. 忌食辛辣、油腻食物。

【其他剂型】当归龙荟片、当归龙荟胶囊。

清宁丸

【药物组成】大黄600g　绿豆25g　车前草25g　白术（炒）25g　黑豆25g　半夏（制）25g　香附（醋制）25g　桑叶25g　桃枝5g　牛乳50g　厚朴（姜制）25g　麦芽25g　陈皮25g　侧柏叶25g

【功能主治】清热泻火，消肿通便。用于火毒内蕴所致的咽喉肿痛，口舌生疮，头晕耳鸣，目赤牙痛，腹中胀满，大便秘结。

【组方分析】方中君药大黄苦寒沉降，清热泻火，荡涤肠胃，清积滞，散瘀血，泻实热。桃枝、绿豆、侧柏叶清热凉血，泻大肠积热；桑叶、车前子清热利水；均为臣药。佐以陈皮、厚朴、香附理气行滞，消胀除满；白术、半夏燥湿健脾；牛乳补益脾胃，生津润肠；黑豆、麦芽健脾消食导滞。诸药相合，共奏清热泻火，消肿通便之功。

【临床应用】

1. 本品适用于火毒内蕴犯发于咽喉所致的喉痹，症见咽喉红肿，疼痛剧烈，咽干咽痒，舌苔黄厚，脉弦数；急性咽炎见上述证候者。

2. 本品适用于因火毒内蕴，火热结毒，循经上达于口所致的口疮、口糜，症见口腔黏膜充血发红，水肿破溃，渗出疼痛，口热口臭，口干口渴，便秘尿赤，舌红苔黄，脉弦数；急性口炎、口疮见上述证候者。

3. 本品适用于因火毒内盛，蕴热毒结，上达牙龈所致的牙宣，症见牙龈发红肿胀，龈缘龈乳头触疼，出血或糜烂，渗出疼痛，口干口渴，口黏口臭，便秘尿黄，舌红苔黄，脉弦数；急性牙龈（周）炎见上述证候者。

4. 本品适用于因风热内袭，火毒内盛引动肝火，上攻头目所致暴风客热，症见白睛红赤，刺痒疼痛，羞明流泪，头痛头晕，口热口渴，舌红苔黄，脉弦数；急性结膜炎见上述证候者。

5. 本品适用于胃肠实热积滞导致的便秘，症见大便秘结，口干口苦，小便黄赤，苔黄腻，脉滑数；功能性便秘见上述证候者。

【用法用量】口服。大蜜丸，一次1丸，水蜜丸，一次6g；一日1~2次。

【注意事项】

1. 阴虚火旺者慎用。

2. 老人、儿童及素体脾胃虚寒者慎服，孕妇禁用。

3. 服药期间忌食辛辣、油腻食物。

4. 用本品治疗喉痹、口疮、口糜、牙宣、牙痛时，可配合使用外用药物，以增强疗效。

复方芦荟胶囊

【药物组成】芦荟　青黛　朱砂　琥珀

【功能与主治】清肝泄热，润肠通便，宁心安神。用于心肝火盛，症见大便秘结，腹胀腹痛。

【组方分析】方中芦荟苦寒降泻，既能泻下通便，又能清肝火，除烦热，为君药。青黛清肝泻火定惊，助芦荟清泻肝火之功，为臣药。朱砂清心火，镇惊安神；琥珀镇静安神；共为佐药。诸药合用，清心，泻肝，通便，安神。

【临床应用】本品适用于心肝火旺所致便秘，症见便秘，数日不行，烦躁，泛酸嘈杂，口干口苦，舌红苔黄，脉弦滑。此外，还有应用于精神类药物所致的便秘的报道。

【用法用量】口服。一次1~2粒，一日1~2次。

【注意事项】不宜长期服用，哺乳期妇女及肝肾功能不全者慎用、孕妇禁用。

【其他剂型】复方芦荟片。

三、气滞便秘类方药

气滞便秘是指情志不遂，或食滞内停，或久坐少动，气机不利，均可导致腑气郁滞，通降失常，大肠传导功能失职而形成便秘。症见饮食减少，大便干结，或不甚干结，欲便不出，或出而不畅，肠鸣矢气，嗳气频作，胸胁痞满胀痛；舌苔薄腻，脉弦。

治疗代表方药有六磨汤、木香槟榔丸、便通胶囊等。

治疗原则为顺气导滞，降逆通便。

六磨汤★

【药物组成】乌药 6g　木香 9g　沉香 3g　枳实 10g　槟榔 9g　大黄 6g

【功能与主治】破气宽中通便。用于气滞腹痛，大便秘结而有热者。症见大便秘结，欲便不得，嗳气频作，胸胁痞满，甚则腹中胀痛，纳呆；苔薄腻，脉弦。

【组方分析】本方为理气通便的常用代表方。方中槟榔行气破滞而降气，为君药。沉香降气，乌药疏散宣通，入肝、脾而疏胸膈之逆气，可使逆气顺，肝气疏，肝脾和，为臣药；木香调气，枳实理气行滞，调胃肠气机，为佐药。大黄苦寒，引诸药入大肠下行，为使药。诸药合用，共奏调肝理脾，通便导滞之功。

【临床应用】本方适用于由情志失和，肝脾气机郁结，导致大肠传导失司所致便秘，症见大便秘结，欲便不得，嗳气频作，胸胁痞满，脉弦。

【用法用量】将乌药、木香、枳实、槟榔加水煎煮 20 分钟，再加入大黄，稍加煎煮后取汁，将沉香放入煎汁中即可，每日分 2 次服下。

【使用注意】方中诸药皆为辛香芳香走窜之品，中病即止，不可久服，以防耗损正气。

木香槟榔丸★

【药物组成】木香 50g　槟榔 50g　牵牛子（炒）200g　大黄 150g　枳壳（炒）50g　黄连 50g　黄柏（酒炒）150g　青皮（醋炒）50g　陈皮 50g　香附（醋制）150g　三棱（醋炙）50g　莪术（醋炙）50g　芒硝 100g

【功能与主治】行气导滞，泻热通便。用于湿热内停，症见赤白痢疾，里急后重，胃肠积滞，脘腹胀痛，大便不通。

【组方分析】方中木香辛苦而温，行气消食止痛；槟榔苦辛，化滞消积、降气除满；合为君药。牵牛子、大黄攻积导滞、泻热通便合枳壳宽肠下气；黄连、黄柏清热燥湿、和中止痢；共为臣药。青陈皮、香附疏肝和胃，理气宽中，三棱、莪术消积破血化瘀，芒硝泄热导下，是为佐使。诸药合用，共奏行气导滞，泻热通便之功。

【临床应用】

1. 本品适用于热盛伤津，腑气不通所致的便秘，症见大便秘结，腹部胀满，疼痛时作；习惯性便秘、消化不良见上述证候者。

2. 本品适用于湿热蕴结大肠所致的痢疾，症见大便脓血，里急后重，腹痛腹胀，口苦口黏，舌苔黄腻，脉象弦滑；细菌性痢疾、急性胃肠炎见上述证候者。

3. 本品适用于因湿热壅滞，气滞食积而致的胃痛，症见胃脘疼痛，胀满，大便不畅，舌苔黄腻，脉象弦滑；胃炎、消化不良见上述证候者。

【用法用量】口服。一次 3~6g，一日 2~3 次。

【使用注意】

1. 寒湿内蕴胃痛、痢疾及冷积便秘者慎用。

2. 年老体弱及脾胃虚弱者慎用，孕妇禁用。

3. 忌食辛辣、油腻、酸性及不易消化食物。

请你想一想

木香槟榔丸能治气滞便秘，还能治什么证型的痢疾？

便通胶囊

【药物组成】白术（麸炒）296g　肉苁蓉 210g　当归 170g　桑葚 127g　枳实 127g　芦荟 65g

【功能与主治】健脾益肾，润肠通便。用于脾肾不足，脏腑气滞的便秘。症见大便秘结或排泄乏力，神疲气短，头晕目眩，腰膝酸软等。

【组方分析】方中白术补气健脾，肉苁蓉补肾填精，温润通便，共为君药，奏健脾益气、温润通便之功。当归补血活血润肠；桑葚滋补肝肾，清利肠道；共为臣药。枳实破气除痞，化痰消积；芦荟苦寒降泄，泻下通便；共为佐药。诸药合用，共奏健脾益肾、益气养血、润肠通便之效。

【临床应用】本品适用于因脾肾不足，脏腑气滞所致的便秘，症见大便秘结，排出困难，神疲气怯，腰膝酸软，或伴腹中胀痛，舌淡嫩，苔薄白，脉沉或沉弦；原发性习惯性便秘、肛周疾患引起的便秘见上述证候者。

【用法用量】口服。一次 3 粒，一日 2 次，或遵医嘱。

【不良反应】偶见轻度腹痛，腹泻及皮疹。

【注意事项】

1. 实热便秘者慎用，孕妇禁用。

2. 忌食辛辣刺激性食物。

3. 不宜在服药期间同时服用温补性中成药。

4. 肛周疾患应注意治疗原发疾病。

【其他剂型】便通片。

四、肠燥便秘类方药

肠燥便秘多因年老体弱、大病后以及产后血虚、津液不足，不能润滑肠道所致。症见大便干结，时觉头晕心跳，伴有面色无华，口唇色淡，腹胀隐痛，精神倦怠，脉细涩。

治疗代表方药有麻仁丸、五仁润肠丸、增液颗粒等。

治疗原则为润肠通便。

麻仁丸★

【药物组成】火麻仁 200g　芍药（炒）200g　枳实（炒）200g　大黄 200g　厚朴（姜炙）100g　苦杏仁 100g

【功能与主治】润肠通便。用于肠热津亏所致的便秘，症见大便干结难下，腹部胀满不舒。

【组方分析】方中火麻仁质润多脂，润肠通便，为君药。大黄通便泄热，杏仁降气润肠，白芍养阴和里，均能加强君药的作用，故为臣药。枳实、厚朴下气破结，加强降泄通便之力，共为佐药。诸药相合，共奏润肠通便之功。

【临床应用】本品适用于胃肠燥热，津液亏虚所致便秘，症见大便干结难下，腹部胀满，小便短赤，身热，心烦，口咽干燥，舌红苔黄，脉滑数；习惯性便秘、老年人便秘、痔疮便秘见上述证候者。

【用法用量】口服。一次 6g，一日 1~2 次。

【注意事项】

1. 虚寒性便秘慎服，孕妇慎用。

2. 忌食辛辣香燥刺激性食物。

【其他剂型】麻仁胶囊、麻仁软胶囊、麻仁合剂。

> **请你想一想**
>
> 麻仁丸的功能与主治是什么？

五仁润肠丸

【药物组成】地黄 200g 桃仁 50g 火麻仁 50g 郁李仁 15g 柏子仁 25g 肉苁蓉（酒蒸）50g 陈皮 200g 大黄（酒蒸）50g 当归 50g 松子仁 15g

【功能与主治】润肠通便。用于年老体弱，津亏便秘，腹胀食少。

【组方分析】生地黄甘寒质润，可清热养阴生津，用于肠燥便秘，为君药。桃仁、火麻仁、郁李仁、柏子仁、松子仁为五仁丸组方，功善润肠通便；肉苁蓉补肾填精，温润通便、当归养血活血，助君药增强润肠通便之功；为臣药。陈皮健脾理气、大黄泻下导滞，增强行气通便之功为佐药。

【临床应用】本品适用于因阴津不足所致的老年性便秘，常见于老年人，症见大便干燥，艰涩难出，口干欲饮，舌瘦苔少乏津，脉细涩。

【用法用量】口服。一次 1 丸，一日 2 次。

【注意事项】

1. 孕妇禁用。

2. 忌食生冷、油腻、辛辣食物。

3. 服用本品出现大便稀溏时应立即停服。

增液颗粒

【药物组成】玄参 270g 山麦冬 216g 生地黄 216g

【功能与主治】养阴生津，增液润燥。用于高热后，阴津亏损之便秘，兼见口渴咽干，口唇干燥，小便短赤，舌红少津。

【组方分析】方中玄参苦咸寒，善清热养阴生津，启肾水以滋肠道，为君药。生地黄甘苦寒，清热滋阴，壮水生津，助玄参清热养阴生津，为臣药。肺与大肠相表里，故以麦冬甘寒，润肺增液，使肠道得润，大便自下。三药合用，共奏养阴生津、增液润燥之功。

【临床应用】本品适用于高热后邪热伤津，津亏肠燥之便秘，症见大便秘结，排便困难，兼见口渴咽干、口唇干燥、小便短赤、舌红少津。

【用法用量】开水冲服。一次 20g，一日 3 次，或遵医嘱。

请你想一想

增液颗粒应用时要注意什么？

【注意事项】肾阳不足、脾气亏虚便秘者慎用。

【其他剂型】增液口服液。

五、阳虚便秘类方药

阳虚便秘是指虚寒脏冷，阳气不足，传导无力，寒气凝结所致。症见大便干或不干，排出困难，腹中冷痛，面色苍白，口不渴，四肢发凉，小便清长；舌淡苔白，脉沉迟。

治疗代表方药有济川煎、半硫丸。

治疗原则为补肾温阳，润肠通便。

济川煎★

【药物组成】当归 9～15g　牛膝 6g　肉苁蓉酒洗去咸 6～9g　泽泻 4.5g　升麻 1.5～3g　枳壳 3g

请你想一想

济川煎的配伍特点是什么？

【功能与主治】温肾益精，润肠通便。用于肾阳虚弱，精津不足证，症见大便秘结，小便清长，腰膝酸软，头目眩晕，舌淡苔白，脉沉迟。

【组方分析】方中肉苁蓉甘咸性温，功能温肾益精，暖腰润肠，为君药。当归补血润燥，润肠通便；牛膝补益肝肾，强壮腰膝，性善下行；共为臣药。枳壳下气宽肠而助通便；泽泻渗利小便而泄肾浊；妙用升麻以升清阳，清阳升则浊阴自降，相反相成，助通便之效；以上共为佐药。诸药合用，既可温肾益精治其本，又能润肠通便以治标。用药灵巧，补中有泻，降中有升，具有"寓通于补之中，寄降于升之内"的配伍特点。

【临床应用】

1. 本方为温润通便，治疗肾虚便秘的常用方。以大便秘结，小便清长，腰膝酸软，舌淡苔白，脉沉迟为辨证要点。

2. 本方现代常用于治疗习惯性便秘、老年便秘、产后便秘等属于肾虚津亏肠燥者。

【用法用量】水煎服。

【使用注意】凡热邪伤津及阴虚者忌用。

你知道吗

"济川煎"方名的由来

济川煎，《景岳全书》中认为"凡病涉虚损而大便秘结不通，则硝、黄攻击等剂必不可用。若势有不得不通者，宜此主之，此用通于补之剂也。"方后又有加减云："如气虚者，但加人参无碍；如有火加黄芩；若肾虚加熟地""虚肾者，枳壳不必用"。总之，本方在温补之中，寓有通便之功，故名济川煎。济，相助也，益也；川，一作水之所聚，此处指肾，一指尾窍，此处指后阴。所以本方功用为温肾益精，润肠通便，对年老肾虚而大便秘结者，颇为适用。

半硫丸

【药物组成】硫黄（制）300g　半夏（姜制）300g

【功能与主治】温肾通阳。用于肾阳衰微，阴寒内结，阳气不运所致虚人、老人虚冷便秘，症见大便秘结，面色白，少腹冷痛，小便清长，畏寒肢冷，舌质淡、体胖大、苔白润，脉沉迟。

【组方分析】方中硫磺热而不燥，补命门真火，热壮肾阳，为君药。臣以半夏和降中焦之气使谷气下行，水谷糟粕随着肾气温壮、真阳充盛，肾主下元、司二便的功能加强而从浊道排除。生姜汁温中祛寒，又解半夏之毒。姜制半夏与硫黄合用，使肾阳得补，寒邪得散，胃气通降，阳气行运，大便则下。

【临床应用】

1. 本品适用于老人命门火衰之便秘；以大便秘结，面色白，少腹冷痛，畏寒肢冷，舌质淡、体胖大、苔白润，脉沉迟为辨证要点。

2. 用于治疗甲状腺功能减退等有上述证候者。

【用法用量】口服，一次3~6g，一日2次。

【使用注意】

1. 孕妇禁用。

2. 老人气虚、产后血枯、肠胃燥热便秘，以及小儿便秘者，切勿服用。

便秘问病荐药要点见表5-4。

表5-4　便秘问病荐药

问病要点	确定疾病	确定证型	推荐常用中成药
素体阳盛，或热病之后，余热留恋，或肺之燥热，下移大肠，或过食醇酒厚味，或过食辛辣，或过服热药，均可致肠胃积热，耗伤津液，肠道干涩失润，粪质干燥，难于排出。症见大便干结，甚至腹胀或痛，口舌发干，口臭唇焦，面红心烦，或有身热，小便短赤；舌红苔黄燥，脉滑数	便秘	实热	大承气汤、当归龙荟丸、清宁丸、复方芦荟胶囊
情志不遂，或食滞内停，或久坐少动，气机不利，均可导致腑气郁滞，通降失常，大肠传导功能失职。症见饮食减少，大便干结，或不甚干结，欲便不出，或出而不畅，肠鸣矢气，嗳气频作，胸胁痞满胀痛；舌苔薄腻，脉弦	便秘	气滞	六磨汤、木香槟榔丸、便通胶囊
年老体弱、大病后以及产后血虚、津液不足，不能润滑肠道。症见大便干结，时觉头晕心跳，伴有面色无华、口唇色淡，腹胀隐痛，精神倦怠，脉细涩	便秘	肠燥	麻仁丸、五仁润肠丸、增液颗粒
虚寒脏冷，阳气不足，传导无力，寒气凝结。症见大便干或不干，排出困难，腹中冷痛，面色苍白，口不渴，四肢发凉，小便清长；舌淡苔白，脉沉迟	便秘	阳虚	济川煎、半硫丸

目标检测

一、单项选择题

1. 下列中成药中，可用于胃痛胀满，恶食拒按，嗳腐吞酸，或吐不消化食物，吐食或矢气后痛减，大便不爽的是
   - A. 枳术丸
   - B. 保和丸
   - C. 健胃消食片
   - D. 大山楂丸
   - E. 健脾丸

2. 下列方中以饴糖为君药的是
   - A. 三九胃泰颗粒
   - B. 小建中合剂
   - C. 健胃消食片
   - D. 养胃舒胶囊
   - E. 健脾丸

3. 气滞胃痛颗粒的功效是
   - A. 温胃散寒，行气止痛
   - B. 平逆散火，泄热和胃
   - C. 滋养胃阴，和胃止痛
   - D. 疏肝理气，和胃止痛
   - E. 温中健脾，和胃止痛

4. 痛泻要方的药物组成不包括
   - A. 炒白术
   - B. 炒白芍
   - C. 炒山药
   - D. 防风
   - E. 炒陈皮

5. 参苓白术散的功效是
   - A. 益气健脾，渗湿止泻
   - B. 健脾益肾，涩肠止泻
   - C. 益气养血，涩肠止泻
   - D. 调和肝脾，涩肠止痛
   - E. 补脾柔肝，祛湿止泻

6. 用于治疗脾肾阳虚泄泻的中成药是
   - A. 四神丸
   - B. 补脾益肠丸
   - C. 复方黄连素片
   - D. 固肠止泻丸
   - E. 参苓白术散

7. 下列方药中，可用于腹痛，便脓血，赤白相兼，里急后重，肛门灼热，小便短赤，舌苔黄腻，脉弦数的是
   - A. 驻车丸
   - B. 四神丸
   - C. 胃苓丸
   - D. 芍药汤
   - E. 阿胶梅连丸

8. 下列中成药中孕妇可以使用的是
   - A. 增液颗粒
   - B. 五仁润肠丸
   - C. 麻仁润肠丸
   - D. 便通胶囊
   - E. 木香槟榔丸

9. 用于年老体弱，产后血虚或津亏便秘的方药是
   - A. 当归龙荟丸
   - B. 五仁润肠丸
   - C. 清宁丸
   - D. 半硫丸
   - E. 木香槟榔丸

10. 大承气汤中煎煮宜后下的是
  A. 厚朴　　　　　B. 大黄　　　　　C. 枳实
  D. 芒硝　　　　　E. 番泻叶

二、多项选择题

1. 三九胃泰颗粒的功效是
  A. 柔肝止痛　　　B. 清热燥湿　　　C. 泻肝和胃
  D. 行气活血　　　E. 降逆止呕
2. 四神丸的功效是
  A. 温肾散寒　　　B. 涩肠止泻　　　C. 健脾益肾
  D. 渗湿止泻　　　E. 解表清热
3. 济川煎的功用是
  A. 温肾益精　　　B. 养阴生津　　　C. 增液润燥
  D. 润肠通便　　　E. 降逆通便
4. 下列哪些中成药可用于治疗肝胃不和类胃痛
  A. 气滞胃痛颗粒　　B. 胃苏颗粒　　　C. 沉香化气丸
  D. 三九胃泰颗粒　　E. 小建中合剂
5. 下列哪些中成药可用于治疗脾虚泄泻
  A. 复方黄连素片　　B. 固肠止泻丸　　C. 参苓白术散
  D. 补脾益肠丸　　　E. 固本益肠片

三、简答题

1. 请简述四神丸的药物组成。
2. 请简述芍药汤的配伍特点。
3. 请简述大承气汤的功用与主治。

书网融合……

 微课　 划重点　 自测题

项目六 学会肝胆系疾病用药

任务一 胴痛用药

PPT

学习目标

知识要求

1. **掌握** 胴痛、头痛、眩晕、瘿病的主要证型，各证型的代表方药；肝郁气滞、肝胆湿热、瘀血阻络、肝络失养胴痛的辨证要点；外感头痛、内伤头痛的辨证要点；眩晕虚证与实证的辨证要点；瘿病的辨证要点；重点药品的功能主治及临床应用。

2. **熟悉** 胴痛、头痛、眩晕、瘿病的基本概念、病因病机；一般药品的功能主治和临床运用；重点药品的药物组成、组方分析及使用注意。

3. **了解** 胴痛、头痛、眩晕、瘿病方药的用法用量及部分药品的不良反应。

能力要求

1. 熟练掌握根据患者的症状正确判断胴痛、头痛、眩晕、瘿病证型的方法，并合理选用中成药。

2. 学会根据不同证型胴痛、头痛、眩晕、瘿病的辨证要点以及中成药功能主治进行相应问病荐药角色扮演脚本编写，解决相应问病荐药问题。

岗位情景模拟

情景描述 李某，男，45岁，近半年过度体力劳动后出现胸胴隐痛，夜间加重，纳差，口苦，腹部胀满。李某走进药店寻求帮助。

讨论 若患者形体偏胖，请问李某患的是什么疾病？为哪种证型？应该如何治疗？

一、概述

胴痛是指以一侧或两侧胴肋部疼痛为主要表现的病症，其疼痛性质主要表现为胀痛、刺痛、灼痛等，在古代典籍亦有"胴下痛""肝着"等称谓。现代医学中以胴痛为主要临床表现的疾病，如急慢性肝炎、胆囊炎、胆结石、肝硬化等，可归为中医"胴痛病"的范畴。

1. **病因病机** 胁痛的病位主要在肝、胆。肝主疏泄、性喜条达，若情志不遂，则致肝气郁结；或气滞血瘀，跌仆闪挫，血停着胁下致瘀血阻络；或阴血不足，络脉失养；或脾失健运，湿热内蕴，疏泄不利等，均可导致胁痛。

2. **治疗原则** 治疗胁痛，属实证宜理气、活血；虚证宜滋阴、柔肝。同时，要积极锻炼身体，饮食合理，作息有规律，保持平和的心态。

3. **问病要点** 胁痛之辨证，当以气血为主，亦应辨别虚实。辨气血：大抵疼痛呈游走无定属气郁；刺痛有定所属血瘀。辨虚实：胀痛不止属实；隐痛绵绵属虚。

实证者，胁肋胀痛，如疼痛因情志而增减，嗳气频频，苔薄脉弦，为肝气郁结；如疼痛入夜更甚，胁下或见痞块，舌紫暗，脉沉涩，为瘀血内停；如胁痛剧烈，胸闷纳呆，恶心呕吐，口苦，舌红苔黄腻，脉弦滑数者，则为肝胆湿热。

虚证者，胁肋隐痛，绵绵不休，遇劳加重，口干咽燥，心中烦热，头晕目眩，舌红少苔，脉细弦而数，为肝阴不足。

4. **治疗方药** 治疗胁痛类方药按中医学分为肝郁气滞类、肝胆湿热类、瘀血阻络类及肝络失养类。肝气郁滞者当以疏理肝气，辛散解郁为大法，结合心理疏导；肝胆湿热者当以清肝胆湿热，调肝健脾为主；瘀血阻络者当以气血同治，活血柔肝，辛润通络为主；肝络失养者当以滋补肝肾、柔肝止痛为主。胁痛治则应遵循"初起在气伤经，当以治气理气为主""久病在血伤络，当以治血活血为先"的原则，且以辛味药来通络的方法贯穿始终，使得理气活血而不伤正，甘缓补虚而不腻滞。

5. **注意事项** 肝郁气滞类方药多含芳香辛燥之品，易伤津耗气，用时适可而止，切勿过量，尤其是年老体弱者、孕妇或有崩漏者，用之应更慎。瘀血阻络类方药中含活血化瘀药，其药性破泄，不宜久服，因其易于动血、伤胎，故凡妇女经期月经过多及孕妇者均当慎用或忌用。服药期间饮食宜清淡，避免油腻辛辣。调畅情志，适当运动，促进气血的运行。同时，避免肋间神经及其邻近脏器和组织的外伤及感染。

二、肝郁气滞类方药

肝郁气滞，症见胁肋胀痛，走窜不定，甚则连及胸肩背，且情志不舒则痛增，胸闷，善太息，得嗳气则舒，伴食少纳呆，腹胀满，舌苔薄白，脉弦。治宜疏肝理气。

治疗代表方药有柴胡疏肝散等。

柴胡疏肝散★

【药物组成】柴胡6g　香附5g　川芎5g　陈皮（醋炒）6g　枳壳（麸炒）　芍药5g　甘草（炙）3g

【功能与主治】疏肝解郁，行气止痛。用于肝气郁滞证。症见胁肋疼痛，胸闷善太息，情志抑郁易怒，或嗳气，脘腹胀满，脉弦者。

【组方分析】方中柴胡功善疏肝解郁，为君药。香附理气疏肝而止痛；川芎活血行气以止痛；二药相合，助柴胡以解肝经之郁滞，且增行气活血止痛之功效，共为臣药。陈皮、枳壳理气行滞；芍药、甘草养血柔肝，缓急止痛；俱为佐药。甘草又调和诸药，兼作使药。诸药合用，共奏疏肝解郁，行气止痛之功。

【临床应用】

本品可用于肝气郁滞证，症见胁肋疼痛，太息稍舒，脉弦。常用于治疗慢性肝炎、慢性胃炎、肋间神经痛等证属肝郁气滞者。

【用法用量】口服。每次9g，每日3次，空腹温开水送服。

【使用注意】

1. 本方芳香辛燥，易耗气伤阴，不宜久服。

2. 服药过程中如出现舌红少苔，口燥咽干，心烦失眠等阴虚证，则应停服。

【其他制剂】柴胡疏肝片。

三、肝胆湿热类方药

肝胆湿热是指湿热之邪蕴结肝胆的病证。多由外感湿热之邪，或嗜酒，过食肥甘辛辣，湿邪内生，郁久化热所致；或脾胃运化失常，湿浊内生，蕴而化热，阻遏肝胆而成。症见胁肋胀痛明显而拒按，或引及肩背，伴有脘闷纳呆，恶心呕吐，厌油腻，口干口苦，腹胀尿少，或有黄疸；舌苔黄腻，脉弦滑。治疗原则宜清热祛湿、疏肝利胆。

治疗代表方药有大黄利胆胶囊、茵栀黄颗粒等。

大黄利胆胶囊

【药物组成】大黄100g　手参100g　余甘子100g

【功能与主治】清热利湿，解毒退黄。用于肝胆湿热所致的胁痛，口苦，食欲不振等症。

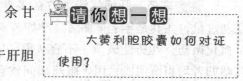
请你想一想

大黄利胆胶囊如何对证使用？

【组方分析】方中大黄味苦、性寒，有清热解毒，泻火凉血，利胆退黄，行瘀破积之功效，用作君药。余甘子清热凉血，加强大黄的清热之力，为臣药。手参甘、平，益肾健脾，理气，和血，止痛，为佐药。诸药合用，共奏清热利湿，解毒退黄之功。

【临床应用】

1. 本品可用于因肝胆湿热，肝失疏泄所致的胁痛，症见胁痛口苦，胸闷纳呆，目赤或目黄身黄，小便黄赤，舌红苔黄，脉弦滑数；急、慢性胆囊炎，脂肪肝见上述证候者。

2. 本品可用于因肝胆湿热所致的黄疸，症见目赤或目黄身黄，小便黄赤，右胁痛，口苦，身热，舌红苔黄，脉弦滑数；胆囊炎、脂肪肝见上述证候者。

【用法用量】口服。一次2粒，一日2~3次。

【使用注意】

1. 孕妇禁用。

2. 阴虚津伤者慎用。

3. 服药期间忌食生冷、辛辣、油腻及不易消化食物。

你知道吗

黄疸的症状

黄疸是由于感受湿热疫毒等外邪，导致湿浊阻滞，脾胃肝胆功用失调，胆液不循常道，随血泛溢引起的以目黄、身黄、尿黄为主要临床表现的一种肝胆病证。患病初起，目黄、身黄不一定出现，而以恶寒发热，食欲不振，恶心呕吐，腹胀肠鸣，肢体困重等类似感冒的症状为主，三五日后，才逐渐出现目黄，随之出现尿黄与身黄。亦有先出现胁肋剧痛，然后发黄者。病程或长或短。发黄程度或浅或深，其色或鲜明或晦暗，急黄者，其色甚则如金。急黄患者还可出现壮热神昏，衄血、吐血等症。常有饮食不节，与肝炎患者接触，或服用损害肝脏的药物等病史。

茵栀黄颗粒

【组成】茵陈（绵茵陈）提取物20g　栀子提取物10.7g　黄芩提取物66.7g　金银花提取物13.3g

【功能与主治】清热解毒，利湿退黄。用于肝胆湿热所致的黄疸，症见面目悉黄，胸胁胀痛，恶心呕吐，小便黄赤。

【组方分析】方中茵陈味苦性微寒，清热利湿，利胆退黄，为治疗黄疸之要药，故为君药。栀子清三焦湿热火邪；黄芩清热燥湿，泻火解毒；共为臣药，以加强君药清热利湿退黄之功。金银花甘寒，清热解毒，为佐药，与君药、臣药合用以加强其清热之力。诸药合用，共奏清热解毒，利湿退黄之功。

【临床应用】

1. 本品可用于湿热毒邪内蕴所造成的急、慢性肝炎见上述证候者。

2. 常用于新生儿黄疸。

【用法用量】开水冲服。一次6g，一日3次。

【使用注意】

1. 黄疸属寒湿阴黄者不宜用。

2. 妊娠及哺乳期妇女慎用。

3. 忌烟、酒及辛辣、油腻食物。

【其他剂型】茵栀黄片、口服液、注射液、胶囊等。

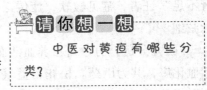

请你想一想

中医对黄疸有哪些分类？

四、瘀血阻络类方药

瘀血阻络所致的胁痛，症见胁肋刺痛，痛处固定而拒按，疼痛持续不已，入夜尤甚，或面色晦暗，舌质紫暗，脉沉弦。治疗原则应活血通络，逐瘀泻热。

治疗代表方药有复元活血汤、扶正化瘀胶囊等。

复元活血汤★

【药物组成】柴胡 15g　栝楼根 9g　当归 9g　红花 6g　甘草 6g　穿山甲（炮）6g　大黄（酒浸）30g　桃仁（酒浸，去皮尖，研如泥）15g

【功能与主治】活血祛瘀，疏肝通络。用于跌打损伤，瘀血阻滞证，症见胁肋瘀肿，痛不可忍。

【组方分析】本方证治为跌打损伤，瘀血滞留胁肋，气机阻滞所致。胁肋为肝经循行之处，跌打损伤，瘀血停留，气机阻滞，故胁肋瘀肿疼痛，甚至痛不可忍。治宜活血祛瘀，兼以疏肝行气通络。方中重用酒制大黄，荡涤凝瘀败血，导瘀下行，推陈致新；柴胡疏肝行气，并可引诸药入肝经；两药合用，一升一降，以攻散胁下之瘀滞，共为君药。桃仁、红花活血祛瘀，消肿止痛；穿山甲破瘀通络，消肿散结；俱为臣药。当归补血活血；栝楼根既能入血分助诸药而消瘀散结，又可清热润燥；均为佐药。甘草缓急止痛，调和诸药，是为使药。大黄、桃仁酒制，原方加酒煎服，乃增强活血通络之意。诸药合用，共奏活血祛瘀、疏肝通络之功。

【临床应用】现代应用常用于肋间神经痛、肋软骨炎、胸胁部挫伤、乳腺增生症等属瘀血停滞者。

【用法用量】加黄酒适量，水煎服；也可研为粗末，每次用 30g，加黄酒 30ml 和适量的水同煮，饭前 1 小时温服。

【注意事项】

1. 运用本方，服药后应"以利为度"，若虽"得利痛减"而并未痊愈，需继续服药者，必须更换方剂或调整原方剂量。

2. 孕妇忌服。

扶正化瘀胶囊

【药物组成】丹参　发酵虫草菌粉　桃仁　松花粉　绞股蓝　五味子等（处方保密）。

【功能与主治】活血祛瘀，益精养肝。用于乙型肝炎、肝纤维化属"瘀血阻络，肝肾不足"证者，症见酸软，疲倦乏力，头晕目涩，舌质暗红或有瘀斑，苔薄或微黄，脉弦细。

【组方分析】方中丹参养血活血，为君药。冬虫夏草补虚损、益精气，桃仁助丹参活血化瘀，共为臣药。松花粉益气润燥，绞股蓝清热解毒，同为佐药；现代药理研究更发现绞股蓝含有比人参更高浓度的人参皂苷，可协助补气。五味子味酸为引经使药。

【临床应用】本品可用于因瘀血阻络，肝肾不足所致的癥积，症见胁下块，胁肋疼痛，面色晦暗，或见赤缕红斑，腰膝酸软，疲倦乏力，头晕目涩，舌质暗红或有瘀斑，苔薄或微黄，脉弦细；乙型肝炎、肝纤维化见上述证候者。

【用法用量】口服。每次 5 粒，每日 3 次。

【注意事项】

1. 孕妇忌服。

2. 湿热盛者慎用。

【不良反应】偶见服后胃中有不适感。

【其他剂型】扶正化瘀片。

五、肝络失养类方药

肝络失养所致胁痛，症见胁肋隐痛，悠悠不休，遇劳加重，口干咽燥，心中烦热，头晕目眩，舌红少苔，脉细弦而数。由于肝肾阴亏，精血耗伤，肝络失养所致。治疗原则应养阴柔肝，理气通络。

治疗代表方药有一贯煎。

一贯煎★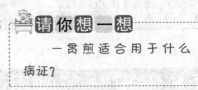

【药物组成】北沙参 9g　麦冬 9g　当归身 9g　生地黄 18～30g　枸杞子 9～18g　川楝子 4.5g

> **请你想一想**
> 一贯煎适合用于什么病证？

【功能与主治】滋阴疏肝。用于肝肾阴虚，肝气郁滞证。症见胸脘胁痛，吞酸吐苦，咽干口燥，舌红少津，脉细弱或虚弦。亦治疝气瘕聚。

【组方分析】本方证治为肝肾阴虚，肝气不舒所致。肝肾阴亏，肝失所养，则疏泄失常，肝郁气滞，横逆犯胃，故胸脘胁痛，吞酸吐苦；阴虚液耗，津不上承，则咽干口燥，舌红少津，脉细弱或虚弦。治宜滋养肝肾，疏肝解郁。方中重用生地黄苦甘而寒，滋阴养血，补益肝肾，为君药。北沙参、麦冬、当归、枸杞子滋阴养血而柔肝，加强君药补肝体之功，共为臣药。佐以少量苦寒之川楝子，疏肝理气，清虚热、气郁所化之火，还可防滋阴药碍胃。诸药合用，共奏滋阴疏肝之功。

【临床应用】本品现代应用常用于慢性肝炎、慢性胃炎、胃及十二指肠溃疡、肋间神经痛、神经官能症等属阴虚肝郁者。

【用法用量】水煎服。

【使用注意】由于本方中滋腻之药较多，故有停痰积饮而舌苔白腻、脉沉弦者，不宜使用。

【其他制剂】一贯合剂。

你知道吗

一贯煎的命名

一贯煎为清代医家魏之琇所创。一贯乃《论语·里仁》中"吾道一以贯之"的缩语，所谓"一以贯之"是指用一个道理把一切事物之理贯穿起来。肾藏精，肝藏血，肝肾同源，肝肾之病，同一治。本方以脏腑制化关系的理论作为遣药立法的依据，取"滋水涵木"之意，通过滋肾养肝、补肝体以和肝用而治疗肝肾阴虚肝气不舒之证。其剂型为煎剂，故名"一贯煎"。

胁痛问病荐药要点见表6-1。

表6-1　胁痛问病荐药

问病要点	确定疾病	确定证型	推荐常用中成药
胁肋胀痛，走窜不定，甚则连及胸肩背，且情志不舒则痛增，胸闷，善太息，得嗳气则舒，伴食少纳呆，腹胀满；舌苔薄白，脉弦	胁痛	肝郁气滞型	柴胡疏肝散
胁肋胀痛，痛明显而拒按，或引及肩背，伴有脘闷纳呆，恶心呕吐，厌油腻，口干口苦，腹胀尿少，或有黄疸；舌苔黄腻，脉弦滑	胁痛	肝胆湿热型	大黄利胆胶囊、茵栀黄颗粒
胁肋刺痛，痛处固定而拒按，疼痛持续不已，入夜尤甚，或面色晦暗；舌质紫暗，脉沉弦	胁痛	瘀血阻络型	复元活血汤、扶正化瘀胶囊
胁肋隐痛，悠悠不休，遇劳加重，口干咽燥，心中烦热，头晕目眩；舌红少苔，脉细弦而数	胁痛	肝络失养型	一贯煎

任务二　头痛用药

PPT

岗位情景模拟

情景描述　夏某，男，36岁，偏头痛每周发作一次。每发作时右侧头部疼痛，右眼胀痛，畏光，耳根疼痛。夏某走进药店寻求帮助。

讨论　请问夏某患的是什么疾病？为何种证型？应该如何治疗？

一、概述

头痛属中医学"头痛""头风""脑风"范畴，相当于西医的"偏头痛""紧张性头痛""丛集性头痛"等，在临床上以反复发作的头痛为特点，是一种常见病、多发病。中医学认为，头为清阳之会，清阳之府，内伤和外感皆能相害。各种原因引起的脏腑、经络发生病变，都可以直接或间接地影响头部而致痛。根据头痛症状特点和发病机制，可将其归纳为外感头痛和内伤头痛两大类。

1. 病因病机　肝、脾、肾诸脏功能失调，是头痛发生的主要相关脏腑，临床辨证以肝经见证为多，其致病因素不外乎风、火、痰、瘀，认为风、火、痰、瘀上扰清空、闭阻脑络、清窍不利，是头痛的主要病机。风寒外袭，脉络痹阻，或饮食积滞，痰浊内生，或情志过极，气滞血瘀，肝阳上亢，均可导致头痛的发生。内伤头痛根据其病程长短可分急性发作和慢性发作：急性发作多为实证，主要包括肝阳上亢，痰浊内蕴，气滞血瘀等闭阻脑窍所致；慢性发作多属虚证，可由急性发作迁延不愈转换而来，主要是肝肾气血亏虚，脑窍失养所致。

2. 治疗原则　头痛的发生是因脉络痹阻或失养，清窍不利而成，因此治疗时必须以调神利窍，缓急止痛为基本原则。临证时，外感者宜以祛邪活络为主，内伤者以滋阴养血补虚为要。

3. 问病要点　首先，辨外感头痛与内伤头痛。外感头痛多有外感病史，属实证，起病较急，一般疼痛较剧，多表现为掣痛、跳痛、灼痛、胀痛、重痛、痛无休止。内伤头痛以虚证或虚实夹杂证为多见，起病较缓，疼痛表现为隐痛、空痛、昏痛、痛势悠悠、遇劳加重，时作时止，多属虚证；因肝阳、痰浊、瘀血所致者属实，表现为头昏胀痛，或昏蒙重痛，或刺痛钝痛，痛点固定，常伴有肝阳、痰浊、瘀血等相应证候。

其次，辨头痛的性质。胀痛、灼痛、跳痛多为外感风热头痛；重痛多为风湿头痛；头痛伴有紧束感多为风寒头痛；胀痛而伴眩晕者多为肝阳上亢头痛；昏痛多为痰浊头痛；刺痛而痛处固定多为瘀血头痛；空痛为精伤；悠痛、隐痛多为气血精亏。

最后，辨头痛部位。太阳头痛，在头后部，下连于项；阳明头痛，在前额部及眉棱骨等处；少阳头痛在头之两侧，并连及于耳；厥阴头痛在巅顶部位，或连目系。

4. 治疗方药　外感头痛多以风邪为主，治则以辛散疏风、通经止痛为主，适宜的方药为川芎茶调丸、芎菊上清丸；内伤头痛又根据病因病机不同分为肝阳型头痛、血虚型头痛、瘀血型头痛等，治则以滋阴养血补虚为主，适宜的方药包括天麻钩藤颗粒、当归补血丸、通天口服液等。

5. 注意事项　头痛荐药时，需辨清外感内伤，外风治宜疏散，不宜平息；内风治宜平息，不宜疏散，并忌用辛散之品。其次，应分辨风邪的兼夹及病情的虚实，若兼寒、兼热、兼湿或兼痰、夹瘀者，应与祛寒、清热、祛湿、化痰、活血等治法配合。辛散疏风药多温燥，容易伤津助火，津液不足或阴虚阳亢者应慎用。

二、外感头痛类方药

外感头痛多有外感病史，发病较急，痛势较剧，可有风寒、风热、风湿的不同，多属实证治宜祛风散邪。

风寒证（外感头痛）症见头痛起病较急，其痛如破，连及项背，恶风畏寒，遇风尤剧，口不渴；舌苔薄白，脉多浮紧。风热证（外感头痛）症见头痛而胀，甚则头痛如破，发热或恶风，口渴欲饮，面红目赤，便秘溲黄；舌质红苔黄，脉浮。风湿证（外感头痛）症见头痛如裹，肢体困重，胸闷纳呆，小便不利，大便或溏；舌苔白腻，脉濡或濡滑。

代表方药有川芎茶调丸、芎菊上清丸、正天丸等。

川芎茶调丸★

【药物组成】川芎120g　白芷60g　羌活60g　细辛30g　防风45g　荆芥120g　薄荷240g　甘草60g

> 🛌 **请 你 想 一 想**
> 川芎茶调丸用于什么类型的头痛？

【功能与主治】疏风止痛。用于外感风邪所致的头痛或兼恶寒、发热、鼻塞。

【组方分析】本方证治为风邪外袭，上犯头目所致。风邪外袭，循经上犯头目，故头痛，眩晕，脉浮；风邪稽留不去，头痛久而不愈者，其痛或偏或正，时发时止，即为头风。治宜疏风止痛。方中川芎辛香走窜，长于祛风活血而止痛，善治少阳、厥阴经头痛（头顶或两侧痛），为"诸经头痛之要药"，用量较重，为君药。薄荷、荆芥辛散之品，轻扬上行，疏风止痛，清利头目，共为臣药。羌活辛散疏风，善治太阳经头痛（后脑牵连项痛）；白芷疏风解表，善治阳明经头痛（前额及眉心痛）；细辛散寒止痛，长于治少阴头痛；防风辛散上行，疏散上部风邪；以上四药共助君臣以增强疏风止痛之功，为佐药。炙甘草调和诸药，为使药。以清茶调服，取其苦凉之性，既可上清头目，又能制约辛散祛风之品过于温燥与升散。诸药合用，共奏疏风止痛之功。

【临床应用】本品现代常用于偏头痛、血管神经性头痛以及感冒、慢性鼻炎、鼻窦炎、周围性神经麻痹、面神经炎、颈椎病等属外感风邪患者。

【用法用量】饭后清茶送服，一次3~6g，一日2次。

【使用注意】

1. 气虚、血虚或肝肾阴虚、肝阳上亢、肝风内动等引起的头痛，均不宜使用。

2. 素有较严重慢性病史者及糖尿病患者，应在医师指导下服药。

【其他制剂】川芎茶调片、颗粒、口服液。

芎菊上清丸★

【药物组成】川芎20g　菊花240g　黄芩120g　栀子30g　炒蔓荆子30g　黄连20g　薄荷20g　连翘30g　荆芥穗30g　羌活20g　藁本20g　桔梗30g　防风30g　甘草20g　白芷80g

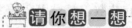
请你想一想
川芎茶调丸和芎菊上清丸主治有何异同？

【功能与主治】清热解表，散风止痛。用于外感风邪引起的恶风身热，偏正头痛，鼻流清涕，牙疼喉痛。

【组方分析】方中菊花、川芎合用清热解表，行气活血，祛风止痛，共为君药。连翘、薄荷、蔓荆子疏散风热，清利头目，祛风止痛；黄芩、栀子、黄连清热泻火，解毒止痛，辅助君药清热解表，祛风止痛；共为臣药。羌活、藁本、防风、白芷、荆芥穗祛风解表，通络止痛，共为佐药。桔梗载药上行，甘草调和药性，共为使药。全方共奏清热解毒，清热解表，散风之功。

【临床应用】

1. 本品可用于因感受风邪所致的头痛，症见头痛，头晕目眩，头目不清，恶风，苔薄黄，脉浮数；偏头痛见上述证候者。

2. 本品可用于因外感风邪所致的伤风，症见鼻塞流涕，喷嚏，发热恶风，头痛，头晕，口苦咽干，舌质红，苔薄黄，脉浮数；上呼吸道感染见上述证候者。

【用法用量】口服。水丸一次6g，一日2次；大蜜丸一次9g，一日2次。

【使用注意】

1. 肝火上攻，风阳上扰头痛慎用。

2. 服药期间忌食辛辣油腻食物。

【其他制剂】芎菊上清颗粒。

正天丸★

【药物组成】钩藤 112g 白芍 67g 川芎 101g 当归 56g 地黄 56g 白芷 56g 防风 56g 羌活 56g 桃仁 34g 红花 34g 细辛 56g 独活 34g 麻黄 56g 黑顺片 56g 鸡血藤 169g

【功能与主治】疏风活血，养血平肝，通络止痛。用于外感风邪、瘀血阻络、血虚失养、肝阳上亢引起的偏头痛、紧张性头痛、神经性头痛、颈椎病型头痛、经前头痛。

【组方分析】方中川芎活血行气，祛风止痛，为君药。当归、桃仁、红花、鸡血藤活血祛瘀，通络止痛，为臣药。附片、麻黄、白芷、防风、独活、羌活、细辛散寒，祛风，除湿，通络止痛；钩藤平肝止痉；地黄、白芍滋阴养血，柔肝止痛；共为佐使药。诸药合用，共奏疏风活血，通络止痛之功效。

【临床应用】本品现代常用于偏头痛、血管神经性头痛以及感冒、慢性鼻炎、鼻窦炎、周围性神经麻痹、面神经炎、颈椎病等属外感风邪患者。

【用法用量】饭后服用。一次 6g，一日 2～3 次。15 天为一个疗程。

【使用注意】

1. 宜饭后服用。

2. 高血压、心脏病患者慎用。

3. 过敏体质者慎用。

4. 不宜长期服用。

5. 服药期间忌烟酒及辛辣、油腻食物。

6. 孕妇、哺乳期妇女禁用。

7. 肝肾功能不全者禁用。

你知道吗

川芎茶调颗粒和正天丸

川芎茶调颗粒和正天丸不能联用，两者功效相似，均含有川芎、细辛、防风，为重复用药，尤其细辛在临床用量应"不过钱"，联合用药易致过量，其挥发油可引起心律失常、呼吸窘迫、神志昏迷等不良反应。

天麻头痛片

【药物组成】天麻 94g 白芷 188g 川芎 188g 荆芥 125g 当归 188g 乳香（醋制）42g

【功能与主治】养血祛风，散寒止痛。用于外感风寒、瘀血阻滞或血虚失养所致的偏正头痛、恶寒、鼻塞。

【组方分析】方中天麻平肝息风，祛风通络，为治诸般头痛、头风之要药，祛散风邪而不伤正气，故为君药。白芷辛香上行，外散肌肤风寒，内解湿阻郁结；荆芥发散风寒，透邪止痛；川芎辛散温通，外能祛风散寒搜邪，内可活血通络止痛，上行头目，祛风通络止痛；共为臣药。当归补血调经，养血扶正，合乳香辛香活血，化瘀止痛，寓有"治风先治血，血行风自灭"之意，为佐药。诸药合用，共奏养血祛风、散寒止痛之功。

【临床应用】

1. 本品可用于由外感风寒所致的头痛。用于头痛，伴恶寒，鼻塞，或血虚、瘀血阻络所致，症见头痛绵绵，劳则加重或痛如刺，痛处不移；紧张型头痛、偏头痛、血管性头痛见上述证候者。

2. 本品可用于由肝风内动所致的眩晕。症见眩晕，伴头痛、头胀、耳鸣；原发性高血压见上述证候者。

【用法用量】口服。一次 2～3 片［规格（2）］，一次 4～6 片［规格（1）（3）］；一日 3 次。

【使用注意】

1. 肝火上炎所致的头痛、头晕者慎用。

2. 脾胃虚弱者慎用。

3. 孕妇禁用。

【其他制剂】天麻头痛胶囊。

三、内伤头痛类方药

内伤头痛与情志变化、劳累等关系密切，起病较缓，痛势悠悠，多以虚证或虚实夹杂为主，治宜补虚为主，或扶正祛邪，标本兼顾，权衡主次，随证治之。

肝阳证（内伤头痛）主要表现为头胀痛而眩，心烦易怒，夜眠不宁，或兼胁痛，面红口苦；舌质红，苔薄黄，脉弦有力。

瘀血证（内伤头痛）主要表现为头痛经久不愈，其痛如刺，固定不移，或头部有外伤史；舌质紫或有瘀斑、瘀点，苔薄白，脉沉细或细涩。

血虚证（内伤头痛）主要表现为头痛而晕，心悸不宁，神疲乏力，面色㿠白；舌质淡，苔薄白，脉细弱。

代表方药有天麻钩藤颗粒、当归补血丸等。

天麻钩藤颗粒★

【药物组成】天麻 80.5g　钩藤 268g　石决明 214.5g　栀子 80.5g　黄芩 80.5g　牛膝 80.5g　盐杜仲 107g　益母草 107g　桑寄生 214.5g　首乌藤 134g　茯苓 134g

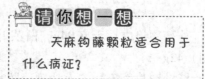

请你想一想

天麻钩藤颗粒适合用于什么病证？

【功能与主治】平肝息风，清热安神。用于肝阳上亢所引起的头痛、眩晕、耳鸣、眼花、震颤、失眠。

【组方分析】方中天麻、钩藤平肝降逆，为君药。石决明平肝息风，潜阳；栀子、黄芩清热泻火；杜仲、牛膝、桑寄生滋肾平肝，引血下行；益母草活血利水；共为臣药；佐以首乌藤宁心安神，茯苓健脾安神。诸药合用，共奏清热活血，益肾平肝，息风潜阳之功。

【临床应用】

1. 本品可用于由肝阳上亢，上扰清窍所致的头痛。症见头痛，痛有定处，头晕，胁肋胀痛，失眠心烦，口苦，失眠多梦，舌质暗或有瘀斑，脉弦滑；高血压见上述证候者。

2. 本品可用于由肝阳上亢所致的眩晕。症见头晕耳鸣，头目胀痛，口苦，失眠多梦，烦劳郁怒加重，颜面潮红，急躁易怒，肢麻震颤，舌红苔黄，脉弦；高血压、脑动脉硬化、贫血、神经衰弱见上述证候者。

3. 本品可用于由肝火扰心所致的不寐。症见失眠多梦，甚则彻夜不眠，急躁易怒，伴头晕头胀，目赤耳鸣，口干，口苦，不思饮食，舌红苔黄，脉弦而数；围绝经期综合征见上述证候者。

【用法用量】开水冲服。一次 1 袋，一日 3 次；或遵医嘱。

【使用注意】

1. 本品对舌绛无苔的阴虚动风证不宜用。

2. 本品处方中含天麻平肝息风中药与中枢兴奋药如尼可刹米、戊四氮、山梗菜碱等不宜联用。

当归补血丸★

【药物组成】黄芪 300g　当归 60g

【功能与主治】补气养血。用于气血两虚所致的头晕目眩、面色无华、气短乏力、四肢倦怠、心悸、失眠、血虚发热等症。贫血、神经衰弱、功能性发热见上述证候者。

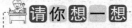

请你想一想

当归补血丸中为什么重用黄芪？

【组方分析】方中重用黄芪大补脾肺之气，以资气血生化之源，又益气固表，所当急固，寓有形之血生于无形之气之意，为君药。当归甘辛而温，养血和营，补虚治本，为臣药。两药合用，共奏补气生血之效，使阳生阴长，气旺血生，浮阳潜涵，虚热自退，妇人经期、产后血虚发热头痛，可益气养血而退热。疮疡溃后，久不愈合，用本方补气养血，扶正托毒，有利于生肌收口。

【临床应用】常用于治疗妇女经期发热、产后发热、各种贫血、过敏性紫癜等属血虚气弱者。

【用法用量】水蜜丸：每 10 粒重 1g，6g/次。小蜜丸：每 10 粒重 1g，9g/次。大蜜丸：9g/丸，9g/次。

【使用注意】

1. 阴虚火旺者忌用。

2. 外感表证未解者忌用。

3. 高血压患者慎用。

4. 忌饮茶和咖啡及辛辣、油、生冷食物。

【其他制剂】 当归补血颗粒、胶囊、口服液。

通天口服液

【药物组成】 川芎127g　赤芍53g　天麻21g　羌活42g　白芷42g　细辛10g　菊花53g　薄荷84g　防风15g　茶叶63g　甘草21g

【功能与主治】 活血化瘀，祛风止痛。用于瘀血阻滞、风邪上扰所致的偏头痛，症见头部胀痛或刺痛，痛有定处，反复发作，头晕目眩，或恶心呕吐，恶风。

【组方分析】 方中川芎既能行气活血，又能祛风止痛，上行头目，血中之气药，为君药。天麻平肝息风，通络止痛，通络脉而止疼痛，息肝风而定眩晕；羌活解表散寒，祛风胜湿，止痛；白芷解表祛风，止痛；三药相合，既能平息肝阳所化之风，又能祛散外风，行气止痛，共为臣药。赤芍活血和血，通络止痛；菊花、薄荷辛凉疏风，清肝解郁，清利头目；防风、细辛祛风散寒，通窍止痛，共为佐药；茶叶清利头目，载诸药上行，苦泻风热；甘草调和诸药，合为使药。合而用之，共奏活血化瘀，祛风止痛之功。

【临床应用】

1. 本品可用于由瘀血阻滞，风邪上扰所致的头痛，症见头部胀痛或刺痛，痛有定处，遇风加重，反复发作；血管神经性头痛、紧张型头痛及偏头痛见上述证候者。

2. 本品可用于由风阳上扰所致的眩晕，症见头晕目眩，恶心呕吐，遇风尤甚；原发性高血压、椎－基底动脉供血不足见上述证候者。

【用法用量】 口服。第1日：即刻、服药1小时后、2小时后、4小时后各服10ml，以后每6小时服10ml。第2、3日：一次10ml，一日3次。3天为一疗程，或遵医嘱。

【使用注意】

1. 肝火上炎头痛患者慎用。

2. 服药期间忌食辛辣、油腻食物。

3. 孕妇禁用。

全天麻胶囊

【药物组成】 天麻500g

【功能与主治】 平肝，息风，止痉。用于肝风上扰所致的眩晕，头痛，肢体麻木，癫痫抽搐。

【组方分析】 方中天麻性味甘平，归肝经，甘平质润，既息肝风，又平肝阳，为治肝阳上亢、风阳上扰所致的眩晕、头痛之要药。既息内风，又散外风，广泛用于肝风内动引起的中风偏瘫、痫病抽搐及外感风湿引起的关节痹痛。

【临床应用】

1. 本品可用于由肝风上扰所致的眩晕，症见头晕目眩，头痛，耳鸣，肢体麻木，舌红，脉弦；原发性高血压、功能性眩晕见上述证候者。

2. 本品可用于由肝风上扰清空所致的头痛，症见头痛，眩晕，耳鸣，烦躁，失眠，脉弦；偏头痛、血管性头痛见上述证候者。

3. 本品可用于由肝阳上亢，肝风内动所致的中风，症见肢体麻木，半身不遂，口舌歪斜，言语謇涩；脑梗死恢复期见上述证候者。

4. 本品可用于由肝风上扰所致的痫病，症见突然昏仆，两目上视，口吐涎沫，四肢抽搐，或口中怪叫，移时苏醒，一如常人；癫痫见上述证候者。

5. 本品可用于由风湿痹阻经络所致的痹证，症见肢体关节麻木，肿痛，屈伸不利；风湿性关节炎、类风湿关节炎见上述证候者。

【用法用量】口服。一次 2~6 粒，一日 3 次。

【使用注意】本品用于痫病、中风时宜配合其他药物治疗。

【其他制剂】全天麻片、滴丸。

头痛问病荐药要点见表 6-2。

表 6-2 头痛问病荐药

问病要点	确定疾病	确定证型	推荐常用中成药
头痛起病较急，其痛如破，连及项背，恶风畏寒，遇风尤剧，口不渴；苔薄白	头痛	风寒证头痛（外感）	川芎茶调丸、天麻头痛片、正天丸
头痛而胀，甚则头痛如裂，发热或恶风，口渴，面红目赤，便秘溲黄；舌红苔黄	头痛	风热型头痛（外感）	芎菊上清丸
头胀痛而眩，心烦易怒，胁痛，夜眠不宁，口苦；舌红苔薄黄	头痛	肝阳型头痛（内伤）	天麻钩藤颗粒、全天麻胶囊
头痛隐隐，心悸失眠，面色少华，神疲乏力，遇劳加重；舌质淡，苔薄白，脉细弱	头痛	血虚型头痛（内伤）	当归补血丸
头痛经久不愈，其痛如刺，固定不移，或头部有外伤史，舌紫或有瘀斑、瘀点；苔薄白，脉细或细涩	头痛	瘀血型头痛（内伤）	通天口服液

任务三 眩晕用药

PPT

岗位情景模拟

情景描述 张某，男，31 岁，头晕目眩一个月有余，反复发作，伴耳鸣有嗡嗡声，畏寒，精神差，常感颈部不适，饮食和睡眠正常，二便亦正常。张某走进药店寻求帮助。

讨论 请问张某患的是什么疾病？为哪种证型？应该怎么治疗？

一、概述

"眩"指眼花或眼前发黑，"晕"指头晕或感自身或外界景物旋转，两者常同时并见，故合称为"眩晕"。轻者闭目即止，重者如坐车船，旋转不定，不能站立，或伴恶心、呕吐、汗出、面色苍白等症，甚则突然昏倒等症状。西医学的高血压、低血压、脑血管意外、甲状腺功能减退症、梅尼埃病（耳源性眩晕）等疾病，当以头晕目眩为主要临床表现时，均属本病范畴。

1. 病因病机 眩晕病因虽多，但其病性不外虚实两端。虚者为髓海不足，或气血亏虚，清失养；实者或为风、火、痰、瘀扰乱清空。本病的病位在头窍，其病变脏腑与肝、脾、肾三脏相关。肝乃风本之脏，其性主动主升，若肝肾阴亏，水不涵木，阴不维阳，阳亢于上，或气火暴升，上扰头目，则发为眩晕。脾为后天之本，气血化生之源，若脾胃虚弱，气血亏虚，清窍失养，或脾失健运，痰浊中阻，或风阳夹痰，上扰清空，均可发为眩晕。肾主骨生髓，脑为髓海，肾精亏虚，髓海失充，亦可发为眩晕。眩晕的病性以虚者居多，气虚血亏、髓海空虚、肝肾不足所导致的眩晕，多属虚证。因痰浊中阻、瘀血阻络、肝阳上亢所导致的眩晕，属实证或本虚标实证。风、火、痰、瘀是实证的常见病理因素。

2. 治疗原则 眩晕的治疗原则主要是补虚泻实，调整阴阳。虚者当滋补肝肾，补气益血，填精生髓。实证当平肝潜阳，清肝泻火，化痰行瘀。

3. 问病要点 辨相关脏腑：眩晕的发生与肝、脾、肾三脏功能失常关系密切。肝阳上亢之眩晕兼见头胀痛，面色潮红，急躁易怒，口苦脉弦等症状；脾胃虚弱，气血不足之眩晕，兼有纳呆，乏力，面色㿠白等症状；脾失健运，痰湿中阻之眩晕，兼见纳呆呕恶，头痛，苔腻诸症；肾精不足之眩晕，多兼有腰酸腿软，耳鸣如蝉等症。

辨标本虚实：凡病程较长，反复发作，遇劳即发，伴两目干涩，腰酸腿软，或面色㿠白，神疲乏力，脉细或弱者，多属虚证，由精血不足或气血亏虚所致；凡病程短，或突然发作，眩晕重，视物旋转，伴呕恶痰涎，头痛，面赤，体型壮实者，多属实证。其中，痰湿所致者，头重昏蒙，胸闷呕恶，苔腻脉滑；瘀血所致者，头昏头痛，痛点固定，唇舌紫暗，舌有瘀斑；肝阳风火所致者，眩晕，面赤，烦躁，口苦，肢麻震颤，甚则昏仆，脉弦有力。

4. 治疗方药 实证眩晕治宜平肝化痰，清利头目，适宜的方药包括半夏白术天麻汤、脑立清丸、松龄血脉康胶囊、眩晕宁颗粒等；虚证眩晕治宜补养气血，填精益髓，适宜的方药包括养血清脑丸、天麻首乌片。

5. 注意事项 眩晕荐药时，须辨清虚实，虚证眩晕者慎用实证眩晕类方药，中药汤剂宜温服用，当眩晕兼呕吐，中药汤剂宜冷服，少量频服，服药期间忌食辛辣、油腻食物。

二、实证眩晕类方药

眩晕凡病程短，或突然发作，眩晕重，视物旋转，伴呕恶痰涎，头痛，面赤，体型壮实者，多属实证。

肝阳上亢证症见眩晕，兼见头胀痛，面色潮红，急躁易怒，口苦脉弦等。

痰湿中阻证症见眩晕，兼见纳呆呕恶，头痛，苔腻。

代表方药有半夏白术天麻汤、脑立清丸、松龄血脉康胶囊、眩晕宁颗粒等。

半夏白术天麻汤★

【药物组成】半夏4.5g　天麻3g　茯苓3g　橘红3g　白术9g　甘草1.5g

【功能与主治】燥湿化痰，平肝息风。用于风痰上扰证。症见眩晕，头痛，胸膈痞闷，痰多，恶心呕吐，舌苔白腻，脉弦滑。

【组方分析】本方证治为脾湿生痰，湿痰壅遏，引动肝风，风痰上扰头目所致。风痰上扰，蒙蔽清阳，故头痛眩晕；痰浊中阻，则胸闷呕恶；舌苔白腻，脉弦滑均为风痰之象。治宜化痰息风，健脾祛湿。方中半夏燥湿化痰，降逆止呕，为治痰要药；天麻平肝潜阳，息风止眩，为治风要药；共为君药。白术健脾燥湿；茯苓健脾渗湿，脾健湿去，以绝生痰之源；俱为臣药。橘红理气化痰，气顺则痰消，为佐药。甘草调药和中，为使药。煎加姜、枣以调和脾胃，生姜兼制半夏之毒。诸药合用，共奏燥湿化痰，平肝息风之效。

【临床应用】本方现代常用于高血压、神经衰弱、耳源性眩晕、神经性头痛等属风痰上扰者。

【用法用量】生姜一片，大枣两枚，水煎服。

【使用注意】阴虚阳亢，气血不足所致之眩晕，不宜使用。

【其他制剂】半夏白术天麻颗粒。

脑立清丸

【药物组成】磁石200g　赭石350g　珍珠母100g　清半夏200g　酒曲200g　酒曲（炒）200g　牛膝200g　薄荷脑50g　冰片50g　猪胆汁350g（或猪胆粉50）

【功能与主治】平肝潜阳，醒脑安神。用于肝阳上亢，头晕目眩，耳鸣口苦，心烦难寐。

【组方分析】方中磁石潜阳纳气，镇惊安神；珍珠母潜阳安神，清热平息肝风；赭石独擅平肝潜阳；三药统领全方，潜阳息风，为君药。猪胆汁咸、苦寒而入肝胆，可凉肝息风，清热醒脑；冰片、薄荷脑轻清芳香清利头目，开窍醒神，与猪胆汁既凉肝息风而助君药平息肝风，又开窍醒脑；共为臣药。半夏化痰降逆；酒曲调和脾胃；为佐药。牛膝活血化瘀，引火引血下行，为使药。诸药配合，共奏平肝潜阳，醒脑安神之功。

【临床应用】

1. 本品可用于由肝阳上亢所致的眩晕，症见眩晕，耳鸣，头痛且胀，每因烦劳或恼怒而增剧，面色潮红，性急易怒，少寐多梦，心烦，口苦；原发性高血压、神经衰弱见上述证候者。

2. 本品可用于由肝阳上亢所致的头痛，症见头痛且胀，每因烦劳或恼怒而增剧，伴有面色潮红，烦躁易怒，失眠多梦，口苦咽干；血管神经性头痛、原发性高血压见上述证候者。

【用法用量】丸剂：口服。一次 10 丸，一日 2 次。

【使用注意】

1. 肾精亏虚所致头晕、耳鸣者慎用。

2. 服药期间忌食寒凉、油腻食物。

3. 体弱、虚寒者慎用。

4. 孕妇禁用。

【其他制剂】脑立清胶囊、片。

松龄血脉康胶囊★

【药物组成】鲜松叶　葛根　珍珠层粉

【功能与主治】平肝潜阳，镇心安神。用于肝阳上亢所致的头痛、眩晕、急躁易怒、心悸、失眠。

> 请你想一想
>
> 松龄血脉康胶囊用于什么类型的眩晕？

【组方分析】方中鲜松叶平肝潜阳，镇心安神，为君药。葛根活血利脉，通络止痛；珍珠层粉镇心安神；共为臣药。诸药合用，共奏平肝潜阳，镇心安神之功效。

【临床应用】

1. 本品可用于由肝阳上亢所致的头痛，症见头痛，耳鸣，心烦易怒，目赤，口苦，夜寐不安，舌红少苔，脉弦细数等；原发性高血压见上述证候者。

2. 本品可用于由肝阳上亢所致的眩晕，症见眩晕，耳鸣，少寐多梦，心烦胸闷，目赤，口苦，舌红少苔，脉弦细数等；原发性高血压及原发性高脂血症见上述证候者。

【用法用量】口服。一次 3 粒，一日 3 次，或遵医嘱。

【使用注意】

1. 气血不足证者慎用。

2. 忌食辛辣、油腻食物，戒烟酒。

眩晕宁颗粒

【药物组成】泽泻　菊花　陈皮　白术　茯苓　半夏（制）　女贞子　墨旱莲　牛膝　甘草

【功能与主治】利湿化痰，补益肝肾。用于痰湿中阻，肝肾不足所致的眩晕，症见头晕目眩，胸脘痞闷，腰膝酸软。

【组方分析】方中泽泻功能淡渗利湿，化痰定眩；菊花甘苦微寒，平肝息风而除眩定晕；两药相合，针对病机，故为君药。陈皮燥湿化痰，理气和中；白术补气健脾，燥湿利水；茯苓健脾渗湿；半夏燥湿化痰散痞；三药相合，制痰源，竭湿流，湿无所聚而痰自消，为臣药。女贞子、墨旱莲、牛膝均能补益肝肾，平肝潜阳，共为佐药。甘草调和药性，为使药。诸药相合，共奏利湿化痰，补益肝肾之功。

【临床应用】

1. 本品可用于由痰湿中阻，风阳上扰所致的眩晕，症见头晕目眩，视物旋转，头重如蒙，胸闷，呕恶等；原发性高血压、梅尼埃病、前庭神经炎见上述证候者。

2. 本品可用于由痰湿中阻，风阳上扰所致的头痛，症见头痛，眩晕，脘痞，腰膝酸软，耳鸣，目涩，心烦，口干等；原发性高血压见上述证候者。

【用法用量】开水冲服。一次 8g，一日 3～4 次。

【使用注意】

1. 服药期间忌食辛辣、寒凉食物。

2. 平素大便干燥者慎用。

3. 过敏体质慎用。

4. 孕妇禁用。

【其他制剂】眩晕宁片。

你知道吗

梅尼埃病

梅尼埃病是发作性眩晕疾病，持续时间短，常伴波动性听力下降、耳鸣和（或）耳闷胀感。目前，梅尼埃病的发病率为（10～157）/10 万，女性多于男性，好发于中年人。目前梅尼埃病尚无明确针对其病因的治疗手段，最主要的治疗手段为药物对症治疗，主要是以减少眩晕发作、保护听力、缓解耳鸣及耳闷胀感为目的。中医学通常将梅尼埃病归于眩晕病，其病名最早见于《黄帝内经》，称之为"眩""眩冒""掉眩"。

三、虚证眩晕类方药

眩晕属虚证，症见病程较长，反复发作，遇劳即发，伴两目干涩，腰膝酸软，或面色㿠白，神疲乏力，脉细或弱。

气血亏虚证症见眩晕兼见眩晕，兼有纳呆，乏力，面色㿠白等症状；肾精不足证症见眩晕多兼有腰酸腿软，耳鸣如蝉等症。

代表方药有养血清脑丸、天麻首乌片等。

养血清脑丸★

【药物组成】当归 405.6g　川芎 405.6g　白芍 324.3g　熟地黄 324.3g　钩藤 810.8g　鸡血藤 810.8g　夏枯草 810.8g　决明子 810.8g　珍珠母 810.8g　延胡索 405.6g　细辛 80.8g

【功能与主治】养血平肝，活血通络。用于血虚肝旺所致的头痛眩晕、心烦易怒、失眠多梦。

【组方分析】方中当归养血补血，川芎活血通络，共为君药。白芍养血柔肝；熟地黄补益肝肾，滋阴养血；钩藤平肝清热；共为臣药。鸡血藤补血活血；夏枯草、决明子清泻肝热；珍珠母平肝潜阳；延胡索、细辛疏肝活血，行气止痛；共为佐药。诸药合用，共奏养血平肝，活血通络之效。

【临床应用】

1. 本品可用于由血虚肝旺所致的头痛、眩晕，症见头痛眩晕、心烦易怒、失眠多梦，舌淡，苔薄黄，脉弦细。

【用法用量】口服。一次 1 袋，一日 3 次。

【使用注意】

1. 忌烟、酒及辛辣、油腻食物。

2. 低血压者慎用。

3. 肝病、肾病、糖尿病等慢性病严重者应在医师指导下服用。

4. 孕妇禁用。

天麻首乌片

【药物组成】天麻 33.75g　制何首乌 56.5g　熟地黄 56.25g　墨旱莲 75g　酒女贞子 75g　黄精（蒸）75g　当归 75g　白芍 75g　桑叶 37.5g　炒蒺藜 37.5g　丹参 56.25g　川芎 22.5g　白芷 26.25g　甘草 11.25g

【功能与主治】滋阴补肾，养血息风。用于肝肾阴虚所致的头晕目眩，头痛耳鸣，口苦咽干，腰膝酸软，脱发，白发；脑动脉硬化、早期高血压、血管神经性头痛、脂溢性脱发见上述证候者。

【组方分析】方中天麻甘平，善平肝息风、通络止痛；何首乌滋养肝肾、补益精血、乌发生发；两药合用，既养血息风，又定眩止痛，故为君药。熟地黄、墨旱莲、女贞子、黄精、当归滋补肝肾，养血补阴；白芍、桑叶、刺蒺藜养血敛阴，平肝止痛，共为臣药。丹参、川芎、白芷调畅气血，上达头目，祛风止痛，三者共为佐药。甘草调和诸药，为使药。诸药相配，共奏滋补肝肾，养血息风之效。

【临床应用】

1. 本品可用于由肝肾阴虚，肝阳上扰所致的头痛，症见头痛，眩晕，耳鸣，心烦易怒，目赤，口苦，腰膝酸软，神疲乏力，舌红苔少，脉沉细或弦；原发性高血压、偏头痛见上述证候者。

2. 本品可用于由肝肾阴虚，精血不足，肝阳上亢所致的眩晕，症见头晕目眩，耳鸣，少寐，口苦咽干，腰膝酸软，精神萎靡，舌红少苔，脉弦细数；脑动脉硬化、轻度原发性高血压见上述证候者。

3. 本品可用于由肝肾阴虚，精血不足，发失所养所致的脱发、白发，症见须发早白，甚或脱落，腰膝酸软，神疲乏力；神经性脱发、脂溢性脱发见上述证候者。

【用法用量】口服。一次 6 片，一日 3 次。

【使用注意】

1. 湿热内蕴，痰火壅盛者慎用。

2. 忌食生冷、辛辣、油腻食物，忌烟酒、浓茶。

3. 孕妇禁用。

眩晕问病荐药要点见表6－3。

表6－3　眩晕问病荐药

问病要点		确定疾病	确定证型	推荐常用中成药
病程短，或突然发作，眩晕重，视物旋转，伴呕恶痰涎，头痛，面赤，形体壮实	眩晕兼见头胀痛，面色潮红，急躁易怒，口苦脉弦等症状等症	眩晕	肝阳上亢（实证）	脑立清丸、松龄血脉康胶囊
	眩晕兼见纳呆呕恶，头痛，苔腻等症。	眩晕	痰湿中阻证（实证）	半夏白术天麻汤、眩晕宁颗粒
病程较长，反复发作，遇劳即发，伴两目干涩，腰膝酸软，或面色㿠白，神疲乏力，脉细或弱	眩晕，兼有纳呆，乏力，面色㿠白等症	眩晕	气血亏虚证（虚证）	养血清脑丸
	眩晕多兼有腰酸腿软，耳鸣如蝉等症	眩晕	肾精不足证（虚证）	天麻首乌片

PPT

任务四　瘿病用药

岗位情景模拟

情景描述　马某，女，29岁，颈前喉结两旁结块肿大，近来情绪烦躁，容易发怒，心悸头晕，消食善饥，乏力盗汗，手指颤抖，口干痰多。马某走进药店寻求帮助。

讨论　请问马某患的是什么疾病？为哪种证型？应该如何治疗？

一、概述

瘿病是以颈前喉结两旁结块肿大为主要临床特征的一类疾病。古籍中有称瘿、瘿气、瘿瘤、瘿囊、影袋等名者。瘿病与现代医学的甲状腺疾病关，临证时甲状腺疾病无论有无甲状腺肿大，皆可参照本节辨证论治。

1. 病因病机　瘿病的病因主要是情志内伤、饮食及水土失宜，但也与体质因素有密切关系。气滞、痰凝、血结颈前是病的基本病机。初期多为气机郁滞，津凝痰聚，痰气搏结气血前所致，日久引起血脉瘀阻，气、痰、瘀合而为患。本病的病变部位主要在肝脾，与心有关。肝郁则气滞，脾伤则气结，气滞则津伤，脾虚则酿生痰湿，痰气交阻，血行不畅，则气、血、痰塞而成瘿病。瘿病的病理性质实证居多，久病由实致虚，可见气虚、阴虚等虚候或虚实夹杂之候。

2. 治疗原则　瘿病治疗原则以理气化痰、消瘿散结为基本治则。瘿肿质地较硬及有结节者，配合活血化瘀；火郁阴伤而表现阴虚火旺者，以滋阴降火为主。

3. 问病要点　瘿病以颈前喉结两旁结块肿大为临床特征，可随吞咽动作而上下移动。初作可如樱桃或指头大小，一般生长缓慢。大小程度不一，大者可如囊如袋，触之多柔软、光滑，病程日久则质地较硬，或可扪及结节。多发于女性，常有饮食不节、情志不舒的病史，或发病有一定的地区性。早期多无明显的伴随症状，发生阴虚火旺的病机转化时，可见低热、多汗、心悸、眼突、手抖、多食易饥、面赤、脉数等表现。

4. 治疗方药　瘿病早期出现眼突者，证属肝火痰气凝结，应治以化痰散结，清肝明目，药用夏枯草、生牡蛎、菊花、青葙子、蒲公英、石决明。后期出现眼突者，为脉络涩滞，瘀血内阻所致，应治以活血散瘀，益气养阴，药用丹参、赤芍、泽兰、生牡蛎、山慈菇、黄芪、枸杞子、谷精草等。代表方药包括小金丸、消瘿丸等。

5. 注意事项　消瘿散结的方药，如消瘿丸中的海藻、昆布、蛤壳等药物的含碘量都较高，临证时须注意，若患者确系脾缺乏引起的单纯性甲状腺肿大，此类药物可以大量使用，若属甲状腺功能亢进之症，则使用时需慎重。

二、方药

小金丸★

【药物组成】制草乌150g　地龙150g　木鳖子（去壳去油）150g　酒当归75g　五灵脂（醋炒）150g　乳香（制）75g　没药（制）75g　枫香脂150g　香墨12g　人工麝香30g

【功能与主治】散结消肿，化瘀止痛。用于阴疽初起，皮色不变，肿硬作痛，多发性脓肿，瘿瘤，瘰疬，乳岩，乳癖。

【组方分析】方中制草乌温经散寒，通络祛湿，为君药。地龙活血通经；木鳖子消痰散结；当归、五灵脂、乳香、没药活血散瘀；共为臣药。枫香脂、香墨消肿解毒；人工麝香辛香走窜，温经通络，解毒止痛；为佐药。诸药合用，共奏散结消肿，化瘀止痛之功。

【临床应用】

1. 本品可用于由痰气凝滞所致的瘰疬，症见颈项及耳前耳后结核，一个或数个，皮色不变，推之能动，不热不痛者；淋巴结结核见上述证候者。

2. 本品可用于由痰气凝滞所致的瘿瘤，症见颈部正中皮下肿，不热不痛，随吞咽上下活动；甲状腺腺瘤、结节性甲状腺肿见上述证候者。

3. 本品可用于由肝郁痰凝所致的乳癖，症见乳部肿块，一个或多个，皮色不变，经前疼痛；乳腺增生见上述证候者。

【用法用量】打碎后内服。一次1.2~3g，一日2次；小儿酌减。

【使用注意】

1. 脾胃虚弱者慎用。

2. 不宜长期使用。

3. 肝肾功能不全者慎用。

4. 忌食辛辣、海鲜、油腻及刺激性食物。

5. 疮疡阳证者慎用。

6. 孕妇及哺乳期妇女禁用。

【其他制剂】小金丸颗粒、片。

消瘿丸★

【药物组成】昆布 300g　海藻 200g　蛤壳 50g　浙贝母 50g　桔梗 100g　夏枯草 50g　陈皮 100g　槟榔 100g

【功能与主治】散结消瘿。用于痰火郁结所致的瘿瘤初起；单纯型地方性甲状腺肿见上述证候者。

【组方分析】本方昆布、海藻性寒，消散郁结，共为君药。蛤壳、浙贝母和夏枯草性寒，清热化痰，软坚散结，更助君药之力，共为臣药。陈皮、槟榔行气消积，以取气行痰消之效，合为佐药。桔梗开提肺气，载药上行，以达病所，而为使药。诸药合用，共成散结消瘿之功。

【临床应用】本品可用于因情志不遂，或饮食水土失宜而致痰气交结，日久化火，郁结于颈部所致的瘿瘤，症见颈前肿块，心烦，口苦，多汗，舌红苔腻，脉弦滑；单纯型地方性甲状腺肿见上述证候者。

【用法用量】口服。一次 1 丸，一日 3 次，饭前服用；小儿酌减。

【使用注意】

1. 服药期间饮食宜清淡，忌食生冷、辛辣食物。

2. 孕妇慎用。

瘿病问病荐药要点见表 6 - 4。

表 6 - 4　瘿病问病荐药

问病要点	确定疾病	确定证型	推荐常用中成药
颈项及耳前耳后结核，一个或数个，皮色不变，推之能动，不热不痛	瘿病	痰气凝滞	小金丸
情志不遂，或饮食水土失宜，颈部出现的颈前肿块，心烦，口苦，多汗，舌红苔腻，脉弦滑	瘿病	痰火郁结	消瘿丸

目标检测

一、单项选择题

1. 具有疏肝解郁，行气止痛功用的方剂是

　　A. 小柴胡汤　　　　　B. 大柴胡汤　　　　　C. 逍遥散

　　D. 柴葛解肌汤　　　　E. 柴胡疏肝散

2. 柴胡疏肝散的组成药物中不含有

    A. 枳实   B. 陈皮   C. 川芎

    D. 香附   E. 枳壳

3. 患者症见胁痛，隐痛不休，遇劳加重，口干咽燥，心烦，头晕目眩，舌红少苔，脉弦细而数。应诊为

    A. 瘀血停着胁痛   B. 肝胆湿热胁痛   C. 肝气郁结胁痛

    D. 肝郁化火胁痛   E. 肝阴不足胁痛

4. 治疗湿热毒邪内蕴所致急性、迁延性、慢性肝炎，可选用的中成药是

    A. 清热解毒颗粒   B. 茵栀黄颗粒   C. 黄连上清丸

    D. 牛黄解毒丸   E. 香连丸

5. 患者外伤后胁肋疼痛难忍，痛处固定而拒按，脉弦。治宜选用

    A. 血府逐瘀汤   B. 膈下逐瘀汤   C. 桃仁四物汤

    D. 复元活血汤   E. 鳖甲煎丸

6. 一贯煎的君药是

    A. 枸杞子   B. 川楝子   C. 麦冬

    D. 生地黄   E. 当归

7. 某女，24 岁。因受凉后出现头痛，连及项背，恶寒畏风，口不渴，舌质淡，苔薄白，脉浮。中医辨证为风寒头痛，治宜选用的中成药是

    A. 芎菊上清丸   B. 通天口服液   C. 天麻钩藤颗粒

    D. 川芎茶调丸   E. 杞菊地黄丸

8. 某男，30 岁，3 天来因外感风寒导致风热头痛，恶风身热、偏正头痛、牙痛喉痛，医师处以芎菊上清丸，是因为其除能清热解表外，还可

    A. 通络止痛   B. 平肝潜阳   C. 散风止痛

    D. 清热安神   E. 镇心安神

9. 川芎茶调丸与正天丸的共同功能是

    A. 清热解毒   B. 养血平肝   C. 清热解表

    D. 清热安神   E. 疏风止痛

10. 肝阳上亢所致的头痛选用

    A. 川芎茶调散   B. 越鞠丸   C. 天麻钩藤颗粒

    D. 正天丸   E. 脑立清丸

11. 当归补血丸中黄芪的配伍意义是

    A. 补气生血   B. 补气行血   C. 补气行水

    D. 补气固表   E. 益气行血

12. 能平肝，息风，止痉的是

    A. 通天口服液   B. 都梁丸   C. 脑立清丸

    D. 全天麻胶囊   E. 清眩丸

13. 患者，男，50 岁。眩晕，头重如蒙，胸闷恶心，食少多寐，舌苔白腻，脉滑。
    治疗首选
    A. 黄连温胆汤　　　　B. 天麻钩藤饮　　　　C. 黄连上清丸
    D. 半夏白术天麻汤　　E. 半夏厚朴汤

14. 下列各项中，不属于半夏白术天麻汤组成药物的是
    A. 茯苓、甘草　　　　B. 半夏、橘红　　　　C. 白术、天麻
    D. 生姜、大枣　　　　E. 枳实、竹茹

15. 风热头晕目眩，偏正头痛，鼻塞牙痛者宜选用
    A. 芎菊上清丸　　　　B. 泻肝安神丸　　　　C. 枣仁安神颗粒
    D. 天麻首乌片　　　　E. 清眩片

16. 功能平肝潜阳，醒脑安神的是
    A. 清眩片　　　　　　B. 眩晕宁片　　　　　C. 脑立清丸
    D. 华佗再造丸　　　　E. 脑血栓片

17. 松龄血脉康胶囊的功效是
    A. 平肝潜阳，镇心安神　　　　　　B. 平肝息风，清热安神
    C. 祛风散寒，活血通络　　　　　　D. 活血化瘀，祛风止痛
    E. 疏风活血，通络止痛

18. 具有养血平肝，活血通络。用于血虚肝旺所致的头痛眩晕，心烦易怒，失眠多
    梦的是
    A. 安神补心丸　　　　B. 养血清脑丸　　　　C. 解郁安神颗粒
    D. 清眩丸　　　　　　E. 眩晕宁片

19. 头晕目眩，腰膝酸软，脱发白发者可服用
    A. 芎菊上清丸　　　　B. 泻肝安神丸　　　　C. 枣仁安神颗粒
    D. 天麻首乌片　　　　E. 清眩片

20. 瘿病的临床特征是
    A. 怕热多汗　　　　　B. 咽中有异物感　　　C. 颈前喉结两旁结块肿大
    D. 心烦易怒　　　　　E. 颈两侧肿大

21. 小金丸的功效是
    A. 散结消肿，化瘀止痛　　　　　　B. 化痰，软坚，散结
    C. 温阳化湿，消肿散结　　　　　　D. 清热除湿，消风止痒
    E. 清热解毒，消肿止痛

22. 小金丸含有的有毒中药材是
    A. 川乌　　　　　　　B. 草乌　　　　　　　C. 朱砂
    D. 红粉　　　　　　　E. 马钱子

23. 消瘿丸的功能为
    A. 理气和胃　　　　　B. 化痰息风　　　　　C. 散结消瘿
    D. 宽中下气　　　　　E. 清肺化痰

二、多项选择题

1. 复元活血汤的组成不包含
   A. 柴胡　　　　　B. 瓜蒌根　　　　　C. 穿山甲
   D. 三七　　　　　E. 川芎

2. 下列哪些中成药可用于治疗胁痛
   A. 肝康宁片　　　B. 九味肝泰胶囊　　C. 大黄利胆胶囊
   D. 茵栀黄颗粒　　E. 扶正化瘀胶囊

3. 川芎茶调散的药物有
   A. 薄荷　　　　　B. 羌活　　　　　　C. 生地黄
   D. 当归　　　　　E. 菊花

4. 天麻钩藤颗粒是由下列哪些药物组成的
   A. 天麻、钩藤　　B. 石决明　　　　　C. 杜仲、桑寄生、牛膝
   D. 茯神、夜交藤、益母草　　　　　　E. 生地、首乌、白芍

5. 可以治疗高血压头晕目眩症的是
   A. 川芎茶调散　　B. 芎菊上清丸　　　C. 松龄血脉康胶囊
   D. 天麻钩藤颗粒　E. 脑立清丸

6. 天麻首乌片的功能有
   A. 养血　　　　　B. 滋阴　　　　　　C. 息风
   D. 补肾　　　　　E. 安神

7. 小金丸药物组成中不包含
   A. 制草乌地龙　　B. 木鳖子　　　　　C. 当归
   D. 海藻　　　　　E. 昆布

三、简答题

1. 请简述胁痛的概念。
2. 复元活血汤、一贯煎各主治何种类型胁痛。
3. 试述川芎茶调丸的主治及方义？
4. 血瘀头痛的问病要点是什么？
5. 眩晕的概念是什么？
6. 痰浊中阻型"眩晕"和肝阳上亢型"眩晕"的特点分别是什么？
7. 试述瘿病的基本治疗原则？

书网融合……

 微课　　　　　　划重点　　　　　自测题

▷▷ 项目七 学会肾系疾病用药

📋 任务一 水肿用药

PPT

学习目标

知识要求

1. **掌握** 水肿、淋证、癃闭的主要证型，各证型的代表方药；阳水水肿、阴水水肿的辨证要点；热淋、石淋、血淋、膏淋、劳淋、气淋的辨证要点；各种癃闭的辨证要点；重点药品的功能主治及临床应用。

2. **熟悉** 水肿、淋证、癃闭的基本概念、病因病机；一般药品功能主治和临床运用；重点药品的药物组成、组方分析及使用注意。

3. **了解** 水肿、淋证、癃闭方药的用法用量及部分药品的不良反应。

能力要求

1. 熟练掌握根据患者的症状正确判断水肿、淋证、癃闭证型的方法，并合理选药。

2. 学会根据不同证型水肿、淋证、癃闭的辨证要点以及中成药功能主治进行相应问病荐药角色扮演脚本编写，解决相应问病荐药问题。

📋 岗位情景模拟

    情景描述 李某，男，68岁，症状为身肿，腰以下比较严重，按之凹陷不易恢复，脘腹胀闷，便溏，食少，面色不华，神倦肢冷，小便短少，患肾病10余年。李某走进药店寻求帮助。

    讨论 请问李某患的是什么疾病？为哪种证型？应该使用哪种药物治疗？

一、概述

    水肿是指体内水液潴留，泛滥肌肤，表现以头面、眼睑、四肢、腹背甚至全身水肿为特征的一类病证。本病证发病率较高，中医药治疗具有良好的疗效。

    西医学中的急慢性肾小球肾炎、肾病综合征、充血性心力衰竭、内分泌失调，以及营养障碍等疾病出现的水肿，可参考本病进行辨证论治。

1. 病因病机 水肿的病因主要因感受外邪、饮食失调或劳倦过度引起。

（1）风邪外袭，肺失通调 风邪外袭，内舍于肺，肺失宣降通调，上则津液不能宣发外达以营养肌肤，下则不能通调水道而将津液的代谢废物变化为尿，以致风遏水阻，风水相搏，水液潴留体内，泛滥肌肤，发为水肿。

（2）湿毒浸淫，内归肺脾 肺主皮毛，脾主肌肉。痈疡疮毒生于肌肤，未能清解而内归肺脾，脾伤不能升津，肺伤失于宣降，以致水液潴留体内，泛滥肌肤，发为水肿。

（3）水湿浸渍，脾气受困 脾喜燥而恶湿。久居湿地，或冒雨涉水，水湿之气内侵；或平素饮食不节，过食生冷，均可使脾为湿困，而失其运化之职，致水湿停聚不行，潴留体内，泛滥肌肤，发为水肿。

（4）湿热内盛，三焦壅滞 "三焦者，决渎之官，水道出焉。"湿热内侵，久羁不化，或湿郁化热，湿热内盛，使中焦脾胃失其升清降浊之能，三焦为之壅滞，水道不通，以致水液潴留体内，泛滥肌肤，发为水肿。

（5）饮食劳倦，伤及脾胃 饮食失调，或劳倦过度，或久病伤脾，脾气受损，运化失司，水液代谢失常，引起水液潴留体内，泛滥肌肤，而成水肿。

（6）肾气虚衰，气化失常 "肾者水脏，主津液。"生育不节，房劳过度，或久病伤肾，以致肾气虚衰，不能化气行水，遂使膀胱气化失常，开合不利，引起水液潴留体内，泛滥肌肤，而成水肿。

上述各种病因，有单一致病者，亦有兼杂而致病者，从而使病情趋于复杂。本病的病位在肺、脾、肾三脏，与心有密切关系。

基本病机是肺失宣降通调，脾失转输，肾失开合，膀胱气化失常，导致体内水液潴留，泛滥肌肤。在发病机制上，肺、脾、肾三脏相互联系，相互影响，如肺脾之病水肿，久必及肾，导致肾虚而使水肿加重；肾阳虚衰，火不暖土，则脾阳也虚，土不制水，则使水肿更甚；肾虚水泛，上逆犯肺，则肺气不降，失其宣降通调之功能，而加重水肿。因外邪、疮毒、湿热所致的水肿，病位多在肺脾；因内伤所致的水肿，病位多在脾肾。因此，肺脾肾三脏与水肿的发病，是以肾为本，以肺为标，而以脾为制水之脏，诚如《景岳全书·肿胀》所云："凡水肿等证，乃肺脾肾三脏相干之病。盖水为至阴，故其本在肾；水化于气，故其标在肺；水唯畏土，故其制在脾。今肺虚则气不化精而化水，脾虚则土不制水而反克，肾虚则水无所主而妄行。"此外，瘀血阻滞，三焦水道不利，往往使水肿顽固难愈。

2. 治疗原则 水肿的治疗原则应分阴阳而治，阳水主要治以发汗、利小便、宣肺健脾，水势壅盛则可酌情暂行攻逐，总以祛邪为主；阴水则主要治以温阳益气、健脾、益肾、补心，兼利小便，酌情化瘀，总以扶正助气化为治。虚实并见者，则攻补兼施。

3. 问病要点 辨阳水和阴水。阳水多因感受风邪、水湿、疮毒、湿热诸邪，导致肺失宣降通调，脾失健运而成。起病较急，病程较短，每成于数日之间。其肿多先起于头面，由上至下，延及全身，或上半身肿甚，肿处皮肤绷急光亮，按之凹陷即起，常兼见烦热口渴，小便赤涩，大便秘结等表、实、热证。阴水多因饮食劳倦、久病体虚等引起脾肾亏虚、气化不利所致。起病缓慢，多逐渐发生，或由阳水转化而来，病程较长。其肿多先起于下肢，由下而上，渐及全身，或腰以下肿甚，肿处皮肤松弛，按之凹陷不易恢复，甚则按之如泥，不烦渴，常兼见小便少但不赤涩，大便溏薄，神疲气怯等里、虚、寒证。

辨证虽然以阳水、阴水为纲，阳水和阴水有本质区别，但应注意，阳水和阴水之间在一定条件下，亦可互相转化，需用动态的观点进行辨识。如阳水久延不退，正气日虚，水邪日盛，便可转为阴水；反之，若阴水复感外邪，肺失宣降，脾失健运，肿势剧增，又可表现为以实证、热证为主，而先按阳水论治。

4. 注意事项 本病水肿较甚，应吃无盐饮食，待肿势渐退后，逐步改为低盐，最后恢复普通饮食。忌食辛辣、烟酒等刺激性食物。若因营养障碍致肿者，不必过于强调忌盐，而应适量进食富于营养之蛋白质类饮食。此外，尚需注意摄生，不宜过度疲劳，尤应节制房室，以防伤真元，起居有时，预防外感，加强护理，避免压疮。

二、阳水水肿类方药

阳水水肿多因感受风邪、水湿、疮毒、湿热诸邪，导致肺失宣降通调，脾失健运而成。起病较急，病程较短，每成于数日之间。其肿多先起于头面，由上至下，延及全身，或上半身肿甚，肿处皮肤绷急光亮，按之凹陷即起，常兼见烦热口渴，小便赤涩，大便秘结等表、实、热证。

治疗原则为风水泛滥型水肿，治宜疏风清热，宣肺行水；湿毒浸淫型水肿，治宜宣肺解毒，利尿消肿；水湿浸渍型水肿，治宜健脾化湿，通阳利水；湿热壅盛型水肿，治宜分利湿热。

治疗代表方药有麻黄连翘赤小豆汤、五皮散等。

麻黄连翘赤小豆汤★

【药物组成】麻黄6g 连翘9g 杏仁9g 赤小豆30g 大枣12枚 桑白皮10g 生姜6g 炙甘草6g

【功能与主治】发汗解表，清热利湿。用于外感风寒，湿热蕴郁于内之水肿。

【组方分析】麻黄、杏仁、生姜意在辛温宣发，解表散邪；连翘、桑白皮、赤小豆旨在苦寒清热解毒；甘草、大枣甘平和中，其药物组合成为共奏辛温解表散邪，解热祛湿之效。阳黄为湿热侵袭机体，兼有外感证时应用麻黄连翘赤小豆汤既可散外邪又可内清湿热。

【临床应用】

1. 本品现代医学可用于治疗以皮肤瘙痒、水疱、糜烂、渗出等为特征的皮肤科疾病。如荨麻疹、急性湿疹、红皮病、脂溢性皮炎、寻常性痤疮、水痘、玫瑰糠疹、病毒性疱疹、过敏性皮炎、汗腺闭塞证、皮肤瘙痒症、狐臭等。

2. 本品还可用于以发热、水肿为表现的泌尿系疾病及湿热黄疸、小便不利者。如急慢性肾小球肾炎、肾盂肾炎、尿毒症、非淋球菌性尿道炎、淋病、膀胱炎、急性传染性黄疸型肝炎、重型病毒性肝炎、肝硬化腹水、术后黄疸、胰头癌、妊娠期黄疸等。

【用法用量】水煎分三次温服。

【使用注意】

1. 哮喘（阴水壅肺）等阴水证患者忌服。

2. 黄疸兼里实证者忌服。

3. 黄疸兼里虚寒证者忌服。

五皮散

【药物组成】生姜皮　桑白皮　陈橘皮　大腹皮　茯苓皮各9g

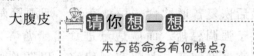
请你想一想
本方药命名有何特点？

【功能与主治】利水消肿，健脾理气。用于脾虚湿盛，气滞水泛之皮水证，症见一身悉肿，肢体沉重，心腹胀满，上气喘急，小便不利，以及妊娠水肿；苔白腻，脉沉缓。

【组方分析】方中以茯苓皮为君，本品甘淡性平，功专行皮肤水湿，奏利水消肿之功。臣以大腹皮，行气消胀，利水消肿；橘皮理气和胃，醒脾化湿。佐以生姜皮，和脾散水消肿；桑白皮清降肺气，通调水道以利水消肿。五药皆用皮，取其善行皮间水气之功，利水消肿与利肺健脾同用，使气行则水行，则皮水自愈。

【临床应用】

1. 本品可用于治疗皮水，症见一身悉肿，心腹胀满，小便不利。

2. 本品还可用于治疗肾炎水肿、心源性水肿、妊娠水肿等属脾湿壅盛者。

【用法用量】上药为粗末，每服9g，水一盏半，煎至八分，去滓，不拘时候温服，忌生冷、油腻、硬物。现代用法：水煎服。

【使用注意】服药期间，忌食生冷、油腻、坚硬等物。

三、阴水水肿类方药

阴水水肿多因饮食劳倦、久病体虚等引起脾肾亏虚、气化不利所致。起病缓慢，多逐渐发生，或由阳水转化而来，病程较长。其肿多先起于下肢，由下而上，渐及全身，或腰以下肿甚，肿处皮肤松弛，按之凹陷不易恢复，甚则按之如泥，不烦渴，常兼见小便少但不赤涩，大便溏薄，神疲气怯等里、虚、寒证。

治疗原则为脾阳虚衰型水肿，治宜温阳健脾，化气利水；肾阳衰微型水肿，治宜温肾助阳，化气行水；水瘀互结型水肿，治宜活血祛瘀，化气行水。

治疗代表方药有五苓散、真武汤、实脾散、济生肾气丸等。

五苓散

【药物组成】茯苓 180g　泽泻 300g　猪苓 180g　肉桂 120g　炒白术 180g

【功能与主治】温阳化气，利湿行水。用于阳不化气、水湿内停所致的水肿，症见小便不利，水肿腹胀，呕逆泄泻，渴不思饮。

【组方分析】方中重用泽泻为君，以其甘淡，直达肾与膀胱，利水渗湿。臣以茯苓、猪苓之淡渗，增强其利水渗湿之力。佐以白术、茯苓健脾以运化水湿。方中又佐以肉桂温阳化气以助利水，解表散邪以祛表邪，《伤寒论》示人服后当饮暖水，以助发汗，使表邪从汗而解。

【临床应用】

1. 本品可用于治疗阳不化气、水湿内停所致的水肿，症见小便不利，舌苔白，脉浮。

2. 本品还可用于治疗急慢性肾炎水肿、肝硬化腹水、心源性水肿、急性肠炎、尿潴留、脑积水等属水湿内停者。

【用法用量】口服。一次 6~9g，一日 2 次。

【使用注意】

1. 孕妇及哺乳期妇女慎用。

2. 湿热者忌用，且本方不宜常服。

真武汤

【药物组成】茯苓 9g　芍药 9g　白术 6g　生姜（切）9g　附子 5g（炮）

【功能与主治】温阳利水。用于阳虚水泛证，症见畏寒肢厥，小便不利，心下悸动不宁，头目眩晕身体筋肉眴动，站立不稳，四肢沉重疼痛，水肿，腰以下为甚，或腹痛，泄泻，或咳喘呕逆，舌质淡胖，边有齿痕，舌苔白滑，脉沉细。

【组方分析】本方为治疗脾肾阳虚，水湿泛溢的基础方。本方以附子为君药，辛甘性热，用之温肾助阳，以化气行水，兼暖脾土，以温运水湿。臣以茯苓利水渗湿，使水邪从小便去；白术健脾燥湿。佐以生姜之温散，既助附子温阳散寒，又合苓、术宣散水湿。白芍亦为佐药，其义有四：一者利小便以行水气，《本经》言其能"利小便"，《名医别录》亦谓之"去水气，利膀胱"；二者柔肝缓急以止腹痛；三者敛阴舒筋以解筋肉眴动；四者可防止附子燥热伤阴，以利于久服缓治。

【临床应用】

1. 本品可用于治疗阳虚水泛证，症见小便不利，肢体沉重或水肿；舌质淡胖，苔白脉沉。

2. 本品还用于治疗慢性肾小球肾炎、心源性水肿、甲状腺功能低下、慢性支气管炎、慢性肠炎、肠结核等属脾肾阳虚，水湿内停者。

【用法用量】以水八升，煮取三升，去滓，温服七合，日三服。现代用法：水煎服。

【使用注意】宜微汗；素体阴虚者忌用。

你知道吗

真武汤命名的由来

真武汤，原名"玄武汤"。宋朝祥符年间，避圣祖讳，始改玄武为真武。玄武是古代祥瑞动物之一，古代军旗按东、西、南、北的方向，以青、白、赤、黑之颜色，分别绘有青龙、白虎、朱雀、玄武四灵形象，以正四方。真武，即玄武，主北方，道家以为真武"被发，黑衣，仗剑，蹈龟蛇，从者执黑旗"。真武汤功能温阳利水，主治脾肾阳虚，水气内停之病证。肾，按五行归属为水，其色黑。这种以属性比类取象的命名和五行、脏腑、用药相致，形象地说明此方在治水方面的作用及威力。

实脾散★

【药物组成】厚朴（去皮，姜制，炒）　白术　木瓜（去瓣）　木香　草果仁　大腹子　附子（炮，去皮脐）　白茯苓（去皮）　干姜（炮）各30g，甘草（炙）15g

【功能与主治】温阳健脾，行气利水。用于脾肾阳虚，水气内停之阴水，症见身半以下肿甚，手足不温，口中不渴，胸腹胀满，大便溏薄；舌苔白腻，脉沉弦而迟者。

【组方分析】方中以附子、干姜为君，附子善于温肾阳而助气化以行水，干姜偏于温脾阳而助运化以制水，二药相合，温肾暖脾，扶阳抑阴。臣以茯苓、白术渗湿健脾，使水湿从小便去。佐以木瓜除湿醒脾和中；厚朴、木香、大腹子（槟榔）、草果行气导滞，令气化则湿化，气顺则胀消，且草果、厚朴兼可燥湿，槟榔且能利水。甘草、生姜、大枣益脾和中，生姜兼能温散水气，甘草还可调和诸药，同为佐使之用。

【临床应用】

1. 本品可用于治疗脾肾阳虚，水气内停之阴水证，症见以身半以下肿甚，胸腹胀满，舌淡苔腻，脉沉迟。

2. 本品还用于治疗慢性肾小球肾炎、心源性水肿、肝硬化腹水等属脾肾阳虚气滞者。

【用法用量】上咬咀，每服12g，水一盏半，生姜五片，大枣一枚，煎至七分，去滓，温服，不拘时服。现代用法：加生姜、大枣，水煎服，用量按原方比例酌减。

【使用注意】若属阳水者，非本方所宜。

济生肾气丸★

【药物组成】熟地黄160g　牡丹皮60g　茯苓120g　肉桂20g　山茱萸（制）80g　山药80g　泽泻60g　附子（制）20g　牛膝40g　车前子40g。

【功能与主治】温肾化气，利水消肿。用于肾阳不足、水湿内停所致的肾虚水肿，腰膝疲重，小便不利，痰饮咳喘。

【组方分析】本品为金匮肾气丸方加车前子、牛膝而成。方用肉桂、附子温补肾阳，鼓舞肾气为君药，取其"益火之源以消阴翳"。以熟地黄、山茱萸、山药滋补肾阴为臣药。以茯苓、丹皮、泽泻、车前子宣泄肾浊，行水利尿，同为佐药。牛膝苦降下行，补肝肾为使药。诸药合用，共奏温肾化气，利水消肿之功。

【临床应用】

1. 本品可用于治疗肾阳不足，水湿内停所致的肾虚水肿，症见肾虚水肿，腰膝痠重，小便不利。

2. 本品还用于治疗慢性肾炎、肝硬化腹水、水肿等属于肾虚水肿者，亦用于肺源性心脏病、胸膜炎、痰饮咳喘属于肾阳虚水饮内停者。

【用法用量】口服。水蜜丸一次 6g，小蜜丸一次 9g，大蜜丸一次 1 丸，一日 2 ~ 3 次。

【使用注意】凡阴虚火旺、有湿热伤津或表邪未解者忌服。

水肿问病荐药的要点见表 7 - 1。

表 7 - 1 水肿问病荐药

问病要点	确定疾病	确定证型	推荐常用中成药
起病较急，病程较短，每成于数日之间。其肿多先起于头面，由上至下，延及全身，或上半身肿甚，肿处皮肤绷急光亮，按之凹陷即起，常兼见烦热口渴，小便赤涩，大便秘结等	水肿	阳水	麻黄连翘赤小豆汤、五皮散
起病缓慢，多逐渐发生，或由阳水转化而来，病程较长。其肿多先起于下肢，由下而上，渐及全身，或腰以下肿甚，肿处皮肤松弛，按之凹陷不易恢复，甚则按之如泥，不烦渴，常兼见小便少但不赤涩，大便溏薄，神疲气怯等	水肿	阴水	五苓散、真武汤、实脾散、济生肾气丸

任务二 淋证用药

PPT

岗位情景模拟

情景描述 刘某，男，29 岁。从昨日开始出现小便频数短涩，灼热刺痛，溺色黄赤，少腹拘急胀痛，口苦，呕恶，大便秘结，苔黄腻。刘某走进药店寻求帮助。

讨论 请问刘某患的是什么疾病？为哪种证型？应该使用哪种药物治疗？

一、概述

淋证多指因肾虚，膀胱湿热，气化失司，水道不利所致小便频急，淋沥不尽，尿道涩痛，小腹拘急，痛引腰腹为主要表现的一类病证。淋证可分为热淋、石淋、血淋、膏淋、劳淋、气淋六种证型。淋证为临床常见病，中医药治疗类属淋证的尿路结石和肾盂肾炎均有较好的疗效。

西医学的泌尿系感染、泌尿系结石、泌尿系肿瘤、乳糜尿等，当临床表现为淋证时，可参考本证内容辨证论治。

1. 病因病机　淋证的病因主要是饮食劳倦，湿热侵袭。膀胱湿热，多食辛热肥甘之品，或嗜酒过度，酿成湿热，下注膀胱，或下阴不洁，湿热秽浊毒邪侵入膀胱，酿成湿热，或肝胆湿热下注皆可使湿热蕴结下焦，膀胱气化不利，发为热淋；若灼伤脉络，迫血妄行，血随尿出，则发为血淋；若湿热久蕴，煎熬尿液，日积月累，结成砂石，则发为石淋；若湿热蕴结，膀胱气化不利，不能分清别浊，脂液随小便而出，则发为膏淋；肝郁气滞，恼怒伤肝，肝失疏泄，或气滞不会，郁于下焦，致肝气郁结，膀胱气化不利，发为气淋；脾肾亏虚，久淋不愈，湿热耗伤正气，或劳累过度，房室不节，或年老，久病，体弱，皆可致脾肾亏虚。脾虚而中气不足，气虚下陷，则发为气淋；若肾虚而下元不固，肾失固摄，不能制约脂液，脂液下注，随尿而出，则发为膏淋；若肾虚而阴虚火旺，火热灼伤脉络，血随尿出，则发为血淋；病久伤正，遇劳即发者，则为劳淋；"诸淋者，由肾虚而膀胱热故也。"淋证的病位在肾与膀胱，且与肝脾有关。

其病机主要是肾虚，膀胱湿热，气化失司。肾与膀胱相表里，肾气的盛衰，直接影响膀胱的气化与开合。淋证日久不愈，热伤阴，湿伤阳，易致肾虚；肾虚日久，湿热秽浊邪毒容易侵入膀胱，引起淋证的反复发作。因此，肾虚与膀胱湿热在淋证的发生、发展及病机转化中具有重要的意义。淋证有虚有实，初病多实，久病多虚，初病体弱及久病患者，亦可虚实并见。实证多在膀胱和肝，虚证多在肾和脾。

2. 治疗原则　实则清利、虚则补益为淋证的基本治则。实证以膀胱湿热为主者，治宜清热利湿；以热灼血络为主者，治以凉血止血，以砂石结聚为主者，治以通淋排石；以气滞不利为主者，治以利气疏导。虚证以脾虚为主者，治以健脾益气；以肾虚为主者，治宜补虚益肾。

3. 问病要点　首先辨别是不是淋证，具有小便频急，滴沥不尽，尿道涩痛，小腹拘急，痛引腰腹等特征的可诊断为淋证。尚可有各种淋证各自的特征。淋证患者多病久或反复发作后，常伴有低热，腰痛，小腹坠胀，疲劳等症。淋证多见于已婚女性，每因劳累过度，情志变化，感受外邪而诱发。

其次辨别淋证的类别，起病急，症见发热，小便热赤，尿时热痛，小便频急症状明显，每日小便可达数十次，每次尿量少者为热淋；小便排出砂石，或尿道中积有砂石，致排尿时尿流突然中断，尿道窘迫疼痛，或砂石阻塞于输尿管或肾盂中，常致腰腹绞痛难忍者为石淋；小腹胀满明显，小便艰涩疼痛，尿后余沥不尽者为气淋；尿中带血或夹有血块，并有尿路疼痛者为血淋；淋证而见小便浑浊如米泔或滑腻如脂膏者为膏淋；久淋，小便淋沥不已，时作时止，遇劳即发者为劳淋。

第三需辨识证候的虚实。一般而言，初起或在急性发作阶段，因膀胱湿热、砂石结聚、气滞不利所致，尿路疼痛较甚者，多为实证；淋久不愈，尿路疼痛轻微，见有肾气不足，脾气虚弱之证，遇劳即发者，多属虚证。气淋、血淋、膏淋皆有虚、实及虚实并见之证，石淋日久，伤及正气，阴血亏耗，亦可表现为正虚邪实并见之证。

4. 注意事项 增强体质，防止情志内伤，消除各种外邪入侵和湿热内生的有关因素，如忍尿，过食肥甘，纵欲过劳，外阴不洁等，是预防淋证发病及病情反复的重要方面。注意妊娠及产后卫生，对防止子淋、产后淋的发生有重要意义。积极治疗消渴、痨瘵等疾患，避免不必要的导尿及泌尿道器械操作，也可减少本病证的发生。淋证应多喝水，饮食宜清淡，忌肥腻香燥、辛辣之品；禁房事；注意适当休息，有助于早日恢复健康。

二、热淋类方药

热淋症见小便频急短涩，尿道灼热刺痛，尿色黄赤，少腹拘急胀痛，或有寒热，口苦，呕恶，或腰痛拒按，或有大便秘结；苔黄腻，脉滑数。

治疗原则宜清热解毒，利湿通淋。

代表方药有八正散、三金片、热淋清颗粒等。

八正散 ★ e 微课

【药物组成】车前子　瞿麦　萹蓄　滑石　山栀子仁　甘草（炙）　木通　大黄（面裹，煨，去面，切，焙）各500g

【功能与主治】清热泻火，利水通淋。用于湿热淋证，症见尿频尿急，溺时涩痛，淋沥不畅，尿色浑赤，甚则癃闭不通，小腹急满，口燥咽干；舌苔黄腻，脉滑数。

【组方分析】方中以滑石、木通为君药。滑石善能滑利窍道，清热渗湿，利水通淋，《药品化义》谓之："体滑主利窍，味淡主渗热"；木通上清心火，下利湿热，使湿热之邪从小便而去。萹蓄、瞿麦、车前子为臣，三者均为清热利水通淋之常用品。佐以山栀子仁清泄三焦，通利水道，以增强君、臣药清热利水通淋之功；大黄荡涤邪热，并能使湿热从大便而去。甘草调和诸药，兼能清热，缓急止痛，是为佐使之用。煎加灯心以增利水通淋之力。诸药合用，共奏清热泻火，利水通淋之功。

【临床应用】

1. 本品可用于治疗湿热淋证，症见尿频尿急，溺时涩痛，舌苔黄腻，脉滑数。

2. 本品还用于治疗膀胱炎、尿道炎、急性前列腺炎、泌尿系结石、肾盂肾炎、术后或产后尿潴留等属湿热下注者。

【用法用量】上为散，每服二钱，水一盏，入灯心草，煎至七分，去滓，温服，食后临卧。小儿量力少少与之。现代用法：散剂，每服6～10g，灯心草煎汤送服；汤剂，加灯心草，水煎服，用量根据病情酌定；颗粒剂，口服，一次1袋，一日3次，温开水冲服；合剂，口服，一次15～20ml，一日3次，用时摇匀。

【使用注意】

1. 孕妇禁服。

2. 忌服辛辣刺激性食物。

3. 不宜在服药期间同时服用温补性中成药。

【其他剂型】八正颗粒、八正合剂。

三金片★

【药物组成】金樱根 808g　菝葜 404g　羊开口 404g　金沙藤 242.4g　积雪草 242.4g

【功能与主治】清热解毒，利湿通淋，益肾。用于下焦湿热所致的热淋、小便短赤、淋沥涩痛、尿急频数；急、慢性肾盂肾炎，膀胱炎，尿路感染见上述证候者；慢性非细菌性前列腺炎肾虚湿热下注证。

【组方分析】方中金樱根酸涩性平，固精涩肠；菝葜苦辛性平，除风湿，活血解毒，镇惊息风；金沙藤甘淡性寒，清热解毒利湿；三药相须为用，清热利湿，利尿通淋，为君药。辅以羊开口、积雪草，增强利湿通淋之功。诸药配伍，共奏清热解毒，利湿通淋，益肾之功能。

【临床应用】

1. 本品可用于治疗下焦湿热所致的热淋，症见小便短赤，淋沥涩痛，尿急频数；舌红苔黄腻，脉数。

2. 本品还用于治疗急慢性肾盂肾炎、膀胱炎、尿路感染属湿热下注者。

【用法用量】口服。慢性非细菌性前列腺炎：大片一次 3 片，一日 3 次。疗程为 4 周。其他适应证：小片一次 5 片，大片一次 3 片，一日 3～4 次。

【不良反应】偶见血清丙氨酸氨基转移酶（ALT）、血清门冬氨酸氨基转移酶（AST）轻度升高，血尿素氮（BUN）轻度升高，血白细胞（WBC）轻度降低。

【使用注意】用药期间请注意肝、肾功能的监测。

你知道吗

三金片的来由

20 世纪 70 年代初，中医药专家邹节明走访民间药市时，偶然得知当地流传着治疗尿频、尿急、尿痛的一个秘方，从中受到启发并与研发团队对这个秘方进行组方、工艺研究，终于成功研制出以三种"金"字开头的广西本土草药（金樱根、金沙藤、金刚刺）为主要原料，治疗急慢性肾盂肾炎、膀胱炎、尿道炎等尿路感染病症的良药三金片。

热淋清颗粒

【药物组成】头花蓼 1250g

【功能与主治】清热泻火，利尿通淋。用于下焦湿热所致的热淋，症见尿频、尿急、尿痛。

【组方分析】头花蓼为蓼科植物头花蓼的全草，其味苦辛，具有清热解毒，利尿通淋的功效。

【临床应用】

1. 本品可用于治疗下焦湿热所致的热淋，症见尿频、尿急、尿痛。

2. 本品还用于治疗尿路感染、肾盂肾炎等证属下焦湿热者。

【用法用量】 开水冲服，一次 1~2 袋，一日 3 次。

三、石淋类方药

石淋症见尿中时夹砂石，小便艰涩，或排尿时突然中断，尿道窘迫疼痛，少腹拘急，或腰腹绞痛难忍，痛引少腹，连及外阴，尿中带血；舌红，苔薄黄。若病久砂石不去，可伴见面色少华，精神萎顿，少气乏力，舌淡边有齿印，脉细而弱；或腰腹隐痛，手足心热，舌红少苔，脉细而数。

治疗原则宜清热利尿，通淋排石。

代表方药有排石颗粒、复方金钱草颗粒、结石通片等。

排石颗粒★

【药物组成】 连钱草1038g 盐车前子156g 徐长卿156g 忍冬藤260g 木通156g 石韦156g 滑石260g 瞿麦156g 苘麻子156g 甘草260g

【功能与主治】 清热利水，通淋排石。用于下焦湿热所致的石淋，症见腰腹疼痛，排尿不畅或伴有血尿。

【组方分析】 方中连钱草清热利湿，通淋排石为君药。臣以车前子、木通、石韦、瞿麦、滑石、苘麻子利水通淋，清利湿热而通淋。佐以忍冬藤清热解毒，通络止痛；徐长卿化湿止痛。甘草清热利湿，缓急止痛，调和诸药，为佐使之药。诸药合用，共奏清热利水，通淋排石之功。

【临床应用】

1. 本品可用于治疗下焦湿热所致的石淋，症见尿中时夹砂石，小便艰涩，或排尿突然中断，腰腹疼痛；舌红苔薄黄，脉弦。

2. 本品还用于治疗肾结石、输尿管结石、膀胱结石等证属下焦湿热者。

【用法用量】 开水冲服。一次 1 袋（20g），一日 3 次；或遵医嘱。

【使用注意】

1. 孕妇禁用。

2. 气虚淋症不宜使用。

3. 忌食辛辣之物。

复方金钱草颗粒

【药物组成】 广金钱草218g 车前草109g 光石韦109g 玉米须54.5g

【功能与主治】 清热利湿，通淋排石。用于湿热下注所致的热淋、石淋，症见尿频，尿急，尿痛，腰痛。

【组方分析】 方中广金钱草清热利水、通淋排石，为君药。车前草清热利水通淋，为臣药。光石韦利水通淋，凉血止血；玉米须淡渗水湿，利水消肿；为佐药。诸药合用，共奏清热利湿，通淋排石之功。

【临床应用】

1. 本品可用于治疗湿热下注所致的热淋、石淋，症见尿频，尿急，尿痛，腰痛。

2. 本品还用于治疗泌尿系结石、尿路感染等证属湿热下注者。

【用法用量】 用开水冲服。一次 1~2 袋，一日 3 次。

结石通片

【药物组成】 广金钱草　海金沙草　石韦　车前草　鸡骨草　茯苓　玉米须　白茅根

【功能与主治】 清热利湿，通淋排石，镇痛止血。用于泌尿系统感染，膀胱炎，肾炎水肿，症见尿路结石，血尿，淋沥浑浊，尿道灼痛等。

【组方分析】 方选广金钱草、海金沙草、石韦利湿通淋，为君药。臣以白茅根、车前草、玉米须、茯苓、鸡骨草清热利湿，利尿消肿，白茅根又兼凉血止血之效。君臣相伍，使湿热得去，石淋得通，诸症自除。

【临床应用】

1. 本品可用于治疗膀胱湿热，火热蕴蒸引起的石淋，症见尿路结石，血尿，淋沥浑浊，尿道灼痛。

2. 本品还用于治疗泌尿系统感染，膀胱炎，肾炎水肿，尿路结石等属膀胱湿热，火热蕴蒸者。

【用法用量】 口服，一次 5 片，一日 3 次。

【使用注意】

1. 肾阴虚及孕妇忌服。

2. 忌辛、燥、酸、辣食物。

四、血淋类方药

血淋实证症见小便热涩刺痛，尿色深红，或夹有血块，疼痛满急加剧，或见心烦；舌苔黄，脉滑数。血淋虚证症见尿色淡红，尿痛涩滞不明显，腰酸膝软，神疲乏力；舌淡红，脉细数。

治疗原则宜清热通淋，凉血止血。

代表方药有小蓟饮子等。

小蓟饮子★

【药物组成】 生地黄 30g　小蓟 15g　滑石 15g　木通 6g　蒲黄 9g　藕节 9g　淡竹叶 9g　当归 6g　栀子 9g　甘草 6g

【功能与主治】 凉血止血，利水通淋。用于热结下焦之血淋、尿血，症见尿中带血，小便频数，赤涩热痛；舌红，脉数。

【组方分析】 方中小蓟甘凉入血分，功擅清热凉血止血，又可利尿通淋，尤宜于尿血、血淋之症，是为君药。生地黄甘苦性寒，凉血止血，养阴清热；蒲黄、藕节助君药凉血止血，并能消瘀，共为臣药。君臣相配，使血止而不留瘀。热在下焦，宜因势利导，故以滑石、竹叶、木通清热利水通淋；栀子清泄三焦之火，导热从下而出；当归养血和血，引血归经，尚有防诸药寒凉滞血之功，合而为佐。使以甘草缓急止痛，和中调药。诸药合用，共成凉血止血，利水通淋之功。

【临床应用】

1. 本品可用于治疗热结下焦之血淋、尿血，症见尿中带血，小便赤涩热痛；舌红，脉数。

2. 本品还用于治疗急性泌尿系感染、泌尿系结石等属下焦瘀热，蓄聚膀胱者。

【用法用量】 作汤剂，水煎服，用量据病证酌情增减。

【使用注意】

1. 方中药物多属寒凉通利之品，只宜于实热证。

2. 若血淋、尿血日久兼寒或阴虚火动或气虚不摄者，均不宜使用。

3. 不宜久服，孕妇忌用。

五、膏淋类方药

膏淋实证症见小便浑浊如米泔水，置之沉淀如絮状，上有浮油如脂，或夹有凝块，或混有血液，尿道热涩疼痛；舌红，苔黄腻，脉濡数。膏淋虚证症见病久不已，反复发作，淋出如脂，小便涩痛反见减轻，但形体日渐消瘦，头昏无力，腰酸膝软；舌淡，苔腻，脉细弱无力。

治疗原则宜清热利湿，分清泄浊。

代表方药有程氏萆薢分清饮等。

程氏萆薢分清饮★

【药物组成】 川萆薢 10g　黄柏和石菖蒲各 2.5g　茯苓和白术各 5g　莲子心 3.5g　丹参和车前子各 7.5g

【功能与主治】 清热利湿。用于淋证日久，湿热郁阻，膀胱气化不利，清浊相混，小便混浊。

【组方分析】 本方中以川萆薢为君，利湿通淋，分清别浊，为治疗本证的特异性药物；臣以黄柏清热燥湿，车前子利水通淋，清利膀胱湿热；石菖蒲化湿通窍、定心志以止小便频数；以茯苓、白术健脾祛湿，使脾旺能运化水湿；另配莲子心、丹参清心火，以阻心热下移于小肠，及小肠之热上扰于心。诸药合用，共奏清热利湿之效。

【临床应用】

1. 本品可用于治疗淋证日久，湿热郁阻，膀胱气化不利证，症见小便频数，如米泔水状，尿道疼痛，排尿不畅，少腹坠胀疼痛。

2. 本品现代医学用于治疗前列腺、尿道的急慢性炎症、乳糜尿以及滴虫性阴道炎、慢性盆腔炎等多种疾病。

【用法用量】水煎服。

【使用注意】禁房事，戒烟酒及辛辣刺激之品。

六、气淋类方药

气淋实证症见小便涩痛，淋沥不宜，小腹胀满疼痛；苔薄白，脉多沉弦。气淋虚证症见尿时涩滞，小腹坠胀，尿有余沥，面白不华；舌质淡，脉虚细无力。

治法原则宜利气疏导。

代表方药有沉香散等。

沉香散★

【药物组成】沉香（不焙）　石韦（去毛）　滑石　王不留行　当归（炒）各15g　冬葵子（炒）　白芍各23g　甘草（炙）　橘皮各7.5g

【功能与主治】理气疏导，通淋利尿。用于气淋证，症见郁怒之后，小便涩滞，淋沥不尽，少腹胀满疼痛；苔薄白，脉弦。

【组方分析】沉香散中沉香、橘皮利气，当归、白芍柔肝，甘草清热，石韦、冬葵子、滑石、王不留行利尿通淋。

【临床应用】本品可用于治疗气淋证，症见郁怒之后，小便涩滞，淋沥不尽，少腹胀满疼痛，苔薄白，脉弦者。

【用法用量】每服6g，空腹时煎大麦饮调下。

七、劳淋类方药

劳淋症见小便不甚赤涩，但淋沥不已，时作时止，遇劳即发，腰膝酸软，神疲乏力；舌质淡，脉细弱。

治法原则宜健脾益肾。

代表方药有无比山药丸。

无比山药丸★

【药物组成】山药300g　杜仲（姜汁炒）300g　山茱萸（蒸）100g　菟丝子300g　熟地黄100g　肉苁蓉400g　茯苓100g　巴戟天100g　泽泻100g　牛膝100g　五味子（蒸）150g　煅赤石脂100g

【功能与主治】健脾补肾。用于脾肾两虚，食少肌瘦，腰膝酸软，目眩耳鸣。

【组方分析】方用山药益肾健脾，配以地黄、山茱萸、五味子培补真阴，肉苁蓉、菟丝子、杜仲、巴戟天温补肾阳，更以赤石脂涩精止遗，泽泻、茯苓泄肾浊、利水湿，阴阳并补，补中有运，补而不滞。

【临床应用】

1. 本品可用于治疗脾肾两虚证，症见头目眩晕，耳鸣腰酸，冷痹骨疼，舌质淡，脉虚软。

2. 本品现代医学用于治疗蛋白尿、血尿、阵发性睡眠性血红蛋白尿、老年痴呆等证属肾虚阳衰的病症。

【用法用量】 口服，一次9g，一日2次。

【使用注意】

1. 忌油腻食物。

2. 外感或实热内盛者不宜服用。

3. 孕妇慎用。

4. 本品宜饭前服用。

淋证问病荐药要点见表7-2。

表7-2　淋证问病荐药

问病要点	确定疾病	确定证型	推荐常用中成药
小便频急短涩，尿道灼热刺痛，尿色黄赤，少腹拘急胀痛，或有寒热，口苦，呕恶，或腰痛拒按，或有大便秘结，苔黄腻，脉滑数	淋证	热淋	八正颗粒、三金片、热淋清颗粒
尿中时夹砂石，小便艰涩，或排尿时突然中断，尿道窘迫疼痛，少腹拘急，或腰腹绞痛难忍，痛引少腹，连及外阴，尿中带血，舌红，苔薄黄	淋证	石淋	排石颗粒、复方金钱草颗粒、结石通片
小便热涩刺痛，尿色深红，或夹有血块，疼痛满急加剧，或见心烦，舌苔黄，脉滑数；尿色淡红，尿痛涩滞不明显，腰酸膝软，神疲乏力，舌淡红，脉细数	淋证	血淋	小蓟饮子
小便浑浊如米泔水，置之沉淀如絮状，上有浮油如脂，或夹有凝块，或混有血液，尿道热涩疼痛，舌红，苔黄腻，脉濡数；病久不已，反复发作，淋出如脂，小便涩痛反见减轻，但形体日渐消瘦，头昏无力，腰酸膝软，舌淡，苔腻，脉细弱无力	淋证	膏淋	程氏萆薢分清饮
小便涩痛，淋沥不宣，小腹胀满疼痛，苔薄白，脉多沉弦；尿时涩滞，小腹坠胀，尿有余沥，面白不华，舌质淡，脉虚细无力	淋证	气淋	沉香散
小便不甚赤涩，但淋沥不已，时作时止，遇劳即发，腰酸膝软，神疲乏力，舌质淡，脉细弱	淋证	劳淋	无比山药丸

任务三　癃闭用药

PPT

岗位情景模拟

情景描述　赵某，男，53岁。最近一周出现排尿不畅、尿流变细、小便频多、有尿急、尿痛的感觉。

讨论　请问赵某患的是什么病证？应该怎么治疗？

一、概述

瘤闭是由于肾和膀胱气化失司导致的以小便量少，排尿困难，甚则小便闭塞不通为临床特征的一种病证。其中，以小便不利，点滴而短少，病势较缓者称为"瘤"；以小便闭塞，点滴不通，病热较急者称为"闭"。瘤和闭虽有区别，但都是指排尿困难，只是轻重程度上的不同，因此多合称为瘤闭。

瘤闭相当于西医学中各种原因引起的尿潴留和无尿症。其神经性尿闭、膀胱括约肌痉挛、尿路结石、尿路肿瘤、尿路损伤、尿道狭窄、老年人前列腺增生症、脊髓炎等病所出现的尿潴留及肾功能不全引起的少尿、无尿症，皆可参考本病内容辨证论治。

1. 病因病机　发生瘤闭的病因主要有以下几个方面。

（1）湿热蕴结　过食辛辣肥腻，酿湿生热，湿热不解，下注膀胱，或湿热素盛，肾热下移膀胱，或下阴不洁，湿热侵袭，膀胱湿热阻滞，气化不利，小便不通，或尿量极少，而为瘤闭。

（2）肺热气壅　肺为水之上源。热邪袭肺，肺热气壅，肺气不能肃降，津液输布失常，水道通调不利，不能下输膀胱；又因热气过盛，下移膀胱，以致上下焦均为热气闭阻，气化不利，而成瘤闭。

（3）脾气不升　劳倦伤脾，饮食不节，或久病体弱，致脾虚清气不能上升，则浊气难以下降，小便因而不通，而成瘤闭。

（4）肾元亏虚　年老体弱或久病体虚，肾阳不足，命门火衰，气不化水，是以"无阳则阴无以化"，而致尿不得出；或因下焦炽热，日久不愈，耗损津液，以致肾阴亏虚，水府枯竭，而成瘤闭。

（5）肝郁气滞　七情所伤，引起肝气郁结，疏泄不及，从而影响三焦水液的运行和气化功能，致使水道通调受阻，形成瘤闭。且肝经经脉绕阴器，抵少腹，这也是肝经有病，可导致瘤闭的原因。

（6）尿路阻塞　瘀血败精，或肿块结石，阻塞尿道，小便难以排出，因而形成瘤闭。

水液的吸收、运行、排泄，还有赖于三焦的气化和肺脾肾的通调、转输、蒸化，故瘤闭的病位主要在膀胱与肾，还与三焦、肺脾密切相关。上焦之气不化，当责之于肺，肺失其职，则不能通调水道，下输膀胱；中焦之气不化，当责之于脾，脾气虚弱，则不能升清降浊；下焦之气不化，当责之于肾，肾阳亏虚，气不化水，肾阴不足，水府枯竭，均可导致瘤闭。肝郁气滞，使三焦气化不利，也会发生瘤闭。此外，各种原因引起的尿路阻塞，均可引起瘤闭。基本病机可归纳为三焦气化不利，或尿路阻塞，导致肾和膀胱气化失司。

2. 治疗原则　应以"六腑以通为用"为原则，但通利之法，又因证候的虚实而异。实证者宜清邪热，利气机，散瘀结；虚证者宜补脾肾，助气化。根据病变部位的不同进行辨证论治，不可滥用通利小便之法。对于水蓄膀胱之急症，应配合针灸、取嚏、探吐、导尿等法急通小便。

3. 问病要点　首先要判别病之虚实。实证当辨湿热、浊瘀、肺热、肝郁之偏胜；虚证当辨脾、肾虚衰之不同，阴阳亏虚之差别。其次要了解病情之缓急，病势之轻重。水蓄膀胱，小便闭塞不通为急病；小便量少，但点滴能出，无水蓄膀胱者为缓证。由癃转闭则病势加重；由闭转癃则病势减轻。

4. 治疗方药　有前列通片、癃闭通胶囊、前列癃闭通片等。

5. 注意事项　锻炼身体，增强抵抗力，保持心情舒畅，切忌忧思恼怒。消除诸如忍尿，压迫会阴部，外阴不洁，过食肥甘辛辣，过量饮酒，贪凉，纵欲过劳等外邪入侵和湿热内生的有关因素。积极治疗淋证和水肿、尿路及尿路周边肿瘤等疾病。

二、方药

前列通片★

【药物组成】广东王不留行 400g　车前子 264g

两头尖 336g　黄芪 464g　关黄柏 336g　蒲公英

336g　泽兰 336g　琥珀 75g　八角茴香油 1.7ml　肉

桂油 0.88ml

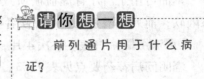

请你想一想

前列通片用于什么病证？

【功能与主治】清利湿浊，化瘀散结。用于热瘀蕴结下焦所致的轻、中度癃闭，症见排尿不畅，尿流变细，小便频数，可伴尿急、尿痛或腰痛。

【组方分析】方中王不留行、泽兰、琥珀活血化瘀散结；黄芪益气，加强活血之效；黄柏清热燥湿；两头尖祛风湿，消痈肿；蒲公英清热解毒利湿；肉桂味辛，加强活血通经之效。全方共奏清利湿热，化瘀散结之功。

【临床应用】

本品可用于治疗热瘀蕴结下焦所致的轻、中度癃闭，症见排尿不畅，尿流变细，小便频数，可伴尿急、尿痛或腰痛；舌质红，苔黄腻；前列腺炎和前列腺增生见上述证候者。

【用法用量】口服。一次 6 片［规格（1）规格（2）］或一次 4 片［规格（3）］，一日 3 次，30～45 天为一疗程。

【使用注意】孕妇慎用。

癃闭通胶囊

【药物组成】穿山甲（砂烫）　肉桂

【功能与主治】活血软坚，温阳利水。用于血瘀、膀胱气化不利所致的癃闭，症见夜尿频数，排尿不畅，尿细无力，淋沥不尽。

【临床应用】

本品可用于治疗血瘀、膀胱气化不利所致的癃闭，症见夜尿频数，排尿不畅，尿细无力，淋沥不尽；前列腺增生早期见上述证候者。

【用法用量】口服。每次 5 粒，每日 2 次，早、晚饭前 30 分钟温开水送服；或遵医嘱。

【使用注意】

1. 肺热壅盛、肝郁气滞、脾虚气陷所致的癃闭皆不宜使用。

2. 服药期间，禁食辛辣、生冷食物及饮酒。

前列癃闭通片

【药物组成】黄芪　土鳖虫　冬葵果　桃仁　桂枝　淫羊藿　柴胡　茯苓　虎杖　枳壳　川牛膝

【功能与主治】益气温阳，活血利水。用于肾虚血瘀所致癃闭，症见尿频，排尿延缓、费力，尿后余沥，腰膝酸软。

【临床应用】

本品可用于治疗肾虚血瘀所致癃闭，症见尿频，排尿延缓、费力，尿后余沥，腰膝酸软；前列腺增生见上述证候者。

【用法用量】口服。一次 4 片，一日 3 次。

癃闭问病荐药要点见表 7-3。

表 7-3　癃闭问病荐药

问病要点	确定疾病	确定证型	推荐常用中成药
起病急骤，病程较短；排尿困难，全日总尿量明显减少，点滴而出，或小便闭塞不通，点滴全无，尿流窘迫，赤热或短涩；苔黄腻或薄黄，脉弦涩或数	癃闭	实证	前列通片
起病较缓，病程较长；排尿困难，全日总尿量明显减少，点滴而出，或小便闭塞不通，点滴全无，尿流无力，精神疲乏；舌质淡，脉沉细弱	癃闭	虚证	癃闭通胶囊、前列癃闭通片

目标检测

一、单项选择题

1. 真武汤适用于

　　A. 阳虚水泛证　　　　B. 湿热淋证　　　　C. 气淋证

　　D. 气滞水泛之皮水证　E. 湿热蕴郁于内，外阻经络肌肤之病候

2. 下列各项，除哪项外均为各种淋证的共同表现

　　A. 小便频急　　　　B. 腰部酸痛　　　　C. 淋沥涩痛

　　D. 尿血而痛　　　　E. 小腹拘急

3. 三金片适用于

    A. 阳虚水泛证　　　　　B. 热结下焦之血淋　　　C. 下焦湿热所致的热淋

    D. 气滞水泛之皮水证　E. 湿热蕴郁于内，外阻经络肌肤之病候

4. 小蓟饮子可用于治疗

    A. 气淋　　　　　　　　B. 血淋　　　　　　　　C. 劳淋

    D. 膏淋　　　　　　　　E. 以上都不是

5. 膏淋者，其最佳选方是

    A. 八正散　　　　　　　B. 知柏地黄丸　　　　　C. 程氏萆薢分清饮

    D. 导赤散　　　　　　　E. 苍术丹

6. 气淋，其选方最宜用

    A. 二神散　　　　　　　B. 沉香散　　　　　　　C. 六磨汤

    D. 五磨饮子　　　　　　E. 柴胡疏肝散

7. 淋证的病位是在

    A. 肾　　　　　　　　　B. 膀胱　　　　　　　　C. 肾、膀胱

    D. 肾、三焦　　　　　　E. 脾、肾

8. 血淋与尿血的主要鉴别在于

    A. 小便血色是鲜红还是紫暗　　　　　B. 小便量的多少

    C. 小便有无混浊　　　　　　　　　　D. 小便是否通畅

    E. 小便时有无疼痛

9. 无比山药丸可用于治疗

    A. 气淋　　　　　　　　B. 癃闭　　　　　　　　C. 血淋

    D. 劳淋　　　　　　　　E. 尿浊

10. 前列通片适用于

    A. 热瘀蕴结下焦所致的轻、中度癃闭　　B. 热结下焦之血淋

    C. 下焦湿热所致的热淋　　　　　　　　D. 气滞水泛之皮水证

    E. 劳淋

11. 患者小便热涩疼痛，尿色深红，或夹有血块。应首先考虑的是

    A. 热淋　　　　　　　　B. 石淋　　　　　　　　C. 气淋

    D. 血淋　　　　　　　　E. 劳淋

12. 女，56 岁。小便点滴而下，量极少而短赤灼热，小腹胀满，口苦口黏，渴不欲饮，大便不畅。质红，苔黄腻，脉滑数。中医诊断是

    A. 痹证　　　　　　　　B. 虚劳　　　　　　　　C. 淋证

    D. 癃闭　　　　　　　　E. 郁证

二、多项选择题

1. 下列用于治疗阳水水肿的方药有

    A. 五苓散　　　　　　　B. 麻黄连翘赤小豆汤　　C. 真武汤

    D. 实脾饮　　　　　　　E. 五皮饮

2. 下列用于治疗阴水水肿的方药有

    A. 五苓散   B. 麻黄连翘赤小豆汤   C. 真武汤

    D. 实脾饮   E. 济生肾气丸

3. 八正散的功能是

    A. 清热泻火   B. 清热解毒   C. 利水通淋

    D. 行气化瘀   E. 凉血止血

三、简答题

1. 淋证有哪些类型？

2. 五皮散有哪些药组成？其功能主治是什么？

3. 五苓散有哪些药组成？其功能主治是什么？

4. 何为癃闭？

书网融合……

    e 微课   划重点   自测题

项目八 学会气血津液疾病用药

PPT

任务一 热证用药

学习目标

知识要求

1. **掌握** 热证、郁证、消渴、虚劳证的主要证型，各证型的代表方药；实火证、脏腑热证、虚热证的辨证要点；郁证的辨证要点；消渴证的辨证要点；虚劳证的辨证要点；重点药品的功能主治及临床应用。

2. **熟悉** 热证、郁证、消渴、虚劳证的基本概念、病因病机；一般药品的功能主治和临床应用。重点药品的药物组成、组方分析及使用注意。

3. **了解** 热证、郁证、消渴、虚劳证方药的用法用量及部分药品的不良反应。

能力要求

1. 熟练掌握根据患者的症状正确判断热证、郁证、消渴、虚劳证证型的方法，并合理选用中成药。

2. 学会根据不同证型热证、郁证、消渴、虚劳证的辨证要点以及中成药功能主治进行相应问病荐药角色扮演脚本编写，解决相应问病荐药问题。

岗位情景模拟

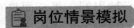

情景描述 李某，女，33岁，最近口舌生疮，咽喉红肿，大便干，小便黄。李某走进药店寻求帮助。

讨论 请问李某患什么疾病？为哪种证型？应该使用哪种药物治疗？

一、概述

热证是指感受热邪或阳盛阴虚，人体的功能活动亢进所表现的证候。《黄帝内经素问·阴阳应象大论》："阳胜则热。"热证根据病因可分为表热证、实火证、脏腑热证、暑热证、虚热证。各类热证的证候表现不尽一致，常见的有恶热喜冷，口渴喜冷饮，面红目赤，身热烦躁，痰、涕黄稠，吐血衄血，小便短赤，大便干结，舌红，苔黄而干燥，脉数等。一般认为西医学中的炎症可能出现热证、寒证或寒热夹杂的症状，炎症最主要症状为红、肿、热、痛，属于热证的范畴。

1. 病因病机 热证的病因是多方面的，多因外感六淫之邪；或寒邪化热入里；或因七情过激，郁而化热；或饮食不节，积蓄为热或房劳伤阴，阴虚阳亢所致阳热偏盛，则恶热喜冷。大热伤阴，津液被耗，故小便短赤；津伤则须引水自救，故口渴饮冷。火性上炎，则见面红目赤。热扰心神，则烦躁不宁。津液被阳热煎熬，则痰、涕等分泌物黄稠。火热之邪灼伤血络，迫血妄行，则吐血、衄血。肠燥津亏，传导失司，势必大便燥结。舌红苔黄为热证，舌干少津，为伤阴阳热亢盛，加速血行，故见数脉。

2. 问病要点 首问寒热，辨别病证寒热属性或证型。患者发热轻，恶寒重，则为表寒证；患者发热重，恶寒轻，为表热证；患者但热不寒，为里热证。其次问起病新久，实火证多为急性起病，虚热证多为病程日久。再次问热型，结合证候，辨热证虚实。如实热证的特点是高热，多见于外感急性发热性疾病，或脏腑功能失调所致的内热火毒证；而虚热证的特点是低热，多见于久病或大病之后。

此外，问病还需结合季节特点、舌诊、脉诊等进行辨证。如夏季暑热证较多见；舌绛而干，多属热伤营阴；舌红少苔，多见于虚热证。

3. 治疗原则 热证用方药一般是在表证已解，热已入里，或里热已盛尚未结实的情况下使用。若邪热在表，应当解表；里热已成腑实，则宜攻下；表邪未解，热已入里，又宜表里双解。

4. 治疗方药 为清热剂。清热剂以清热药为主组成，具有清热、泻火、凉血、解毒、滋阴透热的作用，主要用于治疗里热证的方剂。根据《黄帝内经·素问》"热者寒之""温者清之"理论立法，属"八法"中的"清法"。在表证已解，里热炽盛，或里热虽盛但尚未结实的情况下，方可运用。若邪热在表，应当解表；里热已成腑实，则宜攻下；表证未解，热已入里，则宜表里双解；气血俱热，应以清气凉血为宜。总之，运用时应分清主次，区别对待。

5. 注意事项 一是要辨清热证之部位。若热在气而凉血，则必然引邪入里；而热在血而清气，则必使邪不外透而痼结深伏。二是辨别热证之真假。真假最为重要，若辨错误投，轻则加重病情，重则危及生命，切不可误用于真寒假热之证。三是辨明热证之虚实。实热宜清之，若屡用清热泻火之剂而热仍不退者，则是阴液耗伤、虚热内生，此乃王冰所说"寒之不寒是无水也"，切忌再投苦寒，以免化燥伤阴，当改甘寒壮水之法，滋阴透热。四是权衡热证之程度，病情之轻重，量证投药，药证相符。热盛而量轻，则无异于杯水车薪；热轻而量重，势必热去而伤阳，伐之过度。五是注意护胃、保津。寒凉苦燥之药最易伤阳败胃劫津，不宜久服，必要时可配和胃护阴之品。六是根据病情需要，有时需要使用"反佐"之法，即在组方时配少许热药或采用凉药热服之法，是为了消除因邪热炽盛出现的寒热格拒现象。此时"反佐"之药用量宜轻、宜少，选择药品亦应巧应妙，方能起到"反佐"之用。

二、实火证类方药

实火证是指邪热炽盛引起的实热证。症见高热，头痛，目赤，口苦口干，渴喜冷饮，烦躁，腹痛拒按，胁痛，便秘，甚或吐血、衄血，或发斑疹；舌红，苔黄而干或起芒刺，脉数实等。

治疗代表方药有白虎汤、清营汤、黄连解毒汤、三黄片、黄连上清丸、一清颗粒等。

治疗原则为清热泻火。

白虎汤★

【药物组成】石膏30g　知母9g　甘草3g　粳米6g

【功能与主治】阳明气分热盛。症见壮热面赤，烦渴引饮，汗出恶热；脉洪大有力，或滑数。

【组方分析】方中重用石膏辛甘大寒，入肺胃气分，善于清解阳明经热邪，透热出表，除烦止渴，为君药。知母苦寒质润，苦寒可助石膏清泄肺胃实热，质润能滋阴润燥以救阴，为臣药。君臣相须为用，既可大清气分之热，又能滋阴生津，功效倍增。炙甘草、粳米益胃和中生津，并防石膏、知母大寒伤中之弊，为佐药。甘草兼调和诸药为使。四药合用，共奏清热生津之功。

【临床应用】

1. 本方为治疗阳明气分热盛证的代表方，以大热，大渴，大汗，脉洪大为辨证要点。

2. 本方现代常用于治疗感染性疾病，如大叶性肺炎、流行性乙型脑炎、流行性出血热、牙龈炎，以及小儿夏季热、糖尿病等属气分热盛者。

【用法用量】水煎至米熟汤成，去渣温服。

【使用注意】表证未解的无汗发热，口不渴者；脉浮细或沉者；血虚发热，脉洪而重按无力者；真寒假热的阴盛格阳证等均不可误用。

清营汤★

【药物组成】犀角2g　生地黄15g　玄参9g　竹叶心3g　麦冬9g　丹参6g　黄连5g　金银花9g　连翘6g　莲心6g

【功能与主治】清营透热，养阴活血。治温病邪热传营，身热夜甚，口渴或不渴，时有谵语，目喜开或喜闭，心烦不眠，或斑疹隐隐；舌绛而干，脉细数。

【组方分析】本方中苦咸寒之犀角（现以水牛角代）清解营分热毒，凉血化斑，为君药。热伤营阴，又以生地黄凉血滋阴，麦冬清热养阴生津，玄参滋阴降火解毒，三药共用，既可甘寒养阴保津，又可助君药清营凉血解毒，共为臣药。温邪初入营分，用金银花、连翘清热解毒，轻清宣透，能使营分之邪热转出气分而解，此即叶天士所谓"入营犹可透热转气"之法；黄连苦寒，清心解毒；丹参清心凉血，活血散瘀，防热与血结；竹叶清心除烦；五药均为佐药。诸药合用，共奏清营透热，养阴活血之功。

【临床运用】

1. 本方为主治温病邪热初入营分的代表方，以身热夜甚，心烦少寐，舌绛而干，脉细数等为辨证要点。

2. 本方现代常用于治疗乙型脑炎、流行性脑脊髓膜炎、败血症、肠伤寒或其他热性病属营分热盛者。

【用法用量】 水煎服，每日一剂，分两次温服。

【使用注意】 要注意舌诊，以舌绛而干为要点。若舌质绛而苔白滑，是夹有湿邪，误用本方，则助湿留邪，且延误病情。

黄连解毒汤★

【药物组成】 黄连9g　黄芩6g　黄柏6g　栀子9g

【功能与主治】 泻火解毒。用于一切实热火毒，三焦热盛之证。症见大热烦躁，口燥咽干，错语不眠，或热病吐血、衄血，或热甚发斑，身热下痢，湿热黄疸，外科痈疽疔毒，小便赤黄；舌红苔黄，脉数有力。

【组方分析】 本方中以大苦大寒之黄连入上焦以清泻心火为君药，又入中焦兼泻中焦之火。臣以黄芩清上焦之火。佐以黄柏泻下焦之火；栀子清泻三焦之火，导热下行，引邪热从小便而出。四药合用，共奏泻火解毒之功。

【临床应用】

1. 本方泻火解毒之力颇强，临证运用以大热烦扰，口燥咽干，舌红苔黄，脉数有力为证治要点。

2. 便秘者，加大黄以泻下焦实热；吐血、衄血、发斑者，酌加玄参、生地、丹皮以清热凉血；瘀热发黄者，加茵陈、大黄，以清热祛湿退黄。疔疮肿毒者，加蒲公英、金银花、连翘，增强清热解毒之力。

3. 本方现代常用于治疗败血症、脓毒血症、痢疾、肺炎、泌尿系感染、流行性脑脊髓膜炎、乙型脑炎以及感染性炎症等属热毒者。

【用法用量】 水煎服，每日一剂，分两次温服。

【使用注意】 本方为大苦大寒之剂，久服或过量易伤脾胃，非火盛者不宜使用。

三黄片★

【药物组成】 大黄300g　盐酸小檗碱5g　黄芩浸膏21g

【功能与主治】 清热解毒，泻火通便。用于三焦热盛所致的目赤肿痛，口鼻生疮，咽喉肿痛，牙龈肿痛，心烦口渴，尿黄，便秘；亦用于急性胃肠炎，痢疾。

【组方分析】 方中黄芩苦能燥湿，气寒可清热，功善清热燥湿，泻火解毒。大黄苦寒泄降，泻火解毒，又能攻下通便，开实热下行之途，有釜底抽薪之效。盐酸小檗碱有抑菌作用。诸药合用，共奏清热解毒，泻火通便之功。

【临床应用】

1. 本品适用于火热内结所致的便秘，症见大便干结，口臭，唇疮，面赤身热，小便短赤，舌苔黄燥，脉滑实；功能性便秘见上述证候者。

2. 本品适用于泄泻湿热阻滞，气机失调所致的腹痛腹泻，症见泻下不爽，肛门灼热，烦热口渴，小便短赤，或伴有恶心呕吐，或兼有胸脱痞闷，舌淡红苔黄或腻，脉弦滑；急性胃肠炎见上述证候者。

3. 本品适用于饮食不洁，大肠湿热所致的痢疾，症见下痢赤白，腹痛，里急后重，肛门灼热，小便黄赤，舌苔腻微黄，脉滑数；细菌性痢疾见上述证候者。

4. 本品适用于三焦热盛所致的口舌生疮，症见大便秘结，小便短赤，舌红，苔黄，脉滑数；口腔溃疡见上述证候者。

5. 本品适用于肺胃火热亢盛所致的牙龈肿痛，症见身热面赤，口干口渴，尿赤便结，舌红苔黄，脉数；牙周炎见上述证候者。

6. 本品适用于肺胃热盛所致的咽喉肿痛，症见声音嘶哑，大便秘结，头晕耳鸣，舌红苔黄燥，脉滑数；急性咽喉炎见上述证候者。

【不良反应】　长期服用可引起肠易激综合征，偶有恶心、呕吐、皮疹和药热，停药后消失。

【用法用量】　口服。小片一次4片，大片一次2片，一日2次；小儿酌减。

【使用注意】

1. 孕妇慎用。

2. 冷积便秘，寒湿泻痢，虚火口疮，喉痹者慎用。

3. 服药期间忌食荤腥、油腻食物。

【其他剂型】　三黄丸。

黄连上清丸

【药物组成】　黄连10g　栀子（姜制）80g　连翘80g　炒蔓荆子80g　防风40g　荆芥穗80g　白芷80g　黄芩80g　菊花160g　薄荷40g　酒大黄320g　黄柏（酒炒）40g　桔梗80g　川芎40g　石膏40g　旋覆盆花20g　甘草40g

【功能与主治】　散风清热，泻火止痛。用于风热上攻、肺胃热盛所致的头晕目眩，暴发火眼，牙齿疼痛，口舌生疮，咽喉肿痛，耳痛耳鸣，大便秘结，小便短赤。

【组方分析】　方中黄连、黄芩、黄柏、石膏清热泻火，燥湿解毒；栀子、大黄清热凉血解毒，引热毒从二便而出；共为君药。连翘、菊花、荆芥穗、白芷、蔓荆子、川芎、防风、薄荷疏散风热，共为臣药。旋覆花降逆和中，下气行水，桔梗清热宣肺利咽排脓，引药上行，为佐药。甘草清热解毒，调和诸药，为使药。诸药合用，共奏散风清热，泻火止痛之功。

【临床应用】

1. 本品适用于风热上攻，肺胃热盛，上蒸头目所致的暴风客热，症见眼内刺痒交作，差明流泪，眵多，白睛红赤，头痛，身热，口渴，尿赤，舌苔黄，脉浮数；急性结膜炎见上述证候者。

2. 本品适用于风热邪毒上犯，并肺胃热盛，毒热结聚，循经上蒸耳窍，气血相搏，化腐成脓所致的脓耳风热，症见耳痛显著，眩晕流脓，重听耳鸣，头痛，发热，鼻塞流涕，舌红苔薄黄，脉浮数；急性化脓性中耳炎见上述证候者。

3. 本品适用于风热邪毒内侵，或肺胃热盛，循经上攻于口所致的口疮，症见口腔黏膜充血发红，水肿破溃，渗出疼痛，口热口臭，身痛，口干口渴，便干，尿黄，舌红苔黄，脉浮滑数；急性口炎、复发性口疮见上述证候者。

4. 本品适用于因肺胃火盛，风热内侵，火热蕴郁，循经上蒸于龈所致的牙宣，症见牙龈红肿，出血渗出，疼痛，口干口渴，口臭口黏，便秘，尿黄，舌苔黄，脉浮弦数；急性牙龈（周）炎见上述证候者。

5. 本品适用于风热邪毒侵袭，并有肺胃火盛，蕴热化火结毒，循经郁结牙龈冠周所致的尽牙痛，症见冠周牙龈充血肿胀，渗出化脓，疼痛剧烈，口热口臭，口渴口干，张口可受限，便秘，尿黄，舌苔黄厚，脉弦实数；急性智齿冠周炎见上述证候者。

6. 本品适用于风热邪毒内侵，并肺胃热盛，蕴热生火相结，循经上蒸咽喉所致的喉痹，症见咽喉红肿疼痛，头痛，身热，尿黄，便干，舌苔黄，脉弦数；急性咽炎见上述证候者。

【用法用量】口服。水丸或水蜜丸一次 3～6g，小蜜丸一次 6～12g（30～60 丸），大蜜丸一次 1～2 丸，一日 2 次。

【使用注意】

1. 老人、儿童、孕妇慎用。

2. 阴虚火旺者慎用。

3. 忌食辛辣、油腻食物。

4. 脾胃虚寒者禁用。

【其他剂型】黄连上清片、胶囊、颗粒。

一清颗粒

【药物组成】黄连 165g　大黄 500g　黄芩 250g

【功能与主治】清热泻火解毒，化瘀凉血止血。用于火毒血热所致的身热烦躁，目赤口疮，咽龈肿痛，大便秘结，吐血，咯血，衄血，痔血。

【组方分析】方中大黄苦寒可清热解毒，攻积泄热，化瘀止血，为君药。黄芩味苦可泻肺胃之解毒，性寒可清热凉血止血；黄连也为苦寒之品，可泻心火，解热毒；二者辅助大黄，共为臣药。三药合用，直清其热，共奏清热泻火解毒，化瘀凉血止血之功。

【临床应用】

1. 本品适用于火毒血热上攻于目所致的暴风客热，症见目赤肿痛，口渴咽干，大便秘结，小便黄赤，舌红苔黄，脉数；急性结膜炎见上述证候者。

2. 本品适用于心脾火毒熏蒸口舌所致的口疮，症见口舌发红，起小泡或溃烂，疼痛灼热，口臭，便秘，舌红苔黄，脉数；急性口炎、口疮见上述证候者。

3. 本品适用于火毒客于咽喉所致的喉痹，症见咽喉红肿疼痛，声音嘶哑，口干喜饮，便秘，尿赤，舌红苔黄，脉数；急性咽炎见上述证候者。

4. 本品适用于肺胃火毒熏灼咽核所致的乳蛾，症见咽核红肿疼痛，吞咽时疼痛加重，口干喜饮，便秘，尿赤，舌红苔黄，脉数；急性扁桃体炎见上述证候者。

5. 本品适用于火毒内热结于胃肠所致的便秘，症见大便干燥，小便黄赤，烦躁，或兼有腹胀腹痛，口干口臭，舌红苔黄燥，脉滑数。

6. 本品适用于胃火炽盛，熏蒸牙龈所致的牙宣，症见牙龈红肿疼痛，烦渴多饮，口臭，便秘，尿黄，舌红苔黄，脉数；牙龈（周）炎见上述证候者。

7. 本品适用于火毒血热灼伤胃络所致的吐血，症见吐血，血色鲜红，夹有食物残渣，身热烦躁，牙龈肿痛，便秘尿赤，舌红苔黄，脉数有力；胃及十二指肠溃疡出血见上述证候者。

8. 本品适用于火毒血热灼伤肺络所致的咯血，症见血色鲜红，夹有痰涎，咽痒咳嗽，舌红苔黄，脉数有力；支气管扩张见上述证候者。

9. 本品适用于肺胃热盛，灼伤络脉所致的出血，症见鼻出血，齿龈或牙缝出血，血色鲜红，身热烦躁，口鼻干燥，牙龈肿痛，大便秘结，小便黄赤，舌红苔黄，脉数有力；干燥性鼻炎、萎缩性鼻炎、牙周炎见上述证候者。

10. 本品适用于火热壅遏肠道，灼伤络脉所致的便血，症见大便带血，血色鲜红，肛门肿胀，舌红苔黄，脉数；胃及十二指肠溃疡出血、痔疮、肛裂出血见上述证候者。

【用法用量】开水冲服。一次1袋，一日3~4次。

【使用注意】

1. 孕妇慎用。

2. 阴虚火旺者慎用。

3. 服药期间饮食宜清淡易消化，忌食辛辣、油腻食物，戒烟酒，以免加重病情。

4. 本药苦寒，易伤正气，体弱年迈者慎服；中病即止，不可过量、久服。

5. 出现腹泻时，可酌情减量。

6. 血量多者，应采取综合急救措施。

三、脏腑热证类方药

脏腑热证是指邪热偏盛于某一脏腑而产生的火热证，其证候根据邪热偏胜于某一脏腑而有所不同。

治疗代表方药有茵陈蒿汤、龙胆泻肝丸、银黄口服液。

治疗原则应为清解脏腑邪热。

茵陈蒿汤 ★

【药物组成】茵陈 18g　栀子 9g　大黄 6g

【功能与主治】清热，利湿，退黄。主治湿热黄疸，症见一身面目俱黄，黄色鲜明，无汗或但头汗出，口渴欲饮，食少呕恶，腹满便秘，小便黄赤；舌苔黄腻，脉沉数。

【组方分析】本方证为湿热交蒸，熏蒸肝胆，胆汁不循常道，渗溢肌肤所致。症见一身面目俱黄，黄色鲜明，湿阻中焦，气机不畅，故食少呕恶，腹满便秘，湿热内郁，则小便黄赤；舌苔黄腻，脉沉数，均为湿热之征，治宜清利湿热退黄。方中重用茵陈蒿为君药，清热利湿、退黄，为治疗湿热黄疸要药。臣以栀子清利三焦，使湿热之邪从小便而出；大黄泄热通便，使湿热之邪随大便而下。三药合用，共奏清热，利湿，退黄之功。

【临床运用】

1. 本方善能清热利湿退黄，为治疗阳黄证的主方，以一身面目俱黄，黄色鲜明，舌苔黄腻，脉沉数为辨证要点。

2. 本方现代常用于治疗急性黄疸型肝炎、胆囊炎、胆石症、钩端螺旋体病等引起的黄疸，属湿热内蕴者。

【用法用量】水煎服，每日 1 剂，分 2 次温服。

【使用注意】本方药性寒凉，寒湿黄疸（阴黄）不宜使用。

龙胆泻肝丸 ★

【药物组成】龙胆 120g　柴胡 120g　黄芩 60g　栀子（炒）60g　泽泻 120g　木通 60g　盐车前子 60g　酒当归 60g　地黄 120g　炙甘草 60g

【功能与主治】清肝胆，利湿热。用于肝胆湿热，症见头晕目赤，耳鸣耳聋，耳肿疼痛，胁痛口苦，尿赤涩痛，湿热带下。

【组方分析】方中龙胆草上清肝胆实火，下泻肝胆湿热，泻火除湿，两擅其功，切中病机，为君药。黄芩、栀子性寒味苦，清热泻火除湿，以加强君药清热除湿之功用，为臣药。车前子、泽泻、川木通清热利水，导湿热下行，使湿热之邪从小便而解；肝体阴，肝有热则易伤阴血，而苦寒清热与利水祛湿又容易损伤阴血，故配当归养血活血，生地黄养阴清热，使祛邪而不伤正；肝用阳，喜条达而恶抑郁，而苦寒之药又容易郁遏肝木，故配柴胡以舒畅肝胆；以上六味皆为佐药。甘草清热缓急，调和诸药，为使药。诸药合用，共奏疏肝利胆，清热除湿之功。

【临床应用】

1. 本品适用于肝胆实火上炎所致的眩晕，症见眩晕，面红，目赤，烦躁易怒，口苦而干，耳鸣耳聋，舌红苔黄，脉弦数；高血压见上述证候者。

2. 本品适用于肝胆实火上炎所致的头痛，症见头痛，面红，目赤，烦躁易怒，口苦而干，耳鸣耳聋，舌红苔黄，脉弦数；高血压、神经性头痛、顽固性偏头痛等病见上述证候者。

3. 本品适用于外感风热，客入肝经，上攻头目所致的暴风客热，症见目赤肿痛，头痛口苦，烦躁易怒，小便黄赤，大便秘结，舌红苔黄，脉弦数；急性结膜炎见上述证候者。

4. 本品适用于情志所伤，肝气郁结，化火暴涨，上扰耳窍所致的耳鸣耳聋，症见耳鸣如风雷声，耳聋时轻时重，每于郁怒之后，耳鸣耳聋加重，头痛，眩晕，心烦易怒，舌红苔黄，脉弦数；神经性耳聋见上述证候者。

5. 本品适用于肝胆湿热，蕴结耳窍所致的脓耳，症见耳内流脓，色黄而稠，耳内疼痛，听力减退，舌红苔黄，脉弦数；化脓性中耳炎见上述证候者。

6. 本品适用于肝胆湿热，上结耳道，郁结肌肤经络，气滞血瘀所致的耳疖，症见耳肿疼痛，口苦咽干，小便黄赤，大便秘结，舌红苔黄，脉弦数；外耳道疖肿见上述证候者。

7. 本品适用于肝胆湿热，肝失疏泄，经络不通所致的胁痛，症见胁痛口苦，胸闷纳呆，恶心呕吐，目赤或目黄身黄，小便黄赤，舌红苔黄，脉弦滑数；急性黄疸型肝炎、急性胆囊炎、带状疱疹等见上述证候者。

8. 本品适用于肝胆湿热下注，膀胱气化失司所致的淋痛，症见小便赤涩热痛，淋沥不畅，小腹急满，口苦而干，舌红苔黄腻，脉弦滑数；急性肾盂肾炎、急性膀胱炎、尿道炎、急性前列腺炎见上述证候者。

9. 本品适用于因肝胆湿热下注所致的带下阴痒，症见带下色黄，稠黏臭秽，外阴瘙痒难忍，阴汗腥臭，口苦口干，舌红苔黄腻，脉弦数；外阴炎、阴道炎、急性盆腔炎见上述证候者。

【用法用量】口服。小蜜丸一次 6～12g（30～60 丸），大蜜丸一次 1～2 丸；一日 2 次。

【使用注意】

1. 孕妇慎用。

2. 脾胃虚寒者慎用。

3. 服药期间饮食宜用清淡，忌食辛辣、油腻之品。

4. 体弱年老者慎用；对于体质壮实者，亦应中病即止，不可久服。

5. 高血压剧烈头痛服药后头痛不见减轻，伴有呕吐、神志不清或口眼歪斜、瞳仁不等等症状的高血压危象者，应立即停药并采取相应急救措施。

6. 用本品治疗急性结膜炎时，可配合使用外滴眼药；治疗化脓性中耳炎时，服药期间宜配合清洗耳道；治疗阴道炎时，亦可使用清洗剂冲洗阴道，以增强疗效。

银黄口服液

【药物组成】金银花提取物（以绿原酸计）2.4g　黄芩提取物（以黄芩苷计）24g

【功能与主治】清热疏风，利咽解毒。用于外感风热、肺胃热盛所致的咽干，咽痛，喉核肿大，口渴，发热。

【组方分析】方中金银花性味甘寒，功善清热解毒，又兼疏风散热，透散表邪，为君药。黄芩味苦气寒，既除上焦湿热火毒，又清肺热、泻肺火，为臣药。两药合用，共奏清热解毒，疏风散热之功。

【临床应用】

1. 本品适用于外感风热，邪热入里，肺胃热盛所致的乳蛾，症见咽喉疼痛剧烈，咽痛连及耳根及颌下，吞咽困难，喉核红肿较甚，表面有黄白色脓点，或连成伪膜，高热，渴饮，口臭，舌质红赤，苔黄厚，脉洪大而数；急、慢性扁桃体炎见上述证候者。

2. 本品适用于外感风热，邪热入里，肺胃热盛所致的喉痹，症见咽部红肿，疼痛较剧，发热较高，口干，大便秘结，小便黄，舌赤苔黄，脉洪数；急、慢性咽炎见上述证候者。

3. 本品适用于外感风热，邪热入里化热，肺胃热盛所致的感冒，症见身热较著，微恶风，头胀痛，咳嗽，痰黏或黄，咽燥，或咽喉红肿疼痛，鼻塞，流黄浊涕，口渴欲饮，舌苔黄，脉浮数；上呼吸道感染见上述证候者。

【用法用量】口服。一次 10~20ml，一日 3 次；小儿酌减。

【使用注意】

1. 素体脾胃虚寒者慎用。

2. 服药期间忌食辛辣、厚味、油腻食物。

【其他剂型】银黄颗粒、胶囊、片。

四、虚热类方药

虚热证是指由于体内气血阴液亏虚或者邪盛伤正所致的一种证候。症见两颧红赤，形体消瘦，潮热盗汗，五心烦热，咽干口燥，大便秘结；舌红少苔，脉细数。本证见于热病后期，因邪留未尽、阴液已伤或肝肾阴虚所致。

治疗代表方药有青蒿鳖甲汤。

治疗原则应养阴透热。

青蒿鳖甲汤 ★

【药物组成】青蒿 6g　鳖甲 15g　生地黄 12g　知母 6g　牡丹皮 9g

【功能与主治】养阴透热。温病后期，邪伏阴分证。症见夜热早凉，热退无汗；舌红少苔，脉细数。

【组方分析】本方中鳖甲咸寒，直入阴分，养阴退热于内；青蒿苦辛性寒，其气芳香，能透伏热于外；共为君药。生地黄、知母养阴清热，助君药清退虚热，共为臣药。牡丹皮凉血泄热，助青蒿透热外出，为佐药。五药配伍，清热、透邪、滋阴三法并施，滋中有清，清中寓透，既透伏热，又滋补阴液，养阴而不恋邪，清热而不伤阴，标本兼顾，共奏养阴透热之功。

【临床运用】

1. 本方可用于温病后期，余热未尽，阴液不足之虚热证。以夜热早凉，热退无汗，舌红少苔，脉细数为辨证要点。

2. 本方现代常用于治疗原因不明的发热、妇科手术后低热、慢性肾盂肾炎、肺结核、肾结核等属阴虚内热，低热不退者。

【用法用量】水煎服，每日一剂，分2次温服。

【使用注意】

1. 青蒿不耐高温，可用沸药汁泡服。

2. 对阴虚欲作抽搐者，不宜使用本方。

热证问病荐药要点见表8-1。

表8-1　热证问病荐药

问病要点	确定疾病	确定证型	推荐常用中成药
邪热炽盛引起的实热证。症见为高热，头痛，目赤，口苦口干，渴喜冷饮，烦躁，腹痛拒按，胁痛，便秘，甚或吐血、衄血，或发斑疹；舌红，苔黄而干或起芒刺，脉数实等	热证	实火证	白虎汤、清营汤、黄连解毒汤、三黄片、黄连上清丸、一清颗粒
邪热偏盛于某一脏腑而产生的火热证，其证候根据邪热偏胜于某一脏腑而有所不同	热证	脏腑热证	茵陈蒿汤、龙胆泻肝丸、银黄口服液
体内阴液亏虚所致的一种证候。症见两颧红赤，形体消瘦，潮热盗汗，五心烦热，咽干口燥；舌红少苔，脉细数	热证	虚热证	青蒿鳖甲汤

任务二　郁证用药

PPT

岗位情景模拟

情景描述　张某，男，41岁，最近情绪低落、兴趣下降、失眠、多梦、紧张不安、急躁易怒、食少、胸闷、乏力、多汗。张某走进药店寻求帮助。

讨论　请问张某患什么疾病？为哪种证型？应该使用哪种药物治疗？

一、概述

郁证是由于情志不舒、气机郁滞所致，以心情抑郁、情绪不宁、胸部满闷、胸胁胀痛，或易怒易哭，或咽中如有异物梗塞等为主要表现的一类病证。症见心情抑郁、情绪不宁，胸胁胀痛，或易怒善哭，以及咽中有异物梗阻、失眠等。一般认为，西医学中的神经衰弱、癔病、精神抑郁证及更年期综合征等有以上表现者，属于郁证的范畴，可参照本证辨证论治。

1. 病因病机　郁证皆由情志所伤，肝气郁结，逐渐引起五脏气机不和，主要涉及肝、脾、心三脏以及气血失调。

（1）郁怒不畅　肝失条达，气失疏泄，致肝气郁结。气滞可致血瘀不行。气郁亦可化火，上扰心神；肝气犯脾，脾失健运，食滞中阻，痰湿中生，从而产生血、热、食、湿、痰郁。

（2）情志不遂　肝郁抑脾，脾虚化源不足，气血乏源，心脾两虚，心气耗伤，营血渐耗，心失所养，心神不安。

2. 问病要点　问诊需要了解患者当前的病情是否为情志病因所引起、诱发、加重，有无为情所伤，因郁致病。了解负性生活事件对患者精神心理情绪的影响。七情外伤最巨者，莫过于人际关系龃龉或人生际遇发生跌宕起伏的变化。越是亲近的人，越容易为情所伤。家庭事一般无外乎感情纠葛、子女教育焦虑及财产纠纷，单位事一般无外乎工作压力与人际关系。需了解并判断其与病情是否存在因果关系或先后关系。外源性情志病因较之内源性情志病因更易更多引起郁证。郁证易感人群多具有气郁质性格禀赋特性。问诊更需要了解（也可通过其家庭成员）患者平素或既往有无多愁善感、多思焦虑、容易生气、爱钻牛角尖、敏感狐疑、胆怯内向、不耐紧张烦劳、抑郁悲观等禀赋特质及过度理想主义和完美主义的性格特征。由于禀赋具有某种程度与生俱来的遗传特性，询问家族史了解患者双亲及兄弟姐妹的性格人格特禀具有一定的参考价值。

3. 治疗原则　治疗应理气解郁，调畅气机，怡情易性。实证，首当理气开郁，并应根据是否兼有血瘀、痰结、湿滞、食积等分别采用活血、降火、祛痰、化湿、消食等法。虚则补之，或养心安神，或补益心脾，或滋养肝肾。虚实夹杂者，又当兼顾。

4. 治疗方药　以疏肝解郁方为总原则。气机上逆者，降气镇逆；气滞胀满者，行气消胀；卒然暴厥者，芳香开窍以救急；胃气不和者，和中健胃助消化；夹痰、夹湿者，兼以燥湿、化痰之法。脾虚者，益气健脾。血瘀之证，以理血为重，养血且有助于疏肝。

5. 注意事项　郁证常有诱因，如诱因难除而证情进行性加重，或经久不愈，应及时采用辨证处方予以汤剂治疗，或加用相关西药，以免致虚劳，癫狂之变。疏肝理气中成药久用有耗气伤阴之弊，故宜短期使用；且因该类成药大多含行气通利之品，故孕妇常须忌用或慎用，老弱患者亦须慎用。

二、方药

柴胡舒肝丸 ★

【**药物组成**】茯苓 100g　麸炒枳壳 50g　豆蔻 40g　酒白芍 50g　甘草 50g　醋香附 75g　陈皮 50g　桔梗 50g　姜厚朴 50g　炒山楂 50g　防风 50g　六神曲（炒）50g　柴胡 75g　黄芩 50g　薄荷 50g　紫苏梗 75g　木香 25g　炒槟榔 75g　醋三棱 50g　酒大黄 50g　青皮（炒）50g　当归 50g　姜半夏 75g　乌药 50g　醋莪术 50g

【**功能与主治**】疏肝理气，消胀止痛。用于肝气不舒，胸胁痞闷，食滞不清，呕吐酸水。

【**组方分析**】方中柴胡、青皮、陈皮、防风、香附、枳壳、木香、乌药合用，以疏肝理气，消胀止痛。半夏、茯苓、桔梗、厚朴、紫苏梗、豆蔻、甘草合用，以健脾调中，行气消胀。山楂、槟榔、六神曲、大黄合用，以消食导滞，化积消胀。白芍、当归养血和血，以柔肝体。气滞邪结则血瘀，以三棱、莪术行气活血化瘀。黄芩、薄荷以清解郁热。气郁日久则化，故以黄芩苦寒清热、薄荷辛凉解郁以解之。诸药合用，共奏疏肝理气，消胀止痛之功。

【临床应用】

1. 本品适用于肝郁气滞，伤及脾胃，升降失常，痞塞于中所致的痞满，症见胸胁痞闷，满而不痛，善太息，嗳气，苔薄白，脉弦缓；慢性肝炎，急、慢性胃炎，胃及十二指肠溃疡见上述证候者。

2. 本品适用于肝气犯胃，脾失健运所致的吞酸，症见呕吐酸水，倒饱嘈杂，食滞不消，饮食减少，每因情绪因素而加剧，苔微腻，脉沉弦缓；急、慢性胃炎，胃及十二指肠溃疡见上述证候者。

3. 本品适用于肝郁气滞，阻于胁络所致的胁痛，症见胁肋胀满，疼痛每因情志而增减，胸闷气短，善太息，嗳气频作，苔薄白，脉沉弦；慢性肝炎、慢性胆囊炎见上述证候者。

【用法用量】 口服。小蜜丸一次 10g，大蜜丸一次 1 丸；一日 2 次。

【使用注意】

1. 肝胆湿热、食滞胃肠、脾胃虚弱者慎用。

2. 切忌郁闷、恼怒，应保持心情舒畅。

3. 本品含有行气、破血之品，有碍胎气，孕妇慎用。

4. 服药期间饮食宜用清淡易消化之品，忌食辛辣油腻，以免助湿伤脾，有碍气机。

丹栀逍遥丸★

【药物组成】 柴胡（酒制）150g 当归 150g 白芍（酒炒）150g 栀子（炒焦）100g 牡丹皮 100g 白术（土炒）150g 茯苓 150g 甘草（蜜炙）120g 薄荷 30g

【功能与主治】 舒肝解郁，清热调经。用于肝郁化火，胸胁胀痛，烦闷急躁，颊赤口干，食欲不振或有潮热，以及妇女月经先期，经行不畅，乳房与少腹胀痛。

【组方分析】 方中以柴胡疏肝解郁，行气止痛，为君药。当归、白芍养血和血，柔肝止痛；栀子清热凉血，泻火除烦；牡丹皮清热凉血，化瘀止痛；共为臣药。白术、茯苓、炙甘草健脾祛湿，益气和中，扶土抑木，以滋化源，为佐药。薄荷辛凉清轻，助柴胡疏肝散热，为佐使药。诸药合用，肝脾并治，补疏共施，气血兼顾，共奏疏肝解郁，清热调经之功。

【临床应用】

1. 本品适用于肝郁化火，木郁克土，肝脾失调所致的胁痛，症见两胁胀痛，口苦咽干，胃脘胀闷，食后加重，苔黄腻，脉弦滑数。

2. 本品适用于肝郁化火，肝气犯胃，肝胃不和所致的胃脘痛，症见胃脘胀痛连及两胁，口苦反酸，嗳气频繁，食后痞满加重，甚至呃逆呕吐，舌质红苔黄，脉弦滑数；

消化不良、慢性胃炎见上述证候者。

3. 本品适用于情志不遂，肝郁化火，肝失疏泄，肝脾不和所致的郁证，症见情绪低落，闷闷不乐，喜叹息，胸闷胁痛，腹胀便溏，心烦不寐，甚至急躁易怒，舌红苔黄，脉弦细数。

4. 本品适用于肝郁化火，冲任失调所致的月经不调，症见月经周期紊乱，经前烦躁易怒，乳房胀痛，经期腹痛，腹胀便溏，舌红或暗，脉弦细数。

【用法用量】口服。一次6~9g，一日2次。

【使用注意】

1. 脾胃虚寒，脘腹冷痛，大便溏薄者禁用。

2. 孕妇、妇女月经期慎用。

3. 服药期间饮食宜清淡，忌食生冷、辛辣及油腻食物。

4. 服药期间保持心情舒畅。

【其他剂型】丹栀逍遥片。

逍遥丸★

【药物组成】柴胡100g　当归100g　白芍100g　炒白术100g　茯苓100g　炙甘草80g　薄荷20g

【功能与主治】疏肝健脾，养血调经。用于肝郁脾虚所致的郁闷不舒，胸胁胀痛，头晕目眩，食欲减退，月经不调。

【组方分析】方中柴胡疏肝解郁，为君药。当归、白芍养血和血，柔肝疏肝，以养肝体，助肝阴，又防柴胡劫肝阴，为臣药。白术、茯苓、炙甘草健脾和中，扶土抑木，以滋化源；薄荷辛凉清轻，助柴胡疏肝散热；为佐药。炙甘草调和药性，兼为使药。诸药合用，肝脾并治，补疏共施，气血兼顾，共奏疏肝健脾、养血调经之功。

【临床应用】

1. 本品适用于肝郁不舒，肝克脾土所致的胁痛，症见两胁胀痛，口苦咽干，胃脘胀闷，食后加重，苔白腻，脉弦滑。

2. 本品适用于肝郁气滞，肝胃不和所致的胃脘痛，症见胃脘胀痛窜及两胁，嗳气频繁，食后痞满加重，舌苔薄白或白腻，脉弦细或弦滑；胃下垂、消化不良、胃炎见上述证候者。

3. 本品适用于情志不遂，肝气郁结，肝脾不和所致的郁证，症见情绪低落，闷闷不乐，喜叹息，胸闷胁痛，腹胀便溏，心烦不寐，舌苔白腻，脉弦细。

4. 本品适用于肝气郁结，冲任失调所致的月经不调，症见月经周期紊乱，经前烦躁易怒，乳房胀痛，经期腹痛，腹胀便溏，舌暗，脉弦细。

5. 本品适用于肝郁气滞，肝失疏泄，气机不惕导致的眩晕。症见气血失和，脾虚不运，清阳不升而出现头晕目眩，每遇情绪波动则加重，伴心烦，不寐，大便溏，舌苔薄白或白腻，脉弦。

【用法用量】口服。小蜜丸一次9g，大蜜丸一次1丸；一日2次。

【使用注意】

1. 肝肾阴虚所致胁肋胀痛，咽干口燥，舌红少津者慎用。

2. 忌辛辣生冷食物，饮食宜清淡。

【其他剂型】逍遥片、胶囊、颗粒。

舒肝解郁胶囊

【药物组成】贯叶金丝桃 1800g 刺五加 1500g

【功能与主治】疏肝解郁，健脾安神。用于轻、中度单相抑郁症属肝郁脾虚证者，症见情绪低落，兴趣下降，迟滞，失眠，多梦，紧张不安，急躁易怒，食少纳呆，胸闷，乏力，多汗，疼痛；舌苔白或腻，脉弦或细。

【组方分析】贯叶金丝桃具有清热解毒，凉血养阴，开郁安神，利湿止痛之功效，为君药。刺五加能够益气健脾，补肾安神，为臣药。两者联用，具有协同作用，共奏疏肝解郁，健脾安神之功。

【临床应用】本品适用于肝郁脾虚所致的失眠多梦、抑郁症等疾病，长期的失眠、抑郁症会导致患者出现严重的精神障碍，例如浑身乏力、多汗、腰酸背痛、食欲下降等。

【用法用量】口服。一次 2 粒，一日 2 次，早晚各 1 次。疗程为 6 周。

【使用注意】

1. 偶见恶心呕吐、口干、头痛、头晕或晕厥、失眠、食欲减退或厌食、腹泻、便秘、视物模糊、皮疹、心慌、ALT 轻度升高。

2. 肝功能不全的患者慎用。

解郁安神颗粒

【药物组成】柴胡 80g 大枣 60g 石菖蒲 80g 姜半夏 60g 炒白术 60g 浮小麦 200g 制远志 80g 炙甘草 60g 炒栀子 80g 百合 200g 胆南星 80g 郁金 80g 龙齿 200g 炒酸枣仁 100g 茯苓 100g 当归 60g

【功能与主治】舒肝解郁，安神定志。用于情志不畅，肝郁气滞所致的失眠，心烦，焦虑，健忘。

【组方分析】方中柴胡、郁金疏肝理气，清心解郁，调畅情志，共为君药。龙齿镇心安神；酸枣仁养血安神；远志交通心肾；百合清心安神；白术健脾燥湿，以资化源；茯苓补气健脾，宁心安神；共为臣药。栀子清心泻火除烦，凉血安神；菖蒲化浊开窍，醒神健脑；胆南星、半夏清热化痰散结，息风定惊；当归调畅气血；大枣、浮小麦和中缓急，养心安神；共为佐药。炙甘草调和诸药，为使药。诸药合用，共奏疏肝解郁、安神定志之功。

【临床应用】本品适用于情志不舒，肝郁气滞所致的不寐。症见入睡困难，多梦易醒或醒后难以再入睡，胸闷，胁痛，心烦易怒，焦虑，健忘；神经官能症、更年期综合征见上述证候者。

【用法用量】开水冲服，一次 1 袋，一日 2 次。

【使用注意】

1. 孕妇、哺乳期妇女禁用。

2. 保持心情舒畅。

3. 睡前不宜饮用咖啡、浓茶兴奋性饮品。

郁证问病荐药见表 8 - 2。

表 8 - 2　郁证问病荐药

问病要点	确定疾病	确定证型	推荐常用中成药
症见情怀抑郁，胸闷嗳气，胁肋胀痛，痛无定处，舌苔薄腻，脉弦	郁证	肝气郁结	柴胡舒肝丸、舒肝解郁胶囊、解郁安神颗粒、逍遥丸
症见急躁易怒，胸胁胀痛，口干而苦，溲黄便干，嘈杂吞酸，舌质红，苔黄，脉弦数	郁证	气郁化火	丹栀逍遥丸

任务三　消渴用药

PPT

岗位情景模拟

情景描述　张某，男，41 岁，最近口渴多饮、多食易饥，小便次数多量多、尿有甜味，体重减轻。张某走进药店寻求帮助。

讨论　请问张某患什么疾病？为哪种证型？应该使用哪种药物治疗？

一、概述

消渴是由先天禀赋不足、饮食不节、情志不畅、劳倦内伤等导致阴虚内热，以多饮、多尿、多食及消瘦、疲乏、尿有甜味为主要特征的病证。若做化验检查其主要特征为高血糖及尿糖。一般认为，西医学中糖尿病属于本病的范畴。

1. 病因病机　先天禀赋不足，是引起消渴的重要内在因素。《灵枢·五变》说："五脏皆柔弱者，善病消瘅"，其中尤以阴虚体质最易罹患。长期过食肥甘，醇酒厚味，辛辣香燥，损伤脾胃，致脾胃运化失职，积热内蕴，化燥伤津，消谷耗液，发为消渴。《素问·奇病论》说："此肥美之所发也，此人必数食甘美而多肥也，肥者令人内热，甘者令人中满，故其气上溢，转为消渴。"长期过度精神刺激，如郁怒伤肝，肝气郁结，或劳心竭虑，营谋强思等，以致郁久化火，火热内燔，消灼肺胃阴津而发为消渴。正如《临证指南医案·三消》说："心境愁郁，内火自燃，乃消症大病。"房室不节，劳欲过度，肾精亏损，虚火内生，则火因水竭益烈，水因火烈而益干，终致肾虚肺燥胃热俱现，发为消渴。如《外台秘要·消渴消中》说："房劳过度，致令肾气虚耗，下焦生热，热则肾燥，肾燥则渴。"

2. 问病要点　消渴的三多症状往往同时存在，但根据其表现程度的轻重不同，而有上、中、下三消之分，及肺燥、胃热、肾虚之别。通常把以肺燥为主，多饮症状较突出者，称为上消；以胃热为主，多食症状较为突出者，称为中消；以肾虚为主，多尿症状较为突出者，称为下消。本病以阴虚为主，燥热为标，两者互为因果，常因病程长短及病情轻重的不同，而阴虚和燥热之表现各有侧重。一般初病多以燥热为主，病程较长者则阴虚与燥热互见，日久则以阴虚为主。进而由于阴损及阳，可见气阴两虚，并可导致阴阳俱虚之证。多饮、多食、多尿和乏力、消瘦为消渴本证的基本特点，而易发生诸多并发症为本病的另一特点。本证与并发症的关系，一般以本证为主，并发症为次。多数患者，先见本证，随病情的发展而出现并发症。但亦有少数患者与此相反，如少数中老年患者，"三多"及消瘦的本证不明显，常因痈疽、眼疾、心脑病症等为线索，最后确诊为本病。

3. 治疗原则 本病的基本病机是阴虚为本，燥热为标，故清热润燥、养阴生津为本病的治疗大法。《医学心悟·三消》说："治上消者，宜润其肺，兼清其胃""治中消者，宜清其胃，兼滋其肾""治下消者，宜滋其肾，兼补其肺"，可谓深得治疗消渴之要旨。由于本病常发生血脉瘀滞及阴损及阳的病变，以及易并发痈疽、眼疾、劳嗽等症，故还应针对具体病情，及时合理地选用活血化瘀，清热解毒，健脾益气，滋补肾阴，温补肾阳等治法。

4. 治疗方药 以清热润燥为主，一般选用消渴方。中消主要以多食为主症，并伴有多饮、多尿，常用六味地黄丸进行治疗；下消多是肾阴不足，可应用六味地黄丸以及金匮肾气丸等进行治疗。需注意，中医治疗消渴症必须辨证施治，消渴症是中医疾病名，其经过正规治疗症状可消失，即可达到临床治愈；消渴症的症状主要是多饮、多食、多尿以及消瘦等。

5. 注意事项 注意鉴别诊断，精神性烦渴，以烦渴多尿为临床特点，由于多饮常导致多尿、低比重尿，症状可随情绪而波动是本病最典型的特征。注意分辨病位或病性，消渴有上、中、下三消之分，上消属肺，以口渴多饮为主症；中消属胃，以多食善饥为主症；下消属肾，以多尿为主症。一般病变早中期，病位在上、中二焦，后期病变以中、下焦为主。临床症状较复杂，没有明显界限，不易区分应结合气血、阴阳、脏腑来辨别。本病的特点为本虚标实，以阴虚为本，燥热为标。因病程长短和病情轻重不同，阴虚燥热有偏重阴虚以瘀血内停和痰浊中阻为主。注意辨别本证与并发症，多数患者先见本证，有少数患者首诊时本证不明显，易被忽视，常因痈疽、眼疾、心血管疾病首诊而发现本病。应辨明本证与并发症的关系，以遵循治病求本的原则。

二、方药

参芪降糖颗粒 ★

【药物组成】 人参茎叶总皂苷 6g　黄芪 124g　地黄 186g　山药 62g　天花粉 62g
覆盆子 31g　麦冬 62g　五味子 62g　枸杞子 124g　泽泻 62g　茯苓 62g

【功能与主治】 益气滋阴补肾。主治气阴不足，肾虚消渴。

【组方分析】人参大补元气，生津止渴，方中其提取物人参茎叶皂苷据现代药理证明具有一定降糖作用；黄芪健脾益气，升举清阳；两药同用，大补元气，健脾升阳，生津止渴，共为君药。山药平补气阴，健脾滋肾润肺，固涩精微；麦冬养阴清热，益胃生津；两药合用，助参芪益气养阴，生津润燥，共为臣药。五味子益气生津止渴，收敛固涩阴精；枸杞子滋补肝肾，养阴润燥；覆盆子益精缩尿，固涩阴液；三药同用，补敛合用，脾肾同调，佐助君药益气生津止渴，并可避免津液的滑脱；生地清热凉血，养阴生津；天花粉清热泻火，养阴生津；茯苓健脾益气；泽泻泻虚火，祛肾浊，使补而不滞；皆为佐药。诸药合用，气阴兼养，补敛结合，补中有清，共奏益气养阴，健脾补肾之功。

【临床应用】本品适用于禀赋虚弱，或过食肥甘厚味，或过用温补食物，或情志过极，阴虚燥热，气阴两虚所致的消渴。症见口渴多饮，咽干口燥，多食多尿，形体消瘦，倦怠乏力；2型糖尿病见上述证候者。

【用法用量】口服。一次1g，一日3次，一个月为一个疗程，效果不显著或治疗前症状较重者，一次用量可达3g，一日3次。

【使用注意】

1. 孕妇禁用。

2. 属阴阳两虚消渴者慎用；邪盛实热者慎用，待实热退后方可服用。

3. 服药期间忌食肥甘、辛辣食物，控制饮食，注意合理的饮食结构，忌烟酒。

4. 避免长期精神紧张；适当进行体育活动。

5. 对重症病例，应合用其他降糖药物治疗，以防病情加重。

6. 在治疗过程中，尤其是与西药降糖药联合用药时，要及时监测血糖，避免低血糖反应发生。

7. 注意早期防治各种并发症，如糖尿病脑病、糖尿病心病、糖尿病肾病，以防病情恶化。

消渴丸★

【药物组成】葛根265g　地黄159g　黄芪53g　天花粉265g　玉米须265g　南五味子53g　山药26.5g　格列本脲0.25g

【功能与主治】滋肾养阴，益气生津。用于气阴两虚所致的消渴，症见多饮，多尿，多食，消瘦，体倦乏力，眠差，腰痛。

【组方分析】本方为中西药合方制剂。方中地黄甘寒，滋肾养阴，清热生津，以为君药。辅以葛根、黄芪补脾升阳，资生化源，生津止渴，共为臣药。佐以天花粉、五味子、山药补脾益气养阴，生津止渴，固敛阴津；玉米须利小便而泻热；所含西药成分格列本脲有降血糖作用。诸药合用，共奏滋肾养阴、益气生津之功。

【临床应用】本品适用于素体阴虚火盛，或过食肥甘厚味，或过用温燥食物，或情志郁结化火，上、中、下焦燥热日久，耗气伤阴，气阴两虚所致的消渴，症见多渴多饮，小便频数，多食善饥，肢体消瘦，体倦无力，睡眠欠佳，腰膝酸痛；2型糖尿病见上述证候者。

【用法用量】口服。一次 5 ~ 10 丸，一日 2 ~ 3 次，饭前用温开水送服；或遵医嘱。

【使用注意】

1. 孕妇禁用。

2. 属阴阳两虚消渴者慎用。

3. 服药期间忌食肥甘、辛辣食物，控制饮食，注意合理的饮食结构，忌烟酒。

4. 服用本品时禁止加服磺酰脲类抗糖尿病药。

5. 本品含格列本脲（优降糖），下列情况应禁用：2 型糖尿病患者伴有酮症酸中毒、昏迷、严重烧伤、感染、严重外伤和重大手术者；孕妇、乳母；肝、肾功能不全者；白细胞减少、粒细胞缺乏、血小板减少等患者；对磺胺类药物过敏者。

6. 体质虚弱、高热、老年患者、有肾上腺皮质功能减退或垂体前叶功能减退者慎用。

7. 本品含格列本脲，严格按处方药使用，用药期间应定期测定血糖，尿糖，尿酮体，尿蛋白，肝、肾功能和血象，并进行眼科检查。

8. 注意早期防治各种并发症，如糖尿病脑病、糖尿病心病、糖尿病肾病等，以防病情恶化。

天芪降糖胶囊

【药物组成】黄芪　天花粉　女贞子　石斛　人参　地骨皮　黄连（酒蒸）　山茱萸　墨旱莲　五倍子

【功能与主治】益气养阴，清热生津。主治热盛伤阴，气阴不足。症见倦怠乏力，口渴喜饮，五心烦热，自汗、盗汗，气短懒言，心悸失眠。

【组方分析】黄芪性甘、微温，归脾、肺经，功在健脾益气，生津补气，以升脾之清阳，有气复津还之意；天花粉性甘、微寒，入肺胃经，养阴清热、生津止渴；二者合为君药。石斛性甘、微寒，入胃肾经，滋阴清热清胃生津；人参性甘、微温，归肺脾经，大补元气，生津止渴；二者共为臣药，助君药补气生津止渴。女贞子性甘凉，善补肝肾之阴；山萸肉性酸微，温善补肝肾之阴；墨旱莲性甘、酸、寒，善补肝肾之阴；地骨皮性甘寒，滋阴清热、生津止渴；五倍子性酸、涩、寒，敛肺降火止汗；黄连性苦寒，取其苦寒清燥，泻火除烦以除消渴燥热之邪，又可消除黄芪偏热之弊；共为佐药。诸药合用，共奏清热生津，益气养阴之功。

【临床应用】本品适用于 2 型糖尿病，气阴两虚证，症见倦怠乏力，口渴喜饮，五心烦热，自汗、盗汗，气短懒言，心悸失眠。

【用法用量】口服。一次 5 粒，一日 3 次，8 周为一个疗程；或遵医嘱。

【使用注意】

1. 孕妇禁用。

2. 定期复查血糖。

消渴问病荐药要点见表 8 - 3。

表 8 – 3　消渴问病荐药

问病要点	确定疾病	确定证型	推荐常用中成药
烦渴多饮，口干舌燥，尿频量多；舌质红少津，苔薄黄，脉洪数	消渴	上消	天芪降糖胶囊
多食易饥，形体消瘦，大便干结。舌苔黄干，脉滑数	消渴	中消	消渴丸
尿频量多，混浊如脂膏，尿甜，口干，头晕，腰腿酸痛；舌质红少津，脉细数	消渴	下消	参芪降糖颗粒

任务四　虚劳用药

PPT

岗位情景模拟

情景描述　赵某，女，35 岁，最近脸色苍白、头昏眼花、心悸失眠、唇甲色淡、舌淡、月经量少色淡。赵某走进药店寻求帮助。

讨论　请问赵某患什么疾病？为哪种证型？应该使用哪种药物治疗？

一、概述

虚劳，又称虚损，是由多种原因所致，以脏腑受损、气血阴阳不足，日久不复为主要病机的多种慢性衰弱证候的总称。由于具有"诸虚不足"的特点，本病证范围广泛，涉及现代医学各个系统的多种慢性消耗性疾病，如造血功能障碍、代谢紊乱、营养缺乏、内分泌功能紊乱、自身免疫功能低下，以及各系统器官功能衰弱等。西医中的各种慢性消耗性和功能衰退性疾病，即西医的各种慢性疾病发展过程中出现了中医虚劳病的症状，都是可以归属于中医的虚劳病，可以按虚劳辨证论治。

1. 病因病机　导致虚劳的原因甚多，如禀赋薄弱，体质不强；烦劳过度，损及五脏；饮食不节，损伤脾胃；大病久病，失于调理或失治误治，损耗精气等，均可导致虚劳的产生。以上诸多病因，无论是先天不足或后天失调引起的虚劳，其病位都离不开五脏，而五脏的虚损又不外乎气、血、阴、阳的亏耗，故虚劳有气虚、血虚、阴虚、阳虚之别。但由于五脏相关，气血同源，阴阳互根，一脏受病，可累及他脏，气虚不能生血，血虚无以生气。气虚者，阳亦渐衰；血虚者，阴亦不足。阳损日久，累及于阴；阴损日久，累及于阳。诸多方面的相互影响，以致病势日渐发展，病情趋于复杂。

2. 治疗原则　对于虚劳的治疗，以补益为基本原则。正如《素问·三部九候论》说："虚则补之"。在进行补益的时候，一是必须根据疾病属性的不同，分别采取益气、养血、滋阴、温阳的治疗方药；二是要密切结合五脏病位的不同而选方用药，以加强治疗的针对性。虚劳的辨证论治以气血阴阳为纲，五脏虚证为目。

3. 问病要点 虚劳证候虽多，不离乎五脏。五脏之伤，又不外乎气、血、阴、阳，故应首先辨清气、血、阴、阳亏虚的属性。通过问患者自身寒热、汗出的情况和程度，结合望面色、舌质与舌苔及听声音等情况综合辨证。静而少言，手足不温，面色苍白，舌淡胖嫩为阳虚；面色潮红，手足心热，盗汗，舌红少津为阴虚；面白体倦，少气懒言，语声低微，自汗为气虚；面色苍白，唇舌、爪甲色淡无华，心悸眩晕为血虚。其次结合五脏的病理表现，辨清气血阴阳之亏损病在心、肝、脾、肺、肾的哪一脏。如形体消瘦，面色萎黄，饮食减少，胸脘痞闷，四肢乏力，多为脾胃气虚；面色苍白，形寒月冷，腰膝酸痛，小便频数，多属肾阳不足。

4. 治疗方药 为补益剂。补益剂以补益药为主组成，具有补养人体气、血、阴、阳等作用。根据病情分别采取益气、养血滋阴、温阳的治疗方法，结合五脏不同病位选方用药。在具体用药中还应注意气血阴阳及五脏之间相互滋生的关系。血虚者宜加入补气之品，以助生化；气虚者可少配补血之品；阴虚佐以补阳药；阳虚佐以滋阴药；肝阴虚者补其肾等；此皆为间接补益法。

5. 注意事项 重视补益脾肾在治疗虚劳中的作用。以脾胃为后天之本，为气血生化之源，脾胃健运，五脏六腑、四肢百骸方能得以滋养。肾为先天之本，寓元阴元阳，为生命的本元。重视补益脾肾，先后天之本不败，则能促进各脏虚损的恢复。对于虚中夹实及兼感外邪者，当补中有泻，扶正祛邪。从辨证的关系看，祛邪亦可起到固护正气的作用，防止因邪恋而进一步损伤正气。虚劳的病程较长，影响的因素较多，要将药物治疗与饮食调养及生活调摄密切结合起来，方能收到更好的治疗效果。治疗中切忌大苦大寒之品，克伐中焦；大辛大热之品，劫伤津血。对虚不受补的患者，宜先调理脾胃，以资运化。其次，注意煎服法，补益类药宜文火久煎，服药时间一般以空腹或饭前为佳，若急证则不受此限。在服药的同时，还应嘱患者调饮食，慎起居，并辅以适当的运动。

二、气虚类方药

气虚多见脾肺气虚证。症见肢体倦怠乏乏，少气懒言，语音低微，动则气促，面色萎白，食少便溏，舌淡苔白，脉虚弱，甚或虚热自汗，或脱肛、子宫脱垂等。

治疗代表方药有四君子汤、生脉饮、补中益气汤、八珍丸等。

治疗原则应以补气为主。肺气虚，治疗上应补益肺气；肾气虚，治疗上应补肾益气；肾气不固，治疗则应补肾固涩；肾不纳气证，治疗应补肾纳气；脾气虚，治疗应健脾益气；中气下陷证需要用补中益气法；脾不统血，治疗应补脾摄血；心气虚的治疗应补益心气；主阳气虚的治疗原则是补阳益气。

四君子汤★

【药物组成】人参9g 炒白术9g 茯苓9g 炙甘草6g

【功能与主治】益气健脾。用于脾胃气虚，胃纳不佳，食少便溏。

【组方分析】方中人参为君，甘温益气，健脾养胃。臣以苦温之白术，健脾燥湿，加强益气助运之力，助人参补益脾胃之气。佐以甘淡茯苓，健脾渗湿，苓术相配，则健脾祛湿之功益著。使以炙甘草，助参、术补中益气，兼调和诸药。四药合用，共奏益气健脾之功。

【临床应用】

1. 本方可用于饮食劳倦所伤，脾失健运所致的脾胃气虚证，症见胃纳不佳，神疲乏力，少气懒言，大便稀溏，舌淡苔白，脉虚弱；慢性胃炎、慢性疲劳综合征见上述证候者。

2. 本品适用于脾胃气虚所致的泄泻，症见大便溏泻，食少纳呆，脘腹胀闷，倦怠乏力，面色萎黄，舌淡苔白，脉细弱；慢性腹泻见上述证候者。

【用法用量】上为细末。每服 10g，水一盏，煎至七分，通口服，不拘时候；入盐少许，白汤点亦得。现代用法：水煎服。

【使用注意】

1. 阴虚或实热证者慎用。

2. 服药期间忌食辛辣、油腻、生冷食物。

补中益气汤★

【药物组成】黄芪 18g　炙甘草 9g　人参 6g　当归 3g　橘皮 6g　升麻 6g　柴胡 6g　白术 9g

【功能与主治】补中益气，升阳举陷。用于脾胃虚弱，中气下陷所致的泄泻，脱肛，阴挺；症见体倦乏力，食少，腹胀，便溏久泄，肛门下坠或脱肛，子宫脱垂。

【组方分析】方中重用黄芪，味甘微温，入脾、肺经，补中益气，升阳固表，为君药。配伍人参、炙甘草、白术补气健脾为臣，与黄芪合用，以增强其补益中气之功。血为气之母，气虚时久，营血亦亏，故用当归养血和营，协人参、黄芪以补气养血；陈皮理气和胃，使诸药补而不滞；共为佐药。并以少量升麻、柴胡升阳举陷，协助君药以升提下陷之中气，共为佐使。炙甘草调和诸药，亦为使药。诸药合用，共奏补中益气，升阳举陷之功。

【临床应用】

1. 本方可用于脾胃虚弱，中气下陷所致的泄泻，症见大便溏泻，久泻不止，水谷不化，稍进油腻等不易消化之物，则大便次数增多，气短，肢倦乏力，纳食减少，脘腹胀闷，面色萎黄，肢倦乏力，舌淡苔白，脉细弱；慢性肠炎、慢性结肠炎、术后胃肠功能紊乱见上述证候者。

2. 本方可用于脾胃虚弱，中气下陷所致的脱肛，症见肛门下坠或脱出，劳累、增加腹压、咳嗽等均可脱出，伴面色苍白，唇淡，气短，倦怠乏力，腹胀腹痛；舌淡少苔，脉虚无力。

3. 本方可用于脾胃虚弱，中气下陷所致的阴挺，症见自觉阴道有块状物脱出，阴道坠胀，活动或体力劳动时加重，白带增多，质稀色白，伴精神疲倦，面色苍白无华，四肢无力，心悸，气短，小腹下坠，舌淡苔薄白，脉细弱；子宫脱垂或阴道脱垂见上述证候者。

4. 本方现代可用于治疗胃下垂、消化性溃疡、大肠癌术后腹泻、支气管扩张症缓解期、肺结核、冠心病心绞痛、椎 – 基底动脉供血不足。

【用法用量】水煎服，每日一剂，分两次温服。

【使用注意】

1. 阴虚内热及内热炽盛者慎用。

2. 不宜与感冒药同时使用。

3. 有高血压、心脏病、肝病、糖尿病、肾病等慢性病严重者应在医师指导下服用。

4. 忌食生冷、油腻、不易消化食物。

生脉饮★

【药物组成】红参 100g　麦冬 200g　五味子 100g

【功能与主治】益气复脉，养阴生津。用于气阴两亏，症见心悸气短，脉微自汗。

【组方分析】方中以红参为君药，味甘，微苦，温，归脾、肺二经，能补脾益肺，健运中气，鼓舞清阳，生津止渴。臣以麦冬甘寒质润，入肺、胃、心经，养阴生津，清心除烦，与红参合用，可使气旺津生，脉气得复。以五味子敛肺宁心，止汗生津，用为佐药。三味药合用，一补、一清、一敛，共奏益气复脉，养阴生津之功。

【临床应用】

1. 本品适用于气阴两虚所致的胸痹，症见胸痛胸闷，心悸气短，头晕乏力，舌微红，脉微细；冠心病心绞痛见上述证候者。

2. 本品适用于气阴两虚而致的心悸，症见心悸气短，乏力自汗，夜寐不安，多梦，健忘，口舌干燥，惊悸，怔忡，舌质略红而干燥少津，脉微细；病毒性心肌炎见上述证候者。

【用法用量】口服。一次 10ml，一日 3 次。

【使用注意】

1. 热邪尚盛者，咳而尚有表证未解者慎用。

2. 服用期间，忌食辛辣、油腻食物。

3. 在治疗期间，心绞痛持续发作，宜加用硝酸酯类药。若出现剧烈心绞痛、心肌梗死，见有气促、汗出、面色苍白者，应及时急诊救治。

八珍丸

【药物组成】党参 100g　炒白术 100g　茯苓 100g　甘草 50g　当归 150g　白芍 100g　川芎 75g　熟地黄 150g

【功能与主治】补气益血。用于气血两虚，症见面色萎黄，头晕目眩，食欲不振，四肢乏力，气短懒言，月经过多，舌淡苔薄白，脉细弱或虚大无力。

【组方分析】方中以熟地、党参为君药，甘温益气养血。以当归辛苦温，白芍酸苦微寒，二者养血和营，协助熟地益心生血，调和肝脾；白术苦温，健脾燥湿，茯苓甘淡，益脾渗湿，二者相合，协助党参补脾肺之气，以助气血生化之源；以上四味气血双补，共为臣药。川芎辛温，活血行气；炙甘草补中益气；共为佐使药。诸药合用，共奏补气养血之功。

【临床应用】

1. 本品适用于素体虚弱，或久病不愈，或劳伤过度，气虚不能生血或血虚无以化气，气血两虚以致的气血两虚，症见面色萎黄不华，食欲不振，四肢乏力，精神恍惚，少气懒言，口唇、指甲淡白；贫血见上述证候者。

2. 本品适用于禀赋不足，或过劳久思，或大病久病，损伤脾气，冲任不固，血失统摄以致的月经过多，症见月经量多，色淡红，质清稀，小腹空坠，面色苍白，神疲体倦，气短懒言。

【用法用量】 口服。水蜜丸一次 6g，大蜜丸一次 1 丸；一日 2 次。

【使用注意】

1. 孕妇慎用。

2. 体实有热者慎服。

3. 感冒者慎服，以免表邪不解。

4. 服药期间饮食宜选清淡易消化食物，忌食辛辣、油腻、生冷食物。

三、血虚类方药

血虚是由于水谷精微不能化生血液等所致，症见面色无华，头昏眼花，心悸失眠，唇甲色淡，舌淡，脉细，或妇女月经不调，量少色淡等，与心肝脾关系最为密切。

治疗代表方药有四物汤、当归补血汤、健脾生血颗粒等。

治疗原则应以养血宁心、补血养肝为主。

四物汤★

【药物组成】 当归 250g　川芎 250g　白芍 250g　熟地黄 250g

【功能与主治】 补血和血。用于血虚所致的面色萎黄，头晕眼花，心悸气短，月经不调或经闭不行，脐腹疼痛，面色、唇爪无华；舌淡，脉细弦或细涩。

【组方分析】 方中熟地甘温滋阴补血，调补肝肾，为君药。当归辛温补血养肝，和血调经，助熟地养血，为臣药。白芍酸寒养血敛阴，柔肝和营；川芎辛温走窜，活血行气，开郁止痛；共为佐药。四药合用，补中有行，共奏养血调经之功。

【临床应用】

1. 本方可用于素体营血不足，兼瘀滞内停，血海充盈不足，冲任气血不通所致的月经量少，症见月经量少，色暗淡、有血块，头昏眼花，面色萎黄；舌暗淡，苔薄，脉细涩。

2. 本方可用于素体营血不足，兼瘀滞内停，血海充盈不足，冲任气血不通所致的痛经，症见经期小腹疼痛，经血色淡或暗有血块，倦怠乏力，面色无华；舌质淡暗或有瘀斑，脉弦细。

3. 本方可用于素体营血不足，由瘀血内阻所致的闭经，症见经闭不行，小腹刺痛拒按，倦怠乏力，面色无华；舌质淡暗或有瘀斑，脉弦细。

4. 本方可用于瘀血阻滞，气血虚弱所致的崩漏，症见行经时间延长、量或多或少、色暗红、有血块或淋漓不净，小腹疼痛拒按，血块下后痛减；舌淡暗或有瘀点，脉细涩。

5. 本方可用于孕产耗伤正气，瘀血停滞胞宫，新血难以归经所致的产后恶露不尽，症见产后恶露过期不止、淋漓不净、夹有血块、色暗淡，小腹疼痛，面色不华；舌暗淡，脉细涩。

【用法用量】水煎服，每日一剂，分两次温服。

【使用注意】

1. 孕妇禁用。

2. 血热所致月经提前、月经过多者不宜使用。

3. 服药时忌食生冷、油腻食物。

当归补血汤 ★

【药物组成】黄芪30g　当归6g

【功能与主治】补养气血。用于气血两虚证，症见肌热面红，烦渴欲饮，脉洪大而虚，重按无力。

【组方分析】方中重用黄芪，用量五倍于当归，有两层意义：第一滋阴补血固里不及，阳气外亡，故重用黄芪补气而专固肌表；第二有形之血生于无形之气，故用黄芪大补脾肺之气，以资化源，使气旺血生。臣以当归养血和营，则浮阳秘敛，阳生阴长，气旺血生，虚热自退。两药合用，一气一血，一阴一阳，共奏补气养血之功。

【临床应用】

1. 本方可用于久病不愈，耗伤气血，或脾胃虚弱，气血化源不足所致的气血两虚，症见气短乏力，四肢倦怠，面色萎黄或苍白，头晕目眩，失眠，健忘，舌淡苔薄，脉细弱；贫血见上述证候者。

2. 本方可用于气血亏虚，不能荣养清窍所致的眩晕，症见眩晕，动则加剧，面色晄白，神疲乏力，少寐，舌淡苔薄白，脉细弱；各类贫血见上述证候者。

3. 本方可用于气血亏虚，心神失养所致的心悸，症见心悸，气短，面色无华，神疲乏力，纳呆食少，舌质淡，脉细弱；神经衰弱见上述证候者。

4. 本方可用于气血耗伤，心失所养，心神不安所致的失眠，症见多梦易醒，健忘，神疲，食少，四肢倦怠，面色少华，舌质淡，脉细弱；神经衰弱见上述证候者。

【用法用量】水煎服，每日一剂，分2次温服。

【使用注意】

1. 阴虚火旺者慎用。

2. 感冒者慎用。

3. 服药期间，宜食清淡易消化食物，忌食辛辣、油腻、生冷食物。

健脾生血颗粒★

【药物组成】党参 45g　茯苓 45g　炒白术 27g　甘草 13.5g　黄芪 22.5g　山药 54g　炒鸡内金 22.5g　醋龟甲 13.5g　山麦冬 45g　醋南五味子 27g　龙骨 13.5g　煅牡蛎 13.5g　大枣 22.5g　硫酸亚铁（$FeSO_4 \cdot 7H_2O$）20g

【功能与主治】健脾和胃，养血安神。用于小儿脾胃虚弱及心脾两虚型缺铁性贫血；成人气血两虚型缺铁性贫血。症见面色萎黄或㿠白，食少纳呆，腹胀脘闷，大便不调，烦躁多汗，倦怠乏力；舌胖色淡，苔薄白，脉细弱。

【组方分析】方中党参、黄芪补中益气，健脾和胃，资生化源，益气生血，共为君药。茯苓、白术、山药助君药健脾益气；南五味子、麦冬、龟甲、大枣滋养阴血；共为臣药。鸡内金消食健胃，使诸药补而不滞；龙骨、牡蛎镇静安神；共为佐药。甘草益气补中，调和诸药，为使药。另加入硫酸亚铁促进新血生成。诸药合用，共奏健脾和胃，养血安神之功。

【临床应用】本品适用于小儿因厌食或肠道寄生虫病，脾胃受损，气血生化乏源所致的贫血，症见倦怠乏力，气短语低，面色萎黄或苍白，唇甲色淡，心悸不宁，烦躁，多汗，苔薄白，舌质淡，脉细弱；缺铁性贫血见上述证候者。

【用法用量】饭后用开水冲服。周岁以内一次 2.5g（半袋），一至三岁一次 5g（1袋），三至五岁一次 7.5g（1.5 袋），五至十二岁一次 10g（2 袋），成人一次 15g（3袋），一日 3 次；或遵医嘱。

【使用注意】

1. 忌茶，勿与含鞣酸类药物合用；服药期间，部分患儿可出现牙齿颜色变黑，停药后可逐渐消失；少数患儿服药后，可见短暂性食欲下降、恶心、呕吐、轻度腹泻，多可自行缓解。

2. 本品含有硫酸亚铁，对胃有刺激性，故宜在饭后服用。改善饮食，加强营养，合理添加蛋黄、瘦肉、肝、肾、豆类、绿色蔬菜及水果。

3. 本品用于小儿缺铁性贫血应结合病因治疗。

4. 饮食宜清淡，忌食油腻、辛辣食物。

四、阴虚类方药

阴虚多指由于阴液不足，不能滋润，不能制阳引起的一系列病症，与五脏均有密切关系，尤以肾阴虚为主，且心肾、肝肾、肺肾多结合为病。症见形体消瘦，头晕耳鸣，潮热颧红，五心烦热，盗汗失眠，腰酸遗精，咳嗽咯血，口燥咽干；舌红少苔，脉细数等。

治疗代表方药有六味地黄丸、左归丸、大补阴丸等。

治疗原则应以滋阴为主，不同的证型，其治疗原则不同。心阴虚证的治疗原则为滋补心阴，清心安神；肺阴虚证的治疗原则为养阴润肺；肝阴虚证的治疗原则为滋养肝阴；肾阴虚证的治疗原则为滋补肾阴。

六味地黄丸★ 微课

【药物组成】熟地黄 160g　酒萸肉 80g　牡丹皮 60g　山药 80g　茯苓 60g　泽泻 60g

【功能与主治】滋阴补肾。用于肾阴亏损，头晕耳鸣，腰膝酸软，骨蒸潮热，盗汗遗精，消渴。

【组方分析】方中重用熟地黄滋补肾阴，填精益髓生血，为君药。山茱萸补益肝肾，并能涩精；山药补养脾阴而补肾固精；共为臣药。三药相配，滋养肝脾肾，称为"三补"。泽泻利湿泄热而降肾浊，并能减熟地黄之滋腻；茯苓淡渗脾湿，助山药之健运，与泽泻共降肾浊；牡丹皮清泄虚热，合并制山茱萸肉之温；三药为"三泻"，渗湿浊，清虚热，平其偏胜以治标，均为佐药。诸药相合，三补三泻，共奏滋补肾阴之功。

【临床应用】

1. 本品适用于久病伤肾，或禀赋不足或房事过度，或过服温燥劫阴食物所致的肾阴虚，症见肾阴亏损，而见腰膝酸软无力，眩晕，耳鸣，形体消瘦，潮热，盗汗，口燥咽干。

2. 本品适用于先天肾阴不充，或年老肾亏，或久病伤肾，或房劳精耗所致的眩晕，症见脑髓空虚，而见头晕目眩，视物昏花，神疲乏力，腰酸腿软，耳鸣；高血压见上述证候者。

3. 本品适用于年老肾中精气不足，房事不节所致的耳鸣，症见肾阴亏耗，耳窍失养，而见耳鸣，眩晕，腰膝酸软；神经性耳聋见上述证候者。

4. 本品适用于素体阴虚，或病久伤阴，或误用、过用温燥药物等所致的潮热，症见阴精亏虚，阴衰则阳盛，水不制火，而见午后潮热，骨蒸劳热，夜间发热，手足心热，烦躁，口燥喉干，腰膝酸软。

5. 本品适用于烦劳过度，邪热伤阴，虚火内生，阴津被扰，不能内藏而外泄的盗汗，症见寐中汗出，醒后自止，五心烦热，颧红，口渴咽干。

6. 本品适用于恣情纵欲，房事劳伤，或禀赋不足，或寻淫过度，肾精不藏所致的遗精，症见头晕，耳鸣，腰膝酸软；性功能障碍见上述证候者。

7. 本品适用于素体阴虚，或热病伤阴，或劳欲过度，阴虚燥热所致的消渴，症见口渴多饮，口干舌燥，尿频量多，浑浊如膏脂，形体消瘦；2 型糖尿病见上述证候者。

【用法用量】口服。水丸一次 5g，水蜜丸一次 6g，小蜜丸一次 9g，大蜜丸一次 1丸，一日 2 次。

【使用注意】

1. 体实及阳虚者慎服。

2. 感冒者慎用。

3. 本品脾虚、气滞、食少纳呆者慎服。

4. 服药期间，忌食辛辣、油腻食物。

你知道吗

六味地黄丸的前世今生

六味地黄丸的前身是金匮肾气丸，为东汉医圣张仲景所收集，是一味经典的补肾良药。奇妙的是，这个方剂加减一味、两味，就大有乾坤，在功能上有极大的变化。肾气丸这个方剂，在张仲景的《金匮要略》中一共出现四次，每次出现所治疗的病症都略有不同。到了宋代，钱乙开始用金匮肾气丸来治疗一些儿科疾病。他根据多年行医经历，发现很多孩子因为先天禀赋不足或者后天营养不足导致发育迟缓。因此，钱乙经过慎重考虑，小心探索，最终发现，如果将成人常用的补肾方子金匮肾气丸中的肉桂和附子两味药拿掉，则既能确保小孩的补肾效果，又没有升阳动风动火的担忧。因此钱乙将金匮肾气丸减味，只保留了熟地黄、山药、山茱萸、泽泻、茯苓、牡丹皮六味药材，称之为"六味地黄丸"，用于治疗小儿发育不良等，后由其弟子阎孝忠记载于《小儿药证直诀》，并沿用至今。沧海桑田，世事变迁，从金匮肾气丸到六味地黄丸，这一源自医圣张仲景的经典祖方在一代又一代的中医药人手中流传、应用，已不再仅仅是一方中药方剂，更是中医药"异病同治"的进一步体现，中医药文化作为中华文明的宝库，是中华民族的骄傲，更是中医药人的根本自信。

左归丸★

【药物组成】熟地黄200g　龟甲胶100g　鹿角胶100g　枸杞子100g　菟丝子100g　山茱萸100g　山药100g　牛膝75g

【功能与主治】滋肾补阴。用于真阴不足，腰酸膝软，盗汗遗精，神疲口燥。

【组方分析】熟地黄味甘温，补肾水，填真阴，为补肾滋阴要药，为君药。龟甲胶咸寒，滋阴潜阳，益肾健骨；鹿角胶咸温，温肾助阳，生精益血；枸杞子滋阴补肾，益精补血；菟丝子既补肾阳，又益阴精；四药合用，辅助君药，增强补肾滋阴、生精填髓之效，共为臣药。山茱萸温补肝肾，涩精敛汗；山药补益脾肾，固精止遗；两药为佐药。牛膝补肝肾，强筋骨，活血化瘀，引药下行，为使药。诸药合用，共奏滋肾补阴之功。

【临床应用】

1. 本品适用于肝肾不足所致的腰痛，症见腰膝酸软，盗汗，乏力，耳鸣，健忘，神疲口燥；舌红少苔，脉细数。

2. 本品适用于肝肾不足，精关不固所致的遗精，症见神疲乏力，腰酸腿软，遗精，早泄；舌淡苔薄，脉细数。

【用法用量】口服。一次9g，一日2次。

【使用注意】

1. 孕妇慎用。

2. 肾阳亏虚、命门火衰、阳虚腰痛者慎用。

3. 外感寒湿、跌仆外伤、气滞血瘀所致腰痛者慎用。

4. 治疗期间不宜食用辛辣、油腻食物。

5. 糖尿病患者禁服。

大补阴丸

【药物组成】熟地黄120g 盐知母80g 盐黄柏80g 醋龟甲120g 猪脊髓160g

【功能与主治】滋阴降火。用于阴虚火旺,潮热盗汗,咳嗽咯血,耳鸣遗精。

【组方分析】方中熟地黄滋阴填精生髓,龟甲育阴清热除蒸,两者合用,滋水以制火,阴复则火自降,共为君药。盐知母、盐黄柏苦寒,泻肾经虚火,以存阴液,火降则阴可保,为臣药。佐以猪脊髓,滋补精髓以培本,并能制约黄柏苦燥之性。诸药合用,滋阴以培本,降火以清源,标本兼顾,共奏滋阴降火之功。

【临床应用】

1. 本品适用于先天禀赋不足,阴液亏虚,或房事劳伤,或误用、过用温燥药物,阴亏精耗,虚火内扰而致的阴虚火旺,症见形体消瘦,潮热,盗汗,两颧红赤,咽干口燥,腰膝酸软;甲状腺功能亢进、糖尿病见上述证候者。

2. 本品适用于素体阴虚,或热病日久,耗伤阴液,阴精亏虚,阴衰则阳盛,水亏则火旺而致的发热,症见午后潮热,骨蒸劳热,或夜间发热,手足心热,烦躁,咽干,腰酸膝软。

3. 本品适用于烦劳过度,或亡血失精,或邪热耗阴,阴精亏虚,虚火内生,阴津被扰,不能自藏而外泄以致的盗汗,症见寐中汗出,醒后自止,五心烦热,两颧色红,口渴咽干。

4. 本品适用于久病或热病,阴津伤耗,阴虚火旺,热伤肺络,迫血妄行而致的咳嗽,症见咳嗽痰少,痰中带血,或反复咯血,血色鲜红,口干咽燥,颧红,潮热;肺结核见上述证候者。

5. 本品适用于年老肾中精气不足,或欲念妄动,房事不节,肾阴亏耗,耳窍失于濡养而致的耳鸣,症见耳鸣,眩晕,腰膝酸软;神经性耳聋见上述证候者。

6. 本品适用于房事过度,恣情纵欲,或妄想不遂,扰动精室而致的遗精,症见头晕,耳鸣,精神萎靡,腰膝酸软;性功能障碍见上述证候者。

【用法用量】口服。水蜜丸一次6g,一日2~3次;大蜜丸一次1丸,一日2次。

【使用注意】

1. 本品为阴虚火旺证而设,气虚发热者及火热实证者慎服。

2. 感冒者慎用。

3. 本品脾胃虚弱、痰湿内阻、脘腹胀满、食少便溏者慎用。

4. 服药期间,忌食辛辣、油腻食物。

五、阳虚类方药

阳虚多指机体阳气虚衰，以心、脾、肾三脏多见，其中肾阳为一身之元阳。肾中阳气充足，能温煦其他脏腑，从而消除或改善全身的阳虚症状。故本节主要介绍治疗肾阳虚的方药。肾阳虚证多见面色苍白，形寒肢冷，腰膝酸痛，下肢软弱无力，小便不利，或小便频数，尿后余沥，少腹拘急，男子阳痿早泄，女子宫寒不孕；舌淡苔白脉沉细等。

治疗代表方药有金匮肾气丸、桂附地黄丸、右归丸等。

治疗原则应为滋阴补津。

金匮肾气丸★

【药物组成】 地黄 240g　山茱萸（酒炙）120g　山药 120g　牡丹皮 90g　泽泻 90g　茯苓 90g　桂枝 30g　附子（制）30g　牛膝 90g　车前子（盐炙）90g

【功能与主治】 温补肾阳，行气化水。用于肾虚水肿，腰膝酸软，小便不利，畏寒肢冷。

【组方分析】 方中附子、桂枝温补肾阳，益火之源，两药相须，互增药力；牛膝苦、酸、平，补肝肾，利尿通淋；三药配伍温阳化气利水，针对病机主病，为君药。地黄补血滋阴；山茱萸既温补肾阳，又益肝肾之阴；山药益气健脾补肾，培补肺气；三药肝脾肾三阴并补，可收阴生阳长之效，共为臣药。茯苓健脾补中，利水渗湿，助山药健脾；泽泻、车前子利水渗湿，清利下焦湿热，防熟地滋腻；牡丹皮清肝胆相火而凉血，制温药化燥；四药甘淡寒凉，与君药相反相成，用为佐药。诸药合用，共奏温补肾阳，化气行水之功。

【临床应用】

1. 本品适用于肾阳衰弱，气化不利所致的水肿，症见面浮身肿，腰以下尤甚，按之凹陷不起，心悸，气促，畏寒神疲，腰部酸胀，小便不利，舌淡，脉沉细；慢性肾炎见上述证候者。

2. 本品适用于肾阳亏虚，腰府失养所致的腰痛，症见腰膝酸软，畏寒，四肢欠温，少气乏力，夜尿频多，舌淡，脉沉细；腰肌劳损见上述证候者。

3. 本品适用于肾阳不足，摄纳无权所致的喘证，症见喘促日久，气息短促，呼多吸少，动则喘甚，气不得续，咳嗽时轻时重，常因咳甚而尿出，或尿后余沥，面青肢冷，脉微细或沉弱；慢性气管炎见上述证候者。

【不良反应】 偶可见荨麻疹、心动过缓、胃酸增多。

【用法用量】 丸剂：口服。水蜜丸一次 4～5g（20～25 粒），大蜜丸一次 1 丸，一日 2 次。片剂：口服。一次 4 片，一日 2 次。

【注意事项】

1. 湿热壅盛，风水泛溢水肿者不宜用。

2. 本品含附子，不可过服、久服。

3. 服药期间饮食宜清淡，宜低盐饮食。

4. 孕妇禁用。

桂附地黄丸★

【药物组成】肉桂 20g　附子（制）20g　熟地黄 160g　酒萸肉 80g　牡丹皮 60g　山药 80g　茯苓 60g　泽泻 60g

【功能与主治】温补肾阳。用于肾阳不足，腰膝痠冷，肢体水肿，小便不利或反多，痰饮喘咳，消渴。

【组方分析】方中肉桂、附子辛甘、大热，温补肾阳，益火之源，蒸腾汽化，相须为用，针对病机，故为君药。熟地黄补血滋阴；山茱萸既温补肾阳，又益肝肾之阴；山药益气健脾补肾，益补肺气；三药肝脾肾三阴并补，可收生阳长之效，共为臣药。茯苓健脾补中，利水渗湿，助药健脾；泽泻利水渗湿，清利下焦湿热，并可防止熟地滋腻；牡丹皮清肝胆相火而凉血；三药甘淡寒凉，与君药相反相成，为佐药。诸药合用，共奏温补肾阳之功。

【临床应用】

1. 本品适用于肾阳亏虚，腰府失养所致的腰痛，症见腰膝痠软，畏寒怕冷，四肢欠温，少气乏力，夜尿频多，舌淡，沉细；腰肌劳损见上述证候者。

2. 本品适用于肾阳衰弱，不能温化水湿所致的水肿，症见面浮身肿，腰以下尤甚，按之凹陷不起，心悸，气促，畏寒易疲，腰部酸胀，小便不利，舌淡，脉沉细。

3. 本品适用于肾阳不足，摄纳无权所致的喘咳，症见喘促日久，气息短促，呼多吸少，动则喘甚，气不得续，咳嗽时轻时重，常因咳甚而尿出，面青，肢冷，或尿后余沥，脉微细或沉弱；慢性支气管炎见上述证候者。

4. 本品适用于肾阳不足，气化不利所致的消渴，症见小便成数，腰膝酸软，四肢欠温，畏寒怕冷，神倦乏力，耳轮干枯，舌淡苔白，脉沉细；2 型糖尿病见上述证候者。

【用法用量】口服。水蜜丸一次 6g，小蜜丸一次 9g，大蜜丸一次 1 丸，一日 2 次。

【使用注意】

1. 孕妇慎用。

2. 肺热津伤、胃热炽盛、阴虚内热消渴者慎用。

3. 治疗期间宜节制房事。

4. 本品药性温热，中病即可，不可过量服用。

5. 本品含附子有毒，不可过服、久服。

6. 服药期间忌食生冷、油腻食物。

右归丸★

【药物组成】熟地黄 240g　炮附片 60g　肉桂 60g　山药 120g　酒萸肉 90g　菟丝子 120g　鹿角胶 120g　枸杞子 120g　当归 90g　盐杜仲 120g

【功能与主治】温补肾阳，填精止遗。用于肾阳不足，命门火衰，腰膝痠冷，精神不振，怯寒畏冷，阳痿遗精，大便溏薄，尿频而清。

【组方分析】方中肉桂、附子辛甘，大热，温补肾阳命门，肉桂还可散寒止痛，引火归原；鹿角胶温肾阳，益精血；三药配合，温补肾阳，填精益髓，故为君药。杜仲甘温，补肝肾、强筋骨；菟丝子、山茱萸既补肾阳，又益阴精，兼能固精止遗；重用熟地黄补血滋阴，益精填髓；枸杞子滋阴补肾，益精补血；此六味合用，阴阳双补，侧重阴中求阳，共为臣药。当归补血活血，散寒止痛；山药益气健脾补肾；为佐药。诸药合用，共奏温补肾阳，填精止遗之功。

【临床应用】

1. 本品适用于肾阳亏虚，肾精不足，腰府不得温煦濡养所致的腰痛，症见腰膝酸痛，下肢痿软，畏寒怕冷，四肢欠温，少气乏力，夜尿频多，舌淡，脉沉细；慢性腰肌劳损见上述证候者。

2. 本品适用于命门火衰，肾阳不足所致的阳痿，症见阳事不举，精薄清冷，头晕，耳鸣，面色苍白，精神萎靡，腰膝酸软，畏寒肢冷，舌淡苔白，脉沉细。

3. 本品适用于肾阳亏虚，精关不固所致的遗精，症见梦遗日久，或滑精，或余沥不尽，形寒肢冷，舌淡嫩有齿龈，苔白滑，脉沉细。

4. 本品适用于命门火衰，脾失温煦所致的泄泻，症见黎明前脐腹作痛，肠鸣即泻，形寒肢冷，腰膝酸软，舌淡苔白，脉沉细；慢性结肠炎见上述证候者。

【用法用量】口服。小蜜丸一次9g，大蜜丸一次1丸，一日3次。

【使用注意】

1. 孕妇慎用。

2. 本品阴虚火旺、心肾不交、湿热下注而扰动精室者慎用。

3. 本品湿热下注所致阳痿慎用。

4. 本品暑湿、湿热、食滞伤胃和肝气乘脾所致泄泻慎用。

5. 服药期间忌生冷饮食，慎房事。

6. 方中含肉桂、附子大温大热食物，不宜过服。

虚劳问病荐药要点见表8-4。

表8-4　虚劳问病荐药

问病要点	确定疾病	确定证型	推荐常用中成药
元气不足所致，症见肢体倦怠乏，少气懒言，语音低微，动则气促，面色萎白，食少便溏，舌淡苔白，脉虚弱，甚或虚热自汗，或脱肛、子宫脱垂等	虚劳	气虚	四君子汤、生脉饮、补中益气汤、八珍丸
水谷精微不能化生血液等所致，虚症见面色无华，头昏眼花，心悸失眠，唇甲色淡，舌淡，脉细，或妇女月经不调，量少色淡等	虚劳	血虚	四物汤、当归补血汤、健脾生血颗粒
体内阴液亏虚，水不制火所致，症见形体消瘦，头晕耳鸣，潮热颧红，五心烦热，盗汗失眠，腰酸遗精，咳嗽咯血，口燥咽干，舌红少苔，脉细数等	虚劳	阴虚	六味地黄丸、左归丸、大补阴丸

续表

问病要点	确定疾病	确定证型	推荐常用中成药
由于后天的阳气不足所致，见面色苍白，形寒肢冷，腰膝酸痛，下肢软弱无力，小便不利，或小便频数，尿后余沥，少腹拘急，男子阳痿早泄，女子宫寒不孕，舌淡苔白，脉沉细等	虚劳	阳虚	金匮肾气丸、桂附地黄丸、右归丸

目标检测

一、单项选择题

1. 黄连解毒汤的药物组成不包括
   A. 黄连 B. 黄芩 C. 黄柏
   D. 甘草 E. 栀子

2. 下列清热剂中可用于火毒血热所致的身热烦躁，目赤口疮，咽龈肿痛，大便秘结，吐血，咯血，衄血，痔血；咽炎、扁桃体炎、牙龈炎见上述证候者的是
   A. 白虎汤 B. 清营汤 C. 黄连上清丸
   D. 三黄片 E. 一清颗粒

3. 某男，19岁。面部粟疹累累，疼痛，色红部分有脓疱，口渴，大便秘结，小便短赤，舌质红，苔薄黄，脉弦滑。应选用的中成药是
   A. 黄连上清丸 B. 牛黄解毒丸 C. 当归苦参丸
   D. 牛黄清心丸 E. 防风通圣丸

4. 龙胆泻肝丸中配用生地黄、当归的意义是
   A. 滋阴养血 B. 养血化瘀 C. 补血止血
   D. 滋肾养肝 E. 以上都不是

5. 患者，壮热面赤，烦渴引饮，汗出恶热，脉洪大有力。辨证为阳明七分热盛正。方剂宜选用
   A. 清营汤 B. 黄连解毒汤 C. 黄连上清丸
   D. 茵陈蒿汤 E. 白虎汤

6. 清营汤证中舌象为
   A. 舌绛起刺 B. 舌绛苔干 C. 舌绛苔白
   D. 舌绛苔滑 E. 舌绛苔腻

7. 青蒿鳖甲汤的发热特点是
   A. 身热夜甚 B. 骨蒸潮热 C. 身热多汗
   D. 身热恶寒 E. 夜热早凉

8. 郁证的主要病因是
   A. 情志内伤 B. 感受外邪 C. 饮食所伤

D. 胃失和降　　　　　E. 肝气上逆

9. 郁证之肝气郁结证的治法为

  A. 疏肝解郁，清肝泻火　　　　　　　　B. 疏肝解郁，理气畅中

  C. 行气开郁，化痰散结　　　　　　　　D. 甘润缓急，理气畅中

  E. 疏肝解郁，健脾养心

10. 郁证肝气郁结证的最佳选方是

  A. 四逆散　　　　　B. 柴胡疏肝丸　　　　　C. 越鞠丸

  D. 逍遥丸　　　　　E. 小柴胡汤

11. 治疗郁证的基本原则是

  A. 疏肝解郁，理气畅中　　　　　　　　B. 疏肝解郁，清肝泻火

  C. 疏肝解郁，健脾养心　　　　　　　　D. 理气开郁，补益气血

  E. 理气开郁、调畅气机、怡情易性

12. 患者，男，25 岁。自觉情绪不宁，急躁易怒，胸胁胀满近 2 个月，伴口苦而干，头痛，目赤，耳鸣，嘈杂吞酸，大便秘结，舌质红，苔黄，脉弦数。治疗本病首选的方剂是

  A. 柴胡疏肝散　　　　B. 丹栀逍遥散　　　　C. 五磨饮子

  D. 半夏厚朴汤　　　　E. 甘麦大枣汤

13. 患者，女，由于近期压力较大，情志不畅、肝郁气滞，症见失眠、心烦、焦虑、健忘。治疗宜选用方药是

  A. 天王补心丸　　　　B. 解郁安神颗粒　　　　C. 柏子养心丸

  D. 六味地黄丸　　　　E. 人参健脾丸

14. 消渴的基本病机主要是

  A. 胃热炽盛　　　　B. 肺热津伤　　　　C. 肾阴亏损

  D. 阴虚燥热　　　　E. 阴阳两虚

15. "消渴" 上消最突出的症状是

  A. 消谷善饥　　　　B. 烦躁不安　　　　C. 身体消瘦

  D. 烦渴引饮　　　　E. 尿频量多

16. 患者烦渴多饮半月余，伴口干舌燥，尿频量多，舌边尖红，苔黄，脉洪数有力。治宜

  A. 清热润肺，生津止渴　　　　　　　　B. 养阴润肺，生津止渴

  C. 清胃泻火，养阴保津　　　　　　　　D. 滋阴固肾，生津止渴

  E. 滋养胃阴，生津止渴

17. 患者尿频量多，混浊如脂膏，时或尿甜，口干舌燥，舌红，脉沉细数。治宜

  A. 清利湿热　　　　B. 清热化湿　　　　C. 滋阴固肾

  D. 健脾益肾　　　　E. 滋肾壮阳

18. 王某，女性，45 岁，主因口渴多饮 3 个月余来诊。烦渴多饮，尿频量多，口

干舌燥，舌红，苔薄黄，脉洪数。中医诊断为消渴。该类型消渴方药可选

A. 白虎加人参汤　　　B. 消渴丸　　　　　C. 玉泉丸

D. 玉液汤　　　　　　E. 参芪降糖颗粒

19. 消渴的治疗原则为

A. 治火、治气、治血　　　　　　　B. 理气开郁、调畅气机、怡情易性

C. 益气、养阴、补血、调和营卫　　D. 清热润燥、养阴生津

E. 补益气血、滋阴助阳

20. 右归丸除温补肾阳的功效外，还能够

A. 散寒止痛　　　　　B. 温中健脾　　　　C. 温阳化气

D. 填精补血　　　　　E. 补益脾胃

21. 气血亏虚可见

A. 头晕且重，如物裹缠　　　　　　B. 头晕面白，神疲体倦

C. 头晕而胀，面红目赤　　　　　　D. 头晕胀痛，头重足轻

22. 尿频阴虚内热证的治法是

A. 甘温除热　　　　　B. 益气养阴　　　　C. 滋阴清热

D. 清热解毒　　　　　E. 清热利湿

23. 患者月经量多、色淡，肌热面赤，烦渴欲饮，脉洪大而虚。治疗应选用

A. 四物汤　　　　　　B. 八珍汤　　　　　C. 归脾汤

D. 黄土汤　　　　　　E. 当归补血汤

24. 患者头目眩晕，耳鸣耳聋，腰膝酸软，盗汗遗精，口燥咽干，舌红少苔，脉细数。治疗应首选

A. 六味地黄丸　　　　B. 肾气丸　　　　　C. 左归丸

D. 大补阴丸　　　　　E. 地黄饮子

25. 患者刘某，男，69 岁，平素体弱多病，现症见腰酸背痛，小便失禁，畏寒肢冷，下利清谷，舌质淡胖，苔白，脉沉迟。此时辨证属于

A. 肾阳虚　　　　　　B. 脾阳虚　　　　　C. 肾阴虚

D. 脾气虚　　　　　　E. 肝血虚

26. 患者刘某，男，69 岁，平素体弱多病，现症见腰酸背痛，小便失禁，畏寒肢冷，下利清谷，舌质淡胖，苔白，脉沉迟。最佳方剂为

A. 附子理中丸　　　　B. 拯阳理劳汤　　　C. 左归丸

D. 右归丸　　　　　　E. 归脾汤

二、多项选择题

1. 茵陈蒿汤的药物组成

A. 茵陈　　　　　　　B. 大黄　　　　　　C. 黄芩

D. 黄连　　　　　　　E. 栀子

2. 银黄口服液的功能是

  A. 清热疏风   B. 散寒除湿   C. 利咽解毒

  D. 清热解毒   E. 凉血止血

3. 下列属于郁证主要临床表现的是

  A. 情绪不宁   B. 易怒易哭   C. 咽中如有异物梗塞

  D. 胸膺闷痛   E. 精神抑郁

4. 郁证虚证辨证分型包括

  A. 肝气郁结   B. 痰气郁结   C. 忧郁伤神

  D. 心脾两虚   E. 阴虚火旺

5. 消渴的常见并发症有

  A. 肺痨   B. 中风

  C. 水肿   D. 白内障、雀目、耳聋

  E. 疮疖、痈疽

6. 消渴的主症有

  A. 口渴多饮   B. 多食   C. 多尿

  D. 大便坚   E. 小便数

7. 下列哪项不是四物汤的主治病症

  A. 气衰血少   B. 气虚血瘀   C. 任虚损

  D. 阴精亏虚   E. 劳倦内伤

8. 补中益气汤主治病症的主要表现包括

  A. 久泻久利   B. 渴喜温饮   C. 胸脘闷胀

  D. 发热汗出   E. 脉洪而虚

三、简答题

1. 请简述四君子汤的药物组成，功效与主治。

2. 龙胆泻肝丸主治何证？方中配伍当归、生地黄的意义何在？

3. 请简述逍遥丸的药物组成，功效与主治。

4. 请简述舒肝解郁胶囊的药物组成及组方分析。

5. 请简述消渴的治疗原则。

6. 请简述消渴的病因病机。

7. 补中益气汤中黄芪与升麻、柴胡的配伍意义和用量特点是什么？

8. 当归补血汤治疗血虚发热，为何用黄芪为君药？

书网融合……

    微课   划重点   自测题

3
模块三

学会外科用药

项目九 学会冻疮用药

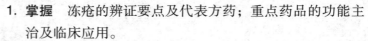

学习目标

知识要求

1. **掌握** 冻疮的辨证要点及代表方药;重点药品的功能主治及临床应用。
2. **熟悉** 冻疮的基本概念及病因病机;重点药品的药物组成、组方分析。
3. **了解** 冻疮药物用法用量及药品的使用注意。

能力要求

1. 熟练掌握根据患者的症状正确选择冻疮中成药。
2. 学会根据不同证型冻疮辨证要点及中成药功能主治进行冻疮问病荐药角色扮演脚本编写,解决冻疮问病荐药问题。

岗位情景模拟

情景描述 张某,男,35岁,从事户外建筑工作,这几天天气降温,感觉自己的双手手背和脚后跟有痒感、烧灼感、肿胀感,特别是用热水洗脚和洗手后会加剧。以前每年冬季也有,天气转暖后就自愈,每年都很难避免。张某走进药店寻求帮助。

讨论 请问张某患的是什么疾病?应该使用哪种药物治疗?

一、概述

冻疮是常见皮肤病,冻疮所致的瘙痒、疼痛及漫长的病程和反复发作常令患者痛苦不堪,部分患者还可伴有水疱和溃疡的形成,治疗不当可引发感染。中医认为,冻疮是皮肤肌肉受严寒侵袭,气血运行不畅致气血凝滞而成;或因平素气血衰弱或疲劳过度,暴热着冻,暴冻着热亦可导致该病。

冻疮古称之为"涿",首见于《五十二病方》,当时已记载有外洗、外敷、按摩等多种外治方法。隋代《诸病源候论》称其为"冻疮"或"烂冻疮","严冬之月,触冒风雪寒毒之气,伤于肌肤,气血壅涩,因即涿冻,焮赤疼痛,便成冻疮"。

1. 病因病机 明清时期《外科启玄》提出,冻疮的病因病机除寒冷外袭外,还与本身体质虚弱有关,"亦有元气弱之人,不奈其冷着有之"。冻疮常发生于皮肤及手、足等部位,且冬春多发。寒邪侵袭过久,耗伤元气,以致气血运行不畅,气血凝滞而成冻疮;若平素气血衰弱、疲劳、饥饿、对寒冷敏感,亦容易导致本病发生。尤其是在潮湿、刮风、防寒设备不良、衣帽和鞋袜紧小、长时间不活动等情况下更易发生。

2. 治疗原则 以化瘀消肿，温经散寒，活血止痛为主。

3. 问病要点 有受冻史，以儿童、妇女为多见，有低温环境下停留较长时间的病史。局部冻疮多发生在手足、耳廓、面颊等暴露部位，轻者，受冻部位初起皮肤有冷感和针刺样疼痛，皮肤发凉、颜色苍白，继见红肿硬斑，自觉灼痛或瘙痒，或有麻木之感，常冬季发病，翌年春暖则好转或自愈，冬冷后又复发，反复发作；重者，受冻部位皮肤呈灰白，或暗红，或紫色，并有大小不等的水疱或肿块，疼痛剧烈，或局部感觉消失，如出现紫血疱，势将腐烂，溃后流水、流脓形成溃疡。

局部性冻疮临床表现分三度，Ⅰ度为红斑性冻疮，表皮层损伤，局部皮肤红肿，自觉发热、瘙痒或灼痛；Ⅱ度为水疱性冻疮，真皮层损伤，皮肤红肿加重，继见大小不等的水疱或血疱，疼痛较剧烈，局部感觉迟钝；Ⅲ度为坏死性冻疮，皮肤全层损伤，甚至深达皮下组织、肌肉、骨骼，初似Ⅱ度冻疮，但以血疱为主，继而皮肤变黑，直到出现干性坏疽，局部感觉、运动功能完全丧失，出现冻伤组织与健康组织的分界线。Ⅲ度冻疮容易继发感染而形成湿性坏疽，可伴有发热、寒战等全身症状，甚至合并内陷而死亡。

全身性冻疮，初期出现寒战、四肢发凉苍白、发绀、疲乏无力，继而体温逐渐降低、感觉迟钝、嗜睡、视物模糊、幻觉、呼吸变浅、昏迷、脉搏细弱、甚至呼吸、心搏停止而死亡。

4. 治疗方药 以外治及其他治疗为主。初期仅局部红肿者，用冻疮治疗机、"神灯"烘烤，每次半小时，每日1次。溃烂及发病后经熏洗和烘烤后，外搽京万红软膏。全身性冻疮，则应中西医结合救治。本项目主要讲解外用治疗冻疮中成药。

5. 注意事项 预防冻疮，应坚持体育锻炼，增强抗寒能力，常用冷水洗手、洗脸、洗脚。冬季要注意对身体暴露部位的保暖，还可涂些油脂。站岗值勤应适当活动，促进血液循环。或用生姜涂擦局部皮肤，都有预防冻伤作用。温暖的环境中可给患者少量热酒，促进血液循环及扩张周围血管。但寒冷环境中不宜饮酒，以免增加身体热量丢失。重度冻伤者要内外治结合，全身性冻疮者要立即抢救复温，忌用直接火烘或暴热解冻之法。

二、方药

京万红软膏★

【**药物组成**】地榆 地黄 当归 桃仁 黄连 木鳖子 罂粟壳 血余碳 棕榈 半边莲 土鳖虫 白蔹 黄柏 紫草 金银花 红花 大黄 苦参 五倍子 槐米 木瓜 苍术 白芷 赤芍 黄芩 胡黄连 川芎 栀子 乌梅 冰片 血竭 乳香 没药

> 📖 **请你想一想**
>
> 黄芩、黄连、黄柏、苦参、胡黄连五药合用的目的是什么？

【**功能与主治**】活血解毒，消肿止痛，去腐生肌。用于轻度水、火烫伤、疮疡肿痛、创面溃烂。

【组方分析】方中黄连、黄芩、黄柏、栀子、大黄、地榆、槐米、半边莲、金银花、紫草、苦参、胡黄连、白蔹、地黄合用，以清热燥湿，凉血解毒，祛腐敛疮。以桃仁、红花、当归、川芎、血竭、赤芍、木鳖子、土鳖虫、乳香、没药、木瓜合用，以活血破瘀，溃痈生肌，消肿止痛。以罂粟壳、五倍子、乌梅、棕榈、血余炭合用，收涩止血，敛疮消肿，促进成脓和溃脓，以达到毒随脓泄之目的。另用白芷、苍术、冰片辛香走窜，散结止痛，活血排脓，收散并用。诸药合用，共奏清热解毒，凉血化瘀，消肿止痛，祛腐生肌之功。

【临床应用】

1. 本品适用于由外来热源损伤所致的烧烫伤，症见局部皮肤色红或起水疱，或疱下基底部皮色鲜红，疼痛；Ⅰ度、浅Ⅱ度烧、烫伤见上述证候者。

2. 本品适用于由热毒瘀滞或热盛肉腐所致的疮疡，症见局部红肿热痛、日久成脓、溃破；体表急性化脓性感染见上述证候者。

3. 本品适用于治疗糖尿病足、慢性溃疡及压疮、蛇串疮、带状疱疹、冻疮、新生儿尿布皮炎、晒伤。

【用法用量】生理盐水清理创面，涂敷本品或将本品涂于消毒纱布上，敷盖创面，用消毒纱布包扎，每日换药 1 次。

【使用注意】

1. 若用药后出现皮肤过敏反应需及时停用。

2. 不可内服。不可久用。

3. 忌辛燥、海鲜食物。

4. 孕妇慎用。

你知道吗

京万红软膏的来历

京万红软膏是一种外用纯中药制剂，国家秘密级技术保密品种，国家基本药物目录品种，其组方是上承东汉名医华佗弟子吴普的"黄连解毒膏"为基础创制的医方。古方黄连解毒膏，具有深厚中医药根基，是以黄连解毒汤、华佗神膏、华佗救汤火伤神方为基础，由华佗弟子吴普创立并传于其后裔。

目标检测

一、单项选择题

1. 京万红软膏中没有下列那味药材

    A. 半边莲   B. 土鳖虫   C. 白蔹

D. 夏枯草　　　　　　　E. 乳香

2. 下列哪个选项是京万红软膏的功能主治

    A. 冻疮　　　　　　B. 跌打损伤　　　　　　C. 风湿痹痛

    D. 腰肢酸麻　　　　E. 筋骨疼痛

3. 下列哪个选项不是京万红软膏使用的注意事项

    A. 皮肤过敏可继续使用　　　　　　　　B. 忌辛燥、海鲜食物

    C. 孕妇慎用　　　　　　　　　　　　　D. 不可久用

    E. 不可内服

4. 京万红软膏既能凉血解毒，消肿止痛，还可

    A. 软坚散结　　　　B. 去腐生肌　　　　　　C. 活血消痈

    D. 燥湿化痰　　　　E. 祛风止痒

5. 京万红软膏属于

    A. 解毒消肿剂　　　B. 生肌敛疮剂　　　　　C. 清热消痤剂

    D. 清解收敛剂　　　E. 拔毒生肌剂

6. 京万红软膏中地榆的作用是

    A. 破血逐瘀　　　　B. 清热燥湿　　　　　　C. 清热泻火

    D. 收敛止血　　　　E. 清热凉血

7. 冻疮的治疗原则是

    A. 行气止痛　　　　B. 温经散寒　　　　　　C. 芳香化湿

    D. 泻火明目　　　　E. 和胃健脾

8. 京万红软膏中土鳖虫的作用是

    A. 破血逐瘀　　　　B. 清热燥湿　　　　　　C. 清热泻火

    D. 收敛止血　　　　E. 清热凉血

二、多项选择题

京万红软膏的功能是

A. 活血解毒　　　　　B. 消肿止痛　　　　　　C. 温阳化湿

D. 去腐生肌　　　　　E. 软坚散结

三、简答题

冻疮的病因病机是什么？

▶▶ 项目十　学会水火烫伤用药

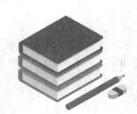

学习目标

知识要求

1. **掌握**　水火烫伤的辨证要点及代表方药；重点药品的功能主治及临床应用。

2. **熟悉**　水火烫伤的基本概念及病因病机；重点药品的药物组成、组方分析。

3. **了解**　水火烫伤药物用法用量及部分药品的使用注意。

能力要求

1. 熟练掌握根据患者的症状正确选择水火烫伤用中成药。

2. 学会根据不同证型水火烫伤辨证要点及中成药功能主治进行水火烫伤问病荐药角色扮演脚本编写，解决水火烫伤问病荐药问题。

📋 岗位情景模拟

情景描述　王某，男，18岁，是一名厨师学徒，今天做菜时候，不小心被开水烫伤了胳膊，现皮肤起了水泡，且创面刺痛，口渴，心情烦躁。王某走进药店寻求帮助。

讨论　请问王某患的是什么疾病？应该使用哪种药物治疗？

一、概述

水火烫伤为中医病名，是指燃烧物及灼热的液体等直接作用于人体，引起肌肤烫伤或烧伤，甚至火毒内攻脏腑，以伤处红肿灼痛，起泡，结焦痂，伴发热烦躁，口干尿黄，甚至神昏等为主要表现的损伤类疾病。西医则称为烧伤。

1. 烧伤分度　根据损伤程度之不同，常分为 I 度烧伤、浅 II 度烧伤、深 II 度烧伤及 III 度烧伤。

（1） I 度烧伤（红斑型）　皮肤伤处红、肿、热、痛，表面干燥，局部感觉过敏，不起水泡，常有烧灼感。2~3天后脱痂痊愈，无瘢痕。

（2） II 度烧伤（水疱型）　根据伤及皮肤深度， II 度烧伤分为浅 II 度烧伤和深 II 度烧伤。

1）浅 II 度烧伤　剧痛，感觉过敏，有水疱，基底呈均匀红色、潮湿，局部肿胀。1~2周愈合，无瘢痕，有色素沉着。

2）深 II 度烧伤　痛觉迟钝，水疱或有或无，揭去表皮，基底苍白，间有红色斑点、潮湿，水肿明显。3~4周愈合，可遗留少量瘢痕。

（3）Ⅲ度烧伤（焦痂型）　痛觉消失，无弹力，坚硬如皮革样，蜡白焦黄或炭化，干燥。干后皮下筋脉阻塞如树枝状。2～4周焦痂脱落形成肉芽创面，一般均需植皮才能愈合，可形成瘢痕和瘢痕挛缩。

2. 病因病机　本病是一种强热侵害人体，以致皮肉腐烂而成，轻者仅皮肉损伤；重者，不仅皮肉损伤，而且火毒炽盛，伤及体内阴液，或侵入营血，内攻脏腑，以致脏腑失和，阴阳平衡失调，变证甚多，甚则危及生命。

3. 治疗原则　清热解毒，凉血活血，补气养血。

4. 问病要点　有明确的水火（如沸水、火焰等）灼伤史，局部皮肤肿胀、灼痛，或有水疱，表皮松解或剥脱，病情严重时可伴口干，发热，烦躁等全身症状。具备上述病因及主要症状即可确诊。

5. 治疗方药　一般用清热解毒，凉血活血，养阴生津，补气养血类药物内服，还可以用湿润烧伤膏、紫花烧伤软膏外用。本单元主要讲解水火烫伤用外用中成药。

6. 注意事项　轻度水火烫伤病情较轻，除注意防治感染外，着重处理好创面，可单用外治法；重度及大面积水火烫伤在处理创面的同时，必须内外兼治，中西医结合治疗。

二、方药

湿润烧伤膏★

【药物组成】黄连　黄芩　黄柏　地龙　罂粟壳　芝麻油　蜂蜡

【功能与主治】清热解毒、止痛生肌。用于烧、烫、灼伤。

【组方分析】本方黄连苦寒，长于清热解毒，为君药。黄芩、黄柏均苦寒之品，相须为用，增大清热解毒之力，为臣药。地龙咸寒，功擅清热，通经活络；罂粟壳酸涩，收湿敛疮尚可止痛；芝麻油、蜂蜡功擅助养气血，滋润肌肤；为佐药。诸药合用，共奏清热解毒，止痛生肌之功。

【临床应用】

1. 本品适用于烧烫伤，常规洁创面后，将湿润烧伤膏均匀涂于创面。

2. 本品适用于食道烧伤，可口服或从胃管注入湿润烧伤膏一天4次，每次30g，具有清热解毒，止痛生肌的作用。从远期疗效而言，本品能有效减少食管狭窄的发生。

【用法用量】外用。涂敷创面0.5～2mm厚，视具体情况每日4～6次，换药前，须将残留在创面上的药物及液化物拭去，暴露创面用药。

【使用注意】

1. 对由烧伤创面引起的全身性疾病，必须在医生指导下使用。

2. 注意创面的引流通畅，保持创面的干燥。

3. 如创面发生湿疹应停药，对症处理。

4. 本品不可内服，不可久用。

5. 夏季高温或反复挤压，本品会质地变稀，不影响药效。

紫花烧伤软膏★ e 微课

【药物组成】紫草 黄连 地黄 熟地黄 当归 冰片 花椒 甘草 麻油 蜂蜡

【功能与主治】清热凉血，化瘀解毒，止痛生肌。用于Ⅱ度以下烧、烫伤。

【组方分析】方中紫草凉血祛瘀解毒，黄连清热泻火燥湿，两药合用，苦寒直折水火烧烫之热毒，为君药。地黄、熟地黄清热凉血、养阴生津；当归养血活血祛瘀；共为臣药。冰片、花椒性皆辛香走窜，活血消肿止痛，为佐药。甘草清热解毒，缓急止痛，调和诸药，为使药。麻油润肤生肌，诸药经油煎之后，去渣存性，入蜂蜡消肿止痛而赋型，皆合烧、烫伤愈合之需。诸药合用，共奏清热凉血，化瘀解毒，止痛生肌之功。

【临床应用】本品可用于外来热源损伤所致烧、烫伤。症见局部皮肤色红或起水疱，或疱下基底部皮色鲜红，疼痛，或基底苍白；Ⅰ至Ⅱ度烧、烫伤见上述证候者。

【用法用量】外用。清创后，将药膏均匀涂敷于创面，一日1~2次。采用湿润暴露疗法，必要时特殊部位可用包扎疗法；或遵医嘱。

【使用注意】

1. 用药后如出现皮肤过敏者应及时停用。

2. 烧烫伤感染者慎用。

3. 不可内服。

4. 忌食辛辣食物。

目标检测

一、单项选择题

1. 湿润烧伤膏的君药是

   A. 黄芩　　　　　　 B. 黄连　　　　　　 C. 黄柏

   D. 地龙　　　　　　 E. 罂粟壳

2. 湿润烧伤膏的臣药是

   A. 栀子　　　　　　 B. 黄连　　　　　　 C. 黄柏

   D. 地龙　　　　　　 E. 罂粟壳

3. 湿润烧伤膏中罂粟壳的作用是

   A. 养气血　　　　　 B. 生肌　　　　　　 C. 清热解毒

   D. 通经活络　　　　 E. 止痛

4. 湿润烧伤膏中地龙的作用是

   A. 清热解毒　　　　 B. 通经活络　　　　 C. 收湿敛疮

   D. 助气养血　　　　 E. 止痛生肌

5. 湿润烧伤膏中芝麻油、蜂蜡的作用是

   A. 清热解毒　　　　 B. 通经活络　　　　 C. 收湿敛疮

    D. 助气养血   E. 止痛生肌

6. 湿润烧伤膏中黄连的作用是

    A. 清热解毒   B. 通经活络   C. 收湿敛疮

    D. 助气养血   E. 止痛生肌

7. 紫花烧伤软膏中紫草的作用是

    A. 祛瘀解毒   B. 清热凉血   C. 养阴生津

    D. 消肿止痛   E. 缓急止痛

8. 紫花烧伤软膏中甘草的作用是

    A. 祛瘀解毒   B. 清热凉血   C. 养阴生津

    D. 消肿止痛   E. 缓急止痛

二、多项选择题

1. 湿润烧伤膏中含有

    A. 黄芩   B. 黄连   C. 黄柏

    D. 地龙   E. 罂粟壳

三、简答题

1. 请简述紫花烧伤软膏的用法用量。

2. 请简述水火烫伤类药物的使用注意事项。

书网融合……

           e 微课   划重点   自测题

4

模块四

学会皮肤科用药

皮肤科疾病，发病原因复杂，当人体感受风邪、热邪、湿邪等侵袭，或饮食不节、七情过度导致脏腑失调、气血不和时，便会生风、生湿、化燥、致瘀、化热甚至伤阴，皮肤发生瘙痒、疼痛、肿胀，抓破流脓或表面有突起团块。常见皮肤病有湿疹、皮炎、风疹、手足癣等，在头面部还常发生粉刺、痤疮等疾病。本模块主要对湿疹、粉刺等皮肤病重点阐述，治疗时，内治采用清热解毒、祛风、利湿等方药，外治则通过止痒、止痛、消肿等外用方药起效。但要注意，皮肤病的发生发展与食用鱼、虾、蟹等海腥"发物"，以及禽类食品和葱、蒜、辣椒等刺激性食物密切相关，因此，在发病期间或疾病治愈后的一段时间内，应避免或过量食用。

▷▷ 项目十一　学会湿疹用药

学习目标

知识要求

1. **掌握**　湿疹的辨证要点及代表方药；重点药品的功能主治及临床应用。
2. **熟悉**　湿疹特点及湿疹的病因病机；一般药品的功能与主治；重点药品的药物组成、组方分析及使用注意。
3. **了解**　湿疹方药的用法用量及不良反应。

能力要求

1. 熟练掌握根据患者的症状正确判断湿疹证型的方法，并合理选用中成药。
2. 学会根据湿疹的辨证要点以及中成药功能主治进行湿疹问病荐药角色扮演脚本编写，解决湿疹问病荐药问题。

📋 岗位情景模拟

　　情境描述　林某，男，23 岁。自诉最近半个月身上起红疙瘩，瘙痒，晚间尤甚，有小水疱，抓后皮疹增大，流黄色液体，有些地方大片发红；伴有大便干，小便黄，常口渴。林某走进药店寻求帮助。

　　讨论　请问林某患什么疾病？为哪种证型？应该使用哪种药物治疗？

一、概述

　　湿疮是一种由多种内外因素引起的过敏性炎症性皮肤病，中医称之为"湿疮"。中医认为，湿邪致病具有缠绵难愈的特点；在临床上具有皮损多呈对称分布，多形损害，剧烈瘙痒，易于渗出，反复发作，易成慢性等特点。婴幼儿发病率较高于成人。湿疮相当于现代医学的湿疹。

　　1. 病因病机　总因禀赋不耐（过敏体质），风湿热阻于肌肤所致。根据病程和皮损特点，分为急性、亚急性、慢性三类。

　　急性者以湿热为主；亚急性者多与脾虚不运，湿邪留恋有关；慢性者因病久伤血，血虚生风生燥，肌肤失去濡养所致。因此，相对应的证型为：①湿热内蕴（急性、亚急性），禀赋不耐，加之饮食不节，过多食入鱼腥发物，炙煿油腻之类食品，致使脾失健运，生湿化热。如过食生冷，易伤脾阳，也可导致水湿内生，湿盛浸淫肌肤。②血虚风燥（慢性），脾胃有热，热重于湿，日久耗血伤阴，肤失濡养，生风化燥而致。

　　2. 治疗原则　湿疹辨证为湿热内蕴者，治宜清热利湿，解毒止痒。若病程较长，斑疹散在，皮疹呈浅红或暗红色，有少量水疱或丘疱疹，伴有食欲欠佳，神疲乏力，面色萎黄，便溏尿少，治宜健脾除湿止痒。辨证为血虚风燥者，治宜养血润肤，祛风止痒。

3. 问病要点 首先要判断湿疹的证型，可从病程、皮损状态、患者情志状态来判断。如起病急，皮损潮红，有水疱、糜烂、渗出，瘙痒剧烈，夜间尤甚，伴胸闷纳呆、便干溲赤，口干口苦等证，常因饮酒、进食虾蟹等诱发或加重，多为湿热内蕴的急性湿疹。若皮损以小丘疹、鳞屑、结痂为主，潮红肿胀显著减轻，水疱减少；胃纳不香，饮食减少，便溏溲赤，苔白腻，脉濡滑，则为脾胃不运的亚急性湿疹。若病程缠绵，反复发作，局部皮损浸润肥厚，色暗红或色素沉着，结痂或鳞屑，或见局部少量渗出，伴剧烈瘙痒难眠，遇热或肥皂水后瘙痒加重，伴有精神疲惫，咽干口渴，食欲欠佳，腹胀，舌淡苔白，脉细缓，则为血虚风燥所致的慢性湿疹。

4. 治疗方药 湿疹多为湿邪侵袭，常与风、寒、暑、热相兼为患，从热化者，宜清热祛湿；体虚湿盛者，又当祛湿与扶正兼顾。治疗方药主要是清热剂和祛湿剂，以清热燥湿，清热解毒为主。针对急性期的湿疹，个别方药中会运用凉血之品起到截热入血分的作用。

5. 注意事项 本病易反复发作，应尽量避免搔抓，以防手指不洁继发感染；尽量避免进食鱼虾海味和辛辣刺激食物；禁用热水烫洗，不宜用肥皂等洗澡；尽量避免接触羽毛、羊毛、尼龙等致敏性的物品。

> **请你想一想**
>
> 湿疹的患者为什么不可以用热水、肥皂等洗澡？

二、方药

消风止痒颗粒★

【药物组成】 地黄 苍术（炒） 石膏 地骨皮 木通 亚麻子 荆芥 防风 蝉蜕 当归 甘草

【功能与主治】 清热除湿，消风止痒。用于风湿热邪蕴阻肌肤所致的湿疮、风瘙痒、小儿瘾疹，症见皮肤丘疹，水疱，抓痕，血痂，或见梭形或纺锤形水肿性风团，中央出现小水疱，瘙痒剧烈。

【组方分析】 方中地黄清热凉血，苍术燥湿祛风，共可清热除湿，消风止痒，为君药。石膏、地骨皮、木通、亚麻子清热利湿，以增君药之力，为臣药。荆芥、防风发表散风止痒，蝉蜕宣散肺经风热，透疹除痒；当归养血和血，血行风痒自灭；四药合则祛风止痒，为佐药。甘草调和诸药，为使药。诸药合用，共奏清热除湿，疏风止痒之功。

【临床应用】

1. 本品可用于治疗因风湿热邪蕴阻肌肤所致的湿疹，症见皮损初起潮红热，轻度肿胀，继而粟疹成片或水疱密集，渗液流津，瘙痒无休。常伴身热、口渴、心烦、大便秘结、小便短赤；湿疹见上述证候者。

2. 本品可用于治疗因风湿热邪蕴阻肌肤所致的风瘙痒，症见皮肤瘙痒，夜间为重，遇热易发作，无原发损害，搔抓后皮肤出现抓痕、血痂、色素沉着、湿疹化、苔藓样变；皮肤瘙痒症见上述证候者。

3. 本品可用于治疗因风湿热邪蕴阻肌肤所致的小儿瘾疹，症见皮损为散在的梭形丘疹性风团，风团上或有水疱，瘙痒剧烈；丘疹性荨麻疹见上述证候者。

【用法用量】口服。周岁以内一日 15g；一至四岁一日 30g；五至九岁一日 45g；十至十四岁一日 60g；十五岁以上一日 90g。分 2～3 次服用；或遵医嘱。

【注意事项】

1. 阴血亏虚者不宜服用。

2. 饮食宜清淡，易消化，忌辛辣、海鲜食物。

3. 服药期间出现胃脘疼痛或腹泻时应及时停用。

4. 孕妇禁用。

防风通圣丸 ★ 微课 1

【药物组成】防风 50g　薄荷 50g　大黄 50g　栀子 25g　桔梗 100g　川芎 50g　白芍 50g　连翘 50g　白术（炒）25g　荆芥穗 25g　麻黄 50g　芒硝 50g　滑石 300g　石膏 100g　当归 50g　黄芩 100g　甘草 200g

【功能与主治】解表通里，清热解毒。用于外寒内热，表里俱实，恶寒壮热，头痛咽干，小便短赤，大便秘结，瘰疬初起，风疹湿疮。

【组方分析】方中麻黄、荆芥穗、防风、薄荷疏风解表，使外邪从汗而解，共为君药。大黄、芒硝泻热通便，滑石、芒硝清热利湿，使里热从二便分消，石膏、黄芩、连翘、桔梗清热泻火解毒，共为臣药。当归、白芍、川芎养血和血；白术燥湿健脾，为佐药。甘草益气和中，调和诸药，为使药。诸药合用，汗、下、清、利四法具备，共奏解表通里，清热解毒之功。

【临床应用】

1. 本品用于外感风寒，内有蕴热所致的感冒，症见恶寒壮热，头痛，咽干，小便短赤，大便秘结，舌红苔黄厚，脉浮紧或弦数；上呼吸道感染见上述证候者。

2. 本品可以用于内蕴湿热，复感风邪所致的风疹湿疮，症见恶寒发热，头痛，咽干，小便短赤，大便秘结，丹斑隐疹，瘙痒难忍或湿疮；荨麻疹、湿疹见上述证候者。

3. 本品可以用于瘰疬，颈部一侧或两侧见结块肿大如豆，兼见恶寒发热，小便短赤，大便秘结；淋巴结结核早期见上述证候者。

【用法用量】口服。一次 6g，一日 2 次。

【使用注意】

1. 孕妇慎用。

2. 虚寒证者慎用。

3. 服药期间忌烟酒及辛辣、生冷、油腻食物。

【其他制剂】防风通圣颗粒、大蜜丸、浓缩丸。

除湿止痒软膏

【药物组成】蛇床子　黄连　黄柏　白鲜皮　苦参　虎杖　紫花地丁　地肤子　蒿

蓄 茵陈 苍术 花椒 冰片

【功能与主治】清热除湿，祛风止痒。用于急性、亚急性湿疹证属湿热或湿阻型的辅助治疗。

【组方分析】方中蛇床子祛风燥湿止痒，能消除顽固性瘙痒，为君药。白鲜皮、茵陈、地肤子、苦参、冰片、紫花地丁清热燥湿，解毒杀虫，以增君药之力，为臣药。花椒杀虫止痒，为佐药。冰片清热止痛、止痒，为使药。诸药合用，共奏清热燥湿、祛风止痒、解毒之功。

【临床应用】用于治疗由风热湿毒所致的风疹、湿疹、疥癣、黄疸、湿热痹。

【用法用量】外用，一日 3~4 次，涂抹患处。

【不良反应】可出现瘙痒、皮损加重、刺痛等局部刺激症状。

湿疹散

【药物组成】黄柏 大黄 苦参 蛇床子 侧柏叶 马齿苋 芙蓉叶 炉甘石（制） 陈小麦粉（炒黄） 珍珠母（煅） 枯矾 冰片 甘草

【功能与主治】清热解毒，祛风止痒，收湿敛疮。用于急、慢性湿疹，脓疱疮。

【组方分析】方中黄柏、大黄清热解毒，为君药。苦参、蛇床子、侧柏叶、马齿苋、冰片凉血祛风，杀虫止痒，共为臣药。芙蓉叶、陈小麦粉、制炉甘石、煅珍珠母、枯矾收湿敛疮，为佐药。甘草助君药清热解毒，调和诸药，为使药。诸药合用，共奏清热解毒，祛风止痒，收湿敛疮之功。

【临床应用】

1. 本品可用于治疗因风湿蕴肤或湿热蕴肤所致的湿疹，症见皮损疏松或密集性丘疹，干燥脱皮，寒冷、干燥、多风气候下症状明显加重或诱发，自觉燥痒不适，伴口干，咽痒，大便秘结，舌质红，苔少或苔微干，脉浮数；或症见皮损潮红，丘疹，水疱密集，渗液流津，瘙痒无休，身热，口渴，心烦，大便秘结，舌质红苔黄，脉滑数；湿疹见上述证候者。

2. 本品可用于治疗因湿毒蕴肤所致的脓疱疮，症见密集或散在水疱，糜烂，渗液色黄，痒或不痒，口干，大便秘结，舌红苔黄，脉滑或滑数；脓疱疮见上述证候者。

【用法用量】取少许外敷患处。

【注意事项】

1. 饮食宜清淡，忌食辛辣食物。

2. 避免热水烫洗、搔抓、过度洗拭。

> **请你想一想**
>
> 湿疹会传染吗？家里有人患湿疹，注意事项有哪些？

你知道吗

湿疹的发病及其治疗

湿疹发病机制复杂，涉及多种致病因素如遗传、机体免疫异常、不良生活环境及饮食习惯、化学制剂、化妆品等。治疗上，湿疹易反复发作，治疗较困难。目前西医治疗湿疹的常用药物有抗组胺药、免疫抑制剂、糖皮质激素类、抗生素等，其中糖皮质激素的疗效虽然值得肯定，但长期应用容易有皮肤萎缩、色素沉着、加重或诱发感染等不良反应，一旦停用甚至可能产生反跳现象。相比之下，多篇文献提到中药制剂治疗湿疹的优势明显，尤其外用制剂，不良反应少，疗效肯定。

目标检测

一、单项选择题

1. 急性湿疹治疗宜
   A. 清热利湿，解毒止痒
   B. 清热燥湿，泻火解毒
   C. 健脾除湿止痒
   D. 养血润肤，祛风止痒
   E. 祛湿润燥，搜风止痒

2. 湿疹的病因病机为
   A. 禀赋不耐，风湿热阻于肌肤
   B. 气血亏虚
   C. 外感风邪
   D. 肺失宣降通调
   E. 气滞血瘀

3. 起病急，皮损潮红，有水疱、糜烂、渗出，瘙痒剧烈，夜间尤甚，伴胸闷纳呆、便干溲赤、口干口苦等证。可判断为
   A. 血虚风燥　　　B. 脾胃不运　　　C. 急性湿疹
   D. 亚急性湿疹　　E. 慢性湿疹

4. 消风止痒颗粒的功能为
   A. 养血润肤，祛风止痒
   B. 清热解毒，凉血消斑
   C. 清热除湿，消风止痒
   D. 温经散寒除湿
   E. 清热解毒，泻火通腑

5. 防风通圣丸的功能为
   A. 养血润肤，祛风止痒
   B. 清热解毒，凉血消斑
   C. 清热除湿，消风止痒
   D. 解表通里，清热解毒
   E. 清热解毒，泻火通腑

6. 下列可用于急性、亚急性湿疹证属湿热或湿阻型的辅助治疗的是
   A. 消风止痒颗粒　　B. 防风通圣丸　　C. 清热暗疮胶囊
   D. 消痤丸　　　　　E. 除湿止痒软膏

7. 消风止痒颗粒的君药为
   A. 地黄、苍术
   B. 石膏、地骨皮、木通、亚麻子
   C. 荆芥、防风、蝉蜕
   D. 当归
   E. 甘草

8. 防风通圣丸方中起清热利湿作用的臣药为
    A. 麻黄、荆芥穗　　　B. 大黄、芒硝　　　C. 滑石、芒硝
    D. 当归、白芍、川芎　E. 甘草
9. 下列湿疹护理注意事项有误的是
    A. 尽量避免搔抓，以防手指不洁继发感染
    B. 尽量避免进食鱼虾海味和辛辣刺激食物
    C. 需用热水烫洗
    D. 不宜用肥皂等洗澡
    E. 尽量避免接触羽毛、羊毛、尼龙等致敏性的物品
10. 有收湿敛疮功能的湿疹方药是
    A. 苦参片　　　B. 消风止痒颗粒　　　C. 防风通圣丸
    D. 湿疹散　　　E. 除湿止痒软膏

二、多项选择题

1. 湿疹的特点为
    A. 多形性皮损　　　B. 常反复发作易成慢性　　　C. 剧烈瘙痒
    D. 多单侧分布　　　E. 易有渗出
2. 消风止痒颗粒的临床应用有
    A. 小儿瘾疹　　　B. 湿疹　　　C. 粉刺
    D. 风瘙痒　　　E. 疖肿
3. 防风通圣丸的临床应用有
    A. 痈肿　　　B. 神经性皮炎　　　C. 瘰疬
    D. 风疹湿疮　　　E. 感冒
4. 下列属于湿疹用药的有
    A. 消风止痒颗粒　　　B. 防风通圣丸　　　C. 除湿止痒软膏
    D. 湿疹散　　　E. 消痤丸

三、简答题

1. 湿疹的治疗原则有哪些？
2. 湿疹患者的日常护理注意事项有哪些？
3. 简述消风止痒颗粒中地黄的配伍意义。

PPT

项目十二　学会粉刺用药

学习目标

知识要求

1. **掌握**　粉刺的辨证要点及代表方药；重点药品的功能与主治。
2. **熟悉**　粉刺的病因病机；一般药品的功能与主治；重点药品的药物组成、组方分析及使用注意。
3. **了解**　粉刺方药的用法用量及部分方药的不良反应。

能力要求

1. 熟练掌握根据患者的症状正确判断粉刺证型的方法，并合理选用中成药。
2. 学会根据粉刺的辨证要点以及中成药功能主治进行粉刺问病荐药角色扮演脚本编写，解决粉刺问病荐药问题。

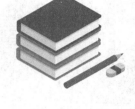

📱 **岗位情景模拟**

情境描述　阳某，男，22岁，自诉脸上粉刺、丘疹此起彼伏发作1年余，深受其扰，又灼热疼痛，口鼻干燥，大便秘结，小便黄赤。查体可见颜面潮红，粉刺脓疱，舌红苔薄黄腻，脉弦滑。阳某走进药店寻求帮助。

讨论　请问阳某患什么疾病？为哪种证型？应该使用哪种药物治疗？

一、概述

粉刺是一种毛囊、皮脂腺的慢性炎症性皮肤病。因丘疹顶端如刺状，可挤出白色碎米样粉汁，故称之粉刺，俗称"青春痘"。好发于青年男女的颜面、胸、背部，可形成黑头粉刺、丘疹、脓疱等症状，治疗不当时会进一步发展为结节、囊肿与瘢痕等损害；相当于现代医学的痤疮。因痤疮严重时有损面容，使多数患者承受心理及精神压力，因此对粉刺的早期治疗有利于避免痤疮的加重，提高患者的自信心与生活质量。

1. 病因病机　患者素体阳热偏盛，青春期生机旺盛，过度食用辛辣、油腻之品，导致脾胃积热，运化失调，湿郁化热，而热随血行，上逆阻于肌肤，导致皮肤疏泄功能失畅而成。可见，素体血热偏盛是发病的内因；饮食不节、外邪侵袭是致病的条件。若湿热夹痰，则会使病程缠绵，病情加重。具体分为肺经血热、胃肠湿热、血瘀痰凝等型。

2. 治疗原则　治宜清热祛湿，凉血解毒。各类证候的粉刺，治疗宜用内服与外用药结合治疗的方法，以提高疗效。

3. **问病要点**　本病好发于颜面，亦可见于胸背上部及肩胛部等处。病因与饮食不节，或受风热之邪，或肺胃积热，久蕴不解，化湿生痰，痰血瘀结等有关。若颜面潮红，粉刺疼痛，或有脓疱，心烦口渴，舌红苔薄，脉细数，为肺热血热；若皮疹红肿疼痛，伴便秘，纳呆腹胀，舌苔黄腻，脉滑数，为胃肠湿热。若颜面皮疹经年不退，肤色红或暗红。女性伴有经血来潮皮疹加重，经后减轻，舌质暗红或有瘀斑，为气滞血瘀。一般无自觉症状或稍有瘙痒，若炎症明显时，常会引起疼痛或触痛。若病程缠绵，部分患者迁延难愈，一般到 30 岁左右可逐渐痊愈。

4. **治疗方药**　主要为清热剂，以清热解毒，清热燥湿为主，兼顾活血化瘀等。

5. **注意事项**　保持皮肤洁净，尤其面部需经常用温水、温和洁面剂清洗；饮食上应少食油腻、辛辣及含糖高的食品，多食新鲜蔬菜、水果等，保持大便通畅；注意生活规律，睡眠充足，避免精神紧张、过度劳累以及焦虑、烦躁等不良情绪产生。

你知道吗

粉刺的中医认识

中医学对粉刺的认识历史悠久，历代医家积累了丰富的经验。20 世纪 50 ~ 70 年代，以朱仁康为代表的老一代皮肤科泰斗们，认为粉刺由于素体阳热过盛，营血偏热，血热外蕴，气血瘀滞于皮肤而成。由于缺少运动，贪凉、熬夜，特别是孩子，阳虚证型的比较多。正如古人所言"乱世多热，盛世多寒"，因此，粉刺的发病与卫阳郁遏、阳虚寒凝有关。

二、方药

当归苦参丸 ★ 微课 2

【**药物组成**】　当归　苦参

【**功能与主治**】　活血化瘀，燥湿清热。用于湿热瘀阻所致的粉刺、酒皶，症见颜面、胸背粉刺疙瘩，皮肤红赤发热，或伴脓头、硬结、酒皶鼻、鼻赤。

【**组方分析**】　方中当归辛散温通，活血补血，兼具行气止痛之功；苦参苦寒，功擅清热燥湿；两药相伍一温一寒，一开一泄，共奏活血化瘀、燥湿清热之功。

【**临床应用**】

1. 本品可用于治疗因湿热瘀阻所致的粉刺，症见颜面、胸背多发粉刺、炎性丘疹、脓疱或硬结，常伴有疼痛。

2. 本品可用于治疗因湿热瘀阻所致的酒渣鼻，症见鼻、颊、额、下颌部先出现红斑，日久不退，继之起炎性丘疹，脓疱，久而鼻头增大，高突不平，其形如赘。

【**用法用量**】　口服。一次 1 丸，一日 2 次。

【**注意事项**】

1. 脾胃虚寒者慎用。

2. 忌食辛辣、油腻及海鲜食物。

3. 切忌用手挤压患处，特别是鼻唇周围。

4. 孕妇禁用。

你知道吗

粉刺的发病机制

粉刺的发病机制比较复杂，西医认为主要与雄性激素、毛囊皮脂腺管的角化、腺管内痤疮丙酸杆菌增殖、皮脂腺分泌增加等多种因素有关。具有病程长、难治疗和易复发等特点，西医治疗中采用抗皮脂分泌药物包括螺内酯、西咪替丁、己烯雌酚、复方炔诺酮等，但长期使用容易出现性欲减退、女性月经紊乱等不良反应。特别是抗生素的治疗，也容易导致患者出现体重增加、头晕、脱屑等不良反应。现代药理研究表明，当归苦参丸中苦参能清除皮肤内毒素杂质，平衡油脂分泌，恢复皮下毛细血管细胞活力，疏通并收敛毛孔，促进受损细胞生长和修复，起到美容护肤的作用。

消痤丸★

【药物组成】龙胆 39.79g   大青叶 39.79g   玄参 39.79g   野菊花 22.73g   黄芩 28.42g   金银花 28.42g   蒲公英 28.42g   淡竹叶 22.73g   夏枯草 28.42g   紫草 22.73g   竹茹 18.95g   石膏 56.84g   石斛 39.79g   麦冬 34.10g   升麻 9.47g   柴胡 30.31g

【功能与主治】清热利湿，解毒散结。用于湿热毒邪聚结肌肤所致的粉刺，症见颜面皮肤光亮油腻，黑头粉刺，脓疱，结节，伴有口苦，口黏，大便干。

【组方分析】方中龙胆、大青叶、玄参清热利湿，解毒散结；共为君药。野菊花、黄芩、金银花、蒲公英、淡竹叶清热祛湿解毒；夏枯草、紫草、竹茹清热凉血散结；共为臣药。石膏、石斛、麦冬养阴清热，为佐药。升麻解毒、柴胡散结，两药且能载药上行，为使药。诸药合用，共奏清热利湿，解毒散结之功。

【临床应用】本品可用于治疗因湿热毒邪聚结肌肤所致的粉刺，症见颜面红斑、淡红色毛囊性粉刺、丘疹、散在脓疱、多见于额头、口鼻周围，常伴皮肤自觉灼热、口干渴、思冷饮、大便干；痤疮见上述证候者。

【用法用量】口服。一次 30 粒，一日 3 次。

【注意事项】

1. 脾胃虚寒者慎用。

2. 忌食辛辣、油腻食物。

3. 孕妇禁用。

复方珍珠暗疮片

【药物组成】山银花 28g   蒲公英 28g   川木通 112g   当归尾 28g   地黄 84g   黄芩 106g   玄参 56g   黄柏 28g   酒大黄 56g   猪胆粉 0.65g   赤芍 50g   珍珠层粉 3g   山羊角 3g   水牛角浓缩粉 10g   北沙参 50g

【功能与主治】清热解毒，凉血消斑。用于血热蕴阻肌肤所致的粉刺、湿疮，症见颜面部红斑、粉刺疙瘩、脓疱，或皮肤红斑丘疹、瘙痒。

【组方分析】方中山银花、蒲公英清热解毒，消肿散结，为治疗疮疹之要药，合为君药。黄芩、黄柏、大黄、川木通和猪胆粉之苦寒，助君药清热解毒，为臣药。地黄、玄参、赤芍清热凉血以消斑；珍珠层粉、山羊角粉、水牛角浓缩粉凉血清热；北沙参甘寒润燥；当归尾活血化瘀、养血润燥，共为佐药。诸药合用，共奏清热解毒、凉血消斑之功。

【临床应用】

1. 本品可用于治疗因血热蕴阻肌肤所致的粉刺，症见颜面红斑，粉刺，毛囊一致性丘疹、脓疱，以额头、口鼻周围为多，常伴有皮肤灼热，干渴喜冷饮，大便偏干；痤疮见上述证候者。

2. 本品可用于治疗因血热蕴阻肌肤所致的湿疮，症见皮肤红斑，或红色丘疹，发无定处，有时融合成片，伴有轻度瘙痒；红斑丘疹性湿疹见上述证候者。

【用法用量】口服。一次 4 片，一日 3 次。

【注意事项】

1. 孕妇及脾胃虚寒者慎用。

2. 忌食辛辣、油腻食物及海鲜等。

【其他剂型】胶囊剂。

金花消痤丸

【药物组成】黄芩（炒）　黄连　黄柏　栀子（炒）　大黄（酒炙）　金银花　薄荷　桔梗　甘草

【功能与主治】清热泻火，解毒消肿。用于肺胃热盛所致的粉刺，口舌生疮，胃火牙痛，咽喉肿痛，目赤，便秘，尿黄赤。

【组方分析】方中黄芩、黄连、黄柏清三焦实火热毒，共为君药。栀子导热自小便而解，大黄（酒炙）引热从大便行，金银花甘寒解毒，共为臣药。薄荷散热透表，桔梗宣肺利咽，为佐药。甘草解毒，调和诸药，为佐使药。诸药合用，共奏清热泻火，解毒消肿之功。

【临床应用】本品可用于治疗因肺胃热盛所致的粉刺，症见颜面红斑，粉刺，与毛囊一致性丘疹、脓疱，尤以额头、口鼻周围为重，伴自觉皮损灼热，口干渴思冷饮，大便偏干；痤疮见上述证候者。

【用法用量】口服。一次 4g，一日 3 次。

【注意事项】

1. 脾胃虚寒者慎用。

2. 哺乳期慎用。

3. 饮食宜清淡，忌食辛辣食物。

4. 孕妇禁用。

你知道吗

粉刺的辨证治疗

　　粉刺多发于前额部者，辨证为心火旺盛，可选用栀子、竹叶、郁金等清心火的药物；多发于左颊部者，辨证为肝火旺盛，可选用野菊花、青黛等清肝火的药物，并佐以白芍等柔肝之品；多发于右颊者，辨证为肺经风热，可选用桑皮、枇杷叶等清肺火之品；多发于鼻部及周围者，辨证为脾胃湿热，可选用生薏苡仁、扁豆、白芷等清化湿浊之品，以及茵陈、冬瓜子等清热利湿之品；多发于下颌部者，辨证为阴虚火旺，可选用知母、黄柏、鳖甲等滋阴降火之品。

目标检测

一、单项选择题

1. 粉刺的发病内因是

    A. 饮食不节　　　　　B. 气血亏虚　　　　　C. 外邪侵袭

    D. 经脉不通　　　　　E. 素体血热偏盛

2. 粉刺的治疗原则是

    A. 养血润肤，祛风止痒　　　　　　　　B. 祛风止痒，收湿敛疮

    C. 清热祛湿，凉血解毒　　　　　　　　D. 温经散寒除湿

    E. 清热燥湿，杀虫

3. 粉刺患者，若皮疹红肿疼痛，伴便秘，纳呆腹胀，舌苔黄腻，脉滑数，辨证为

    A. 气血亏虚　　　　　B. 肺经血热　　　　　C. 胃肠湿热

    D. 血瘀痰凝　　　　　E. 阴虚血瘀

4. 关于粉刺的调护，下列说法错误的是

    A. 不要滥用化妆品

    B. 禁止用手挤压粉刺

    C. 多食水果、蔬菜

    D. 用冰水洗脸，以使皮脂分泌减少

    E. 忌食辛辣刺激性食物

5. 当归苦参丸属于

    A. 妇科用药　　　　　B. 五官科用药　　　　　C. 骨伤科用药

    D. 外科、皮肤科用药　E. 儿科用药

6. 当归苦参丸的功能是

    A. 养血润肤，祛风止痒　　　　　　　　B. 祛风止痒，收湿敛疮

    C. 清热解毒，凉血消斑　　　　　　　　D. 清热燥湿，杀虫

    E. 活血化瘀，燥湿清热

7. 消痤丸的临床应用为
   A. 小儿瘾疹   B. 湿疹   C. 粉刺
   D. 风瘙痒   E. 疖肿

8. 下列可用于治疗肺胃积热所致粉刺的是
   A. 当归苦参丸   B. 消痤丸   C. 润燥止痒胶囊
   D. 复方珍珠暗疮片   E. 清热暗疮胶囊

9. 金花消痤丸的功能是
   A. 清热泻火，解毒消肿   B. 祛风止痒，收湿敛疮
   C. 解表通里，清热解毒   D. 清热燥湿，杀虫
   E. 活血化瘀，燥湿清热

二、多项选择题

1. 粉刺好发的部位是
   A. 颜面   B. 胸部   C. 背部
   D. 脚   E. 腰部

2. 粉刺的主要证型有
   A. 气血亏虚   B. 肺经血热   C. 胃肠湿热
   D. 血瘀痰凝   E. 阴虚血瘀

3. 肺胃积热所致的粉刺可用下列哪些成药
   A. 苦参片   B. 清热暗疮胶囊   C. 润燥止痒胶囊
   D. 复方珍珠暗疮片   E. 金花消痤丸

4. 当归苦参丸的药物组成有
   A. 当归   B. 苦参   C. 黄芩
   D. 石膏   E. 甘草

三、简答题

1. 简述当归苦参丸的组方分析。
2. 粉刺患者的日常护理注意事项有哪些?

书网融合……

　　微课1　　　　微课2　　　划重点　　　自测题

5
模块五

学会骨伤科用药

PPT

▷▷ 项目十三　学会跌打损伤用药

学习目标

知识要求

1. **掌握**　跌打损伤的主要证型，各证型的代表方药；气滞血瘀、瘀血阻滞的辨证要点；重点药品的功能主治及临床应用。

2. **熟悉**　跌打损伤的基本概念、病因病机；一般药品的功能主治和临床运用；重点药品的药物组成、组方分析及使用注意。

3. **了解**　跌打损伤方药的用法用量及部分药品的不良反应。

能力要求

1. 熟练掌握根据患者的症状正确判断跌打损伤证型的方法，并合理选用中成药。

2. 学会根据不同证型跌打损伤的辨证要点以及中成药功能主治进行跌打损伤问病荐药角色扮演脚本编写，解决跌打损伤问病荐药问题。

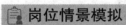　岗位情景模拟

情景描述　李某，女，35 岁，今早因骑车不小心摔倒在地，致右下肢外侧擦伤出血，症见右小腿外侧皮肤瘀紫肿痛伴有少量出血，痛处固定伴右下肢活动受限。李某走进药店寻求帮助。

讨论　请问李某患什么疾病？为哪种证型？应该使用哪种药物治疗？

一、概述

跌打损伤为一种常见疾病，多因外力作用如跌、打、磕、碰或自身姿势不正确的情况下用力过猛而造成的软组织损伤，引起的筋骨伤损、瘀血肿痛、气血不和、经络不通以至脏器受损等，症见疼痛、肿胀，受伤处可有出血或骨折、脱臼等，也包括一些内脏损伤。西医学的刀枪、跌扑、殴打、刺伤、擦伤、闪挫、运动损伤等有上述表现者均可参照本项目内容进行治疗。

1. 病因病机　多为外力伤害所致，此外与外感风、寒、暑、湿、燥、火等六淫邪气或邪毒感染亦有关系，可引起的筋骨、关节疾患，以红、肿、痛、瘀为其特点，以

疼痛肿胀瘀紫、关节活动受限、肢体功能障碍等为主要表现；同时还跟年龄、体质、局部解剖结构、职业工种等关系密切。病机属瘀血壅滞，血闭气阻。

2. 治疗原则　治疗初期应以活血、祛瘀、消肿、止痛、止血为主，后期应以舒筋、活络为主。伴有筋伤者，可以配合中医手法推拿治疗；伴有骨折者，可采用手法复位或夹板固定。严重者，应尽早去医院接受治疗，以免贻误病情。

3. 问病要点　首先要了解患者一般情况，包括年龄、体质、婚姻、职业。

其次，询问发病史，包括受伤或发病时间、原因、地点、有无治疗及经过。详细询问症状，包括疼痛的时间、部位、范围、性质，与气候及昼夜有无关系；肿胀及畸形的时间、部位、范围、变化情况；肢体功能有无功能障碍、出现时间及程度；创口形成时间，出血情况，是否经过治疗。

4. 治疗方药　当以活血祛瘀药为主，具有活血化瘀，消肿止痛作用，适用于各种跌打损伤等引起的血瘀证。

5. 注意事项　活血祛瘀药其性破泄，易于动血、伤胎，故凡妇女经期、月经过多及孕妇均当慎用或禁用。部分药物在用法上有内服外用之分，使用时应加以注意。对于脾胃虚弱患者，应慎用含有乳香、没药等成分的中成药。治疗跌打损伤的大部分中成药中含有乳香、没药等，宜在饭后服用，以减少胃肠道反应。如发现过敏应及时停药，并给予抗过敏治疗。

二、方药

跌打丸★ 微课1

【药物组成】三七64g　当归32g　白芍48g　赤芍64g　桃仁32g　红花48g　血竭48g　北刘寄奴32g　烫骨碎补32g　续断320g　苏木48g　牡丹皮32g　乳香（制）48g　没药（制）48g　姜黄24g　醋三棱48g　防风32g　甜瓜子32g　枳实（炒）32g　桔梗32g　甘草48g　木通32g　煅自然铜32g　土鳖虫32g

【功能与主治】活血散瘀，消肿止痛。用于跌打损伤，筋断骨折，瘀血肿痛，闪腰岔气。

【组方分析】方中用续断、三七、乳香、没药、骨碎补、血竭，活血通络，接筋续骨；土鳖虫、自然铜、三棱、桃仁、苏木、赤芍，活血化瘀，接骨消肿；当归、刘寄奴、丹皮、甜瓜子、姜黄、红花，活血消肿，散结化瘀；桔梗、甘草、白芍、木通、防风、枳实，理气通络，清热祛湿。全方具有活血散瘀，消肿止痛之功。

【临床应用】本品可用于治疗各种软组织损伤、扭伤、脱臼、骨折、风湿性关节炎、类风湿关节炎等。

【用法用量】口服。小蜜丸一次3g，大蜜丸一次1丸，一日2次。

【使用注意】孕妇禁用。

【其他剂型】跌打片。

云南白药★

【药物组成】 三七等_(国家保密配方)

【功能与主治】 化瘀止血，活血止痛，解毒消肿。用于跌打损伤，瘀血肿痛，吐血、咯血、便血、痔血、崩漏下血，手术出血，疮疡肿毒及软组织挫伤，闭合性骨折，支气管扩张及肺结核咯血，溃疡病出血，以及皮肤感染性疾病。

【临床应用】

1. 本品可用于治疗多种原因导致的跌打损伤，瘀血肿痛，或出血病证。

2. 本品还可用于治疗冻疮、宫颈炎、慢性胃炎、带状疱疹、秋季腹泻、婴儿脐炎、肋软骨炎、复发性口疮等。

【用法用量】 刀、枪伤、跌打诸伤，无论轻重，出血者用温开水送服；瘀血肿痛与未流血者用酒送服；妇科各症，用酒送服；但经血过多、红崩，用温开水送服。毒疮初起，服0.25g，另取药粉，用酒调匀，敷患处，如已化脓，只需内服。其他内出血各症均可内服。

口服。每次0.25~0.5g，一日4次（二至五岁按1/4剂量服用；六至十二岁按1/2剂量服用）。

凡遇较重的跌打损伤可先服保险子一粒，轻伤及其他病症不必服。

【使用注意】

1. 孕妇忌用。

2. 服药一日内，忌食蚕豆、鱼类及酸冷食物。

【其他剂型】 云南白药胶囊、酊、膏、气雾剂。

你知道吗

云南白药的其他用途

云南白药为世人所熟知的是其止血功效，因其药理作用复杂，内含多种活性成分，除止血功效外，另有多种用途。如云南白药能明显改善高分子右旋糖酐引起的微血管循环障碍，具有很好的活血化瘀作用；对于炎症有抑制作用；可显著促进机体伤口的愈合；增强机体的免疫力等。

七厘散★

【药物组成】 血竭500g 儿茶120g 乳香（制）75g 没药（制）75g 红花75g 朱砂60g 冰片6g 人工麝香6g

【功能与主治】 化瘀消肿，止痛止血。用于跌仆损伤，血瘀疼痛，外伤出血。

【组方分析】 方中血竭内服活血散瘀止痛，外用则止血敛疮生肌，为君药。儿茶外用收湿生肌，敛疮止血；乳香、没药，行气活血，消肿止痛；红花活血祛瘀止痛；共为臣药。朱砂既能清热解毒，又可镇心安神，兼治因外伤疼痛引起的心神不安；人工麝香、冰片辛温走窜，活血化瘀，通窍止痛；为佐使药。诸药合奏化瘀消肿，止痛止血之功。

【临床应用】本品可用于治疗因外伤所致的瘀血作痛或皮肤出血，或筋断骨折，或内伤出血，吐血便血，或烧伤烫伤，红肿热痛，皮肤溃破，或痰瘀内蕴，皮肤焮红肿痛，或漫肿无头之无名肿毒。

【用法用量】口服。一次 1～1.5g，一日 1～3 次；外用，调敷患处。

【使用注意】孕妇禁用。

【其他剂型】七厘胶囊。

你知道吗

七厘散名字的由来

"七厘"，指服用量，即今之 2.1g。本方是伤科常用方，内服外用皆可。综观全方，虽散瘀定痛，止血愈伤之效，但多数药为香窜辛散，行气活血之品，内服易耗伤正气，不宜多量久服，一般每次只服"七厘"，所以以其每次用量而命名为"七厘散"。

舒筋活血片★

【药物组成】红花 80g　香附（制）300g　狗脊（制）400g　香加皮 200g　络石藤 300g　伸筋草 300g　泽兰叶 300g　槲寄生 400g　鸡血藤 300g　自然铜（煅）50g

【功能与主治】舒筋活络，活血散瘀。用于筋骨疼痛，肢体拘挛，腰背酸痛，跌打损伤。

【组方分析】方中鸡血藤活血养血，舒筋通络，为君药。红花活血祛瘀消肿；泽兰叶活血祛瘀，利水消肿；伸筋草祛风湿，通经络，舒筋活血；煅自然铜散瘀止痛，接骨续筋；络石藤祛风通络，凉血消肿；五药相合助君药，舒筋活络、活血散瘀，为臣药。制狗脊、香加皮、槲寄生补肝肾，壮腰膝，强筋骨，祛风湿；制香附疏肝行气，促进血行而止痛；四药合为佐药。全方配伍，行散与强壮并举，能舒筋通络，活血散瘀，兼祛风湿、强筋骨之功。

【临床应用】本品可用于治疗骨关节疼痛、软组织损伤、风湿性关节炎、类风湿关节炎、强直性脊柱炎、腰椎骨质增生、腰椎间盘突出症、坐骨神经痛等疾病。

【用法用量】口服。一次 5 片，一日 3 次。

【使用注意】孕妇忌服。

独一味胶囊

【药物组成】独一味 1000g

【功能与主治】活血止痛，化瘀止血。用于多种外科手术后的刀口疼痛、出血，外伤骨折，筋骨扭伤，风湿痹痛以及崩漏、痛经，牙龈肿痛、出血。

【组方分析】独一味味苦性微寒，入肾经，功能活血祛瘀、消肿止痛，《青藏高原药物图鉴》以其"止血"。故本品可用于治疗手术、外伤引起的疼痛出血，风寒瘀阻所引起风湿疼痛，及瘀血闭阻经络引起经行腹痛。

【临床应用】

1. 本品可用于治疗因外伤、手术所致的外伤出血，症见局部皮破肉绽，剧烈疼痛，出血；切割伤见上述证候者。

2. 本品可用于治疗因外伤而致的骨折筋伤，症见伤处剧烈疼痛，肢体畸形，活动受限，红肿疼痛，青紫斑块；脱臼、骨折见上述证候者。

3. 本品可用于治疗因外感风湿，闭阻经络而致的痹证，症见关节痛，痛如针刺样；风湿性关节炎、类风湿关节炎见上述证候者。

4. 本品还可用于治疗因血瘀闭阻经络而致的痛经，症见经前或经期小腹疼痛拒按，经行不畅，血色紫暗有块，舌紫暗，脉沉弦。

【用法用量】口服。一次 3 粒，一日 3 次。7 天为一疗程；或必要时服。

【使用注意】孕妇慎用。

【其他剂型】独一味片。

伤科接骨片

【药物组成】红花 12g　土鳖虫 40g　朱砂 10g　马钱子粉 20g　炙没药 4g　三七 80g　炙海星 40g　炙鸡骨 40g　冰片 2g　煅自然铜 20g　炙乳香 4g　甜瓜子 4g

【功能与主治】活血化瘀，消肿止痛，舒筋壮骨。用于跌打损伤，闪腰岔气，筋伤骨折，瘀血肿痛。

【组方分析】方中红花活血通经，祛瘀止痛，用于治疗跌打损伤，瘀血作痛，为君药。土鳖虫破血、逐瘀、通络，是伤科接骨之要药；朱砂解毒消肿止痛；合为臣药。马钱子消肿止痛，治疗骨折；甜瓜子、鸡骨、自然铜、海星具有散结消瘀，舒筋壮骨之功，治疗跌打损伤，筋断骨折，血瘀疼痛；乳香、没药散血祛瘀，消肿定痛，用于治疗跌损、金疮、筋骨诸痛；三七散瘀止血、消肿定痛，可治跌扑瘀血，痈肿疼痛；以上诸药共为佐药。冰片通诸窍，芳香走窜，散郁火，消肿止痛，引药直达病所，为使药。诸药合用，共收活血化瘀，消肿止痛，舒筋壮骨之功。

【临床应用】

1. 本品可用于治疗因外伤扭挫导致血离其经，瘀血阻络所致的跌打损伤，症见肢体肿胀疼痛，局部皮肤青紫，活动受限；急性软组织损伤见上述证候者。

2. 本品可用于治疗因暴力撞击导致的筋伤骨折，症见骨折或筋伤错位，肿胀疼痛，活动不利；外伤骨折见上述证候者。

3. 本品可用于治疗因挑担负重、搬物屏气等所致的闪腰岔气，症见腰痛甚则连及下肢，活动受限或胸胁胀痛，痛呈走窜，胸闷气急，呼吸说话时有牵掣痛；急性腰扭伤、胸胁迸伤见上述证候者。

4. 本品还可用于治疗颈椎病、骨质疏松症、腰椎间盘突出症等。

【用法用量】口服。成人一次 4 片，十至十四岁儿童一次 3 片，一日 3 次。以温开水或温黄酒送服。

【使用注意】

1. 本品不可随意增加服量，增加时，需遵医嘱。

2. 孕妇忌服。

3. 十岁以下儿童禁服。

活血止痛散 ★

【药物组成】 当归400g　三七80g　乳香（制）80g　冰片20g　土鳖虫200g　煅自然铜120g

【功能与主治】 活血散瘀，消肿止痛。用于跌打损伤，瘀血肿痛。

> **请你想一想**
>
> 活血止痛散如何对证使用？

【组方分析】 方中土鳖虫破血逐瘀，续筋接骨、疗伤止痛，为君药。自然铜活血散瘀，消肿止痛；当归补血活血，通经止痛，辅助君药增强疗伤止痛之效；共为臣药。三七散瘀止血，消肿定痛；乳香活血行气，消肿止痛，佐助君药消肿疗伤止痛；冰片清热消肿止痛，既可佐助君药疗伤止痛，又能佐制诸药，防止温燥；共为佐药。诸药合用，共奏活血散瘀，消肿止痛之功效。

【临床应用】 本品可用于治疗因外受损伤，瘀血阻滞所致的跌打损伤，症见伤处青红紫斑，痛如针刺，焮肿闷胀，不敢触摸，活动受限，舌质紫暗，脉弦涩；软组织损伤见上述证候者。

【用法用量】 用温黄酒或温开水送服。一次1.5g，一日2次。

【使用注意】 孕妇禁用。

【其他剂型】 活血止痛胶囊、软胶囊。

跌打损伤问病荐药要点见表13－1。

表13－1　跌打损伤问病荐药

问病要点	确定疾病	确定证型	推荐常用中成药
腰部剧烈疼痛，活动受限，腰部的俯、仰、转侧均感困难，不能挺直，严重者不能站立。若因挫伤引起，则局部可见肿胀、压痛均较明显，舌偏暗或有瘀斑，脉弦或紧	跌打损伤（急性腰扭伤）	气滞血瘀	跌打丸、云南白药、舒筋活血片、活血止痛散
有明显外伤史。腰部疼痛，活动受阻，常因运动时间长久后伤处附近关节疼痛，乏力，酸软，极度痛苦，可有不规的发热，心悸，食欲不振，舌质紫，苔白，脉涩弦	跌打损伤（腰扭伤）	瘀血阻络	七厘散、独一味胶囊、伤科接骨片

目标检测

一、单项选择题

1. 关于跌打丸的功效，下列说法正确的是

A. 舒筋活血，散瘀止痛　　　　　　　B. 化瘀消肿，止痛止血

C. 化瘀止血，活血止痛　　　　　　　D. 活血散瘀，消肿止痛

E. 舒筋活络，活血散瘀

2. 下列中成药中属于国家保密配方的是

　A. 七厘散　　　　　B. 跌打丸　　　　　C. 云南白药

　D. 活血止痛散　　　E. 舒筋活血片

3. 关于七厘散，下列说法错误的是

　A. 内服外用皆可　　　　　　　　　　B. 本方共有七味药

　C. 口服一次 1~1.5g　　　　　　　　　D. 方中重用血竭

　E. 本方中含有朱砂，不宜过量服用

4. 功效舒筋活络，活血散瘀。用于治疗筋骨疼痛、肢体拘挛、腰背酸痛、跌打损伤的中成药是

　A. 云南白药　　　　　B. 七厘散　　　　　C. 跌打丸

　D. 活血止痛散　　　　E. 舒筋活血片

5. 关于活血止痛散，下列说法错误的是

　A. 土鳖虫为本方君药　　　　　　　　B. 当归为本方君药

　C. 本方具有活血散瘀作用　　　　　　D. 能治疗类风湿性关节炎

　E. 用温黄酒送服

6. 关于伤科接骨片，下列说法正确的是

　A. 具有活血化瘀，消肿止痛　　　　　B. 土鳖虫为本方君药

　C. 本方无年龄限制，均可用　　　　　D. 具有活血化瘀，舒筋通络

　E. 本方不可用黄酒送服

二、多项选择题

1. 服用云南白药时，忌食

　A. 蚕豆　　　　　B. 鱼类　　　　　C. 酸冷食物

　D. 甜食　　　　　E. 水果

2. 下列哪些中成药可用于治疗骨折

　A. 云南白药　　　　　B. 七厘散　　　　　C. 舒筋活血片

　D. 跌打丸　　　　　　E. 伤科接骨片

三、配伍题

A. 舒筋活络，活血散瘀　　　　　　　B. 化瘀消肿，止痛止血

C. 活血散瘀，消肿止痛　　　　　　　D. 活血止痛，化瘀止血

E. 活血化瘀，消肿止痛，舒筋壮骨

1. 舒筋活血片的功用是

2. 活血止痛散的功用是

四、简答题

1. 请简述七厘散的药物组成有哪些？
2. 请简述活血止痛散的功能主治及临床应用。

PPT

▶▶▶ 项目十四 学会痹证用药

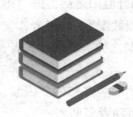

学习目标

知识要求

1. **掌握** 痹证的主要证型，各证型的代表方药名称；风寒湿痹、热痹、痹痛日久的辨证要点；重点药品的功能主治及临床应用。

2. **熟悉** 痹证的基本概念、病因病机；一般药品的功能主治和临床运用；重点药品的药物组成、组方分析及使用注意。

3. **了解** 痹证方药的用法用量及部分药品的不良反应。

能力要求

1. 熟练掌握根据患者的症状正确判断痹证证型的方法，并合理选用中成药。

2. 学会根据不同证型痹证的辨证要点以及中成药功能主治进行痹证问病荐药角色扮演脚本编写，解决痹证问病荐药问题。

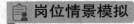 **岗位情景模拟**

情景描述 王某，男，34 岁，关节肿痛半年。患者半年前出现四肢大小关节疼痛，未进行正规治疗。近 1 个月来，四肢大小关节疼痛，痛有定处，得温而痛减，遇寒则加剧，关节不可屈伸，双手小关节晨起僵硬，关节局部皮色不红，触之不热。王某走进药店寻求帮助。

讨论 请问王某患什么疾病？为哪种证型？应该使用哪种药物治疗？

一、概述

痹证是由于风、寒、湿、热等邪气侵袭肢体经络，阻碍气血运行，引起肌肉、筋骨、关节等部位酸痛、麻木、重着、肿胀、屈伸不利或关节肿大、变形为临床表现的病证。本病相当于西医学中风湿性关节炎、类风湿关节炎、骨关节炎、痛风、强直性脊柱炎等疾病，表现以痹证临床特征为主者。

1. 病因病机 痹证多由正气不足，感受风寒湿热之邪侵袭所致，其发生与自身体质因素、外界气候条件、日常生活环境等联系密切。风寒湿痹，由于久居寒冷潮湿之地、涉水冒寒、贪凉露宿、长期从事水下作业，感受风寒湿之邪，侵入人体肢体经络，滞留于关节筋骨，以致气血运行不畅而发病。因感受风、寒、湿三邪各有偏盛，故又有行痹、着痹、痛痹之分。行痹属风邪盛，以关节游走不定为特征；着痹属湿邪盛，以关节重着、酸痛、肌肤麻木不仁为特征；痛痹属寒邪盛，以关节痛剧，痛处不移，遇寒加重为特征。热痹，外感风湿热邪，流注关节筋骨，痹阻气血经脉，出现关节红肿热痛为特征。痹痛日久，多由素体本虚，或劳欲过度，以致外邪乘虚而入。素体本虚，卫外不固是痹证发生的内在因素，感受外邪是痹证发生的外在条件。风寒湿热等邪气滞留于关节筋骨，气血运行不畅，经脉闭阻不通，是痹证的基本病机。

2. 治疗原则　治疗应遵循祛邪活络，缓急止痛为基本原则。风盛者，宜祛风并佐以养血之品，即"治风先治血，血行风自灭"。寒盛者，宜散寒结合温阳之品，即"阳气盛则寒邪除"。湿盛者，宜祛湿辅以健脾益气之品，即"脾旺能胜湿"。热盛者，宜清泄郁热，并佐以活血通络，须防过用苦寒而损伤脾阳，以致滞湿之弊。痹痛日久者，当以扶正为本，补肝肾、益气血。

3. 问病要点　首先，询问患者发病的诱因及工作生活环境。本病多与体质因素、阴冷潮湿等诱因密切相关，可发生于任何年龄，以长期从事体力劳动者多见。

其次，辨别邪气的偏盛及虚实。风盛者，痹痛游走不定；寒盛者，痛势剧烈，痛处固定不移，遇寒加重；湿盛者，关节酸楚，重着而痛，肌肤麻木不仁；热盛者，关节局部灼热红肿，痛不可触，遇冷则舒。一般来说，本病初期起病急，病程短，痛势较剧者，多属实；起病缓，病程日久，迁延不愈，痛势较缓者，多属虚；后期本病多属虚实夹杂，病情复杂，应明辨虚实，分清主次。

4. 治疗方药　当以祛风、散寒、除湿、清热、补肝肾、益气血为主。可选用含有羌活、独活、防风、苍术、黄柏、桑寄生、杜仲、牛膝、当归、川芎、肉桂等组方成药。

5. 注意事项　本病发生多与气候、生活环境密切相关，平素应注意保暖、防寒、防潮，避免风寒湿之邪侵入人体。日常生活中应加强个体调摄，如房事有节、饮食有常、劳逸结合、运动后不可趁身热汗出之时入水洗浴等，养成起居有常、作息规律的良好习惯。积极加强体育锻炼，增强体质，提高机体对外邪的抵抗力。

二、风寒湿痹类方药

风寒湿痹症见肢体关节、肌肉酸楚疼痛，屈伸不利，疼痛呈游走性，或痛势较剧，部位固定，遇寒则痛甚，得热则痛缓，局部皮肤或有寒冷感，或肢体关节、肌肉酸楚、疼痛、重着、肿胀，关节活动不利，肌肤麻木不仁；舌质淡，苔薄白，脉浮或浮缓。此证机概要为风、寒、湿三邪滞留经脉，闭阻气血。

羌活胜湿汤★

【药物组成】羌活 6g　独活 6g　藁本 3g　防风 3g　甘草（炙）3g　蔓荆子 2g　川芎 1.5g

【功能与主治】祛风，胜湿，止痛。用于风湿在表之痹证，症见肩背痛不可回顾、头痛重或腰脊疼痛，难以转侧，苔白，脉浮。

【组方分析】本方主治为风湿在表，其证多由汗出当风，或久居湿地，风湿之邪侵袭肌表所致。风湿之邪客于太阳经脉，经气不畅，致头痛身重，或腰脊疼痛，难以转侧。风湿在表，宜从汗解，当以祛风胜湿为法。方中羌活、独活共为君药，二者皆为辛苦温燥之品，皆可祛风除湿、通利关节。其中羌活善祛上半身风湿，独活善祛下半身风湿，两药相合，能散一身上下之风湿而止痹痛。臣以防风、藁本，入太阳经，祛风胜湿，且善止头痛。佐以川芎活血行气，祛风止痛；蔓荆子祛风止痛。使以甘草调和诸药。纵观全方，以辛苦温散之品为主组方，共奏祛风胜湿之效，使客于肌表之风湿随汗而解。

【临床应用】

1. 本方可用于治疗风湿在表之头身重痛而表证不明显者。以头身重痛或腰脊疼痛，苔白脉浮为辨证要点。

2. 本方还可用于治疗风湿性关节炎、类风湿关节炎、骨质增生症、强直性脊柱炎等，属风湿在表者。

【用法用量】水煎服。每日一剂，分 2 次温服。

【使用注意】

1. 服用本方后，当微发其汗，使风湿尽去，其痛即止，若误发大汗易导致风祛而湿留，病必不除。

2. 本方辛退解表，祛风除湿之力较强，若系外感风热者，不宜使用。

复方南星止痛膏

【药物组成】生天南星　生川乌　丁香　肉桂　白芷　细辛　川芎　徐长卿　乳香（制）没药（制）　樟脑　冰片；辅料为松香、石蜡、凡士林、液体石蜡、水杨酸甲酯

【功能与主治】散寒除湿，活血止痛。用于骨性关节炎属寒湿瘀阻证，症见关节疼痛、肿胀、功能障碍，遇寒加重，舌质暗淡或有瘀斑。

【临床应用】

1. 本品可用于治疗因寒湿瘀阻所致的痹证，症见关节疼痛、肿胀、屈伸不利，遇寒加重，舌质暗或有瘀斑；风湿性关节炎、类风湿关节炎见上述证候者。

2. 本品还可用于治疗肩周炎、急性软组织损伤、颈椎病、膝关节骨质增生、膝关节炎、腰椎间盘突出症等。

【用法用量】外贴。选最痛部位，最多贴 3 个部位，贴 24 小时，隔日 1 次，共贴3 次。

【使用注意】

1. 风湿热痹者慎用。

2. 皮肤破损处不宜使用。

3. 不宜长期使用。

【不良反应】有外用本品致全身发热、面部潮红、呼吸困难、声音嘶哑等过敏反应的文献报道。

麝香追风止痛膏

【药物组成】人工麝香追风止痛流浸膏　樟脑　冰片　水杨酸甲酯　薄荷脑　芸香浸膏颠茄流浸膏；辅料为橡胶、松香、氧化锌、羊毛脂、凡士林、液体石蜡

【功能与主治】祛风除湿，散寒止痛。用于寒湿痹阻所致关节、肌肉疼痛，扭伤疼痛。

【临床应用】本品可用于治疗风湿关节痛、筋骨痛、神经痛、腰背酸痛、四肢麻木、扭伤、挫伤及类风湿肿痛。

【用法用量】外用。一次1贴，一日1次。

【使用注意】儿童、孕妇禁用。

风湿骨痛胶囊

【药物组成】制川乌90g　制草乌90g　红花90g　木瓜90g　乌梅90g　麻黄90g　甘草90g

【功能与主治】温经散寒，通络止痛。用于寒湿闭阻经络所致的痹证，症见腰脊疼痛，四肢关节冷痛。

【组方分析】方中川乌、草乌为辛热之品，能祛风除湿，温通经络止痛，共为君药。麻黄祛风散寒；红花活血散瘀，血行则风自灭；木瓜平肝舒筋活络，祛湿止痛；三药以助君药祛风散寒，通络止痛作用，共为臣药。乌梅敛肺清虚热生津，甘草和中，调和诸药，共为佐药。诸药合用，共奏祛风散寒，通络止痛之功。

【临床应用】本品可用于治疗寒湿阻络之痹证。如类风湿关节炎、强直性脊柱炎、骨关节炎、颈椎病、腰椎骨质增生等辨证属寒湿阻络之痹证证候者亦可用之。

【用法用量】口服。一次2~4粒，一日2次。

【使用注意】

1. 本品含毒性药，不可多服。
2. 孕妇忌服。

小活络丸★

【药物组成】制川乌180g　制草乌180g　胆南星180g　地龙180g　乳香（制）66g　没药（制）66g

【功能与主治】祛风散寒，化痰除湿，活血止痛。用于风寒湿邪闭阻，痰瘀阻络所致的痹证，症见肢体关节疼痛，或冷痛，或刺痛，或疼痛夜甚，关节屈伸不利，麻木拘挛。

【组方分析】方中制川乌、制草乌温经散寒，祛风除湿，通痹止痛，为君药。胆南星燥湿化痰，祛经络之风痰及湿邪，并能止痛；乳香、没药行气活血，化络中瘀血，亦可止痛；三者并为臣药。地龙走窜，通经活络，有佐使之用。诸药共奏祛风散寒，

化痰除湿，活血止痛之功效。

【临床应用】本品可用于治疗痹证，因风寒湿邪闭阻，痰瘀阻络所致，症见肢体关节疼痛，酸楚重着麻木，遇阴寒潮湿加剧，或关节肿大，屈伸不利，步履艰难，行动受阻，舌苔薄白或白腻，脉弦紧；类风湿关节炎、骨关节炎、强直性脊柱炎、大骨节病、臀肌筋膜炎见上述证候者。

【用法用量】黄酒或温开水送服。小蜜丸一次3g（15丸），大蜜丸一次1丸；一日2次。

【使用注意】孕妇禁用。

你知道吗

大活络丸与小活络丸的区别

方源及组成不同：小活络丸出自宋代《太平惠民和剂局方》，药物组成仅有川乌、草乌、地龙、乳香、没药、天南星6味中药。而大活络丸出自清代《兰台轨范》，药物组成庞大，共50余味药，其中包括小活络丸方中的后5味药。

功能主治不同：两种药都能祛风除湿。但小活络丸长于通络化痰，活血止痛，故多主治风寒湿邪留滞经络之肢体筋脉挛痛，关节屈伸不利，疼痛游走不定的痹证。而大活络丸善于理气化痰，疏经活络，故多主治中风痰厥之偏瘫。

临床适应证不同：小活络丸主要用于风湿性关节炎、类风湿关节炎、肩周炎、腰肌劳损、坐骨神经痛、骨质增生等属于风寒湿邪留滞经络者。而大活络丸主要用于治疗脑血管病变（脑栓塞、脑血栓形成、脑溢血等）导致的偏瘫，及脑血管意外后遗症。

追风透骨丸

【药物组成】制川乌100g 制草乌100g 麻黄100g 桂枝50g 细辛100g 白芷100g 秦艽50g 防风50g 羌活100g 天麻50g 地龙100g 当归50g 川芎100g 赤芍100g 乳香（制）50g 没药（制）20g 香附（制）100g 茯苓200g 白术（炒）50g 天南星（制）100g 甘松50g 赤小豆100g 甘草100g

【功能与主治】祛风除湿，通经活络，散寒止痛。用于风寒湿痹，肢节疼痛，肢体麻木。

【临床应用】本品可用于治疗痹证，因风寒湿邪痹阻经络，血行不畅所致的痹证，症见肢体关节疼痛，痛有定处，感寒加重，关节屈伸不利，或畏寒肢冷，肌肤麻木不仁，舌淡苔白腻，脉弦紧或濡缓；骨关节炎、类风湿关节炎、坐骨神经痛见上述证候者。

【用法用量】口服。一次6g，一日2次。

【使用注意】

1. 不宜久服。

2. 属风热痹者及孕妇忌服。

三、热痹类方药

热痹症见肢体关节游走性疼痛，常累及一个或多个关节，活动受限，局部红肿热痛，痛不可触，得冷则舒，可有皮下结节或红斑，常伴有发热、恶风、汗出、口渴、烦躁不安等全身症状；舌质红，苔薄黄或黄腻，脉滑数或浮数。此证机概要为风、湿、热三邪壅滞经脉，气血闭阻不畅。

湿热痹片

【药物组成】苍术 43.9g　忍冬藤 87.8g　地龙 43.9g　连翘 65.8g　黄柏 43.9g　薏苡仁 87.8g　防风 43.9g　川牛膝 65.8g　粉萆薢 65.8g　桑枝 87.8g　防己 65.8g　威灵仙 52.6g

【功能与主治】祛风除湿，清热消肿，通络定痛。用于湿热痹阻证，其症状为肌肉或关节红肿热痛，有沉重感，步履艰难，发热，口渴不欲饮，小便短赤。

【组方分析】方中黄柏苦寒，清热燥湿；苍术辛苦温，健脾燥湿、辛散祛风；两药合用，清热燥湿，善治湿热痹痛，故为君药。粉萆薢祛风除湿，薏苡仁利水除湿；防己祛风胜湿，通痹止痛；连翘清热消肿散结；共为臣药。川牛膝活血通经，通利关节；地龙清热活血，通络止痛；防风祛风胜湿止痛；威灵仙祛风湿，通经络，止痹痛；忍冬藤、桑枝清热祛风，通经活络；均为佐药。诸药合用，共奏祛风除湿，清热消肿、通络定痛之功。

【临床应用】本品可用于治疗湿热痹阻型骨关节炎、类风湿关节炎、强直性脊柱炎、痛风等。

【用法用量】口服，一次 6 片，一日 3 次。

【使用注意】

1. 孕妇禁用。

2. 关节冷痛者勿服。

三妙丸 ★

【药物组成】苍术（炒）600g　黄柏（炒）400g　牛膝 200g

【功能与主治】清热燥湿。用于湿热下注所致的痹证，症见足膝红肿热痛，下肢沉重，小便黄少。

【组方分析】黄柏苦寒，苦能燥湿，寒能清热，且善走下焦，除足膝之湿热，故为君药。苍术苦温香燥，燥湿健脾，使湿去则热无所附，为臣药。牛膝活血，通经利关节，以治下部足膝关节疼痛见长，为佐使药。三药配伍，共奏清热燥湿之功。

> 请你想一想
> 二妙丸、三妙丸、四妙丸在功能主治与临床应用上有何区别？

【临床应用】

1. 本品可用于治疗因湿热下注，交阻于经络、关节、肌肉所致的痹证，症见足膝红肿热痛，或关节积液，屈伸不利，或伴发热，口苦而黏，口渴不欲饮，尿黄，舌质红，苔黄腻，脉滑数；类风湿关节炎、急性痛风性关节炎、骨关节炎见上述证候者。

2. 本品还可用于治疗下肢丹毒。

【用法用量】口服。一次6~9g，一日2~3次。

【使用注意】孕妇慎用。

雷公藤多苷片

【药物组成】雷公藤多苷

【功能与主治】祛风解毒，除湿消肿，舒筋通络。用于风湿热瘀，毒邪阻滞所致的类风湿关节炎、肾病综合征、白塞综合征、麻风反应、自身免疫性肝炎。

【组方分析】雷公藤味苦性寒，归心、肝经。功能祛风除湿，活血通络，消肿止痛，杀虫解毒。《中国药物植物志》云："雷公藤苦，涩，寒，有毒。功能舒筋活血，祛风除湿。主治风湿性关节炎，跌打损伤"。《湖南药物志》云其"杀虫，消炎，解毒"。

【临床应用】

1. 本品可用于治疗因风湿热瘀，毒邪阻滞所致的痹证，症见晨僵，关节肿痛，多见于手、足、腕等小关节，呈对称性，或伴发热、无力、纳差症状，晚期多出现关节强直，关节功能丧失；类风湿关节炎见上述证候者。

2. 本品可用于治疗因风湿热瘀，毒邪阻滞所致的肾病综合征，症见水肿，大量蛋白尿，血浆蛋白过低，血脂过高等。

3. 本品可用于治疗因风湿热瘀，毒邪阻滞所致的白塞综合征，症见复发性口腔溃疡、外阴部溃疡和眼色素膜炎的三联症，也可见到皮肤、黏膜、关节、消化道、心血管、中枢神经系统等多器官损害症状。

4. 本品可用于治疗因风湿热瘀，毒邪阻滞所致的麻风反应，症见麻风症状迅速加重或出现结节红斑性损害，或伴有发热，寒战，全身乏力，肌痛，关节痛，神经炎及虹膜炎等临床表现，也可有肝脾肿大，肾病或肾炎，睾丸炎及胸膜炎等内脏病变。

5. 本品可用于治疗因风湿热瘀，毒邪伤肝所致的自身免疫性肝炎，症见嗜睡，极度疲乏，周身不适或恶心，厌食，右上腹不适或疼痛，皮肤瘙痒，关节肌肉疼痛，皮疹，发热，黄疸等。

【用法用量】口服。按体重每1kg每日1~1.5mg，分3次饭后服用；或遵医嘱。

【使用注意】

1. 孕妇和哺乳期妇女禁用。

2. 心、肝、肾功能不全者禁用。

3. 严重贫血、白细胞和血小板降低者禁用。

4. 胃、十二指肠溃疡活动期患者禁用。

5. 严重心律失常者禁用。

6. 服药期间可引起恶心、呕吐、乏力、腹胀、腹泻等消化道不良反应。

7. 可引起女子月经紊乱、月经量少或闭经；男子精子数量减少、活力下降。

四、痹痛日久类方药

痹痛日久不愈，时轻时重，腰膝酸软，关节屈伸不利，或畏寒肢冷，或骨蒸潮热，心烦口干；舌质淡红，舌苔薄白或少津，脉沉细弱或细数。此证机概要为肝肾亏虚，筋脉失于濡养、温煦所致。

独活寄生丸★ 微课2

【药物组成】独活 54g　桑寄生 54g　熟地黄 36g　杜仲（盐制）54g　牛膝 54g　细辛 54g　秦艽 54g　茯苓 54g　肉桂 54g　防风 54g　川芎 54g　党参 54g　甘草 36g　当归（酒制）36g　白芍 36g

【功能与主治】养血舒筋，祛风除湿，补益肝肾。用于风寒湿闭阻，肝肾两亏，气血不足所致的痹证，症见腰膝冷痛，屈伸不利。

> 请你想一想
> 独活寄生丸如何对证使用？

【组方分析】方中独活性善下行，善祛下焦与筋骨间的风寒湿邪，为君药。细辛入少阴肾经，温经散寒除湿；秦艽祛风湿、舒筋络、利关节；肉桂温里祛寒、通利血脉；防风祛一身之风而胜湿；四者共为臣药。佐以桑寄生、杜仲、牛膝，补益肝肾、强壮筋骨，且桑寄生可祛风湿，牛膝尚能活血通筋脉；当归、川芎、熟地黄、白芍养血和血；人参、茯苓、甘草健脾益气。甘草调和诸药，兼使药之用。全方以祛风寒湿邪为主，辅以补肝肾，益气血，邪正兼顾，祛邪不伤正，扶正不留邪。

【临床应用】本品可用于治疗因气血两虚、肝肾亏虚之风寒湿痹，症见痹痛日久不愈，腰膝酸软，关节屈伸不利，畏寒喜暖，或麻木不仁，舌质淡苔白，脉细弱或细数；风湿性关节炎、类风湿关节炎、坐骨神经痛、骨性关节炎见上述证候者。

【用法用量】口服。水蜜丸一次 6g，大蜜丸一次 1 丸，一日 2 次。

【使用注意】孕妇慎用。

妙济丸

【药物组成】黑木耳（醋制）300g　龟甲（制）50g　杜仲（盐炒）20g　续断 32g　土茯苓 32g　木瓜 16g　苍术 32g　茯苓 50g　当归 32g　白芍（酒炒）10g　川芎 12g　乳香（制）8g　川牛膝（酒蒸）32g　小茴香（盐炒）8g　木香 6g　丁香 6g　母丁香 6g

【功能与主治】补益肝肾，祛湿通络，活血止痛。用于肝肾不足，风湿瘀阻所致的痹证，症见骨节疼痛，腰膝酸软，肢体麻木拘挛。

【组方分析】方中龟甲咸微寒，味厚气浊，滋阴益肾健骨；杜仲、续断补肝肾，强筋骨；三药为君药。土茯苓、木瓜、苍术、茯苓祛风除湿；当归、白芍、川芎、乳香、川牛膝，行气活血，通络止痛；九药均为臣药。另用小茴香（盐炒）、木香、丁香、母丁香理气和中，散寒止痛；黑木耳益气润燥，散瘀止痛；共为佐药。诸药共奏补益肝肾，祛湿通络，活血止痛之功。

【临床应用】

1. 本品可用于治疗因肝肾不足，风湿瘀阻所致的痹证，症见关节疼痛，肿胀，腰膝酸软，或见腰痛，肢冷沉重，手足麻木，肢体拘挛，屈伸不利；骨关节炎、腰肌劳损见上述证候者。

2. 本品还可用于治疗因肝肾不足，风湿痹阻所致的麻木，症见四肢肌肤麻木，皮肤不荣，倦怠乏力，肢体困重，多伴关节肌肉游走性疼痛，舌质淡，苔白润，脉浮或细；颈椎病、坐骨神经痛见上述证候者。

【用法用量】用黄酒送服。一次 1~2 丸，一日 2 次。

尪痹颗粒

【药物组成】地黄196g　熟地黄196g　续断147g　附子（制）147g　独活98g　骨碎补147g　桂枝98g　淫羊藿147g　防风98g　威灵仙147g　皂角刺98g　羊骨196.44g　白芍117.67g　狗脊（制）147g　知母147g　伸筋草98g　红花98g

【功能与主治】补肝肾，强筋骨，祛风湿，通经络。用于肝肾不足，风湿阻络所致的尪痹，症见关节、肌肉疼痛，局部肿大，僵硬畸形，屈伸不利，腰膝酸软，畏寒乏力；类风湿关节炎见有上述证候者。

【组方分析】方中地黄、熟地黄滋阴养血，填精益髓，为君药。续断、淫羊藿、骨碎补、狗脊、羊骨补肝肾、强筋骨、祛风湿，附子、独活、桂枝、防风、伸筋草、威灵仙祛风除湿，通络止痛，俱为臣药。红花、皂角刺活血通络；知母、白芍滋阴润燥，制约诸药温燥太过；为佐药。诸药共奏补肝肾，强筋骨，祛风湿，通经络。

【临床应用】

1. 本品可用于治疗因肝肾不足，邪气内着筋骨所致的痹证，症见肌肤、经脉、关节轻度肿痛，重着、麻木，腰膝酸软，畏寒喜暖，手足不温，甚则关节肿大、变形、屈伸不利，进而关节强直，筋缩肉卷，肌肉瘦削，舌淡，苔白滑，脉沉细而弱。

2. 本品还可用于治疗类风湿关节炎、强直性脊柱炎、骨性关节炎、大骨节病，证属肝肾不足，邪气内羁，久痹不愈者。

3. 本品具有抗衰老作用，年老体弱，肝肾不足者，服本药有健身轻步，增进食欲，改善睡眠，振奋精神之效。

【用法用量】开水冲服。一次 6g，一日 3 次。

【使用注意】

1. 孕妇禁用。

2. 忌食生冷食物。

【其他剂型】尪痹胶囊、片。

痹证问病荐药要点见表 14 – 1。

表 14 – 1　痹证问病荐药

问病要点	确定疾病	确定证型	推荐常用中成药
肢体关节、肌肉酸楚疼痛，屈伸不利，疼痛呈游走性，或痛势较剧，部位固定，遇寒则痛甚，得热则痛缓，局部皮肤或有寒冷感，或肢体关节、肌肉酸楚、疼痛、重着、肿胀，关节活动不利，肌肤麻木；舌质淡，苔薄白，脉浮或浮缓	痹证	风寒湿痹	羌活胜湿汤、复方南星止痛膏、麝香追风止痛膏、风湿骨痛胶囊、小活络丸、追风透骨丸
肢体关节游走性疼痛，常累及一个或多个关节，活动受限，局部红肿热痛，痛不可触，得冷则舒，可有皮下结节或红斑，常伴有发热、恶风、汗出、口渴、烦躁不安等全身症状；舌质红，苔薄黄或黄腻，脉滑数或浮数	痹证	热痹	湿热痹片、三妙丸、雷公藤多苷片
日久不愈，时轻时重，腰膝酸软，关节屈伸不利，或畏寒肢冷，或骨蒸潮热，心烦口干；舌质淡红，舌苔薄白或少津，脉沉细弱或细数	痹证	痹痛日久	独活寄生丸、妙济丸、尪痹颗粒

目标检测

一、单项选择题

1. 羌活胜湿汤的药物组成不包括
   - A. 羌活、独活
   - B. 蔓荆子、川芎
   - C. 藁本、防风
   - D. 荆芥、防风
   - E. 甘草

2. 具有散寒除湿，活血止痛功用的药物是
   - A. 羌活胜湿汤
   - B. 复方南星止痛膏
   - C. 麝香追风止痛膏
   - D. 风湿骨痛胶囊
   - E. 独活寄生丸

3. 具有祛风散寒，化痰除湿，活血止痛功用，用于治疗风寒湿邪闭阻，痰瘀阻络所致痹证的药物是
   - A. 三妙丸
   - B. 风湿骨痛胶囊
   - C. 小活络丸
   - D. 妙济丸
   - E. 追风透骨丸

4. 主治风湿在表之痹证的方药是
   - A. 羌活胜湿汤
   - B. 小活络丸
   - C. 独活寄生丸
   - D. 风湿骨痛胶囊
   - E. 湿热痹片

5. 用于湿热下注所致的痹证的药物是
   - A. 妙济丸
   - B. 小活络丸
   - C. 三妙丸

D. 尪痹颗粒　　　　　E. 独活寄生丸

6. 症见痹痛日久不愈，腰膝酸软，关节屈伸不利，畏寒喜暖，或麻木不仁，舌淡苔白，脉细弱。宜选用的方药是

　　A. 羌活胜湿汤　　　　B. 独活寄生丸　　　　C. 风湿骨痛胶囊

　　D. 雷公藤多苷片　　　E. 追风透骨丸

二、多项选择题

1. 下列可用于治疗风寒湿痹的药物有

　　A. 羌活胜湿汤　　　　B. 麝香追风止痛膏　　　C. 风湿骨痛胶囊

　　D. 追风透骨丸　　　　E. 三妙丸

2. 下列对于小活络丸描述，正确的是

　　A. 常用于风寒湿邪闭阻，痰瘀阻络所致之痹证

　　B. 用于湿热下注所致的痹证

　　C. 祛风散寒，化痰除湿，活血止痛

　　D. 症见关节疼痛，或冷痛，或刺痛，关节屈伸不利

　　E. 孕妇禁用，脾胃虚弱者慎用

3. 下列用于治疗热痹的药物有

　　A. 风湿骨痛胶囊　　　B. 湿热痹片　　　　　C. 三妙丸

　　D. 雷公藤多苷片　　　E. 妙济丸

4. 三妙丸的组成包括

　　A. 苍术　　　　　　　B. 黄柏　　　　　　　C. 牛膝

　　D. 防风　　　　　　　E. 独活

5. 独活寄生丸适用于何种痹证

　　A. 肝肾不足　　　　　B. 气血亏虚　　　　　C. 湿热下注

　　D. 精血虚冷　　　　　E. 风寒湿痹日久

6. 独活寄生丸组成包括

　　A. 独活　　　　　　　B. 防风　　　　　　　C. 当归

　　D. 川芎　　　　　　　E. 杜仲

三、配伍题

A. 关节疼痛，局部灼热红肿

B. 肢体关节重着、酸痛，或肿胀

C. 关节酸痛，游走不定，屈伸不利

D. 关节肿痛，屈伸不利，周围结节，皮肤瘀斑

E. 关节疼痛较剧，痛有定处，得热痛减，遇寒痛增

1. 行痹的主要症状是

2. 着痹的主要症状是

四、简答题

1. 请简述羌活胜湿汤的药物组成及功能主治。
2. 请简述独活寄生丸的功能主治及临床应用。

PPT

项目十五 学会痿证用药

学习目标

知识要求

1. **掌握** 痿证的主要证型，各证型的代表方药名称；肝肾亏虚的辨证要点；重点药品的功能主治及临床应用。

2. **熟悉** 痿证的基本概念、病因病机；重点药品的药物组成、组方分析及使用注意。

3. **了解** 痿证方药的用法用量及部分药品的不良反应。

能力要求

1. 熟练掌握根据患者的症状正确判断痿证证型的方法，并合理选用中成药。

2. 学会根据不同证型痿证的辨证要点以及中成药功能主治进行痿证问病荐药角色扮演脚本编写，解决痿证问病荐药问题。

岗位情景模拟

情景描述 陈某，男，50岁，建筑工人。患者长期从事体力活，腰膝酸楚，近两年症状逐渐加重，出现双下肢肌肉萎缩，肢体痿软无力，不能久立，腰膝酸软，眩晕耳鸣，舌咽干燥，遗精。陈某走进药店寻求帮助。

讨论 请问陈某患什么疾病？为哪种证型？应该使用哪种药物治疗？

一、概述

痿证是指肢体筋骨失养，筋脉弛缓，软弱无力，不能随意活动，严重者可出现功能障碍，不能行走瘫痪的一种病证。临床以下肢痿软较为多见，亦称"痿躄"。"痿"是指肢体肌肉痿弱萎缩；"躄"是指下肢软弱无力，不能步履之意。本病相当于西医学中多发性神经炎、重症肌无力、周期性麻痹、癔病性瘫痪等，表现以痿证临床特征为主者。

1. 病因病机 痿证成因较为复杂，既有外感，也有内伤。外感温热毒邪，饮食劳倦，情志内伤，房劳过度，禀赋不足，跌打损伤等因素均可导致本病的发生。如外感温热毒邪内侵，高热不退，或病后余邪未尽，低热不解，以致肺热津伤，筋脉失于濡润，手足痿弱无用而成痿。外感湿邪，或久居湿地，湿邪久驻，蕴湿成热，或过食肥甘厚味及辛辣之品，湿热交蒸，壅滞中州，以致湿热浸淫筋脉，气血运行受阻，筋脉肌肉弛缓无力而成痿。先天禀赋不足，或久病体虚，或房事不节，伤及肝肾，肝肾亏虚，精血虚耗，筋骨失养致痿证。跌打损伤，瘀血阻络，新血不生，精气运行不利，脑失神明之用，发为痿证；或产后恶露未尽，瘀血流注于腰膝，以致于气血瘀阻不畅，脉道不利，四肢失于濡养滋养，发为痿证。

痿证病变部位在肌肉、筋脉，但根关乎多脏。肺主皮，脾主肉，肝主筋，肾主骨，心主血脉，五脏虚损致使精血津液亏损，肢体筋脉失于濡养，肌肉软弱无力，痿病形成。一般而言，本病以热证、虚证、虚实夹杂者多见。临证常表现为因实致虚、因虚致实和虚实错杂的复杂病机。

2. 治疗原则　痿证治疗当分虚实。虚证宜扶正补虚为主：肝肾亏虚者，宜滋养肝肾；脾胃虚弱者，宜益气健脾。实证宜祛邪和络：肺热伤津者，宜清热润燥；湿热浸淫者，宜清热利湿；瘀阻脉络者，宜活血行瘀。虚实兼夹者，又当兼顾之。

3. 问病要点　痿证虽以下肢痿软无力较为多见，亦有手、足、舌、腰、膝俱痿弱不用的。必须审证求因，根据不同类型进行不同的治疗。

（1）辨虚实　起病急，发展快，病程短，起于热病、外伤、久卧湿地、感冒雨露之后，病多属实；起病缓，发展慢，病程长，或因素体本虚，或劳役太过，或房事过度，或久病耗损者，病多属虚，或虚实夹杂。

（2）辨病位　起病时见发热，咳嗽，咽痛，在热病中或热病后出现肢体软弱不用者，病位多在肺；四肢痿软，食少便溏，面浮，下肢微肿，纳呆腹胀，病位多在脾胃；以下肢痿软无力较重，甚不能站立，腰脊酸软，头晕耳鸣，遗精阳痿，月经不调，咽干目眩，病位多在肝肾。

痿与痹、中风不同。痹证日久，亦有肌肉消瘦麻木，与痿相似，但痹证则多有疼痛症状。中风后遗症与痿证亦有相似之处，但中风有半身瘫痪、口眼歪斜、语言謇涩等症状，痿证则无这些症状，故在问病过程中应加以区别。

4. 治疗方药　宜选补肝肾、健脾胃、清湿热类药物，根据不同类型对症选药。除内服药物治疗外，还可适当配合针灸、推拿等方法进行综合治疗，如针刺公孙穴、外关穴、太冲穴、内庭穴、三里穴等穴道，有助于提高疗效。

5. 注意事项　本病为慢性病，发生多与感受湿邪、久居湿地有关，可涉及多个脏腑，预后的好坏多与感邪之深浅，正气之强弱密切相关。日常生活中应注意起居有常，劳逸结合；节慎房事，避免损耗肾精；保持精神乐观，避免七情过极；饮食要有规律、有节度，不能过饥或过饱；瘫痪不能随意运动者，应加强患肢的功能锻炼，以防肢体肌肉萎缩。

> 请你想一想
> 痿证与痹证有何区别?

二、方药

健步丸★

【药物组成】　盐黄柏40g　盐知母20g　熟地黄20g　当归10g　牛膝35g　酒白芍15g　豹骨（制）10g　醋龟甲40g　陈皮（盐灸）7.5g　干姜5g　锁阳10g　羊肉320g

【功能与主治】补肝肾，强筋骨。用于肝肾不足，腰膝酸软，下肢痿弱，步履艰难。

【组方分析】方中龟甲甘咸而寒，为血肉有情食物，可滋阴潜阳，益髓填精，补肾健骨；黄柏苦寒入肾，善清下焦虚火，且苦能坚骨，为治痿要药；方中重用二药，即可补肝肾精血不足，又能清肝肾虚火，共为君药。熟地黄滋阴益肾，白芍、当归养血柔肝，以助君药滋阴之功；知母滋阴清热，以助君药清热之力；四药共为臣药。牛膝、豹骨补益肝肾，强筋健骨；锁阳甘温质润，补肾壮阳，益精养血；羊肉、干姜、陈皮温中暖脾，理气和胃，既可防黄柏、知母苦寒败胃，又可使阴柔食物滋而不腻；同为佐药。诸药合用，肝肾同补，补泻兼施，益肝肾，补精血，强筋骨，降虚火，有步履复健之功。

【临床应用】本品可用于治疗因肝肾不足以致的痿证，症见下肢痿弱无力，甚则痿废不用，腰膝酸软，步履艰难，肌肉麻木不仁，皮肤干枯失泽，舌红少苔；重症肌无力见上述证候者。

【用法用量】口服。一次9g，一日2次。

【使用注意】

1. 湿热浸淫、气血不运致痿者慎用。

2. 服药期间忌食生冷、油腻食物。

你知道吗

痹证与痿证的区别

痹证是感受风、寒、湿、热之邪流注肌腠经络，痹阻筋脉关节而致。鉴别要点首先在于痛与不痛，痹证以关节疼痛为主，痿证则以肢体软弱无力，无疼痛为主；其次观察肢体的活动障碍，痿证是无力运动，痹证是因痛而影响活动；再者，部分痿证病初即有肌肉萎缩，而痹证则是由于疼痛甚或关节僵直不能活动，日久废而不用导致肌肉萎缩。

虎潜丸★

【药物组成】黄柏250g（酒炒）龟板120g（酒炙） 知母60g（酒炒） 熟地黄60g 陈皮60g 白芍60g 锁阳45g 虎骨30g（炙） 干姜15g

【功能与主治】滋阴降火，强壮筋骨。用于治疗肝肾阴虚，症见腰膝酸软，筋骨痿软，腿足痿弱，步履维艰，舌红少苔，脉细弱等。

【组方分析】黄柏、熟地、知母、龟板、白芍滋阴降火治其本，共为君药。虎骨、锁阳强壮筋骨治其标，虎骨可用狗骨等替代，为臣药。干姜、陈皮温中健脾，理气和胃，兼制方中黄柏等主药之苦寒，共为佐药。诸药合用，共奏滋阴降火，强壮筋骨之功。

【临床应用】

1. 本品可用于治疗因脾肾两虚所致的老年性骨质疏松症，症见腰背、四肢酸软，脊柱畸形，舌红苔少，脉细弱等。

2. 本品可用于治疗因肝肾阴虚所致的糖尿病性骨质疏松症，症见消渴，并出现下肢痿软无力，驼背，易骨折，舌红，苔少，脉细弱等。

3. 本品还可用于治疗因肝肾不足，脾肾两虚所致的骨性关节炎，症见腰腿酸软，关节酸痛，步履艰难，午后病情常有加重，可伴有头晕、心烦，脉细者。

【用法用量】每次 1 丸，一日 2 次，淡盐汤或温水送下。

【使用注意】痿证由湿热浸淫筋脉所致者，不宜使用本方。

你知道吗

虎潜丸的演变

《医方集解》所载虎潜丸即为本方加牛膝、当归、羊肉组成。功能滋阴降火，强筋壮骨。主治腰膝酸软，筋骨痿软等症。

加味虎潜丸（《张氏医通》）即由本方去陈皮、知母，加当归、人参、黄芪、枸杞子、山药、牛膝、五味子构成。功能滋阴降火，补气助阳，强壮筋骨。主治下肢痿软而厥冷。

痿证问病荐药要点见表 15 - 1。

表 15 - 1　痿证问病荐药

问病要点	确定疾病	确定证型	推荐常用中成药
起病缓慢，渐见下肢软弱无力，腰脊酸软，不能久立，甚则步履全废，腿胫大肉渐脱，或伴目眩耳鸣，或遗精遗溺，或见妇女月经不调，舌红少苔，脉细数	痿证	肝肾亏虚	健步丸、虎潜丸

目标检测

一、单项选择题

1. 痿证与痹证的主要鉴别点是
   A. 肌肉是否瘦削枯萎
   B. 关节有无肿大变形
   C. 肢体能否随意运动
   D. 肌肉筋骨关节有无疼痛
   E. 肢体关节是否屈伸不利

2. 肢体筋脉弛缓，软弱无力，日久不能随意运动而肌肉萎缩的病证是
   A. 痹证
   B. 痿证
   C. 腰痛
   D. 痛证
   E. 痉证

3. 痿证的主要病理是
   A. 肾阳虚衰
   B. 筋脉失于濡养
   C. 肺失输布通调
   D. 脾运不健，湿困中焦
   E. 邪阻经络，气血运行不畅

4. 痿证的主要临床表现是

    A. 下肢痿软　　　　B. 半身麻木不仁　　　　C. 肢体屈伸不便

    D. 四肢抽搐　　　　E. 关节肿痛

5. 虎潜丸的功用为

    A. 补肝肾，强筋骨

    B. 补肝肾，益气血，强筋骨，祛风湿

    C. 滋阴降火，强壮筋骨

    D. 补脾益肾，强壮筋骨

    E. 固肾益精，强壮筋骨

6. 患者，男，53岁。半年前始觉两下肢乏力，渐致不能下地，腰脊疲软，头晕耳鸣，口舌干燥，舌红少苔，脉细数。推荐使用药物为

    A. 妙济丸　　　　B. 独活寄生丸　　　　C. 三妙丸

    D. 小活络丸　　　　E. 虎潜丸

二、多项选择题

1. 用于治疗痿证的药物有

    A. 健步丸　　　　B. 独活寄生丸　　　　C. 虎潜丸

    D. 追风透骨丸　　　　E. 三妙丸

2. 痿病虚证的特点是

    A. 起病缓慢　　　　B. 发展较快　　　　C. 病程长

    D. 肢体弛缓　　　　E. 肌肉萎缩明显

三、配伍题

    A. 痹证　　　　B. 痿证　　　　C. 腰痛

    D. 痛证　　　　E. 痉证

1. 肢体筋脉弛缓，软弱无力，日久不能随意运动而肌肉萎缩的病证是

2. 筋骨关节、肌肉等处疼痛、麻木、重着、酸楚，活动不利的病证是

四、简答题

1. 请简述痹证与痿证的区别。

2. 请简述健步丸的功能主治及临床应用。

▶▶ 项目十六　学会腰痛用药

学习目标

知识要求

1. **掌握**　腰痛的主要证型，各证型的代表方药名称；瘀血腰痛、寒湿腰痛、肾虚腰痛的辨证要点；重点药品的功能主治及临床应用。

2. **熟悉**　腰痛的基本概念、病因病机；一般药品的功能主治和临床运用；重点药品的药物组成、组方分析及使用注意。

3. **了解**　腰痛方药的用法用量及部分药品的不良反应。

能力要求

1. 熟练掌握根据患者的症状正确判断腰痛证型的方法，并合理选用中成药。

2. 学会根据不同证型腰痛的辨证要点以及中成药功能主治进行腰痛问病荐药角色扮演脚本编写，解决腰痛问病荐药问题。

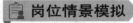

📇 岗位情景模拟

情景描述　刘某，男，46岁。黑龙江省大兴安岭伐木工人。因汗出受风诱发腰痛月余，自述腰痛重着，转侧不能，热敷后症可减轻，阴雨天加重。伴有畏寒肢冷，双下肢冷凉尤甚。刘某走进药店寻求帮助。

讨论　请问刘某患什么疾病？为哪种证型？应该使用哪种药物治疗？

一、概述

腰痛是临床常见的一种症状。多因外感、内伤或闪挫导致腰部受损，气血运行不畅，或腰府失养，引起的以腰部一侧或两侧的疼痛为主要症状的病症。本病相当于西医学中腰肌纤维炎、腰肌劳损、强直性脊柱炎、腰椎间盘突出症等腰部病变，以腰部疼痛为主要症状者。

1. 病因病机　多因长居阴冷潮湿之处，或涉水冒雨，长期从事水中作业，或暑天贪凉露宿等，致使腰府失护，感受风、寒、湿、热之邪侵袭，因寒邪收引，其性凝滞主痛，湿邪重着，其性黏滞，或夏季暑热正盛，暑多夹湿，湿热交蒸，或寒湿蕴积，日久化热，以致经脉痹阻，气血不通，而致腰痛；素体本虚，禀赋不足，劳役负重，损伤腰部，或内伤久病，年老体弱，房事不节，以致肾精亏虚，腰府失养，发为腰痛。

亦或闪挫跌仆，导致腰部经脉气血运行不畅，瘀阻不通，不通则痛，引为腰痛。其主要病机为筋脉闭阻，腰府失养。

腰为肾之府，依附肾中精气所养，肾与膀胱相表里，任、督、冲、带脉均布其间，故腰痛病变部位主在肾，与相关经脉联系密切。

2. 治疗原则　腰痛治疗当分虚实。虚者多为内伤及肾，重在补肾益精。实者多为外感实邪，重在祛邪通络，如寒湿者宜散寒除湿，湿热者清热利湿。外伤腰痛，重在祛瘀通络，以活血祛瘀，通络止痛为大法。若虚实夹杂者，当标本兼顾，补虚泻实。

3. 问病要点　辨清外感、内伤、闪挫跌扑。外感致病者，起病急，病程短，疼痛明显，常伴有明显外感症状。内伤致病者，往往起病缓，病程长，病势缠绵，疼痛多以酸痛为主，喜揉喜按，常伴肾虚表现。闪挫跌扑者，起病急，疼痛部位固定不移，瘀血症状明显，常伴有受伤史。

4. 治疗方药　当以辨证分型论治。属实证者当以祛邪，常用散寒除湿、清热利湿类药；属虚证者当以补虚，常用补肾益精类方药；血瘀者当以祛瘀活血药为主。

5. 注意事项　腰痛者宜尽早治疗，祛邪外出，病情多向好，如延治、失治、误治，宜使病邪久留，病势缠绵，迁延不愈。在日常生活中更应注意避免坐卧湿地，或冒雨着凉，或劳作汗出当风，暑天湿热郁蒸应避免贪凉露宿。还应避免从事重体力劳动，以免加重腰部疾患。同时注意起居有常，房事节制，以免伤精耗气。

二、血瘀腰痛类方药

血瘀腰痛症见腰部痛如针刺，痛有定处，痛处拒按，日轻夜重，轻者俯仰不便，重则不能转侧。舌质暗紫，或有瘀斑，脉涩。患者多伴有跌仆闪挫病史。证机概要属瘀血阻滞，经脉痹阻，不通则痛。

腰痹通胶囊★

【药物组成】三七335g　川芎445g　延胡索445g　白芍445g　狗脊335g　独活335g　熟大黄335g　牛膝445g

【功能与主治】活血化瘀，祛风除湿，行气止痛。用于血瘀气滞、脉络闭阻所致腰痛，症见腰腿疼痛，痛有定处，痛处拒按，轻者俯仰不便，重者痛剧不能转侧；腰椎间盘突出症见上述证候者。

【组方分析】方中三七散瘀止血，消肿定痛，祛除在经之瘀血，为君药。川芎活血行气，祛风止痛；延胡索活血，行气，止痛；白芍养血敛阴，柔筋止痛；共为臣药。狗脊补肝肾，除风湿，健腰膝，利关节；独活祛风，胜湿，散寒，止痛；熟大黄活血化瘀，消肿止痛；共为佐药。牛膝逐瘀通经，补肝肾，强筋骨，引药下行，为佐使药。诸药合用，共奏活血化瘀，祛风除湿，行气止痛之功。

【临床应用】本品可用于治疗因长期劳损，经络气血运行不畅所致的腰痛，症见腰腿不适，痛有定处，拒按，轻者俯仰不便，重者则因痛剧而不能转侧，舌暗或有瘀点、瘀斑，脉涩；腰椎间盘突出症、强直性脊柱炎见上述证候者。

【用法用量】口服。一次 3 粒，一日 3 次，宜饭后服用。30 天为一疗程。

【使用注意】

1. 孕妇忌服。

2. 消化性溃疡患者慎服或遵医嘱。

消痛贴膏

【药物组成】本品系藏族验方。由独一味、姜黄等药味加工而成

【功能与主治】活血化瘀，消肿止痛。用于急慢性扭挫伤、跌打瘀痛、骨质增生、风湿及类风湿疼痛、落枕、肩周炎、腰肌劳损和陈旧性伤痛。

【组方分析】方中独一味活血祛风止痛，专用于跌打损伤和风湿痹痛；姜黄破血行气，通络止痛。诸药配伍共奏活血化瘀，消肿止痛之效。

【临床应用】

1. 本品可用于治疗跌打损伤因外力、扭伤、挫伤等原因导致，症见局部疼痛，肿胀，瘀青而无皮肤破损者；软组织损伤见上述证候者。

2. 本品可用于治疗颈肩、腰腿痛，长期慢性劳损，气滞血瘀，痹阻经络，颈肩腰腿拘挛疼痛，活动不利，功能受限；颈椎病、肩周炎、落枕、腰肌劳损、骨性关节炎见上述证候者。

3. 本品还可用于治疗风湿痹痛，正气不足，外感风寒湿邪，关节疼痛、肿胀、活动不利、晨僵；风湿性关节炎、类风湿关节炎见上述证候者。

【用法用量】外用。将小袋内润湿剂均匀涂于药芯袋表面，润湿后直接敷于患处或穴位。每贴敷 24 小时。

【使用注意】

1. 开放性创伤者禁用。

2. 若出现过敏反应，应立即停用，并在医师指导下处理。

3. 孕妇慎用。

你知道吗

腰痛与痹证的区别

痹证是由外邪侵袭人体，闭阻经络，气血运行不畅所导致的，以肌肉、筋骨、关节发生酸痛、麻木、重着、屈伸不利，甚或关节肿大变形或灼热疼痛等为主要临床表现的病证。痹证患者亦可伴有腰痛。两者在病因、病机、治疗用药上有相似之处，但痹证总以肢体关节疼痛为主要临床表现；而腰痛患者虽可伴有肢体酸痛，但以腰痛为主，且腰痛以肾虚为本，以虚证为多。

三、寒湿腰痛类方药

寒湿腰痛症见腰部冷痛重着，转侧不利，逐渐加重，静卧病痛不减，寒冷和阴雨

天则加重；舌质淡，苔白腻，脉沉而迟缓。证机概要属寒湿闭阻，滞碍气血，经脉不利。

骨痛灵酊★

【药物组成】雪上一枝蒿80g 干姜110g 龙血竭1g 乳香5g 没药5g 冰片1.5g

【功能与主治】温经散寒，祛风活血，通络止痛。用于骨性关节炎、风湿性关节炎、类风湿关节炎风寒瘀阻证，症见筋骨肌肉疼痛麻木，关节不利，活动受限者。

【组方分析】方中雪上一枝蒿祛风除湿，活血止痛；干姜温经散寒止痛；共为君药。龙血竭、乳香、没药活血消肿，散瘀止痛，为臣药。冰片辛香走窜，消肿止痛，为佐药。诸药合用，共奏温经散寒，祛风通络，活血止痛之效。

【临床应用】

1. 本品可用于治疗因风寒湿瘀阻而致的骨痹，症见颈、腰腿部痛有定处，重着而痛，肢重步艰，遇风、寒、湿邪后颈腰腿痛加重，自觉肢端冷痛，得温热减轻，多有下肢麻木刺痛感，苔白腻，脉沉而迟缓；骨性关节炎、创伤性关节炎、强直性脊柱炎、脊柱骨关节病见上述证候者。

2. 本品还可用于治疗因外感风寒湿邪，经络瘀阻而致的痹证，症见关节痛不肿或肿胀而不红不热，遇寒加重，得热症减，不发热或微热，小便清长，舌苔淡白或白腻，脉弦紧或浮紧；风湿性关节炎、类风湿关节炎见上述证候者。

【用法用量】外用，一次10ml，一日1次。将药液浸于敷带上贴敷患处30~60分钟；20天为一疗程。

【使用注意】

1. 风湿热痹、关节红肿热痛者不宜使用。

2. 不可内服。

3. 用药后3小时内不得吹风，不接触冷水。

4. 本品放置后稍有浑浊，不影响疗效。

你知道吗

带你认识雪上一枝蒿

雪上一枝蒿为毛茛科乌头属植物短柄乌头，铁棒锤宣咸乌头的干燥块根，别称雪山一枝蒿、一枝蒿、铁棒锤、铁牛七、三转半。根有毒，可药用，治跌打损伤、止痛（贵州草药）。药性苦、辛，温。有大毒。归肝经。具有祛风湿，活血止痛。常用于治疗诸痛证，为治疗多种疼痛的良药。

通络祛痛膏

【药物组成】当归100g 川芎62g 红花62g 山柰62g 花椒72g 胡椒62g 丁香30g 肉桂62g 荜茇62g 干姜62g 大黄62g 薄荷脑30g 冰片30g 樟脑44g

【功能与主治】活血通络，散寒除湿，消肿止痛。用于腰部、膝部骨性关节病瘀血停滞、寒湿阻络证，症见关节刺痛或钝痛，关节僵硬，屈伸不利，畏寒肢冷。用于颈椎病（神经根型）瘀血停滞、寒湿阻络证，症见颈项疼痛、肩臂疼痛、颈项活动不利、肢体麻木、畏寒肢冷、肢体困重等。

【组方分析】方中当归补血活血，通脉止痛；川芎活血行气，祛风止痛；红花活血通经，祛瘀止痛；三药合用，活血通络，消肿止痛，共为君药。山柰温中除湿，行气止痛；花椒、胡椒温中散寒，下气止痛；丁香温中暖肾，行气止痛；肉桂散寒止痛，补火壮阳，温经止痛；干姜温中逐寒，回阳通脉；荜茇温中散寒止痛；合以辅助君药温经散寒，通络止痛，以祛经脉筋骨之寒湿邪气，共为臣药。大黄逐瘀通经，凉血消肿，兼可佐制辛热温燥食物耗伤阴津。薄荷脑祛风止痛；冰片开散郁火，消肿止痛；樟脑消肿止痛；两药走窜，外达肌表，内透筋骨，为佐使药。诸药合用，共收活血通络，散寒除湿，消肿止痛之功。

【临床应用】本品可用于治疗因外感寒湿瘀阻脉络所致的骨痹，症见腰腿疼痛有定处，重着而痛，肢重步艰，遇寒湿之邪后腰腿疼痛加重，自觉肢端冷痹，得温热减轻，多有下肢麻木刺痛感，苔白腻，脉沉而迟缓；骨性关节炎、创伤性关节炎、强直性脊柱炎、脊柱骨关节病见上述证候者。

【用法用量】外用，贴患处。腰部、膝部骨关节病，一次1～2贴，一日1次，15天为一疗程；颈椎病（神经根型），一次2贴，一日1次，21天为一疗程。

【使用注意】

1. 偶见贴敷处皮肤瘙痒、潮红、红疹，过敏性皮炎。

2. 皮肤破损处忌用。

3. 对橡胶膏剂过敏者慎用。

4. 每次贴敷不宜超过12小时，防止贴敷处发生过敏。

5. 临床试验中1例出现心慌、心悸、恶心，无法判断和药物的关系。

四、肾虚腰痛类方药

肾虚腰痛症见腰部酸痛，喜按喜揉，遇劳更甚，卧则减轻，腿膝无力，或面色白，手足不温，少气乏力，或心烦失眠，口燥咽干，手足心热，面色潮红；舌淡或红，脉沉细或细数。证机概要属肾气亏虚，不能温煦、濡养腰脊筋脉。

青娥丸★

【药物组成】杜仲（盐炒）480g　补骨脂240g　核桃仁（炒）150g　大蒜120g

【功能与主治】补肾强腰。用于肾虚腰痛，起坐不利，膝软乏力。

【组方分析】方中杜仲性味甘温，补益肝肾，强筋壮骨，是治疗肾虚腰痛，下肢痿软的要药，紧扣病机，重用量大，故为君药。补骨脂补肾健骨，强腰壮膝；核桃仁补肾助阳，强筋健骨；两药共为臣药，以增强君药补肾强腰之效。大蒜温胃健脾，为佐药。诸药合用，共奏补肾强腰之效。

【临床应用】

1. 本品可用于治疗因肾阳亏虚，肾府失养所致的腰痛，症见腰膝酸痛，下肢痿软，畏寒怕冷，四肢欠温，少气乏力，舌淡，脉沉细；慢性腰肌劳损见上述证候者。

2. 本品还可用于治疗绝经后骨质疏松症。

【用法用量】 口服。水蜜丸一次 6~9g，大蜜丸一次 1 丸；一日 2~3 次。

【使用注意】

1. 湿热或寒湿痹阻及外伤腰痛者不宜使用。

2. 治疗期间，宜节制房事。

3. 服药期间，不宜进食辛辣、油腻和煎炸类食物。

腰痛片

【药物组成】 杜仲叶（盐炒）108g　肉桂 27g　当归 108g　补骨脂（盐炒）81g　续断 81g　狗脊（制）81g　牛膝 81g　赤芍 43g　乳香（制）27g　土鳖虫（酒炒）43g　白术（炒）81g　泽泻 54g

【功能与主治】 补肾活血，强筋止痛。用于肾阳不足，瘀血阻络所致的腰痛及腰肌劳损。

【组方分析】 方中杜仲叶甘温，补肝益肾、强筋壮骨；肉桂辛甘大热，补火助阳，温通经脉，散寒止痛；当归补血活血，散寒止痛；三味重用量大，温肾活血，切中病机，共为君药。补骨脂补肾健骨，强腰壮膝；续断补肝肾，强筋骨，通利血脉；狗脊补肝肾，强腰膝；牛膝补肝肾，活血祛瘀；赤芍清热凉血，祛瘀止痛；乳香活血化瘀，疗伤止痛；土鳖虫破血逐瘀，疗伤止痛；七药加强君药补肾强筋，活血止痛功效，合为臣药。白术补气健脾，以资化源；泽泻利水渗湿；为佐药。诸药合用，共奏补肾活血，强筋止痛之功。

【临床应用】

1. 本品可用于治疗因由肾阳亏虚，腰府失养所致的腰痛，症见腰膝酸痛，下肢痿软，畏寒，四肢欠温，少气乏力，舌淡，脉沉细；腰肌劳损见上述证候者。

2. 本品还可用于治疗跌打损伤，瘀血阻滞所致的腰痛，症见腰痛部位固定，或肿痛不适，或痛如锥刺，日轻夜重，或疼痛持续不解，活动不利，痛处拒按，舌质隐青或有瘀斑，脉弦涩或细；外伤腰痛见上述证候者。

【用法用量】 用盐水送服。一次 6 片，一日 3 次。

【使用注意】

1. 孕妇禁用。

2. 阴虚火旺及有实热者慎用。

腰痛问病荐药要点见表 16 – 1。

表 16 - 1　腰痛问病荐药

问病要点	确定疾病	确定证型	推荐常用中成药
腰部痛如针刺，痛有定处，痛处拒按，日轻夜重，轻者俯仰不便，重则不能转侧；舌质暗紫，或有瘀斑，脉涩。多伴有跌仆闪挫病史	腰痛	血瘀腰痛	腰痹通胶囊、消痛贴膏
腰部冷痛重着，转侧不利，逐渐加重，静卧病痛不减，寒冷和阴雨天则加重；舌质淡，苔白腻，脉沉而迟缓	腰痛	寒湿腰痛	骨痛灵酊、通络祛痛膏
腰部酸痛，喜按喜揉，遇劳更甚，卧则减轻，腿膝无力，或面色白，手足不温，少气乏力，或心烦失眠，口燥咽干，手足心热，面色潮红；舌淡或红，脉沉细或细数	腰痛	肾虚腰痛	青娥丸、腰痛片

目标检测

一、单项选择题

1. 易致寒湿腰痛的因素不包括
   A. 坐卧冷湿之地　　　B. 涉水冒雨　　　　　　C. 恣食生冷瓜果
   D. 长期水中作业　　　E. 身劳汗出，衣着冷湿

2. 腰痹通胶囊的功用为
   A. 活血化瘀，祛风除湿，行气止痛
   B. 经散寒，祛风活血，通络止痛
   C. 活血化瘀，消肿止痛
   D. 舒筋活血，散瘀止痛
   E. 活血通络，散寒除湿，消肿止痛

3. 具有温经散寒，祛风活血，通络止痛。用于治疗腰、颈椎骨质增生，骨性关节炎，肩周炎，风湿性关节炎的中成药是
   A. 腰痹通胶囊　　　　B. 骨痛灵酊　　　　　　C. 消痛贴膏
   D. 舒筋活血片　　　　E. 通络祛痛膏

4. 用于血瘀气滞、脉络闭阻所致腰痛，症见腰腿疼痛、痛有定处、痛处拒按，转侧不利的中成药是
   A. 骨痛灵酊　　　　　B. 麝香追风膏　　　　　C. 通络祛痛膏
   D. 腰痹通胶囊　　　　E. 舒筋活血片

5. 关于骨痛灵酊，下列说法错误的是
   A. 本品只能外用
   B. 皮肤破损处可以使用
   C. 用药后 3 小时内不得吹风、触冷水
   D. 每次 10ml，一日一次
   E. 贴敷患处 30 ~ 60 分钟

6. 青娥丸的功用为

    A. 补肾活血，强筋止痛

    B. 活血通络，散寒除湿，消肿止痛

    C. 补肾强腰

    D. 温经散寒，祛风活血，通络止痛

    E. 活血化瘀，祛风除湿，行气止痛

二、多项选择题

1. 引起腰痛的病因，包括

    A. 风　　　　　　　B. 寒　　　　　　　C. 湿

    D. 瘀　　　　　　　E. 虚

2. 适用于治疗血瘀腰痛的药物有

    A. 腰痹通胶囊　　　B. 消痛贴膏　　　　C. 骨痛灵酊

    D. 青娥丸　　　　　E. 腰痛片

三、配伍题

A. 活血化瘀，祛风除湿，行气止痛

B. 温经散寒，祛风活血，通络止痛

C. 活血通络，散寒除湿，消肿止痛

D. 活血止痛，化瘀止血

E. 活血化瘀，消肿止痛，舒筋壮骨

1. 腰痹通胶囊的功用是

2. 通络祛痛膏的功用是

四、简答题

1. 请简述腰痹通胶囊的功能主治及临床应用。

2. 请简述青娥丸的功能主治及临床应用。

书网融合……

微课 1　　　　微课 2　　　　划重点　　　　自测题

6
模块六

学会五官科用药

常见的五官科疾病包括眼病、耳病、鼻病、口病及咽喉病。

眼病常见沙眼、时复症、视疲劳、迎风流泪、圆翳内障、针眼等，出现痒痛、磨痛、眼睑红肿、眼睑水肿、流泪、干涩、视力减退、夜盲等症状。其病因不外虚实两种。其中，实证多由风热壅盛、湿热蕴结、血热瘀滞等证引起或因时邪与湿热交阻所致，虚证多因气血不足或肝肾两虚致目失涵养，所引起的一种慢性眼病。问病荐药时应关注患者眼部的主观感觉，并仔细观察眼胞、白睛和黑睛的变化。

耳病范围较广，如耳鸣、耳聋、耳疮等，病因病理较复杂，大多须去医院诊治。实证多因肝火上扰，痰火郁结所致；虚证多因阴精亏损，心脾气虚所致。

中医鼻病主要有鼻窒、鼻渊、鼻鼽三类，即西医所称的急慢性鼻炎、急慢性鼻窦炎、过敏性鼻炎等。可因邪毒外袭，或肝胆湿热上移酿成痰浊所致，或因肺脾肾三脏亏虚，卫气不固，外感风邪而反复发作。鼻病问病要注意和感冒初期的鼻塞等症状区分开，前者素有病根，反复发作，会因外感而加重。

口病以口疮（口腔溃疡）最为常见。口疮是指以口腔内黏膜、舌、唇、齿龈、上腭等处发生溃疡为特征的一种常见的口腔疾患。口疮发生于口唇两侧者，又称燕口疮；满口糜烂，色红作痛者，又称口糜。口疮多由风热乘脾，心脾积热，虚火上炎所致。主要病变在脾与心，虚证常涉及肾。

咽喉病包括咽部、喉部的病变，由于两者在部位上紧密相连，致病因素多有相似，故常合而称之。常见的病证有喉痹（急慢喉痹，相当于咽喉炎）、乳蛾、喉痈、喉喑、梅核气等。多由风热邪毒侵袭或情志所伤、忧虑过度而致肝郁气滞，久郁化火，或由肾阴不足、虚火上炎、消灼肺金、熏燎咽喉而致；过食辛辣、酒等刺激之品也可发生，与慢性咽炎相类似。

因五官科涉及病证较多，用药时应根据眼病、耳病、鼻病、口病及咽喉病的不同疾病表现辨证随治，应用时应注意使用方法及注意事项。

PPT

项目十七 学会眼病用药

学习目标

知识要求

1. **掌握** 眼病的主要证型及各证型的代表方药；各证型的辨证要点；重点药品的功能主治及临床应用。

2. **熟悉** 眼病的基本概念、病因病机；一般药品的功能主治及临床应用；重点药品的药物组成、组方分析及使用注意。

3. **了解** 不同眼病方药的用法用量及部分药品的不良反应。

能力要求

1. 熟练掌握根据患者的症状正确判断眼病的方法，并合理选用中成药。

2. 学会根据不同疾病的辨证要点以及中成药功能主治进行眼病问病荐药角色扮演脚本编写，解决眼病问病荐药问题。

岗位情景模拟

情景描述 李某，男，31岁。由于近段时间经常使用电脑，造成眼部干涩。服用明目上清片兼使用珍珠明目滴眼液。用后缓解了眼部干涩，于是养成了每天服用明目上清片，同时用滴眼剂滴眼缓解眼睛干涩的习惯。开始时按说明书中的剂量，能缓解眼部干涩，一段时间后，开始出现眼睛发痒的症状。李某走进药店寻求帮助。

讨论 请问李某用药方法是否正确？中成药滴眼剂可以随意使用吗？应如何预防眼部疾病？

一、概述

眼病常见沙眼、时复症、视疲劳、迎风流泪、圆翳内障、针眼等，出现痒痛、磨痛、眼睑红肿、眼睑水肿、流泪、干涩、视力减退、夜盲等现象。其病因不外虚实两种。其中实证多由风热壅盛，湿热蕴结，血热瘀滞等证引起或因时邪与湿热交阻所致；虚证多因气血不足或肝肾两虚，致目失涵养，所引起的一种慢性眼病。

1. 病因病机 眼病病因以风、火、湿邪引起的为多，暑邪致病较少；情志内伤，气机紊乱，饮食失调，眼外伤等均可以起眼病。病机多为肝胆湿热上攻，肝肾阴液不足目亦失养等。

2. 治疗原则 实证治宜疏散风热或清泻肝火，退翳明目；虚证治宜补益肝肾。

3. 问病要点 问病荐药时应关注患者眼部的主观感觉，并仔细观察眼胞、白睛和黑睛的变化。实证眼病多见风热赤眼，眼白红肿，灼热疼痛，怕见亮光，生眼屎，或有发热发冷或翳膜遮睛，视物不清。虚证眼病多见视物不清，或眼前出现黑影，或视一物而有两形，或入夜则不能视，或内障遮睛而视物模糊。

4. 治疗方药 实证有明目上清片、珍珠明目滴眼液等；虚证有明目地黄丸、石斛夜光丸等。

二、方药

明目上清片★

【**药物组成**】桔梗 70g　熟大黄 70g　天花粉 44g　石膏 44g　麦冬 44g　玄参 70g　栀子 44g　蒺藜 44g　蝉蜕 44g　甘草 44g　陈皮 70g　菊花 70g　车前子 44g　当归 44g　黄芩 70g　赤芍 44g　黄连 70g　枳壳 70g　薄荷脑 0.22g　连翘 44g　荆芥油 0.11ml

【**功能与主治**】清热散风，明目止痛。用于外感风热所致的暴发火眼，红肿作痛，头晕目眩，眼边刺痒，大便燥结，小便赤黄。

【**组方分析**】方中菊花甘苦疏散清益，主入肝经，善清热散风，平肝明目；连翘苦寒清泄升浮，主入肺胃经，善疏散风热，清热解毒，散结利尿；黄芩、黄连苦寒清泄，主入肺胃经，善清泻实火湿热；四药相伍，既善清散外感之风热，又善清解内郁之火毒，以达明目止痛之目的，故共为君药。薄荷脑辛香凉散，能疏风、散热、止痛；荆芥油辛香发散，善散风止痒；蝉蜕甘寒质轻，善疏散风热，明目退翳，止痒；蒺藜苦泄辛散平凉，善祛风明目止痒；四者相伍，既助君药清热散风明目，又能止痒而疗眼边刺痒。栀子苦寒清利，既善清热泻火凉血，又能利尿而导热邪由小便出；石膏辛甘大寒、清泄兼透散，天花粉苦寒清泄兼润，皆归肺胃经，善清肺胃实热火毒；熟大黄苦寒沉降、清泄通利，既善泻火凉血解毒，又善泻热通便导热邪从大便出；四者相伍，既助君药清解内郁之火毒，又通利二便导热邪从二便出。此八味共为臣药。麦冬甘苦微寒、玄参苦甘咸寒，二者皆清泄滋润，相须为用，既助君臣药清热泻火，又滋阴润燥滑肠，助熟大黄通腑泄热，防辛散苦泄之品伤阴；赤芍苦泄散而微寒，当归甘辛温补行散，二者伍用，既助君臣药清除火热，又活血散瘀而促进肿痛消退；车前子甘寒清利，既助君臣药清肝明目，又清热利尿，助栀子利小便而导邪热从小便出；枳壳苦降辛散微寒，既理气宽中健胃，又助熟大黄等通肠泄热；陈皮辛开苦降温燥，能理气燥湿健胃，以防某些君臣药因苦寒甘腻而伤胃；此七味共为佐药。桔梗苦辛泄散，平而升浮，既宣散肺气以利清泄上焦火邪，又载药上行直达头面；甘草甘平，既清热解毒，又调和诸药；此二味共为使药。诸药相合，将疏散、清泄、通降融为一体，共奏清热散风，明目止痛，兼通利二便之功。

【**临床应用**】

1. 本品可用于治疗外感风热所致的暴发火眼，症见白睛红赤，黑睛生翳，眵多如脓，羞明流泪，目珠灼热疼痛，大便干结，小便短赤，口干欲饮；舌红苔黄，脉弦数。

请你想一想

明目上清片为什么用于治疗实证眼病而不是虚证眼病呢？

2. 本品还可用于治疗麦粒肿初起、眼睑炎症脓肿、急性卡他性结膜炎、化脓性角膜炎、匍行性角膜溃疡、巩膜炎、急性虹膜睫状体炎等目疾实热证者。

【用法用量】口服。片剂：一次 4 片，一日 2 次；丸剂：一次 9g，一日 1～2 次。

【使用注意】

1. 孕妇慎用。

2. 脾胃虚寒者忌用。

3. 服药期间忌食辛辣燥热、油腻黏滞之物。

【规格】素片：每片重 0.60g；薄膜衣片：每片重 0.63g。丸剂：每袋 9 克。

【其他剂型】明目上清丸。

你知道吗

红眼病介绍

俗称的"暴发火眼"就是传染性眼结膜炎，又叫"红眼病"，是一种急性传染性眼部疾病。本病全年均可发生，以春夏季节多见。病症轻微者为风热上攻。症状为眼红，痒痛交作，畏光流泪，怕热，眼干涩有异物感，眼分泌物黄白而黏结。治当疏风散热，佐以解毒。病症严重者为火毒炽盛。症状为一眼或双眼满目发红，甚至出现小出血点，泡肿明显，眼痛头痛，眼分泌物多而黏结，或流淡血水，眼中灼热，怕光。治宜泻火解毒。

珍珠明目滴眼液

【药物组成】珍珠液 20ml　冰片 1.0g

【功能与主治】清热解痉，去翳明目。用于肝阴不足，肝气偏盛所致的不能久视，轻度眼胀，眼痛，青少年视力下降。

【组方分析】方中珍珠液为珍珠层粉经现代工艺加工水解而成，含多种氨基酸，便于滴眼后吸收，更易发挥珍珠养阴息风，退翳明目功能；冰片性凉味苦，气清香透达可入诸窍，解郁火，消肿止痛。二药合用，共奏清肝明目止痛之功。

【临床应用】

1. 本品可用于治疗肝阴不足、肝气偏盛所致眼病，症见不能久视，轻度眼胀，眼痛，青少年视力下降；青少年假性近视、视力疲劳、轻度青光眼见上述证候者。

2. 本品还可用于治疗早期老年性白内障、慢性结膜炎、视疲劳等，能近期提高早期老年性白内障的远视力，并能改善眼胀眼痛，干涩不舒，不能持久阅读等症状。

【用法用量】滴入眼睑内，一次 1～2 滴，一日 3～5 次。

【使用注意】滴眼时勿使眼睫毛触及瓶口，使用后应将瓶盖拧紧，以免污染药液。

明目地黄丸★ 微课1

【药物组成】熟地黄 160g　酒萸肉 80g　牡丹皮 60g　山药 80g　茯苓 60g　泽泻 60g　枸杞子 60g　菊花 60g　当归 60g　白芍 60g　蒺藜 60g　煅石决明 80g

【功能与主治】滋肾，养肝，明目。用于肝肾阴虚，目涩畏光，视物模糊，迎风流泪。

【组方分析】本方为六味地黄丸加枸杞子、菊花、当归、白芍、蒺藜、石决明而成。方中熟地、山萸萸、枸杞子、山药，肝、肾、脾俱补，为君药，以填精补液，精充则神旺。当归、白芍、丹皮、蒺藜、石决明为臣，以养血和营，血盛则形强，以平肝祛翳，明目除昏。佐以茯苓、泽泻利湿而不伤阴液，引浮火下行而免伤头目。菊花清利头目，引药上行，为使。全方配伍，补中寓泻，泻中兼补，扶正而不助邪，祛邪而不伤正，共奏滋肾、养肝、明目之功。

【临床应用】

1. 本品可用于治疗肝肾阴虚所致眼病，症见头晕目眩，耳鸣耳聋，目涩咽干，腰膝酸软，舌红少苔，脉细弱。

2. 本品还可用于治疗视神经萎缩、干燥性角膜炎、老年性泪腺萎缩、老年性白内障早期阶段、慢性单纯性青光眼、中心性浆液性脉络膜视网膜病变等属于肝肾阴虚者。

【用法用量】口服。水蜜丸一次 6g，小蜜丸一次 9g，大蜜丸一次 1 丸，一日 2 次；浓缩丸一次 8~10 丸，一日 3 次。

【使用注意】

1. 有外感及风热目疾者不宜用。

2. 忌辛辣刺激之物。

石斛夜光丸★

【药物组成】石斛 30g　人参 120g　山药 45g　茯苓 120g　甘草 30g　肉苁蓉 30g　枸杞子 45g　菟丝子 45g　地黄 60g　熟地黄 60g　五味子 30g　天冬 120g　麦冬 60g　苦杏仁 45g　防风 30g　川芎 30g　麸炒枳壳 30g　黄连 30g　牛膝 45g　菊花 45g　盐蒺藜 30g　青葙子 30g　决明子 45g　水牛角浓缩粉 60g　羚羊角 30g

【功能与主治】滋阴补肾，清肝明目。用于肝肾两亏，阴虚火旺，内障目暗，视物昏花。

【组方分析】方中石斛补肝肾，明目为主药。山药、牛膝、菟丝子、五味子补益肝肾；肉苁蓉补肾益血；蒺藜平肝疏肝；菊花、青葙子、决明子、羚羊角清肝明目；人参、茯苓、甘草补中益气；枸杞子、菟丝子益肝肾；生熟地、天冬、麦冬滋阴；防风、川芎祛风；川芎与枳壳同用增强行气之力；苦杏仁味苦能降，疏利气机；水牛角浓缩粉、黄连清热。全方滋阴补肾，清肝明目。

【临床应用】

1. 本品可用于治疗肝肾两亏，阴虚火旺所致的眼疾，症见内障目暗，视物昏花，羞明流泪，舌红少苔，脉细数。

2. 本品还可用于治疗白内障、青光眼、视神经萎缩、慢性眼球后视神经炎、泪囊吸力不足、瞳孔紧张症、反射性瞳孔扩大强直、痉挛性瞳孔扩大等眼疾，以及闭经、神经性头痛、高血压、耳鸣耳聋、更年期综合征等属肝肾两亏、阴虚火旺者。

【用法用量】 口服。丸剂：水蜜丸一次 7.3g，小蜜丸一次 11g，大蜜丸一次 2 丸。颗粒剂：一次 2.5g。一日 2 次。

【使用注意】

1. 肝经风热、肝火上攻者不宜使用。

2. 孕妇及脾胃虚弱者慎用。

【其他剂型】 石斛夜光颗粒。

眼病问病荐药要点见表 17 – 1。

表 17 – 1　眼病问病荐药

问病要点	确定疾病	确定证型	推荐常用中成药
风热赤眼，眼白红肿、灼热疼痛，怕见亮光，眼尿多，或伴有恶寒发热，或见翳膜遮睛，视物不清	眼病	实证	明目上清片、珍珠明目滴眼液
视物不清，或眼前出现黑影，或视一物而有两形，或入夜则不能视，成内障遮睛而视物模糊，疼痛感不明显模糊，疼痛感不明显	眼病	虚证	明目地黄丸、石斛夜光丸

目标检测

一、单项选择题

1. 下列能滋阴补肾，清肝明目的是

    A. 补中益气丸　　　　B. 石斛夜光丸　　　　C. 明目地黄丸

    D. 六味地黄丸　　　　E. 左归丸

2. 下列哪项不是石斛夜光丸的主治症状

    A. 肝肾两亏　　　　　B. 神疲乏力　　　　　C. 阴虚火旺

    D. 内障目暗　　　　　E. 视物昏花

3. 下列眼病类药属于外用药的是

    A. 障眼明片　　　　　B. 明目上清丸　　　　C. 杞菊地黄丸

    D. 珍珠明目滴眼液　　E. 石斛夜光丸

4. 明目地黄丸的功能是

    A. 清热散风，明目止痛　　　　　　　　B. 清热解毒，明目止痛

    C. 滋肾，养肝，明目　　　　　　　　　D. 清热利水，明目

    E. 祛风除湿，明目止痛

5. 障眼明片适用于
   A. 肝肾两亏，阴虚火旺，内障目暗，视物昏花
   B. 外感风热所致的暴发火眼
   C. 肝阴不足、肝气偏盛所致的不能久视
   D. 肝肾不足所致的干涩不舒
   E. 肝经热盛，头目眩晕，耳聋蝉鸣，耳底肿痛

二、多项选择题

1. 明目上清片的功效有
   A. 滋肾，养肝　　　B. 清热散风　　　C. 滋肾平肝
   D. 利湿通窍　　　E. 明目止痛

2. 眼病虚证可以选用
   A. 明目上清丸　　　B. 明目地黄丸　　　C. 石解夜光丸
   D. 障眼明片　　　E. 珍珠明目滴眼液

3. 眼病实证可以选用
   A. 明目上清丸　　　B. 明目地黄丸　　　C. 石解夜光丸
   D. 障眼明片　　　E. 珍珠明目滴眼液

三、简答题

1. 明目上清丸的使用注意有哪些？
2. 石斛夜光丸的使用注意有哪些？

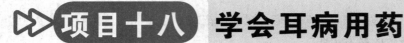

项目十八　学会耳病用药

学习目标

知识要求

1. **掌握**　耳病的主要证型及各证型的代表方药；各证型的辨证要点；重点药品的功能主治及临床应用。
2. **熟悉**　耳病的基本概念、病因病机；一般药品的功能主治及临床应用；重点药品的药物组成、组方分析及使用注意。
3. **了解**　不同耳病方药的用法用量及部分药品的不良反应。

能力要求

1. 熟练掌握根据患者的症状正确判断耳病的方法，并合理选用中成药。
2. 学会根据不同疾病的辨证要点以及中成药功能主治进行耳病问病荐药角色扮演脚本编写，解决耳病问病荐药问题。

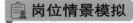

岗位情景模拟

情景描述　王某，男，65 岁。经常耳鸣，头晕，体瘦颧红，舌红，苔少而干；最近夜间出汗较多，耳鸣加重。王某走进药店寻求帮助。

讨论　请辨证分型，并为该患者推荐常用中成药。

一、概述

耳病范围较广，如耳鸣、耳聋、耳疮等，病因病理较复杂，大多须去医院诊治。

1. 病因病机　耳病病因以火、痰湿邪引起的为多见，阴精亏损，心脾气虚等亦可引起耳病。病机实证多为肝火，痰郁，气滞血瘀等；虚证多为肾阴亏虚，肾阳不足，心脾两虚等。

2. 治疗原则　实证治宜泻肝降逆，清火化痰，行气活血；虚证治宜滋阴补肾，温肾壮阳，健脾养心。

3. 问病要点　耳病实证多见耳聋耳鸣速发，自觉耳内鸣响，如闻蝉声、潮声、轰鸣声等，或听觉减退，甚至消失，兼见烦躁易怒，头晕胀痛，口苦胁痛，舌红苔黄；或胸脘满闷，痰多黏稠，口苦，舌红，苔黄腻；或胸闷刺痛，舌质紫暗，头目昏眩。耳病虚证多见耳聋耳鸣渐起，自觉耳内鸣响，如闻蝉声，或耳内有突然空虚或发凉的感觉，或听力渐降，伴有头晕目眩，腰膝酸软，烦热盗汗，舌红苔薄；或腰酸肢凉，面白体倦，纳少便溏，舌淡苔薄；或心悸神疲，纳差便溏。

4. 代表方药　虚证有耳聋左慈丸等；实证有通窍耳聋丸等。

二、方药

耳聋左慈丸★

【药物组成】煅磁石20g　熟地黄160g　山茱萸（制）80g　牡丹皮60g　山药80g　茯苓60g　泽泻60g　竹叶柴胡20g

【功能与主治】滋肾平肝。用于肝肾阴虚，耳鸣耳聋，头晕目眩。

【组方分析】本方系六味地黄丸加磁石、柴胡而成。一升（柴胡）一降（磁石），调理气机，重镇潜阳，颇为巧妙。方用磁石补肾益精，重镇安神，聪耳明目；熟地黄滋阴养血，生津补髓；同为君药。山茱萸固摄下元，补益肝肾；山药补气养阴；为臣药。茯苓、泽泻、牡丹皮辅佐主药健脾利湿，清热凉血，为佐药。柴胡芳香疏泄，可升可散，善升举清阳之气，以聪耳，且能引药上行，为使药。诸药配伍，共奏滋肾平肝之功。

【临床应用】

1. 本品可用于治疗肝肾阴虚所致的耳鸣耳聋，症见耳鸣耳聋，头晕目眩。

2. 本品还可用于治疗头痛，目暗昏花，视物不清，哮喘及白内障证属肝肾阴亏，虚火上炎者；药物中毒性耳聋、神经性耳聋见上述证候者。

【用法用量】口服。水蜜丸一次6g，大蜜丸一次1丸；一日2次。

【使用注意】

1. 痰瘀阻滞者慎用。

2. 忌食或少食辛辣刺激及油腻之物。

3. 突发耳鸣、耳聋者禁用。

你知道吗

竹叶柴胡与柴胡

竹叶柴胡为伞形科植物竹叶柴胡的干燥全草。多年生高大草本。产于我国西南、中部和南部各省区。生长在海拔750～2300米的山坡草地或林下。分布于印度、尼泊尔等地。与柴胡相比，其分布范围较广。从主要功效上来讲，柴胡主要治疗风寒感冒、月经不调、疟疾、脱肛、子宫脱落等病症，而竹叶柴胡主治感冒、扁桃体炎和腮腺炎，治疗的范围较小，两者不能相互代替。

通窍耳聋丸

【药物组成】北柴胡60g　芦荟48g　龙胆48g　熟大黄48g　黄芩120g　青黛48g　天南星（矾炙）48g　木香60g　醋青皮90g　陈皮48g　当归90g　栀子（姜炙）60g

【功能与主治】肝泻火，通窍润便。用于肝经热盛，头目眩晕，耳聋蝉鸣，耳底肿痛，目赤口苦，胸膈满闷，大便燥结。

【组方分析】龙胆苦寒，清泻肝胆火；黄芩清热泻火解毒；柴胡归肝、胆经，疏散退热，疏肝解郁；青黛入肝经，清热解毒，泻火定惊；栀子走三焦，泻火除烦，清热利湿，引热由小便而出；芦荟泻下通便、清肝泻火，大黄泻下攻积、清热泻火，二者导热由大便而出；陈皮、青皮、木香疏肝理气，化滞止痛；天南星祛风止痉，散结消肿；当归补血活血，润肠通便，使泻中有补，祛邪而不伤正。诸药共奏肝泻火，通窍润便之功。

【临床应用】

1. 本品可用于治疗肝经热盛所致耳聋、耳疖，症见头目眩晕，耳聋蝉鸣，耳底肿痛，目赤口苦。

2. 本品还可用于治疗各种耳聋、耳鸣、脑鸣、听力下降、神经性耳聋、药物中毒性耳聋、突发性耳聋、外伤性耳聋、老年性耳聋、噪声性耳聋等证属肝经热盛者。

【用法用量】口服。一次6g（1瓶），一日2次。

【使用注意】

1. 忌食辛辣。

2. 孕妇忌服。

3. 阴虚火旺、脾胃虚寒者忌用。

耳病问病荐药要点见表18-1。

表18-1　耳病问病荐药

问病要点	确定疾病	确定证型	推荐常用中成药
耳聋、耳鸣速发，自觉鸣声甚，兼见烦躁易怒，头晕胀痛，口苦胁痛；舌红苔黄	耳病	实证	通窍耳聋丸
耳聋渐起，或听力渐降，伴有头晕目眩，腰膝酸软，烦热盗汗；舌红	耳病	虚证	耳聋左慈丸

目标检测

一、单项选择题

1. 耳聋丸的功用是

　　A. 清肝利胆，健脾和胃　　　　　　　　B. 清肝泻火，利湿通窍

　　C. 清热解毒，利湿通窍　　　　　　　　D. 清肝胆火，利湿通窍

　　E. 清热利湿，健脾和胃

2. 耳聋左慈丸的主治是

　　A. 肝胆湿热之耳聋　　　　　　　　　　B. 肾精亏损之耳聋

　　C. 肝肾阴虚之耳鸣耳聋　　　　　　　　D. 肝火上炎之耳聋

　　　　E. 肾精亏损之耳鸣

3. 耳聋左慈丸适用于

　　　　A. 肝经热盛，头目眩晕，耳聋蝉鸣，耳底肿痛

　　　　B. 肝胆湿热所致的头晕头痛、耳聋耳鸣、耳内流脓

　　　　C. 肝肾阴虚，耳鸣耳聋，头晕目眩

　　　　D. 肾阳不足、水湿内停所致的肾虚

　　　　E. 风热上攻、热毒蕴肺所致的鼻塞、鼻流清涕或浊涕、发热、头痛

4. 通窍耳聋丸的功能是

　　　　A. 滋肾平肝　　　　　　　　　　　　　B. 肝泻火，通窍润便

　　　　C. 清肝泻火，利湿通窍　　　　　　　　D. 清热利湿

　　　　E. 疏风清热，化痰散结

二、简答题

1. 耳聋左慈丸的使用注意有哪些？

2. 虚证耳病的表现有哪些？

PPT

▶▶ 项目十九　学会鼻病用药

学习目标

知识要求

1. **掌握**　鼻病的主要证型及各证型的代表方药；各证型的辨证要点；重点药品的功能主治及临床应用。

2. **熟悉**　鼻病的基本概念、病因病机；一般药品的功能主治及临床应用；重点药品的药物组成、组方分析及使用注意。

3. **了解**　不同鼻病方药的用法用量及部分药品的不良反应。

能力要求

1. 熟练掌握根据患者的症状正确判断鼻病的方法，并合理选用中成药。

2. 学会根据不同疾病的辨证要点以及中成药功能主治进行鼻病问病荐药角色扮演脚本编写，解决耳病问病荐药问题。

💬 岗位情景模拟

　　情景描述　赵某，男，38 岁。素有慢性鼻窦炎，常流浊涕；近期感冒后鼻塞欠通，鼻涕黄稠，口渴，舌红苔黄。赵某走进药店寻求帮助。

　　讨论　请辨证分型，并为该患者推荐常用中成药。

一、概述

　　中医鼻病主要有鼻窒、鼻渊、鼻鼽三类，即西医所称的急慢性鼻炎、急慢性鼻窦炎、过敏性鼻炎等。鼻病临床以鼻痒、鼻塞、流涕等为主要症状。儿童、老年人、孕妇和哺乳期妇女患该病时以及鼻中隔偏曲、鼻息肉患者不适于自己选择用药。

　　1. 病因病机　可因邪毒外袭，或肝胆湿热上移酿成痰浊所致，或因肺脾肾三脏亏虚，卫气不固，外感风邪而反复发作。病机实证多为胆经郁热，脾胃湿热，气滞血瘀等；虚证多为肾阳虚弱，或肺气虚弱，或肺脾两虚等。

　　2. 治疗原则　实证宜清胆经郁热，清热燥湿；虚证治宜温补肾阳，健脾养肺。

　　3. 问病要点　鼻病问病要注意和感冒初期的鼻塞等症状区分开，前者素有病根，反复发作，会因外感而加重。鼻病实证，如胆经郁热证，可见鼻塞、涕黏稠量多、鼻内灼热，舌红苔黄，身热口渴，大便干燥；脾胃湿热证，可见鼻塞、流涕黄浊缠绵不愈，舌红苔黄腻；气血瘀滞证，可见持续鼻涕黏稠不易擤出，嗅觉迟钝。鼻病虚证多见鼻痒、鼻塞、流涕等，兼有或肾阳虚弱，或肺气虚弱，或肺脾两虚的表现。

4. 代表方药　实证有鼻炎康片、藿胆丸、辛夷鼻炎丸等；虚证有辛芩颗粒等。

二、方药

鼻炎康片

【药物组成】广藿香206g　鹅不食草257g　苍耳子257g　麻黄129g　野菊花129g　当归166g　黄芩109g　猪胆粉13g　薄荷油0.92g　马来酸氯苯那敏1g

【功能与主治】清热解毒，宣肺通窍，消肿止痛。用于风邪蕴肺所致的急、慢性鼻炎，过敏性鼻炎。

【组方分析】方中野菊花功善疏散风热，清热解毒；黄芩苦寒清热燥湿，泻火解毒；猪胆粉苦寒清热解毒；三药配伍，清热解毒力胜，针对主要病机，共为君药。麻黄、薄荷宣肺散邪；苍耳子味辛散风，通窍止痛；三药辅助君药，增强疏风散邪，宣肺通窍之功，共为臣药。广藿香芳香化湿，鹅不食草祛湿化浊，以助君臣药物化湿浊通窍，当归和血行血，以防辛温燥烈之品耗伤气血，共为佐药。更加抗组胺之西药马来酸氯苯那敏直接抑制过敏反应。诸药合用，标本兼顾，共达清热解毒，宣肺通窍，消肿止痛之效。

【临床应用】

1. 本品可用于治疗风邪蕴肺所致急、慢性鼻炎，过敏性鼻炎，症见鼻内刺痒，鼻塞喷嚏，鼻腔干燥不适，流黏液样涕而色黄。

2. 本品还可用于治疗急、慢性鼻炎，过敏性鼻炎等证属风邪蕴肺者。

【用法用量】口服，一次4片，一日3次。

【使用注意】

1. 孕妇及高血压患者慎用。

2. 用药期间不宜驾驶车辆、管理机器及高空作业等。

3. 忌食辛辣食物。

4. 不宜过量、久服。

你知道吗

鹅不食草简介

鹅不食草为菊科植物鹅不食草的干燥全草。夏、秋二季花开时采收，洗去泥沙，晒干。本品缠结成团。须根纤细，淡黄色。茎细，多分枝；质脆，易折断，断面黄白色。叶小，近无柄；叶片多皱缩、破碎，完整者展平后呈匙形，表面灰绿色或棕褐色，边缘有3~5个锯齿。头状花序黄色或黄褐色。气微香，久嗅有刺激感，味苦、微辛，性温。归肺经、肝经。具有通鼻窍，止咳的功效，用于风寒头痛，咳嗽痰多，鼻塞不通，鼻渊流涕。现代药理研究发现本品具有止咳、祛痰、平喘、抗过敏、抗突变及抗肿瘤等作用；对革兰阳性和革兰阴性球菌、杆菌及某些病毒有一定的抑制作用，对金黄色葡萄球菌也具有抑制作用。

藿胆丸

【药物组成】广藿香叶4000g　猪胆粉315g

【功能与主治】芳香化浊，清热通窍。用于湿浊内蕴，胆经郁火所致的鼻塞，流清涕或浊涕，前额头痛。

【组方分析】本方证治为肺经郁热所致。邪犯鼻窍，胆经郁火，窦内湿热蕴蒸，酿成痰浊，则鼻塞，流清涕或浊涕，前额头痛。治宜芳香化浊，清热通窍。方中广藿香化湿浊而通鼻窍；猪胆粉清胆经郁热，化痰浊。辅料滑石粉，甘寒清利，能清热利湿。诸药合用，共奏芳香化浊，清热通窍之功。

【临床应用】

1. 本品可用于治疗湿浊内蕴，胆经郁火所致鼻塞，症见鼻塞，流清涕或浊涕，前额头痛。

2. 本品还可用于治疗急、慢性鼻炎，过敏性鼻炎等证属湿浊内蕴，胆经郁火者。

【用法用量】口服。丸剂：一次3~6g，一日2次；片剂：一次3~5片，一日2~3次；滴丸：一次4~6粒，一日2次。

【使用注意】

1. 忌烟酒、辛辣、鱼腥食物。

2. 不宜在服药期间同时服用滋补性中药。

【其他剂型】藿胆片、藿胆滴丸。

辛夷鼻炎丸★

【药物组成】辛夷42g　紫苏叶317g　广藿香433g　鹅不食草209g　山白芷433g　鱼腥草150g　三叉苦433g　薄荷433g　甘草215g　苍耳子1111g　板蓝根650g　防风313g　菊花433g

【功能与主治】祛风宣窍，清热解毒。用于风热上攻，热毒蕴肺所致的鼻塞，流清涕或浊涕，发热，头痛；慢性鼻炎、过敏性鼻炎、神经性头痛见上述证候者。

【组方分析】方中防风、薄荷、菊花、山白芷疏散风热；紫苏叶、广藿香化湿；三叉苦、板蓝根、鱼腥草清热解毒；苍耳子、鹅不食草、辛夷祛风通窍，解毒消肿；甘草调和诸药；诸药合用，共奏祛风宣窍，清热解毒之功。

【临床应用】

1. 本品可用于治疗风热上攻、热毒蕴肺所致鼻塞，症见鼻塞、鼻流清涕或浊涕、发热、头痛。

2. 本品还可用于治疗慢性鼻炎、过敏性鼻炎、神经性头痛等证属风热上攻，热毒蕴肺者。

【用法用量】口服，一次3g（约40粒），一日3次。

【使用注意】

1. 忌烟酒、辛辣、鱼腥食物。

2. 用药后如感觉唇部麻木者应停药。

辛芩颗粒★ e 微课2

【药物组成】细辛200g 荆芥200g 白芷200g 黄芪200g 桂枝200g 黄芩200g 防风200g 苍耳子200g 白术200g 石菖蒲200g

【功能与主治】益气固表，祛风通窍。用于肺气不足，风邪外袭所致的鼻痒、喷嚏，流清涕，易感冒。

【组方分析】方中黄芪甘温补升，善补气升阳，益卫固表；白芷辛温香窜，善散风通窍，燥湿止痛，消肿排脓；二者相伍，既益气固表，又祛风通窍，切中病机，故为君药。白术甘苦性温，善补气固表，健脾除湿；细辛芳香辛温走窜，善散风寒湿，通窍止痛；苍耳子辛散苦燥温通，善散风寒湿，通窍止痛；防风、荆芥微温发散，善散风发表、止痒；五者相伍，既助君药益气固表，散风通窍，又能止痒，除湿止涕，故为臣药。桂枝辛甘发散温通，善助阳发表散风，散寒温经通脉；石菖蒲辛香枯燥温化，善除瘀祛湿"通九窍"；黄芩苦寒清泄而燥，善清热燥湿，泻火解毒；三者相合，既温阳，鼓舞气血生长而助益气固表，又祛风通窍除湿而利于除鼻痒、止清涕，还佐制辛温甘温，以免温燥太过而再生邪热，故为佐药。全方配伍，甘温补固，辛温宣散，共奏益气固表，祛风通窍之功。

【临床应用】

1. 本品可用于治疗肺气不足，风邪外袭所致鼻炎，症见鼻痒、喷嚏、流清涕，易感冒。

2. 本品还可用于治疗过敏性鼻炎等证属肺气不足，风邪外袭者。

> **请你想一想**
>
> 辛夷鼻炎丸和辛芩颗粒在治疗过敏性鼻炎时有何不同？

【用法用量】开水冲服，一次5g，一日3次，20天为一疗程。

【使用注意】儿童及老年人慎用，孕妇、婴幼儿及肾功能不全禁用。

鼻病问病荐药要点见表19-1。

表19-1 鼻病问病荐药

问病要点	确定疾病	确定证型	推荐常用中成药
鼻塞、涕黏稠量多，鼻内灼热，身热口渴，便干；或见鼻塞、流涕黄浊缠绵不愈；或见持续鼻涕黏稠不易擤出，嗅觉迟钝	鼻病	实证	辛夷鼻炎丸、藿胆丸、鼻炎康片
鼻涕多清稀，遇冷鼻痒，少气乏力，舌淡苔薄白	鼻病	虚证	辛芩颗粒

目标检测

一、单项选择题

1. 下列用于风热犯肺，湿热内蕴所致的鼻塞不通等急、慢性鼻炎的是

　　　　A. 藿胆丸　　　　　　B. 辛芩颗粒　　　　　C. 鼻窦炎口服液

　　　　D. 辛夷鼻炎丸　　　　E. 鼻炎康片

2. 藿胆丸的功能是

　　A. 滋肾平肝　　　　　　　　　　　　B. 清热化湿，健脾止泻

　　C. 清热解毒，消肿止痛　　　　　　　D. 芳香化浊，清热通窍

　　E. 祛风宣窍，清热解毒

3. 辛芩颗粒的功能是

　　A. 清热解毒，宣肺通窍，消肿止痛　　B. 芳香化浊，清热通窍

　　C. 疏散风热，清热利湿，宣通鼻窍　　D. 益气固表，祛风通窍

　　E. 宣肺解毒，利尿消肿

4. 鼻炎康片适用于

　　A. 湿浊内蕴，胆经郁火所致的鼻塞，流清涕或浊涕，前额头痛

　　B. 风热上攻，热毒蕴肺所致的鼻塞，流清涕或浊涕，发热，头痛

　　C. 风邪蕴肺所致的急、慢性鼻炎，过敏性鼻炎

　　D. 肺气不足，风邪外袭所致的鼻痒、喷嚏，流清涕，易感冒

　　E. 热毒蕴结，气滞血瘀所致的声音嘶哑，声带充血，肿胀

5. 藿胆丸适用于

　　A. 湿浊内蕴，胆经郁火所致的鼻塞，流清涕或浊涕，前额头痛

　　B. 风热上攻，热毒蕴肺所致的鼻塞，流清涕或浊涕，发热，头痛

　　C. 风邪蕴肺所致的急、慢性鼻炎，过敏性鼻炎

　　D. 肺气不足，风邪外袭所致的鼻痒，喷嚏，流清涕，易感冒

　　E. 风热喉痹，咽痛，咽干，口渴

二、多项选择题

1. 辛夷鼻炎丸使用时要注意

　　A. 忌辛辣、鱼腥食物

　　B. 用药后如感觉唇部麻木者应停药

　　C. 祛风宣窍，清热解毒

　　D. 用于风热上攻，热毒蕴肺所致的鼻塞

　　E. 忌抽烟、喝酒

2. 关于鼻炎康片，下列说法正确的是

　　A. 具清热解毒，宣肺通窍，消肿止痛的功能

　　B. 用于湿浊内蕴，胆经郁火所致的鼻塞

　　C. 用于风邪蕴肺所致的急、慢性鼻炎

　　D. 用药期间不宜驾驶车辆、管理机器及高空作业

　　E. 孕妇及高血压患者慎用

3. 藿胆丸的药味组成有

A. 甘草   B. 广藿香叶   C. 猪胆粉

D. 熊胆粉   E. 辛夷

三、简答题

1. 请简述鼻病的症状有哪些？

2. 鼻窦炎口服液的使用注意有哪些？

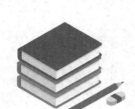

项目二十 学会口病用药

PPT

学习目标

知识要求

1. **掌握** 口病的主要证型及各证型的代表方药；各证型的辨证要点；重点药品的功能主治及临床应用。

2. **熟悉** 口病的基本概念、病因病机；一般药品的功能主治及临床应用；重点药品的药物组成、组方分析及使用注意。

3. **了解** 不同口病方药的用法用量及部分药品的不良反应。

能力要求

1. 熟练掌握根据患者的症状正确判断口病的方法，并合理选用中成药。

2. 学会根据不同疾病的辨证要点以及中成药功能主治进行口病问病荐药角色扮演脚本编写，解决口病问病荐药问题。

岗位情景模拟

情景描述 周某，女，36岁。口舌糜烂3天，饮食疼痛加剧，咽干不思饮食，舌红绛。周某走进药店寻求帮助。

讨论 请辨证分型，并未该患者推荐常用中成药？

一、概述

口病以口疮（口腔溃疡）最为常见。口疮是指以口腔内黏膜、舌、唇、齿龈、上腭等处发生溃疡为特征的一种常见的口腔疾患。口疮发生于口唇两侧者，又称燕口疮；满口糜烂，色红作痛者，又称口糜。

1. 病因病机 口疮多由风热乘脾，心脾积热，虚火上炎所致。主要病变在脾与心，虚证常涉及肾。病机实证多为心火偏盛，脾胃积热等；虚证多为阴虚火旺等。

2. 治疗原则 实证治宜清热解毒，泻心脾之火；虚证治宜滋阴降火，引火归原。均应配合外治疗法。

3. 问病要点 口疮以齿龈、舌体、两颊、上颚等处出现黄白色溃疡点，大小不等，甚至满口糜烂，疼痛流涎等为主要症状。凡起病急，病程短，口腔溃烂及疼痛较重，局部有灼热感，或伴发热、尿黄、便干者，多属实证。以心火偏盛为主者，舌体溃疡较多；以脾胃积热为主者，口颊黏膜、上腭、齿龈、口唇等处溃疡较多。起病缓，病程长，口腔溃烂及疼痛较轻，兼有神疲、颧红者，多为虚证；病变脏腑以肾为主。

4. 治疗方药 实证有口腔溃疡散、冰硼散等；虚证有口炎清颗粒等。

二、方药

口腔溃疡散

【药物组成】 青黛 240g 枯矾 240g 冰片 24g

【功能与主治】 清热，消肿，止痛。用于火热内蕴所致的口舌生疮、黏膜破溃、红肿灼痛。

【组方分析】 方中以青黛清热解毒，凉血疗疮，为君药；臣以冰片凉散清热，消肿止痛；白矾外用解毒杀虫，燥湿止痒，内服止血止泻，祛除风痰。诸药相合，共奏清火敛疮之功效。

【临床应用】

1. 本品可用于治疗火热内蕴所致的口腔疾病，症见口舌生疮、黏膜破溃、红肿灼痛。

2. 本品还可用于治疗复发性口疮、急性口炎等证属火热内蕴者。

【用法用量】 用清毒棉球蘸药擦患处，一日 2~3 次。

【使用注意】 本品不可内服。

冰硼散 ★

【药物组成】 冰片 50g 硼砂（煅）500g 朱砂 60g 玄明粉 500g

【功能与主治】 清热解毒，消肿止痛。用于热毒蕴结所致的咽喉疼痛，牙龈肿痛，口舌生疮。

【组方分析】 方中冰片辛散香窜，苦泄微寒，外用善清热止痛，消肿生肌，为君药。煅硼砂甘咸性凉，外用善清热解毒，防腐消肿，为臣药。朱砂甘寒清解有毒，外用善清热解毒消肿；玄明粉苦泄咸软性寒，外用善清火散结消肿；二者相合，共为佐药。诸药合用，共奏清热解毒，消肿止痛之功。

【临床应用】

1. 本品可用于治疗热毒蕴结所致口疮，症见咽喉疼痛，牙龈肿痛、口舌生疮。

2. 本品还可用于治疗复发性口腔溃疡、急性咽喉炎、急性牙周炎等属热毒蕴结者。

【用法用量】 吹敷患处，每次少量，一日数次。

【使用注意】

1. 有文献报道冰硼散致严重过敏性口腔炎、腹部剧痛。

2. 证属虚火上炎者慎用。

口炎清颗粒 ★

【药物组成】 天冬 250g 麦冬 250g 玄参 250g 山银花 300g 甘草 125g

【功能与主治】 滋阴清热，解毒消肿。用于阴虚火旺所致的口腔炎症。

【组方分析】方用玄参滋阴降火，清虚热；天冬清肺降火，滋阴润燥；麦冬清心除烦，润肺养阴，益胃生津；金银花、甘草清热解毒。诸药合用，共奏滋阴清热，解毒消肿之功。

【临床应用】

1. 本品可用于治疗阴虚火旺所致的口腔炎症。

2. 本品还可用于治疗慢性牙周炎、慢性咽炎、口腔溃疡等证属阴虚火旺者。

【用法用量】口服。颗粒剂：一次 2 袋（20g）；胶囊剂：一次 4 粒；片剂：一次 6 片。一日 1~2 次。

【使用注意】

1. 忌烟酒及辛辣、油腻食物。

2. 脾胃虚弱，食少便溏者慎用。

【其他剂型】口炎清胶囊、口炎清片。

口病问病荐药要点见表 20 - 1。

表 20 - 1　口病问病荐药

问病要点	确定疾病	确定证型	推荐常用中成药
起病急，病程短，溃烂及疼痛较重，局部有灼热感，或伴发热、尿黄、便干	口病	实证	口腔溃疡散、冰硼散
起病缓，病程长，溃烂及疼痛较轻，兼有神疲、颧红	口病	虚证	口炎清颗粒

目标检测

一、单项选择题

1. 下列用于阴虚火旺，虚火上浮，口鼻干燥，口疮等症的是

　　A. 复方瓜子金颗粒　　B. 玄麦甘桔颗粒　　　　C. 六神丸

　　D. 冰硼散　　　　　　E. 黄氏响声丸

2. 冰硼散的主治是

　　A. 肺胃热盛所致的咽喉疼痛

　　B. 风热外束，痰热内盛所致的急、慢性喉喑

　　C. 热毒蕴结所致的咽喉疼痛

　　D. 心胃火盛所致的咽喉糜烂肿痛

　　E. 烂喉丹痧

3. 口腔溃疡散适用于

　　A. 风热外束，痰热内盛所致的急、慢性喉喑

　　B. 热毒蕴结所致的咽喉疼痛，牙龈肿痛，口舌生疮

  C. 阴虚火旺所致的口腔炎症

  D. 火热内蕴所致的口舌生疮，黏膜破溃，红肿灼痛

  E. 肝胆湿热所致的头晕头痛，耳聋耳鸣

4. 冰硼散的功能是

  A. 宣肺解毒，利尿消肿   B. 滋阴清热，解毒消肿

  C. 清热解毒，消肿止痛   D. 燥湿，生肌止痛

  E. 肝泻火，通窍润便

二、多项选择题

1. 口炎清颗粒的药味组成有

  A. 天冬   B. 麦冬   C. 玄参

  D. 山银花   E. 甘草

2. 冰硼散的药味组成有

  A. 硼砂（煅）   B. 冰片   C. 玄明粉

  D. 朱砂   E. 甘草

三、简答题

1. 实证口病的表现有哪些？

2. 冰硼散的使用注意有哪些？

▶▶ 项目二十一　学会咽喉病用药

学习目标

知识要求

1. **掌握**　咽喉病的主要证型及各证型的代表方药；各证型的辨证要点；重点药品的功能主治及临床应用。

2. **熟悉**　咽喉病的基本概念、病因病机；一般药品的功能主治及临床应用；重点药品的药物组成、组方分析及使用注意。

3. **了解**　不同咽喉病方药的用法用量及部分药品的不良反应。

能力要求

1. 熟练掌握根据患者的症状正确判断咽喉病的方法，并合理选用中成药。

2. 学会根据不同疾病的辨证要点以及中成药功能主治进行咽喉病问病荐药角色扮演脚本编写，解决咽喉病问病荐药问题。

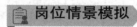
📋 岗位情景模拟

　　情景描述　刘某，女，51岁，教师。经常出现咽喉肿痛，喉痒，干咳少痰，平时多见咽部干燥，舌红少苔，脉细数。刘某走进药店寻求帮助。

　　讨论　请辨证分型，并为该患者推荐常用中成药？

一、概述

　　咽喉病包括咽部、喉部的病变，由于两者在部位上紧密相连，致病因素多有相似，故常合而称之。常见的病证有喉痹（急慢喉痹，相当于咽喉炎）、乳蛾、喉痈、喉喑、梅核气等。

　　1. 病因病机　咽喉病多由风热邪毒侵袭或情志所伤，忧虑过度而致肝郁气滞，久郁化火；或由肾阴不足，虚火上炎，消灼肺金，熏燎咽喉而致；过食辛辣、酒等刺激之品也可发生，与慢性咽炎相类似。病机实证多为风热，风寒，肺胃热盛等；虚证多为肺胃阴虚，肾阴亏虚等。

　　2. 治疗原则　实证治宜清热疏风，疏风散寒，清热解毒；虚证治宜滋阴润燥，清虚火。

　　3. 问病要点　咽喉病问病首先要了解患者起病缓急，通常起病急促，咽部灼痛感明显或咽痛较剧，伴有表证症状或热盛症状者属急喉痹，为实证；而起病较缓，咽部暗红，咽干微痛或涩痛，伴有干咳少痰或阴虚症状者属慢喉痹，为虚证。

4. 治疗方药 实证有黄氏响声丸、清咽滴丸、复方瓜子金颗粒等；虚证有玄麦甘桔颗粒、金嗓散结丸等。

二、方药

黄氏响声丸

【药物组成】薄荷 浙贝母 连翘 蝉蜕 胖大海 酒大黄 川芎 方儿茶 桔梗 诃子肉 甘草 薄荷脑

【功能与主治】疏风清热，化痰散结，利咽开音。用于风热外束，痰热内盛所致的急、慢性喉喑。症见声音嘶哑，咽喉肿痛，咽干灼热，咽中有痰，或寒热头痛，或便秘尿赤。

【组方分析】方中薄荷、薄荷脑疏散风热，清利头目而利咽开音；浙贝母清热化痰，散结消肿；桔梗宣肺祛痰，利咽开音；合而用之，共为君药。蝉蜕疏散风热，利咽，疗音哑；胖大海清宣肺气，利咽开音，润肠通便；儿茶清热解毒，化痰消肿；生诃子肉下气降火，利咽开音；四者相合，俱为臣药。川芎活血行气，祛风止痛；连翘疏散风热，清热解毒，散结利尿；酒制大黄泻火解毒，散瘀消肿，攻下通便；三者相合，既助君臣药疏风清热，散结利咽，又通利二便导热邪外出，合为佐药。甘草甘平，既清热解毒，又调和诸药，为使药。诸药合用，共奏疏风清热，化痰散结，利咽开音之功。

【临床应用】

1. 本品可用于治疗风热外束，痰热内盛所致的急、慢性喉喑，症见声音嘶哑，咽喉肿痛，咽干灼热，咽中有痰。

2. 本品还可用于治疗急慢性喉炎及声带小结、声带息肉初起等属风热外束、痰热内盛者。

【用法用量】口服。炭衣丸：一次 8 丸（每丸重 0.1g）或 6 丸（每丸重 0.133g）；糖衣丸：一次 20 粒，一日 3 次。饭后服用，儿童减半。

【使用注意】

1. 禁食辛辣物。

2. 孕妇慎用。

3. 凡声嘶，咽痛，兼见恶寒发热，鼻流清涕等外感风寒者慎用。

4. 不宜在服药期间同时服用温补性中成药。

5. 胃寒便溏者慎用。

清咽滴丸★

【药物组成】薄荷脑 青黛 冰片 诃子 甘草 人工牛黄

【功能与主治】疏风清热，解毒利咽。用于风热喉痹，咽痛，咽干，口渴；或微恶风，发热，咽部红肿。

【组方分析】本方中人工牛黄清热解毒，消肿利咽；薄荷脑疏散风热，利咽；青黛清热解毒，凉血消肿；冰片清热泻火，解毒消肿；诃子敛肺利咽；甘草既能清热解毒，又能调和诸药。诸药合用，共奏疏风清热，解毒利咽之功。

【临床应用】

1. 本品可用于治疗风热喉痹，症见咽痛，咽干，口渴；或微恶风，发热，咽部红肿。

2. 本品还可用于治疗急性咽炎等属风热喉痹者。

【用法用量】含服，一次4~6粒，一日3次。

【使用注意】

1. 忌辛辣、鱼腥食物。

2. 孕妇慎用。

3. 不宜在服药期间同时服用温补性中成药。

复方瓜子金颗粒

【药物组成】瓜子金150g　野菊花200g　白花蛇舌草250g　大青叶350g　海金沙250g　紫花地丁200g

【功能与主治】清热利咽，散结止痛，祛痰止咳。用于风热袭肺或痰热壅肺所致的咽部红肿，咽痛，发热，咳嗽。

【组方分析】方中瓜子金镇咳，化痰，活血，止血，解毒；大青叶、野菊花、白花蛇舌草、紫花地丁清热解毒，消肿散结，止痛；海金沙利水消肿，使火热之邪从下而解。全方共奏，清热利咽，散结止痛，祛痰止咳之功。

【临床应用】

1. 本品可用于治疗风热袭肺或痰热壅肺所致的咽部红肿，咽痛、发热、咳嗽。

2. 本品还可用于治疗急性咽炎、慢性咽炎急性发作及上呼吸道感染等证属风热袭肺或痰热壅肺者。

【用法用量】开水冲服。每次20g［规格（1）（2）］或每次14g［规格（3）］或每次5g［规格（4）］；一日3次，儿童酌减。

【使用注意】

1. 服药期间忌烟酒、辛辣、鱼腥食物。

2. 不宜在服药期间同时服用滋补性中药。

3. 孕妇忌服。

玄麦甘桔颗粒

【药物组成】玄参80g　麦冬80g　甘草80g　桔梗80g

【功能与主治】清热滋阴，祛痰利咽。用于阴虚火旺，虚火上浮，口鼻干燥，咽喉肿痛。

【组方分析】方中玄参甘寒养阴，苦寒清热，滋阴降火，利咽消肿，为君药。麦冬养阴润肺，清热生津，益胃利咽，加强君药养阴润喉的功效，为臣药。桔梗宣肺祛痰利咽，为佐药。甘草清热解毒利咽，调和药性，为佐使药。诸药合用，共奏清热滋阴，祛痰利咽之功。

【临床应用】

1. 本品可用于治疗阴虚火旺，虚火上浮所致的咽喉肿痛，症见口鼻干燥，咽喉肿痛为证治要点。

2. 本品还可用于治疗慢性咽炎，慢性喉炎，扁桃体炎，慢性支气管炎等证属阴虚火旺者。

【用法用量】口服。颗粒剂：开水冲服，一次1袋（10g），一日3~4次；胶囊剂：一次3~4粒，一日3次；含片：含服，一次1~2片，一日12片，随时服用。

【使用注意】忌辛辣、鱼腥食物。

【其他剂型】玄麦甘桔胶囊、玄麦甘桔含片。

金嗓散结丸

【药物组成】马勃25g　醋莪术50g　金银花125g　燀桃仁50g　玄参125g　醋三棱50g　红花50g　丹参75g　板蓝根125g　麦冬100g　浙贝母75g　泽泻75g　炒鸡内金50g　蝉蜕75g　木蝴蝶75g　蒲公英125g

【功能与主治】清热解毒，活血化瘀，利湿化痰。用于热毒蕴结，气滞血瘀所致的声音嘶哑，声带充血、肿胀。

【组方分析】方中蝉蜕疏散风热，利咽开音；金银花清热解毒；板蓝根清热解毒利咽；蒲公英清热解毒，消肿散结，利湿通淋；马勃清肺解毒利咽；木蝴蝶清肺利咽；以上六药均能清热解毒，兼利咽开音，消肿散结，共为君药。丹参活血祛瘀，止痛消痈；红花活血通经，散瘀止痛；桃仁活血祛瘀，止咳平喘；莪术、三棱破血行气，消积止痛；玄参清肺热，滋阴降火，解毒散结；共为臣药。泽泻利水渗湿，泄热，化浊降脂；鸡内金健胃消食，通淋化石；浙贝母清热化痰止咳，解毒散结消痈；麦冬养阴润肺；共为佐药。诸药合用，共奏清热解毒，活血化瘀，利湿化痰之功。

【临床应用】

1. 本品可用于治疗热毒蕴结、气滞血瘀所致的声音嘶哑，症见声音嘶哑，声带充血、肿胀。

2. 本品还可用于治疗慢性喉炎、声带小结、声带息肉等属热毒蕴结、气滞血瘀者。

【用法用量】口服。丸剂：水蜜丸一次60~120粒，大蜜丸一次1~2丸；胶囊剂：一次2~4粒；片剂：一次2~4片；颗粒剂：一次1~2袋。一日2次。

【使用注意】

1. 忌辛辣、鱼腥食物。

2. 孕妇慎用。

3. 不宜在服药期间同时服用温补性中成药。

【其他剂型】金嗓散结胶囊、金嗓散结片、金嗓散结颗粒。

咽喉病问病荐药要点见表 21 - 1。

表 21 - 1　咽喉病问病荐药

问病要点	确定疾病	确定证型	推荐常用中成药
起病急促，咽部灼痛感明显或咽痛较剧，红肿明显，伴有表证症状或热盛症状	咽喉病	实证	黄氏响声丸、清咽滴丸、复方瓜子金颗粒
起病较缓，咽部暗红，伴有咽干微痛或涩痛，干咳少痰或阴虚症状	咽喉病	虚证	玄麦甘桔颗粒、金嗓散结丸

目标检测

一、单项选择题

1. 用于热毒炽盛导致的咽喉肿痛、口腔溃疡的是

　　A. 金嗓散结丸　　　　B. 口炎清颗粒　　　　C. 口炎清颗粒

　　D. 玄麦甘桔颗粒　　　E. 六神丸

2. 黄氏响声丸的功能是

　　A. 燥湿，生肌止痛

　　B. 滋阴清热，解毒消肿

　　C. 清热解毒，消肿止痛

　　D. 疏风清热，化痰散结，利咽开音

　　E. 祛风宣窍，清热解毒

3. 清咽滴丸适用于

　　A. 风热外束、痰热内盛所致的急、慢性喉喑

　　B. 心脾湿热证口疮

　　C. 阴虚火旺所致的口腔炎症

　　D. 风热喉痹，咽痛，咽干，口渴

　　E. 湿浊内蕴，胆经郁火所致的鼻塞，流清涕或浊涕，前额头痛

二、多项选择题

1. 玄麦甘桔颗粒的药味组成有

　　A. 甘草　　　　　　　B. 麦冬　　　　　　　C. 玄明粉

　　D. 朱砂　　　　　　　E. 桔梗

2. 黄氏响声丸的使用注意有

　　A. 胃寒便溏者慎用

　　B. 不宜在服药期间同时服用温补性中成药

　　C. 凡声嘶、咽痛，兼见恶寒发热、鼻流清涕等外感风寒者慎用

    D. 孕妇慎用

    E. 禁食辛辣物

三、简答题

1. 虚证咽喉病的表现有哪些？
2. 请简述清咽滴丸的药物组成和功能主治。

书网融合……

微课1　　　　微课2　　　　划重点1　　　　划重点2　　　　自测题

7

模块七

学会妇科用药

中医妇科疾病，主要有月经病、带下病、胎动不安、恶露不绝、产后腹痛等，诱发妇科疾病的因素有淫邪因素、情志因素、生活因素和体质因素。淫邪因素多发于寒、热、湿；情志因素多见于怒、思、恐；生活方面主要指早婚多产、房事不节、饮食失调、劳逸过度、跌扑损伤等；体质因素是指人的体质（即脏腑、经络、气血活）的强弱。

▶▶ 项目二十二 学会月经不调用药

学习目标

知识要求

1. **掌握** 月经不调的主要证型及代表方药；重点药品的功能主治及临床应用。

2. **熟悉** 月经不调的基本概念、病因病机；重点药品的药物组成、组方分析及使用注意。

3. **了解** 月经不调用药的用法用量及部分药品的不良反应。

能力要求

1. 熟练掌握根据患者的症状正确判断月经不调的类型，并合理选用中成药。

2. 学会根据不同类型月经不调的辨证要点以及中成药功能主治进行月经不调荐药角色扮演脚本编写，解决月经不调荐药问题。

🗒 岗位情景模拟

情景描述 陈某，女，43 岁，平素工作超累，心情长期不悦，常与他人争吵，常叹气。自上次争吵后，出现月经量少现象，伴有头痛，胸胁胀满，乳房胀痛，疲乏无力，纳差。陈某走进药店寻求帮助。

讨论 请问陈某患什么疾病？为哪种类型？应该使用哪种药物治疗？

一、概述

月经不调是指月经的周期、经期、经量、经色、经质等方面发生异常现象者，属于月经病的范畴。月经不调是妇科常见病，若不及时治疗，往往可能发展为不孕。月经不调包括月经先期、月经后期、月经先后无定期、月经过多、月经过少等。

1. 病因病机 月经不调的发生，主要机制是脏腑功能失调，气血不和，冲任二脉的损伤，亦与冲任、胞宫的周期性生理变化密切相关。月经先期，主要责之于血热妄行或气虚不固；月经后期主要责之于机体营血不足或气血运行受阻，常见气虚、血虚和气滞三种；月经先后无定期的发病与气血不和，冲任功能紊乱，导致血海蓄溢失常；月经过多主要责之于冲任损伤，不能固摄；月经过少则主要是久病或失血之后阴血亏虚或肝郁气滞，经脉阻滞，血行不畅而经量减少。

2. 治疗原则 月经不调的治疗，重在治本以调经。常见的治疗方法有补肾、扶脾、疏肝、调理气血等。"经水出诸肾"，故调经之本在肾。补肾在于益先天之真阴，填精养血，佐以助阳益气之品，使阳生阴长，精血俱旺，则月经自调。

3. 问病要点　首先要辨清月经的期、量、色、质，患者的体质如何。其次，根据伴随月经出现的特有症状，脏腑、气血和舌脉等特征综合分析。再次，辨月经周期各阶段的不同。经期时，血室正开，大寒大热之剂用时宜慎；经前血海充盛，宜疏导；经后血海空虚，宜调补。

4. 治疗方药　为调经剂。调经剂主要以活血、行气、养血、益气、温经和止血药物组成，用治月经不调。活血调经剂主要由益母草、当归、川芎、赤芍、桃仁、红花、牛膝、丹参、三棱、莪术等组成，用于血瘀所致的月经过多、月经后期、痛经和闭经等。行气活血剂主要由柴胡、香附、川楝子、延胡索、木香、乌药、桃仁、红花等组成，用于气滞血瘀所致的痛经、月经后期、月经过少、量多月经先后无定期和闭经等。养血活血剂主要由当归、鸡血藤、白芍等组成，用于血虚夹瘀所致的月经过少、月经先期、月经后期、经期延长。益气养血剂主要由人参、党参、白术、茯苓、黄芪、山药、当归等组成，用于气血两虚所致的月经先期、月经后期、月经过少、经期延长、痛经和闭经。温经活血剂主要由肉桂、小茴香、葫芦巴、炮姜、香附、干姜、艾叶等组成，用于寒凝血滞所致的月经先期、月经后期、月经量多、月经过少等。

5. 注意事项　调经剂针对不同适应证，要辨证选药，血热者宜选用清热凉血；虚热者宜选用滋阴清热；属寒者宜温经活血；气虚者宜补气摄血；血虚者宜益气养血；气滞者宜疏郁和血；血瘀者宜活血祛瘀。用药时，使用清热药时不宜大苦大寒，以免过寒留瘀；祛瘀不宜用破血药，以防络伤出血过多。服药期间，要忌食生冷油腻、辛辣煎炸食物。

二、方药

益母草口服液★

【药物组成】　益母草

【功能与主治】　活血调经。用于血瘀所致的月经不调，产后恶露不绝，症见经水量少，淋沥不净，产后出血时间过长。

【组方分析】　益母草苦辛微寒，主入血分，活血祛瘀，调理月经，为妇科经产要药。本品为单药制剂，力专效宏，总以活血化瘀，调经止痛为用。

【临床应用】

1. 本品用于治疗因瘀血内停冲任，气血运行阻隔所致的月经不调，症见经水量少，淋漓不净，经色紫暗，有血块，行经腹痛，块下痛减，或经期错后，舌紫暗或有瘀点；功能性月经失调见上述证候者。

2. 本品用于治疗因产后瘀血阻滞，胞脉不畅，冲任失和，新血不得归经所致的产后恶露不绝，症见产后出血时间过长，小腹疼痛，面色不华，倦怠神疲，舌紫暗或有瘀点，脉弦涩；产后子宫复旧不全见上述证候者。

【用法用量】　口服，一次 10～20ml，一日 3 次；或遵医嘱。

【禁忌】　孕妇禁用。

【注意事项】

1. 月经量多者慎用。

2. 气血不足，肝肾亏虚所致月经失调者不宜单用。

3. 不宜过量服用。

【其他剂型】 益母草膏、颗粒、胶囊、片。

坤宁口服液★

【药物组成】 益母草　当归　赤芍　丹参　郁金　枳壳　木香　荆芥（炒炭）　干姜（炒炭）茜草　牛膝

【功能与主治】 活血行气，止血调经。用于气滞血瘀所致的妇女月经过多，经期延长。

【组方分析】 方中益母草苦泄辛散，主入血分，活血祛瘀，调经止痛，其量独重，是为君药。当归、赤芍、丹参、郁金、茜草助益母草活血祛瘀，调经止痛；枳壳、木香疏利肝胆，理气健脾，以助行血；共为臣药。荆芥散风止血，干姜温通血脉，以助血行，共为佐药。牛膝活血化瘀，引血下行，为使药。全方合用，共奏活血行气，止血调经之功。

【临床应用】

1. 本品可用于因忧思抑郁或郁怒伤肝，气滞血瘀，冲任阻滞所致的经期延长，淋漓不止，经水量少，有血块，胸腹、两胁作胀，或经前乳房胀痛，烦躁易怒，舌暗淡，脉弦涩；月经失调见上述证候者。

2. 本品可用于因忧思抑郁或郁怒伤肝，气滞血瘀，冲任阻滞所致的月经过多，症见月经过多，有血块，胸腹、两胁作胀，或经前乳房胀痛，烦躁易怒，舌暗淡，脉弦涩；月经失调见上述证候者。

【用法用量】 口服。一次 20ml，一日 3 次。

【使用注意】 孕妇禁用。

【其他剂型】 坤宁颗粒。

乌鸡白凤丸★

【药物组成】 乌鸡（去毛爪肠）640g　人参 128g　黄芪 32g　山药 128g　熟地黄 256g　当归 144g　白芍 128g　川芎 64g　丹参 128g　鹿角霜 48g　鹿角胶 128g　鳖甲（制）64g　地黄 256g　天冬 64g　香附（醋制）128g　银柴胡 26g　芡实（炒）64g　桑螵蛸 48g　牡蛎（煅）48g　甘草 32g

【功能与主治】 补气养血，调经止带。用于气血两虚，身体瘦弱，腰膝酸软，月经不调，崩漏带下。

【组方分析】 方中重用乌鸡，补阴血，滋肝肾，清虚热，为君药。人参、黄芪、山药补气健脾；熟地黄、当归、白芍、川芎、丹参养血调经；鹿角霜、鹿角胶补肝肾，益精血；鳖甲、地黄、天冬滋补阴液，清虚热；共为臣药。香附疏肝理气，调经止痛；银柴胡清退虚热；芡实、桑螵蛸、牡蛎收敛固涩止带；共为佐药。甘草调和诸药，为使药。诸药合用，共奏补气养血，调经止带之功。

【临床应用】

1. 本品可用于因气血双亏，阴虚有热，热扰冲任所致的月经不调，症见经水先期而至，经量多或经量少，午后潮热，盗汗，腰腿酸软，心烦失眠，舌质偏红；功能性月经失调见上述证候者。

2. 本品可用于因气血不足，阴虚有热，热迫血行所致的崩漏，症见经乱无期，月经量多或淋漓不尽，头晕，乏力，腰腿酸痛，心烦易怒，舌质偏红；功能性子宫出血见上述证候者。

3. 本品也可用于由气血虚弱，肝肾不足，虚热内扰，带脉不固所致的带下病，症见带下量多，腰酸腿软，虚热盗汗，舌质偏红，脉细数。

【不良反应】文献报道可引起过敏反应。

【用法用量】口服。水蜜丸一次 6g，小蜜丸一次 9g，大蜜丸一次 1 丸；一日 2 次。

【使用注意】

1. 月经不调或崩漏属血热实证者不宜使用。

2. 服药期间少食辛辣刺激食物。

3. 服药后出血不减，或带下量仍多者请医生诊治。

【其他剂型】乌鸡白凤丸胶囊。

你知道吗

乌鸡白凤丸应用拓展

乌鸡白凤丸主要用于气血两虚，身体瘦弱，腰膝酸软，月经不调，崩漏带下。但临床数据显示，乌鸡白凤丸还可治不孕症，该药具有调节内分泌的功效，可用于内分泌紊乱所致的不孕症。

八珍益母丸★

【药物组成】益母草 200g　党参 50g　白术（炒）50g　茯苓 50g　甘草 25g　当归 100g　白芍（酒炒）50g　川芎 50g　熟地黄 100g

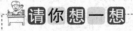

请你想一想

八珍益母丸命名的依据是什么？

【功能与主治】益气养血，活血调经。用于气血两虚兼有血瘀所致的月经不调，症见月经周期错后，行经量少，淋漓不净，精神不振，肢体乏力。

【组方分析】方中重用益母草，活血化瘀，调经止痛，为君药。熟地黄、当归、白芍、川芎养血和血；党参、白术、茯苓、甘草益气健脾；共为臣药。诸药合用，消补兼施，益气养血，活血调经，共奏治疗气血不足兼有瘀滞之月经不调之功。

【临床应用】本品用于因先天禀赋不足，或劳倦内伤太过，气血亏虚，冲任瘀滞，血海不足，经血运行不畅所致的月经不调，症见月经周期错后，行经量少，淋漓不断，精神不振，肢体乏力，面色无华，舌淡苔白，脉缓弱；功能性月经失调见上述证候者。

【用法用量】口服。水蜜丸一次 6g，小蜜丸一次 9g，大蜜丸一次 1 丸；一日 2 次。

【使用注意】

1. 孕妇、月经过多者禁用。

2. 湿热蕴结致月经不调者慎用。

【不良反应】文献报道，可致四肢、口唇、颈部出现大小不等紫红色斑疹及水疱，伴瘙痒，全身不适。

【其他剂型】八珍益母胶囊。

定坤丹★

【药物组成】熟地黄　当归　白芍　阿胶　红参　白术　鹿茸　鹿角霜　枸杞子　西红花　三七　川芎　茺蔚子　香附　延胡索　黄芩

【功能与主治】滋补气血，调经舒郁。用于气血两虚，气滞血瘀所致的月经不调，行经腹痛，崩漏下血，赤白带下，血晕血脱，产后诸虚，骨蒸潮热。

【组方分析】方中熟地黄、当归、白芍、阿胶滋养阴血；人参、白术益气健脾；鹿茸、鹿角霜、枸杞子温阳益肾，填精补髓；西红花、三七、川芎、茺蔚子活血化瘀；香附、延胡索疏肝行气，活血止痛；黄芩清泻郁热。诸药合用，共奏滋补气血，调经舒郁之功。

【临床应用】

1. 本品用于因气血两虚，血海不能按时满盈，兼有气滞瘀阻，冲任失调所致的月经不调，症见行经后错，经水量少、有血块，肢体乏力，或头晕，舌暗淡，脉虚涩。

2. 本品可用于因气血两亏，肝失血养，疏泄失司，气滞血瘀所致的经行腹痛，症见经行腹痛，经量少或多、有血块，腹痛拒按、血块排出痛减，烦躁，胸闷不舒，舌暗淡，脉虚涩；原发性痛经见上述证候者。

3. 本品可用于气血不足，气滞血瘀，冲任失调，血海蓄溢失常所致的崩漏，症见经水非时而下，暴下如崩或淋漓不净，血色淡质稀、有血块，头晕，乏力，腰膝酸软，烦躁失眠，舌暗淡，脉虚涩；功能性子宫出血见上述证候者。

4. 本品也可用于气血不足，气滞血瘀，任带二脉不能固约所致的带下病，症见带下量多，小腹作痛，腰痛酸软，纳谷无味、神疲乏力，舌暗或有瘀点，脉沉细弦或涩；慢性盆腔炎见上述证候者。

【用法用量】口服。一次半丸至一丸，一日 2 次。

【使用注意】

1. 出现血晕、血脱时，应中西医结合救治。

2. 崩漏患者用药后症状不减者请医生诊治。

3. 饮食宜清淡，忌生冷、油腻及刺激性食物。

你知道吗

月经不调的危害

内分泌激素或多或少都直接影响到正常的生理周期和生理功能。女性一旦出现月经不调，预示着女性正常生理内分泌调节发生了紊乱，可导致失血性贫血、子宫肌瘤、卵巢囊肿，严重者导致不孕。

月经不调问病荐药要点见表 22 - 1。

表 22 - 1　月经不调问病荐药

问病要点	确定疾病	确定证型	推荐常用中成药
血虚型：量过少，一二日即净，色淡质稀，面色萎黄，头晕心悸，目花耳鸣，腰膝酸软，舌淡苔薄，脉虚细。 血滞型：经量少，色紫黑有块，小腹痛拒按，血块排出后疼痛稍减，舌质暗，脉沉涩	月经不调	月经过少	益母草口服液、坤宁颗粒、八珍益母丸、定坤丹
经量少、色红质稠者为阴虚夹热；月经量或多或少、色或红或紫，兼有胸闷胁痛，小腹作胀为肝郁化火；经量多色淡清稀者为气虚	月经不调	月经先期	乌鸡白凤丸

目标检测

一、单项选择题

1. 在产生月经的机制中，与下列脏腑关系密切的是
   - A. 心肝肾
   - B. 脾肺肾
   - C. 心肝脾
   - D. 肝脾肾
   - E. 心肺肾

2. 乌鸡白凤丸的功能主治是
   - A. 疏肝清热，健脾养血
   - B. 补气养血，调经止带
   - C. 活血化瘀，消癥
   - D. 补气益血
   - E. 清热除湿

3. 肾虚引起的月经不调主要是
   - A. 月经先后无定期
   - B. 月经先期
   - C. 月经后期
   - D. 经期延长
   - E. 月经后期

4. 下列属于月经先后无定期的是
   - A. 每年有两次月经周期提前或错后 7 天以上
   - B. 月经周期一次提前 7 天，一次错后 8 天
   - C. 月经周期为 20 天或 40 天一行，每次 10 天干净
   - D. 月经周期一次提前 7 天，一次错后 8 天，交替出现
   - E. 每年夏季月经提前 7 天，冬季月经错后 10 天

5. 作为调经的具体原则，下列错误的是
   - A. 扶脾，疏肝
   - B. 调理气血
   - C. 调经之本在肾
   - D. 清热凉血
   - E. 补肾

6. 下列哪种月经延后者不应诊为月经后期

A. 10 天   B. 1 个月   C. 3 个月

D. 5 个月   E. 6 个月

7. 温经散寒法不常用于治疗

   A. 月经先期   B. 月经后期   C. 月经先后不定期

   D. 痛经   E. 月经过多

8. 女患者，月经 18～20 天一行，量多色深红，质黏稠，心胸烦躁，面红口干，便干溲黄，舌红苔黄，脉数。治法是

   A. 清热凉血止血   B. 养阴清热调经   C. 清肝解郁凉血

   D. 清热凉血调经   E. 清热凉血固冲

9. 经期延后，量少色淡质稀，小腹隐痛，喜暖喜按，腰酸便溏，舌淡，脉细弱。方选

   A. 艾附暖宫丸   B. 小建中汤   C. 大补元煎

   D. 归肾丸   E. 右归丸

10. 月经产生的机制中起主导和决定作用的是

   A. 天葵至   B. 肾气盛   C. 任脉通

   D. 冲脉盛   E. 血溢胞宫

11. 月经病的治疗原则重在

   A. 调经以治本   B. 疏肝养肝   C. 调理气血

   D. 滋肾补肾   E. 健脾和胃

12. 月经量少，色淡质稀，腰脊酸软足跟痛，或夜尿多，舌淡，脉沉弱。治法是

   A. 养血活血调经   B. 补气养血调经

   C. 温补肾阳调经   D. 补肾益精，养血调经

   E. 滋阴养血调经

二、多项选择题

1. 下列疾病均与肝气郁滞有关的是

   A. 经行发热   B. 月经先后无定期   C. 经行乳房胀痛

   D. 经行吐衄   E. 缺乳

2. 由气血虚弱导致的月经病有

   A. 经行头痛   B. 经行身痛   C. 经行乳胀

   D. 经行眩晕   E. 经行衄血

PPT

▶▶项目二十三 学会痛经用药

学习目标

知识要求

1. **掌握** 痛经的主要证型及代表方药；气血虚弱型、肾虚肝郁型、气滞血瘀型的辨证要点；重点药品的功能主治及临床应用。

2. **熟悉** 痛经基本概念、病因病机；一般药品的功能主治及临床应用；重点药品的药物组成、组方分析及使用注意。

3. **了解** 痛经常见的中成药的用法用量及部分药品的不良反应。

能力要求

1. 熟练掌握根据患者的症状正确判断痛经的方法，并合理选用中成药。

2. 学会根据不同证型痛经的辨证要点以及中成药功能主治进行痛经问病荐药角色扮演脚本编写，解决痛经问病荐药问题。

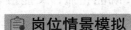

情景描述 刘某，女，25岁，每次来月经的时候很痛，小腹难受的不行，出血量有时多有时少，最头痛的是来例假的日期是没有规律的。刘某走进药店需求帮助。

讨论 请问刘某患什么疾病？为哪种证型？应该使用哪种药物治疗？

一、概述

凡在经期或经行前后，出现周期性小腹疼痛，或痛引腰骶，甚至剧痛晕厥者，称为"痛经"。一般发生在经期或行经前后。即月经前一二日，甚至在月经刚净时发生。

1. 病因病机 痛经的发生与冲任、胞宫的周期性生理变化密切相关，中医认为"不通则痛"或"不荣而痛"，主要病机在于邪气内伏或精血素亏，更值经期前后冲任二脉气血的生理变化急骤，导致胞宫的气血运行不畅，"不通则痛"，或胞宫失于濡养，"不荣则痛"，故使痛经发作。痛经的常见分型有气滞血瘀、寒凝血瘀、肾气亏损、气血虚弱和湿热蕴结。

2. 治疗原则 辨证求因，治本调经。以调理气血为主，经期调血止痛以治标，缓解疼痛；平时应辨证求因以治本。适时用药一般当于月经前三至五日开始用药，疼痛则停止停服药物。

3. 问病要点　痛经伴随月经来潮而出现周期性小腹疼痛，根据其疼痛时间、部位、性质、是否喜按等情况，明辨其虚实寒热，在气在血。一般痛在经前、经期，多属实；痛在经后、经期，多属虚；痛胀俱甚、拒按，多属实；隐隐作痛、喜揉喜按，多属虚；得热痛减，多为寒，得热痛甚，多为热；痛甚于胀多为血瘀，胀甚于痛多为气滞。

4. 治疗方药　多为化瘀止痛药，通调气血为主。代表为田七痛经胶囊、调经止痛片、少腹逐瘀丸、艾附暖宫丸等。以三七、川芎、延胡索、五灵脂、蒲黄、木香等组成处方，功能活血止血止痛。针对不同的证型，配伍小茴香、肉桂、炮姜等药物，以增强温中散寒止痛的作用。

5. 注意事项　治疗痛经的药物，若为活血祛瘀类中成药，痛止停服，不宜过量。若患有感冒等外感病，不宜服用补益类中成药。要注意痛经疼痛的时间、程度、性质；经期痛以调血止痛为标，及时控制缓解疼痛；平时辨证求因而治本。应辨别虚实寒热，不可随意使用。

二、方药

田七痛经胶囊★

【药物组成】　三七　川芎　延胡索　五灵脂　蒲黄　木香　小茴香　冰片

【功能与主治】　活血止血，温经止痛。用于血瘀所致月经量多、痛经，症见经血量多，有血块，血色紫暗，小腹冷痛喜热、拒按。

【组方分析】　方中三七甘、微苦，温，化瘀止血，活血定痛，既能止血，又能散瘀，有止血而不留瘀，化瘀而不伤正之特点，药效卓著，故为君药。川芎、延胡索活血行气止痛；五灵脂、蒲黄化瘀止血，活血止痛；木香行气止痛；共为臣药。小茴香辛温，暖肝散寒，温经止痛，为佐药。冰片辛苦，微寒，清热止痛，芳香走窜，为使药。诸药合用，共奏活血止血，温经止痛之功。

【临床应用】

1. 本品可用于因寒湿之邪，客于冲任、胞宫与经血搏结，血为寒凝，经血运行不畅所致的经行腹痛，症见经前或经行腹痛，喜热拒按，胞宫瘀滞，新血不安，则经血量多有血块，血色紫暗，或畏寒肢冷，舌质紫暗，苔白或腻，脉沉弦；原发性痛经上述证候者。

2. 本品可用于因寒凝血瘀，胞宫瘀滞，瘀血不去，新血难安而致的月经过多，症见月经量多，有血块，血色紫暗，经期小腹冷痛，舌质紫暗，苔白或腻，脉沉弦或涩；功能失调性子宫出血见上述证候者。

【用法用量】　口服。经期或经前5天一次3~5粒，一日3次；经后可继续服用，一次3~5粒，一日2~3次。

【使用注意】

1. 阴虚火旺者慎用。

2. 孕妇禁用。

3. 服药期间饮食宜清淡，忌食绿豆及辛辣刺激食物。

4. 经血过多者请医生诊治。

5. 患有外感时停止服用。

调经止痛片★

【药物组成】当归　党参　川芎　益母草　大红袍　泽兰　香附（炒）

【功能与主治】益气活血，调经止痛。用于气虚血瘀所致的月经不调，痛经，产后恶露不绝，症见经行后错，经水少，有血块，行经小腹疼痛，产后恶露不净。

【组方分析】方中当归养血活血，调经止痛；党参甘平，益气健脾；两药合用，补气养血，活血调经，共为君药。川芎、益母草、大红袍、泽兰活血化瘀，调经止血，共为臣药。香附疏肝解郁，调经止痛，为佐药。诸药合用，共奏益气活血，调经止痛之功。

【临床应用】

1. 本品用于因气虚不足血瘀内停，阻滞胞脉，冲任失和所致的月经不调，症见经行后错，经水量少，经色暗，有血块，行经小腹疼痛、块下痛减，舌质暗，脉弦涩；功能性月经失调见上述证候者。

2. 本品用于因平素气虚，冲任二脉气血失和，血海瘀滞，经期气血下注，瘀滞加重所致的经行腹痛，症见行经小腹疼痛，经水量少，有血块，月经畅行后腹痛减轻，或经行后错，舌质暗，脉弦涩；原发性痛经见上述证候者。

3. 本品用于因孕产耗伤正气，瘀血停滞胞宫，新血难以归经所致产后恶露不绝，症见产后恶露过期不止，淋漓不净，夹有血块，经色暗淡，小腹疼痛，气短乏力，面色不华，舌暗淡，脉弦涩；产后子宫复旧不全见上述证候者。

【用法用量】口服。一次 6 片，一日 3 次。

【使用注意】

1. 血热引起的月经不调者慎用。

2. 血热瘀滞引起的产后恶露不净者不宜使用。

3. 服药期间禁食生冷刺激食物。

少腹逐瘀丸

【药物组成】当归 500g　蒲黄 300g　五灵脂（醋炒）200g　赤芍 200g　小茴香（盐炒）100g　延胡索（醋制）100g　没药（炒）100g　川芎 100g　肉桂 100g　炮姜 20g

【功能与主治】活血逐瘀，祛寒止痛。用于血瘀有寒引起的月经不调，小腹胀痛，腰痛。

【组方分析】方中当归甘辛温，养血活血，调经止痛；蒲黄活血化瘀，调经止痛，相须为用，共为君药。五灵脂、赤芍、延胡索、没药、川芎活血化瘀，理气止痛，增强君药之力，共为臣药。肉桂、炮姜、小茴香温经散寒，通络止痛，共为佐药。诸药合用，共奏温经活血，散寒止痛之功。

【临床应用】

1. 本品用于因寒凝胞宫，冲任瘀阻，阴血不能按时下注胞宫引起的月经后期，症见经血色暗红、有血块，月经量少，经行不畅，或伴少腹冷痛，腹胀喜温，畏寒肢冷，舌质紫暗，或有瘀斑瘀点，苔薄白，脉沉迟或沉涩；功能紊乱性月经失调见上述证候者。

2. 本品用于经期感寒饮冷，寒凝胞宫，经脉阻滞所致的经行腹痛，症见经期将至或经行之时小腹冷痛喜温，拒按，甚则腹痛难忍，经血或多或少，血块较多，块下痛减，肢末不温，舌质淡暗或有瘀斑瘀点，脉沉迟；原发性痛经见上述证候者。

3. 本品用于因产后受寒，胞脉阻滞所致的产后腹痛，症见小腹冷痛喜温，得温痛减，恶露淋漓不止、色暗，畏寒肢冷，面色萎黄，舌质淡暗，脉沉迟。

【用法用量】温黄酒或温开水送服。一次 1 丸，一日 2~3 次。

【使用注意】

1. 湿热为患、阴虚有热者慎用。

2. 治疗产后腹痛应排除胚胎或胎盘组织残留。服药后腹痛不减轻时应请医生诊治。服药期间忌食生冷食物。

3. 服药期间忌食生冷食物。

【其他剂型】颗粒剂、胶囊。

艾附暖宫丸★ ⓔ 微课1

【药物组成】艾叶（炭）120g　香附（醋制）240g　吴茱萸（制）80g　肉桂20g　当归120g　川芎80g　白芍（酒炒）80g　地黄40g　黄芪（蜜炙）80g　续断60g

【功能与主治】理气养血，暖宫调经。用于血虚气滞，下焦虚寒所致的月经不调、痛经，症见行经后错，经量少，有血块，小腹疼痛，经行小腹冷痛喜热，腰膝酸痛。

【组方分析】方中当归养血活血，调经止痛，为君药。地黄、白芍、川芎滋阴养血，和营调经，增强君药养血调经之力；黄芪补脾益气，可助有形之血化生；共为臣药。艾叶炭、吴茱萸、肉桂、续断暖胞宫，补肾固冲，散寒止痛；香附理气解郁，调经止痛；共为佐药。诸药合用，共奏养血理气，暖宫调经之功。

【临床应用】

1. 本品可用于因阴血不足，胞宫虚寒，冲任阻滞所致月经后期，症见月经逾期七日以上，经血色暗，有血块，小腹畏寒疼痛，腹胀，喜温喜按，肢末不温，面色无华，肢体乏力，舌质淡暗，脉弦细；功能性月经失调见上述证候者。

2. 本品用于气血两虚，胞宫不温，冲任瘀阻所致月经过少，症见月经量渐少，经血淡暗，有血块，小腹冷痛，得温痛减，腰酸腹胀，畏寒肢冷，倦怠乏力，舌质淡暗或有瘀斑，脉弦细；功能性月经失调见上述证候者。

3. 本品用于寒凝胞宫，血虚不荣，气滞血阻所致经行腹痛，症见经期小腹冷痛坠胀，喜温喜按，经血色暗，有血块，腰酸肢冷，乏力，面黄，舌质淡暗或有瘀斑，脉沉细或弦细；原发性痛经见上述证候者。

【使用注意】

1. 感冒发热者不宜服用。

2. 忌生冷食物，不宜凉水洗澡。

3. 过敏体质者慎用。

痛经问病荐药要点见表 23 - 1。

请你想一想

少腹逐瘀汤与艾附暖宫丸功能主治有何异同？

表 23 - 1　痛经问病荐药

问病要点	确定疾病	确定证型	推荐常用中成药
经期或经后，小腹胀痛，经畅后痛减，经行不畅，经色紫暗有块，胸胁胀痛，情志抑郁，易怒，喜嗳气叹息；舌紫暗或有瘀点，脉弦或弦涩有力	痛经	气滞血瘀型	田七痛经胶囊、调经止痛片
经前或经期，小腹冷痛拒按，得热痛减，经量少，色暗有块，畏寒肢冷，面色青白；舌紫暗苔白，脉沉紧	痛经	寒凝血瘀型	少腹逐瘀丸、艾附暖宫丸、痛经宝颗粒

目标检测

一、单项选择题

1. 治疗闭经、气滞血瘀证，应首选的方剂是

   A. 少腹逐瘀汤　　　　　B. 桃红四物汤　　　　　C. 乌药汤

   D. 膈下逐瘀汤　　　　　E. 柴胡疏肝散

2. 痛经患者，腹痛多发于

   A. 经前 5 ~ 6 天　　　　B. 经前 3 ~ 4 天　　　　C. 经前 1 ~ 2 天

   D. 经净后 1 ~ 2 天　　　E. 经净后 3 ~ 4 天

3. 下列哪组是生化汤的药物组成

   A. 川芎　当归　桃仁　干姜　炙甘草

   B. 川芎　当归　桃仁　炮姜　炙甘草

   C. 川芎　当归　桃仁　炮姜　甘草

   D. 川芎　当归　桃仁　生姜　炙甘草

   E. 当归　红花　桃仁　生姜　甘草

4. 寒湿凝滞型痛经的临床特点是

   A. 经行小腹绵绵作痛，小腹空坠喜按揉

   B. 经后小腹隐隐作痛，腰骶酸胀，头晕耳鸣

   C. 经期小腹冷痛拒按，得热痛减，行经量少，色暗黑有块

   D. 经后小腹冷痛喜按，得热则舒

   E. 经行小腹胀痛拒按，经色紫暗有块，血块排出后痛减

5. 寒凝血瘀型痛经首选

    A. 膈下逐瘀汤   B. 少腹逐瘀汤

    C. 血府逐瘀汤   D. 金匮温经汤

    E. 胶艾四物汤

6. 下列属于肾气亏损痛经的是

    A. 经行小腹绞痛喜暖   B. 经行小腹隐痛空坠

    C. 经行小腹胀痛喜暖   D. 经行小腹隐痛腰骶酸痛

    E. 经行小腹疼痛灼热

7. 经血非时而下，时下时止，或淋漓不净，色紫黑有块，腹胀痛，舌质紫暗，脉涩。治法是

    A. 活血化瘀，行气止痛   B. 理气活血，化瘀止痛

    C. 活血化瘀，止血调经   D. 活血化瘀，祛瘀生新

    E. 活血化瘀，固冲止血

8. 某女，经前或经期小腹冷痛，喜暖拒按，量少，色暗有块，舌苔白腻，脉沉紧。辨证属

    A. 阳虚内寒   B. 气滞血瘀

    C. 寒凝血瘀   D. 气血虚弱

    E. 湿热郁结

9. 经期或经后小腹冷痛，喜暖喜按，经量少色淡暗，脉沉，舌苔白润，治法是

    A. 散寒除湿止痛   B. 益肾养肝止痛

    C. 温经暖宫止痛   D. 散寒化瘀止痛

    E. 益气养血止痛

二、多项选择题

气虚、血热、血瘀可导致

A. 月经过多   B. 月经先期

C. 经期延长   D. 崩漏

E. 闭经

▶▶ 项目二十四　学会带下用药

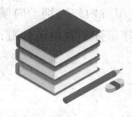

学习目标

知识要求

1. **掌握**　带下的辨证要点及代表方药；重点药品的功能主治及临床应用。

2. **熟悉**　带下的基本概念、病因病机；重点药品的药物组成、组方分析及使用注意。

3. **了解**　带下常见中成药的用法用量及部分药品的不良反应。

能力要求

1. 熟练掌握根据患者的症状正确判断带下病的方法，并合理选用中成药。

2. 学会根据带下病的辨证要点以及中成药功能主治进行带下病问病荐药角色扮演脚本编写，解决带下病问病荐药问题。

📋 **岗位情景模拟**

情景描述　黄某，女，20 岁，近几天白带呈黄色水样，有臭味，口苦口干，月经量少，经色暗黑，月经周期不正常。

讨论　请问黄某患的是什么疾病？为哪种证型？应该怎么治疗？

一、概述

带下病是指带下的量明显增多，色、质、气味发生异常，或伴全身、局部症状者，称为"带下病"，又称"下白物""流秽物"。相当于西医学的阴道炎、子宫颈炎、盆腔炎、妇科肿瘤等疾病引起的带下增多。

1. 病因病机　带下的主要病因是湿邪，有内外之别。外湿与经期感受寒湿，或产后胞脉空虚，湿毒邪气乘虚内侵胞宫所致。内湿的产生与脏腑气血功能失调有关，如脾虚运化失职，水湿内停，下注任带；肾阳不足，则气化失常，水湿内停，又关门不固，精液下滑；若是素体阴虚，又感受湿热之邪，伤及任带。常见分型有脾阳虚、肾阳虚、湿热下注等。脾阳虚症见带下量多，色白质稀；肾阳虚多见于带下量多，色白质稀如水，伴畏寒肢冷；湿热下注多见于带下量多，色黄质稠，有臭味等。

2. 治疗原则　以除湿为主，治脾宜运、燥；治肾宜补、固、涩；湿热宜清利；局部症状明显者配合外治疗法。

3. 问病要点 根据带下的量、色、质、气味异辨实。带下色深（黄、赤、青绿），质黏稠者，臭秽者，为实热；带下色淡（白、淡黄），质稀，或有腥气味者，多为虚寒。久病阴液耗损，湿邪黏着缠绵，可致虚实错杂，或虚者更虚。带下量多色白或淡黄，质清稀，多为脾阳虚；色白质清稀如水，伴有冷感者，为肾阳虚；带下量多色黄，有臭气味，或如泡沫状，或色白如豆渣状，为湿热下注；若是带下量多，色黄绿如脓，质稠，伴有恶臭难闻，属湿毒重证。

4. 治疗方药 代表方药如妇科千金片、千金止带丸、洁尔阴洗液。带下病属湿热下注者，选用妇科千金片；属于脾肾两虚者，选用千金止带丸。

5. 注意事项 带下病是妇科常见疾病，其病因以湿邪为主，湿有内外之别。内湿与脾肾有关，以除湿为主对症对因治疗。虚证不宜清热，湿热或寒湿证不宜单纯补益；除湿止带多选用渗利之品，孕妇慎用。

二、方药

妇科千金片★

【药物组成】 千斤拨　功劳木　单面针　穿心莲　党参　鸡血藤　当归　金樱根

【功能与主治】 清热除湿，益气化瘀。用于湿热下注所致的带下病、腹痛，症见带下量多、色黄质稠、臭秽，小腹疼痛，腰骶酸痛，神疲乏力。

【组方分析】 方中千斤拨、功劳木清热解毒，燥湿止带；共为君药。单面针、穿心莲清热解毒，凉血消肿，燥湿止带，共为臣药。党参益气健脾，促进水湿运化而止带；鸡血藤、当归养血活血，祛风胜湿；金樱根固精止带；共为佐药。诸药相合，共奏清热除湿，益气化瘀，止带之功。

【临床应用】

1. 本品可用于因湿热瘀阻所致带下病，症见带下量多，色黄质稠，有臭味，或小腹作痛，或阴痒，伴纳食较差，小便黄少，舌苔黄腻或厚，脉滑数；盆腔炎性疾病后遗症见上述证候者。

2. 本品可用于因湿热瘀阻所致妇人腹痛，症见妇人腹痛，伴带下量多，色黄质稠，有臭味，或阴痒，小便黄少，舌苔黄腻或厚，脉滑数；盆腔炎性疾病后遗症见上述证候者。

3. 本品也可用于慢性前列腺炎、放节育环后出血。

【不良反应】 有报道出现药疹，脸面嘴唇青紫，皮肤瘙痒，烦躁不安。

【用法用量】 口服。一次 6 片，一日 3 次。

【使用注意】

1. 气滞血瘀证、寒凝血瘀证者慎用。

2. 孕妇慎用。

3. 饮食宜清淡，忌辛辣食物。

4. 糖尿病患者慎用。

【其他剂型】 妇科千金胶囊。

千金止带丸 ★ e 微课2

【药物组成】党参50g 白术（炒）50g 当归100g 白芍50g 川芎100g 香附（醋制）200g 木香50g 砂仁50g 小茴香（盐炒）50g 延胡索（醋制）50g 杜仲（盐炒）50g 续断50g 补骨脂（盐炒）50g 鸡冠花200g 青黛50g 椿皮（炒）200g 牡蛎（煅）50g

【功能与主治】健脾补肾，调经止带。用于脾肾两虚所致的月经不调、带下病，症见月经先后不定期，量多或淋漓不净，色淡无块，或带下量多，色白清稀，神疲乏力，腰膝酸软。

【组方分析】方中党参补气健脾；白术益气健脾，燥湿止带；杜仲、续断、补骨脂补肾助阳，固冲止带；当归、白芍、川芎、延胡索养血活血，调经止痛；香附、木香、小茴香疏肝理气，调经止痛；青黛清热解毒，以除留恋之邪；鸡冠花、椿皮清热燥湿，收涩止带；煅牡蛎收涩固经止带；砂仁和胃健脾，行气化湿。诸药合用，共奏健脾补肾，调经止带之功。

【临床应用】

1. 本品可用于因脾肾两虚所致的月经先后无定期，症见月经先后无定期，量多或淋漓不止，色淡无块，腰膝酸软，舌质淡，苔薄白，脉弱或沉弱；功能性月经失调见上述证候者。

2. 本品也可用于因脾肾两虚所致的带下病，症见带下量多，色白清稀，神疲乏力，腰膝酸软，无臭气，绵绵不断，面色无华，纳少便溏，舌质淡，苔薄白，脉弱或沉弱；盆腔炎性疾病后遗症见上述证候者。

【用法用量】口服。一次6~9g，一日2~3次。

【使用注意】肝郁血瘀证、湿热证、热毒证者慎用。

洁尔阴洗液

【药物组成】蛇床子 艾叶 独活 石菖蒲 苍术 薄荷 黄柏 黄芩 苦参 地肤子 茵陈 土荆皮 栀子 金银花

【功能与主治】清热燥湿，杀虫止痒。用于妇女湿热带下，症见阴部瘙痒红肿，带下量多、色黄或如豆渣状，口苦口干，尿黄便结。

【组方分析】方中黄芩清热燥湿；苦参清热燥湿，杀虫止痒；共为君药。金银花、栀子、土荆皮、黄柏、茵陈清热解毒，燥湿止痒，共为臣药。地肤子、蛇床子祛风止痒；薄荷、艾叶、独活、苍术、石菖蒲芳香化浊，祛湿止痒，共为佐药。诸药合用，共奏清热燥湿，杀虫止痒之功。

【临床应用】

1. 本品可用于因湿热下注，损伤任带所致阴痒，症见阴部瘙痒，灼热疼痛，带下量多，色黄或呈泡沫状，或色白如豆渣样，臭秽，口苦咽干，心烦不宁，小便黄赤，舌红苔黄腻，脉滑数；真菌性阴道炎、滴虫性阴道炎及细菌性阴道炎见上述证候者。

2. 本品用于因湿热互结，流注下焦，损伤任带所致带下病，症见带下量多，色黄质稠，有臭气，或伴阴部瘙痒，胸闷心烦，口苦咽干，纳差，小便黄少，舌红苔黄腻，脉濡数；真菌性阴道炎、滴虫性阴道炎及细菌性阴道炎见上述证候者。

【不良反应】接触性皮炎。

【用法用量】用 10% 浓度洗液（即取本品 10ml 加温开水至 100ml 混匀）擦洗外阴，用冲洗器将 10% 的洁尔阴洗液送至阴道深部冲洗阴道，一日 1 次。7 天为一疗程。

【使用注意】

1. 寒湿带下者慎用。

2. 月经期前至经净 3 天内停用。

3. 饮食宜清淡，忌食辛辣食物。

4. 注意保持冲洗器的清洁。

【其他剂型】洁尔阴洗液泡腾片。

带下问病荐药要点见表 24 - 1。

表 24 - 1　带下问病荐药

问病要点	确定疾病	确定证型	推荐常用中成药
带下量多，色白或淡黄，质稀薄，无臭气，绵绵不断，神疲倦怠，四肢不温，纳少便溏，两足跗肿，面色㿠白；舌质淡，苔白腻，脉缓弱	带下	脾阳虚	千金止带丸
带下量多，色黄，黏稠有臭气或伴阴部瘙痒，胸闷心烦，口苦咽干，纳食较差，小腹或少腹作痛，小便短赤；舌红，苔黄腻，脉濡数	带下	湿热下注	洁尔阴洗液、妇科千金片

目标检测

一、单项选择题

1. 湿热下注、毒瘀互相所致带下病，症见带下量多、色黄、气臭，少腹痛，腰骶痛，口苦咽干；阴道炎、慢性盆腔炎见上所述证候。宜选用

　　A. 益母草颗粒　　　　B. 逍遥丸　　　　　　C. 内补丸

　　D. 妇炎康片　　　　　E. 生化丸

2. 临床症状为阴部干涩，瘙痒，或量少带下色黄，甚者血样，五心烦热，汗出。可诊为

　　A. 带下——湿热型　　B. 带下——湿毒型　　C. 阴痒——湿热下注型

　　D. 阴痒——肝肾阴虚型　　　　　　　　　　E. 带下——肾虚型

3. 下列疾病中不属于妇科的是

　　A. 不孕症　　　　　　B. 乳汁自出　　　　　C. 盆腔炎

　　D. 阴挺　　　　　　　E. 脏躁

4. 下列与带下病的产生无密切关系的是
    A. 肝经湿热　　　B. 脾虚湿胜　　　C. 肺肾阴虚
    D. 感受湿邪　　　E. 肾气亏虚
5. 下列不是血瘀所致妇科病特点的是
    A. 经血有块　　　B. 脉象沉涩　　　C. 面青色白
    D. 舌有瘀点　　　E. 腹痛拒按
6. 下列不是妇科常用治法的是
    A. 理气行滞　　　B. 补益气血　　　C. 活血化瘀
    D. 峻下逐水　　　E. 解毒杀虫

▶▶ 项目二十五　学会妊娠病及产后病用药

学习目标

知识要求

1. **掌握**　妊娠病及产后病的辨证要点及代表方药；重点药品的功能主治及临床应用。

2. **熟悉**　妊娠病、产后病的基本概念、病因病机；重点药品的药物组成、组方分析及使用注意。

3. **了解**　妊娠病和产后病常用方药的用法用量及部分药品的不良反应。

能力要求

1. 熟练掌握根据患者的症状正确判断妊娠及产后病用药方法，并合理选用中成药。

2. 学会根据妊娠病及产后病的辨证要点以及中成药功能主治进行妊娠病及产后病荐药角色扮演脚本编写，解决妊娠病及产后病问病荐药问题。

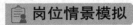 **岗位情景模拟**

　　情景描述　王某，女，28岁，产后腰腹疼痛10个月余。妊娠5个月引产，引产后出现小腹及腰部隐隐作痛，逐渐加重，休息后可减轻。近来月经正常，6天干净，量色质正常，经期腰痛加重。孕2人流1引产1。妇科检查无阳性体征，盆腔B超子宫附件未见异常声像。舌质淡红，苔根部薄黄腻。

　　讨论　请问王某患的是什么疾病？为哪种证型？应该怎么治疗？

一、概述

　　妊娠病又被称为胎前病，是指妊娠期间发生的与妊娠有关的疾病。妊娠病不仅影响孕妇的健康，还可妨碍胎儿的正常发育，严重者造成堕胎、小产。因此，必须注意预防调治。常见妊娠病有妊娠恶阻、妊娠腹痛、异位妊娠、胎漏、胎动不安、滑胎、胎死不下等。

　　产妇在产褥期发生的与分娩或产褥有关的疾病称为产后病。常见的产后病有产后血晕、产后血崩、产后腹痛、产后发热、产后身痛、恶露不绝等。上述诸病多数发生在"新产后"，一般将倾向将产后7天以内称为新产后。

1. 病因病机

（1）妊娠病主要是妇女受孕后，阴血聚于冲任以养胎，导致孕妇机体出现阴血虚、脾肾虚、冲气上逆、气滞等状态。妊娠病的发病与外感六淫、情志内伤、劳逸过度、房事不节、跌仆闪挫等。病机可概括为：①阴血下注冲任以养胎，出现阴血聚于下，阳气浮于上，导致妊娠病发生；②胎体渐长，致使气机升降失润，形成气滞湿郁，痰湿内停等；③肾主藏精主生殖，若肾气亏损，则胎元不固，易致胎动不安、滑胎等；④胎赖血养，若脾虚血少，气血乏源，而致妊娠病。

（2）产后病的病机可概括为：①失血过多，亡血伤津，或血虚火动，易致产后血晕，产后痉证，产后发热，产后便秘等；②瘀血内阻，血行不畅，可致产后血晕，产后腹痛，产后身痛，恶露不绝等；③外感六淫、饮食房劳所伤等，容易导致产后腹痛，产后发热，产后身痛等。概括之，产后脏腑伤动，百节空虚，腠理不实，饮食调摄稍有不慎便可发生各种产后疾病。

2. 治疗原则　妊娠病治病与安胎并举。如因母病而致胎不安者，重在治病，病去则胎自安；若因胎不安者而致母病者，重在安胎，胎安则病自愈。

产后病的治疗应根据亡血伤津、瘀血内阻、多虚多瘀的特点，本着"勿拘于产后，亦勿忘于产后"的原则，产后多虚应以大补气血为主。

3. 问病要点

（1）妊娠病，病情有多种，不同病种问病有别。如妊娠胎动不安，以腰酸、腹痛为主，或伴阴道少量流血，要注意辨别腰腹疼痛的性质、程度，阴道流血的量、色、质等，以及伴随症状，进行综合分析。

（2）产后病，要清辨别寒、热、虚、实。例如产后恶露量多，色淡，质稀，无臭气者，多为气虚；色红或紫，黏稠而臭秽者，多为血热；色暗有块者，多为血瘀。

4. 治疗方药　妊娠病代表成药为滋肾育胎丸、参茸保胎丸。产后病为产康复颗粒等。

5. 注意事项　妊娠期间，凡峻下、攻逐、祛瘀、破血、耗气及有毒药品，均宜慎用或禁用。产后多虚，当大补气血，但其用药须防滞邪、助邪之弊；产后多瘀，治当活血化瘀，但产后之活血化瘀又须佐以养血，使祛邪而不伤正，化瘀而不伤血。同时还要掌握产后用药的"三禁"，即禁大汗，以防亡阳；禁峻下，以防亡阴；禁通利小便，以防亡津液。

二、方药

滋肾育胎丸★

【药物组成】熟地黄　人参　杜仲　首乌　枸杞子　阿胶（炒）　鹿角霜　巴戟天菟丝子　桑寄生　续断　党参　白术　艾叶　砂仁

【功能与主治】补肾健脾，养血安胎。用于脾肾两虚、冲任不固所致的胎漏，胎动不安，滑胎，症见妊娠少量下血，小腹坠痛，或屡次流产，神疲乏力，腰膝酸软。

【组方分析】方中熟地黄滋阴养血，补精益髓；人参大补元气，益气健脾；杜仲补肝肾，养血安胎；共为君药。何首乌、枸杞子、阿胶补益肝肾，生精补血；鹿角霜、巴戟天补肾阳，益精血；菟丝子、桑寄生、续断补益肝肾，养血安胎；党参、白术益气健脾，化源充足，资生气血，有益气安胎之效；共为臣药。艾叶温经散寒，止血安胎；砂仁行气安胎；共为佐药。诸药合用，共奏补肾健脾，养血安胎之功。

【临床应用】

1. 本品常用于因冲任肾气不足，气血虚弱，胎元不固所致胎漏，症见妊娠期阴道少量出血，色红或淡红，伴气短乏力，食少纳差，小便频数，大便溏或少，舌淡，苔薄白，脉沉细滑；先兆流产见上述证候者。

2. 本品常用于因冲任肾气不足，气血亏虚，胎失所系所致胎动不安，症见妊娠期阴道少量出血，色红或淡红，小腹绵绵坠痛，腰腿酸软，伴气短乏力，食少纳差，小便频数，大便溏或少，舌淡，苔薄白，脉沉细滑；先兆流产见上述证候者。

3. 本品可用于因肾气不足，源流不继所致滑胎，症见腰酸，小腹空坠，神疲乏力，心悸，气短，纳呆，便溏，舌淡胖，苔白，脉细滑；复发性流产见上述证候者。

【用法用量】口服。一次 5g，一日 3 次，淡盐水或蜂蜜水送服。

【使用注意】

1. 血热证者慎用。

2. 服药期间饮食宜清淡，忌食辛辣食物。

3. 宜卧床休息，禁房事。

【其他剂型】滋肾育胎丸片剂。

参茸保胎丸 ★

【药物组成】鹿茸 20g　杜仲 58g　续断 41g　菟丝子（盐炙）33g　桑寄生 41g　党参 66g　白术（炒）50g　茯苓 58g　山药 50g　熟地黄 41g　当归 50g　白芍 41g　川芎（酒制）41g　阿胶 41g　龙眼肉 20g　艾叶（醋制）41g　黄芩 66g　砂仁 33g　香附（醋制）41g　化橘红 41g　川贝母 20g　羌活 20g　甘草（炙）28g

【功能与主治】滋养肝肾，补血安胎。用于肝肾不足，营血亏虚，身体虚弱，腰膝酸痛，少腹坠胀，妊娠下血，胎动不安。

> 请你想一想
> 参茸保胎丸与滋肾育胎丸药物组成有何异同？

【组方分析】方中鹿茸补肾阳，益精血；杜仲、续断、菟丝子补肝肾，固冲任，安胎；桑寄生补肝肾，养血而安胎；合用补肾填精，以固胎元，令胎有所系。党参、白术、茯苓、山药益气健脾，使化源充足；熟地黄、当归、白芍、川芎养血和血；阿胶、龙眼肉补血，阿胶还可止血，合以益气健脾，养血补血，使胎有所养；艾叶温经散寒，暖宫安胎；黄芩清热安胎，兼有佐制温热药物之用；砂仁行气温中安胎；香附、橘红、川贝母理气解郁；羌活升阳举陷；甘草培中州而调和诸药。诸药相合，共奏滋补肝肾、养血安胎之功。

【临床应用】

1. 本品用于因肝肾不足，气血两虚，胎元不固所致胎漏，症见妊娠期阴道少量出血，色红或淡红，伴气短乏力，食少纳差，小便频数，大便溏或少，舌淡，苔薄白，脉沉细滑；先兆流产见上述证候者。

2. 本品用于因肝肾不足，胎元不固所致胎动不安，症见妊娠期小腹绵绵坠痛，腰腿酸软，或阴道少量出血，色红或淡红，伴气短乏力，食少纳差，小便频数，大便溏或少，舌淡，苔薄白，脉沉细滑；先兆流产见上述证候者。

3. 本品用于因肝肾亏损，源流不继所致滑胎，症见孕后屡堕，腰腿酸软，小腹空坠，神疲乏力，心悸，气短，纳呆，便溏，舌淡胖，苔白，脉细滑；复发性流产见上述证候者。

【用法用量】口服。一次 15g，一日 2 次。

【使用注意】

1. 血热证者慎用。

2. 服药期间饮食清淡，忌食辛辣食物。

3. 宜卧床休息，禁房事。

产复康颗粒★

【药物组成】人参　黄芪　白术　益母草　当归　桃仁　蒲黄　黑木耳　何首乌　熟地黄　醋香附　昆布

【功能与主治】补气养血，祛瘀生新。用于气虚血瘀所致的产后恶露不绝，症见产后出血过多，淋漓不断，神疲乏力，腰膝酸软。

【组方分析】方中人参、黄芪、白术健脾益，共为君药。益母草、当归、桃仁、蒲黄活血化瘀，祛瘀生新，共为臣药。黑木耳、何首乌补肝肾，益精血；熟地黄滋阴补血，益精填髓；理气解郁，与养血活血食物共用，使气血调达；昆布软坚祛瘀；共为佐药。诸药相合，共奏益气养血，祛瘀生新之功。

【临床应用】本品用于因气虚血瘀所致产后恶露不绝，症见恶露过期不止，量多，或淋漓不断，色淡红，质稀，或色暗有块，或有腹痛，面色无华，腰膝酸软，神疲乏力，短气懒言，食少纳差，舌淡，脉细弱；产后子宫复旧不全见上述证候者。

【不良反应】可致严重腹泻。

【用法用量】开水冲服。每袋20g，一次 1 袋，一日 3 次，5～7 天为一疗程；产褥期可长期服用。

【注意事项】

1. 血热证者慎用。

2. 若阴道出血时间长或量多应进一步查找出原因，采取其他止血方法。

3. 产后大出血者禁用。

你知道吗

女性分娩后的变化

女性分娩后，身份转变为母亲，受到产后内分泌或环境影响，产妇容易情绪波动，常见爱哭、悲伤、焦虑、睡眠不好、注意力不集中等情况，甚至极度烦躁和愤怒、愧疚、情绪波动剧烈，和宝宝不亲、回避家人朋友，严重的会导致产后抑郁。

妊娠病及产后病问病荐药要点见表 25 - 1。

表 25 - 1　妊娠病与产后病问病荐药

问病要点	确定疾病	确定证型	推荐常用中成药
妊娠期，腰酸腹痛，胎动下坠，阴道少量流血，头晕眼花，心悸失眠，面色萎黄，舌淡苔少，脉细滑	妊娠病	血虚型	参茸保胎丸
妊娠期，腰酸腹痛，胎动下坠，或伴有阴道少量流血，色暗淡，头晕耳鸣，两膝酸软，小便频数，或曾屡有堕胎，舌淡苔白，脉沉细而滑	妊娠病	肾虚型	滋肾育胎丸
产后，小腹冷痛或疼痛，拒按，恶露量少，色紫暗有块，或胸胁胀痛，舌质紫暗，苔黄白腻	产后病	血瘀型	产后康复颗粒

目标检测

一、单项选择题

1. 下列哪种产后病与血瘀无关
   A. 产后血晕　　　　　B. 产后发热　　　　　C. 产后大便难
   D. 产后身痛　　　　　E. 产后恶露不绝

2. 产后病的治疗原则是
   A. 补气养血为主　　　B. 活血化瘀为主　　　C. 勿拘于产后，亦无忘于产后
   D. 疏肝健脾为主　　　E. 滋补肝肾为主

3. 产后小腹剧痛，拒按，恶露量少，色紫暗有块，块下痛减，舌淡暗，脉沉弦或沉紧。首选方
   A. 生化汤　　　　　　B. 加减生化汤　　　　C. 肠宁汤
   D. 四物汤合失笑散　　E. 血府逐瘀汤

4. 新产指分娩后
   A. 当天　　　　　　　B. 2 天内　　　　　　C. 3 天内
   D. 5 天内　　　　　　E. 7 天内

5. 妊娠期出现腰酸腹痛，小腹下坠，伴阴道少量出血，应诊断为
   A. 胎动不安　　　　　B. 坠胎　　　　　　　C. 胎漏
   D. 滑胎　　　　　　　E. 死胎

6. 以下哪种情形宜从速下胎益母
   A. 胎动不安　　　　　B. 胎元不正　　　　　C. 胎堕难留

　　D. 胎死腹中　　　　　E. 胎漏

7. 血瘀产后发热的病因病机是

　　A. 产后恶露不下，瘀血停滞，阻碍气机，营卫失调

　　B. 产后气血俱虚，卫外之阳不固，风寒之邪乘虚而入

　　C. 产后胞脉空虚，邪毒乘虚而入，正邪交争

　　D. 产后失血过多，阴血骤虚，阳无所附而浮于外

　　E. 以上都不是

8. 产后数日内产妇可见恶寒怕风，微热自汗。属于

　　A. 外感风寒　　　　B. 多虚多瘀　　　　C. 阴虚阳亢

　　D. 亡血伤津　　　　E. 阴虚阳浮

9. 自然流产后阴道排出的血液称

　　A. 崩漏　　　　　　B. 经漏　　　　　　C. 恶露

　　D. 赤带　　　　　　E. 胎漏

10. 妊娠恶阻的主要病机是

　　A. 冲气上逆，胃失和降　　　　　　B. 胃气虚弱，失于和降

　　C. 肝火犯胃，胃失和降　　　　　　D. 痰浊中阻，胃失和降

　　E. 胎体渐大，气机升降失调

11. 产后发热的治疗主要是

　　A. 养血清热　　　　B. 清热解毒退热　　　C. 活血化瘀清热

　　D. 调气血，和营卫　E. 疏风清热

12. 关于妊娠，下列错误的是

　　A. 月经停止来潮

　　B. 脉象滑疾流利

　　C. 常有恶心、呕吐等反应

　　D. 孕 4~5 个月后，可挤出少量乳汁

　　E. 孕 4 个月后在耻骨上方及宫底

二、多项选择题

1. 下列哪些妊娠病是由气血运行不畅所致

　　A. 胎死不下　　　　B. 胎动不安　　　　C. 胞阻

　　D. 子烦　　　　　　E. 崩漏

2. 堕胎、小产常见的病因是

　　A. 跌扑损伤　　　　B. 气血不足　　　　C. 脾气虚弱

　　D. 热病伤胎　　　　E. 肾气虚

3. 妊娠期间用药应慎用哪类药

　　A. 理气　　　　　　B. 祛瘀　　　　　　C. 破气

　　D. 滑利　　　　　　E. 峻下

4. 妊娠腹痛的特点是

    A. 小腹绵绵作痛，按之痛减

    B. 小腹疼痛，腰酸，小腹下坠

    C. 下腹部突然出现一侧绞痛，甚则昏迷

    D. 小腹冷痛，绵绵不休，喜温喜按

    E. 小腹胸胁胀痛，嗳气吐酸

5. 妊娠期间，小腹阵发性疼痛，继而阴道出血，可能是

    A. 小产　　　　　　　B. 堕胎　　　　　　　C. 异位妊娠

    D. 胎动不安　　　　　E. 转胞

三、简答题

1. 简述妊娠病的治疗原则。

2. 简述胎动不安的常见分型。

书网融合……

微课 1　　　　　微课 2　　　　　划重点　　　　　自测题

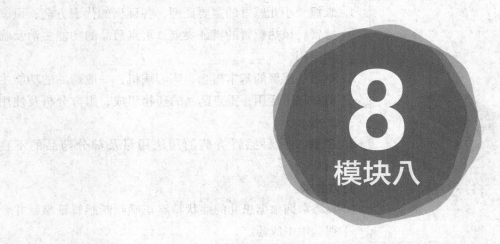

8
模块八

学会儿科用药

PPT

▶▶项目二十六 学会儿科感冒用药

学习目标

知识要求

1. **掌握** 小儿感冒的主要证型，各证型的代表方药；风寒感冒、风热感冒的辨证要点；重点药品的功能主治及临床应用。

2. **熟悉** 感冒的基本概念、病因病机；一般药品的功能主治和临床运用；重点药品的药物组成、组方分析及使用注意。

3. **了解** 儿科感冒方药的用法用量及部分药品的不良反应。

能力要求

1. 熟练掌握根据患儿的症状特点正确判断感冒证型，并合理选用中成药。

2. 学会根据儿科不同证型感冒的辨证要点及中成药功能主治进行感冒问病荐药角色扮演脚本编写，解决小儿感冒问病荐药问题。

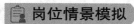 **岗位情景模拟**

情景描述 王某，男，4 岁。因身热较著，自述咽痛，其家长发现其鼻子堵塞流浊涕，咳嗽声重，有黏稠的黄痰，口渴喜饮，发现其舌边尖红，舌苔白或微黄。

讨论 请问该患儿患什么疾病？为哪种证型？应该使用哪种药物治疗？

一、风热感冒类方药

小儿风热感冒治疗代表方药有小儿解表颗粒、抗感颗粒、小儿热速清口服液及小儿感冒颗粒等。

小儿解表颗粒★

【药物组成】金银花 300g 连翘 250g 荆芥穗 100g 防风 150g 紫苏叶 150g 葛根 150g 蒲公英 300g 黄芩 300g 炒牛蒡子 250g 人工牛黄 1g

【功能与主治】宣肺解表，清热解毒。用于小儿外感风热所致的感冒，症见发热恶风，头痛咳嗽，鼻塞流涕，咽喉痛痒。

【组方分析】方中金银花、连翘清热解毒，轻宣透表，疏散风热，共为君药。荆芥穗、防风辛散表邪；紫苏叶发表散风，宣肺止咳；葛根解肌退热，生津止渴；蒲公英清热解毒，利咽散结；黄芩清热泻火，燥湿解毒；共为臣药。牛蒡子宣肺祛痰，清利咽喉；牛黄苦凉，清热解毒，定惊化痰；共为佐药。诸药合用，共奏宣肺解表，清热解毒之功。

【临床应用】本品可用于治疗小儿因外感风热，肺卫受邪，肺气郁闭，失于清肃，气机不利，灼津为痰，阻滞气道所致的感冒，症见发热恶风，头痛，咳嗽，咽痒流涕；上呼吸道感染见上述证候者。

【用法用量】开水冲服。一至两岁一次 4g，一日 2 次；三至五岁一次 4g，一日 3 次；六至十四岁一次 8g，一日 2~3 次。

【使用注意】

1. 高热不退，咳嗽加剧者应及时到医院就诊。

2. 忌食生冷、辛辣、油腻的食物。

抗感颗粒★

【药物组成】金银花 700g　赤芍 700g　绵马贯众 233g

【功能与主治】清热解毒。用于外感风热引起的感冒，症见发热，头痛，鼻塞，喷嚏，咽痛，全身乏力，酸痛。

【组方分析】方中金银花清热解毒，芳香透邪，凉散风热，针对风热病机，故为君药。赤芍清热凉血，化瘀消肿；绵马贯众清热解毒，除瘟透邪；助君药清热解毒之效，共为臣药。三药合用，共奏清热解毒之功。

【临床应用】本品可用于治疗外感风热所致的感冒，症见发热头痛，鼻塞，喷嚏，咽痛，全身乏力，四肢痛，舌红，苔薄黄，脉浮数；上呼吸道感染见上述证候者。

【用法用量】开水冲服。一次 1 袋，一日 3 次；小儿酌减或遵医嘱。

【使用注意】

1. 风寒外感者慎用。

2. 孕妇慎用。

3. 服药期间忌食辛辣、油腻食物。

【其他制剂】抗感口服液。

小儿热速清口服液

【药物组成】柴胡 250g　黄芩 125g　金银花 137.5g　连翘 150g　葛根 125g　板蓝根 250g　水牛角 62.5g　大黄 62.5g

【功能与主治】清热解毒，泻火利咽。用于小儿外感风热所致的感冒，症见高热，头痛，咽喉肿痛，鼻塞流涕，咳嗽，大便干结。

【组方分析】方中柴胡善能透表解热；黄芩清肺火，除上焦实热；两药表里双解，共为君药。金银花、连翘清热解毒，轻宣外邪；葛根清热解肌，生津止渴；板蓝根、水牛角清热凉血解毒，利咽消肿；共为臣药。另入大黄泻热通便，导热下行，为佐药。

诸药合用，共奏清热解毒，泻火利咽之功。

【临床应用】本品可用于治疗小儿因风热之邪犯肺，肺失清肃，气机不利所致的感冒，症见高热，头痛，咳嗽，流涕咽喉肿痛；上呼吸道感染见上述证候者。

【用法用量】口服。一岁以内一次 2.5 ~ 5ml，一至三岁一次 5 ~ 10ml，三至七岁一次 10 ~ 15ml，七至十二岁一次 15 ~ 20ml；一日 3 ~ 4 次。

【使用注意】

1. 风寒感冒或脾虚、大便稀薄者慎用。

2. 使用本品 4 小时后热仍不退者，可酌情增加剂量。

3. 若高热持续不退者应去医院诊治。

4. 忌食生冷、油腻、辛辣食物。

【其他制剂】小儿热速清颗粒、糖浆。

你知道吗

水牛角的用途

水牛角为牛科动物水牛的角，本品苦寒清泄，咸入血分，主入心、肝经，既善清热凉血，又善解毒消斑，为治高热神昏斑疹与血热出血所常用。功效为清热凉血，泻火解毒，定惊。用法用量：内服，煎汤，15 ~ 30g，大剂量 60 ~ 120g，以锉碎先煎 3 小时以上，水牛角浓缩粉，每次 1.5 ~ 3g，一日 2 次，开水冲下，代犀角宜加量，本品性寒，故脾胃虚寒者不宜服。

小儿感冒颗粒

【药物组成】广藿香 75g　菊花 75g　连翘 75g　大青叶 125g　板蓝根 75g　地黄 75g　地骨皮 75g　白薇 75g　薄荷 50g　石膏 125g

【功能与主治】疏风解表，清热解毒。用于小儿风热感冒，症见发热重，头胀痛，咳嗽痰黏，咽喉肿痛。

【组方分析】方中广藿香疏风解表，化湿和中；连翘清热解毒，轻宣透表；共为君药。菊花、薄荷疏散上焦风热，清利头目；大青叶、板蓝根清热解毒，消肿利咽；共为臣药。地骨皮、白薇清热泄火凉血；石膏清解气分实热；地黄清热凉血，滋阴生津；共为佐药。诸药合用，共奏疏风解表，清热解毒之功。

【临床应用】本品可用于治疗小儿感冒因外感风热，邪犯肺卫，肺失清肃，痰阻气道所致，症见发热，头痛，咯痰，咽痛；流行性感冒、上呼吸道感染见上述证候者。

【用法用量】开水冲服。周岁以内一次 6g，一至三岁一次 6 ~ 12g，四至七岁一次 12 ~ 18g，八至十二岁一次 24g，一日 2 次。

【使用注意】

1. 风寒感冒者慎用。

2. 脾胃虚弱、大便稀薄者慎用。

3. 若高热不退、咳喘加剧者应及时到医院就诊。

4. 忌食生冷、辛辣及油腻食物。

【其他制剂】小儿感冒茶、口服液。

你知道吗

风寒感冒与风热感冒的区别

中医认为感冒一般可分为风寒感冒与风热感冒两大类。这两种感冒病因病机、症状、治疗原则及用药差别很大。风热感冒发热重、恶寒轻、有汗或少汗、头痛鼻塞、咽喉肿痛、舌红、脉数（即脉搏跳动较快），多发生在气候温暖季节，如春季、初夏和初秋等，是感受风热邪气引起的疾病。风寒感冒，发热轻、恶寒重、无汗、头痛身痛、鼻流清涕、咳嗽、咽部不红肿、舌淡红、脉浮紧，多发生在寒冷季节，比如冬季、深秋和初春，是感受寒邪引起的疾病。

二、风寒感冒类方药

小儿风寒感冒代表方药有解肌宁嗽丸等。

解肌宁嗽丸★

【药物组成】紫苏叶48g 前胡80g 葛根80g 苦杏仁80g 桔梗80g 半夏（制）80g 陈皮80g 浙贝母80g 天花粉80g 枳壳80g 茯苓64g 木香24g 玄参80g 甘草64g

【功能与主治】解表宣肺，止咳化痰。用于外感风寒，痰浊阻肺所致的小儿感冒发热，咳嗽痰多。

【组方分析】方中紫苏叶、葛根发散风寒，宣肺止咳，共为君药。前胡、苦杏仁、桔梗、浙贝母宣降肺气，止咳化痰；陈皮、半夏、茯苓健脾燥湿，理气化痰；木香、枳壳调畅气机，气顺痰消；共为臣药。玄参、天花粉养阴生津，既可佐助润肺止咳，又可佐制诸药温燥，共为佐药。甘草调和诸药，为使药。诸药合用，共奏解表宣肺，止咳化痰之功。

【临床应用】

1. 本品可用于治疗小儿感冒因外感风寒所致，症见恶寒发热，鼻塞流涕，喷嚏，咽痛，咳嗽，舌淡红，脉浮；上呼吸道感染见上述证候者。

2. 本品可用于治疗小儿咳嗽因外感风寒，肺失宣肃，痰浊内阻所致，症见咳嗽痰稀，痰多色白，或伴恶寒发热，鼻塞流涕，舌苔白，脉浮。

【用法用量】口服。小儿周岁一次半丸，二至三岁一次1丸，一日2次。

【使用注意】

1. 痰热咳嗽者慎用。

2. 忌食生冷、辛辣、油腻的食物。

儿科感冒问病荐药要点见表 26 - 1。

表 26 - 1　儿科感冒问病荐药

问病要点	确定疾病	确定证型	推荐常用中成药
发热，头痛，微恶风寒，有汗或汗出不畅，口渴咽干，咳嗽；舌尖红、苔薄黄，脉浮数	感冒	风热感冒	小儿解表颗粒、抗感颗粒、小儿热速清口服液、小儿感冒颗粒
恶寒发热，头项强痛，肢体酸痛，口不渴，咳嗽，鼻塞，流清鼻涕，无汗或有汗；舌苔薄白，脉浮紧	感冒	风寒感冒	解肌宁嗽丸

目标检测

一、单项选择题

1. 解肌宁嗽丸的药物组成不包括
    A. 金银花　　　　　　B. 前胡　　　　　　　C. 葛根
    D. 紫苏叶　　　　　　E. 苦杏仁

2. 患儿症见高热、头痛、咽喉肿痛、鼻塞流涕、咳嗽、大便干结宜用
    A. 感冒清热颗粒　　B. 小儿热速清口服液　　C. 风寒感冒颗粒
    D. 感冒疏风颗粒　　E. 小柴胡颗粒

3. 小儿解表颗粒中葛根的作用是
    A. 清热解毒，轻宣透表　　　　　　　　B. 解肌退热，生津止渴
    C. 发表散风，宣肺止咳　　　　　　　　D. 清热泻火，燥湿解毒
    E. 滋阴解表，散寒除湿

4. 小儿速热清口服液的药物组成不包括
    A. 柴胡　　　　　　　B. 黄芩　　　　　　　C. 金银花
    D. 连翘　　　　　　　E. 淡豆豉

5. 风热感冒治疗采取解表祛邪的原则，宜
    A. 清热解毒　　　　　B. 散寒除湿　　　　　C. 辛凉清解
    D. 泻火利咽　　　　　E. 宣肺平喘

6. 风寒感冒治疗采取解表祛邪的原则，宜
    A. 辛温发汗　　　　　B. 散寒除湿　　　　　C. 辛凉清解
    D. 泻火利咽　　　　　E. 宣肺平喘

7. 小儿感冒的病变部分主要在
    A. 心　　　　　　　　B. 肝　　　　　　　　C. 脾
    D. 肺　　　　　　　　E. 肾

8. 小儿风热感冒与风寒感冒的鉴别要点有

　　A. 恶风发热　　　　　B. 恶寒发热　　　　　C. 咽喉肿痛

　　D. 咳嗽不爽　　　　　E. 咳嗽频作

二、多项选择题

1. 小儿速清口服液的功能是

　　A. 清热解毒　　　　　B. 散寒除湿　　　　　C. 辛凉透表

　　D. 泻火利咽　　　　　E. 疏风清热

2. 下列哪些中成药可用于治疗风热感冒

　　A. 小儿清热宁颗粒　　B. 午时茶颗粒　　　　C. 小儿热速清口服液

　　D. 藿香正气水　　　　E. 解肌宁嗽丸

3. 解肌宁嗽丸的注意事项包括

　　A. 痰热咳嗽者慎用　　B. 忌食生冷食物　　　C. 忌食辛辣食物

　　D. 忌食油腻的食物　　E. 可用于风热感冒

4. 对于小儿感冒颗粒描述正确的是

　　A. 疏风解表，清热解毒

　　B. 用于小儿风热感冒

　　C. 症见发热重，咳嗽痰黏，咽喉肿痛

　　D. 风寒感冒者慎用

　　E. 脾胃虚弱，大便稀薄者慎用

5. 对于小儿解表颗粒描述正确的是

　　A. 宣肺解表，清热解毒　　　　　　　　B. 用于小儿风热感冒

　　C. 忌食生冷、辛辣、油腻的食物　　　　D. 本方共有 10 味药

　　E. 方中牛黄清热解毒，定惊化痰

三、简答题

1. 请简述风寒感冒的症状有哪些？

2. 请简述抗感颗粒的注意事项有哪些？

3. 请简述风热感冒的症状有哪些？

4. 小儿感冒的治疗原则是什么？

5. 小儿感冒颗粒的其他剂型有哪些？

PPT

▶▶ 项目二十七　学会儿科咳嗽用药

学习目标

知识要求

1. **掌握**　小儿咳嗽的主要证型，各证型的代表方药；风热犯肺、风寒袭肺的辨证要点；重点药品的功能主治及临床应用。

2. **熟悉**　咳嗽的基本概念、病因病机；一般药品的功能主治和临床运用；重点药品的药物组成、组方分析及使用注意。

3. **了解**　儿科咳嗽方药的用法用量及部分药品的不良反应。

能力要求

1. 熟练掌握根据患儿的症状特点正确判断咳嗽证型，并合理选用中成药。

2. 学会根据儿科不同证型咳嗽的辨证要点及中成药功能主治进行咳嗽问病荐药角色扮演脚本编写，解决小儿咳嗽问病荐药问题。

岗位情景模拟

情景描述　王某，男，3岁。因咳嗽，痰稀色白，口不渴，恶寒，或有发热，无汗，烦躁，舌苔薄白，乏力。

讨论　请问该患儿患什么疾病？为哪种证型？应该使用哪种药物治疗？

一、风热犯肺类方药

小儿风热犯肺是指外感风热或风寒郁久化热，致肺气宣降失常，肺卫受病所表现的证候。症见恶寒轻，发热重，咳嗽，咳痰黄稠，不易咳出，舌红脉浮数。或咽痛，鼻流浊涕，口干欲饮；重者气喘鼻煽，烦躁不安等。

治疗代表方药有清宣止咳颗粒及小儿止咳糖浆等。

治疗原则应遵"疏风清热，宣肺止咳"为主。

清宣止咳颗粒★ 🅴微课1

【药物组成】桑叶180g　薄荷90g　苦杏仁90g　桔梗120g　白芍120g　紫菀120g　枳壳90g　陈皮120g　甘草90g

【功能与主治】疏风清热，宣肺止咳。用于小儿外感风热咳嗽，症见咳嗽，咯痰，发热或鼻塞，流涕，微恶风寒，咽红或痛，苔薄黄。

【组方分析】桑叶、薄荷辛凉解表，疏散风热，宣肺止咳，共为君药。苦杏仁、紫菀苦降肺气、消痰止咳，桔梗宣肺祛痰，共为臣药。白芍缓中止痛，敛阴收汗；枳壳理气，使气行则痰化；陈皮燥湿健脾化痰；共为佐药。甘草调和诸药，为使药。诸药合用，共奏疏风清热，宣肺止咳之功。

【临床应用】本品可用于治疗小儿咳嗽因外感风热袭肺所致，症见咳嗽，发热或鼻塞，咯痰，咽喉肿痛，舌红苔薄黄，脉浮数；小儿急性上呼吸道感染、小儿支气管肺炎见上述证。

【用法用量】开水冲服。一至三岁每次 1/2 包；四至六岁每次 3/4 包，七至十四岁每次 1 包；一日 3 次。

【使用注意】

1. 忌食辛辣、生冷、油腻食物。
2. 婴儿应在医师指导下服用。
3. 脾虚易腹泻者慎服。
4. 过敏体质者慎用。

你知道吗

咳嗽之各家学说

汉代张仲景所著《伤寒论》《金匮要略》不仅拟出了不少治疗咳嗽行之有效的方药，还体现了对咳嗽的辨证论治的思想。隋代《诸病源候论·咳嗽论》在《黄帝内经》脏腑咳的基础上，又论述了风咳、寒咳等不同咳嗽的临床证候。唐宋时代，如《备急千金药方》《外台秘要》《太平惠民和剂局方》等收集了许多治疗咳嗽的方药。明代《景岳全书》将咳嗽分为外感、内伤两类，《明代杂著》指出；咳嗽"治法须分新久虚实"至此咳嗽的理论渐趋完善，切合临床实际。

小儿止咳糖浆

【药物组成】甘草流浸膏 150ml　桔梗流浸膏 30ml　橙皮酊 20ml　氯化铵 10g

【功能与主治】祛痰，镇咳。用于小儿感冒引起的咳嗽。

【组方分析】本品为中西药合方制剂。方中甘草清热解毒，利咽祛痰，止咳；桔梗宣肺祛痰止咳；橙皮酊理气燥湿化痰。另入氯化铵祛痰止咳，中西药合用，共奏祛痰，镇咳之功。

【临床应用】本品可用于治疗小儿咳嗽由外感风热，肺失清肃，蕴热成痰所致，症见咳嗽，痰多；上呼吸道感染见上述证候者。

【用法用量】口服。二至五岁一次 5ml，五岁以上 5 ~ 10ml，二岁以下酌减；一日 3 ~ 4 次。

【使用注意】

1. 对咳嗽重症、气促喘息者应配合其他药物。

2. 忌食辛辣、油腻食物。

二、风寒袭肺类方药

小儿风寒袭肺是由于受风寒，肺气失宣所致的咳嗽。风寒咳嗽时咳嗽声重，咽喉发痒，咳痰多为白色且量多，同时身体畏冷，发热，全身酸痛，鼻塞流涕。

治疗代表方药有宝咳宁颗粒等。

治疗原则应遵"疏散风寒，宣肺止咳"为主。

宝咳宁颗粒★

【药物组成】　紫苏叶30g　桑叶30g　前胡60g　浙贝母30g　麻黄30g　桔梗30g 天南星（炙）60g　陈皮30g　苦杏仁（去皮炒）60g　黄芩60g　青黛21g　天花粉60g 枳壳（去瓤麸炒）60g　山楂（炒）45g　甘草15g　牛黄3g

【功能与主治】　清热解表，止嗽化痰。用于小儿感冒风寒内热停食引起的头痛身烧，咳嗽痰盛，气促作喘，咽喉肿痛，烦燥不安。

【组方分析】　方中紫苏叶发汗解表，宣肺止咳；桑叶疏散风热，清肺润燥；共为君药。黄芩清肺泻火，解毒燥湿；青黛清肝泻肺，凉血解毒；天花粉清肺火，润肺燥；人工牛黄清热解毒，息风止痉；四药助君药清泻肺热，凉肝止痉，共为臣药。天南星燥湿化痰；前胡化痰止咳，浙贝母清肺化痰；麻黄、苦杏仁、桔梗宣肺化痰，止咳平喘；山楂、枳壳、陈皮消食化滞，行气和胃；以上各药佐助君药化痰止咳，消积导滞，共为佐药。甘草既能祛痰止咳和中，又能调和药性，为使药。诸药合用，共奏清热解表，止嗽化痰之功。

【临床应用】

1. 本品可用于治疗小儿感冒因风寒袭表，入里化热，邪热蕴肺，肺胃失和所致，症见身热，头痛，咳嗽，咽喉肿痛，腹胀厌食，烦躁不安；上呼吸道感染见上述证候者。

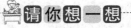

请你想一想

小儿咳嗽在辨证上需要注意哪些问题？

2. 本品可用于治疗小儿咳嗽因风寒外袭，化热犯肺，热灼津液为痰，阻滞气道所致，症见发热，咳嗽，痰盛气促作喘，咯痰黄稠，烦躁不安；急性支气管炎见上述证候者。

【用法用量】　开水冲服。一次2.5g，一日2次；周岁以内小儿酌减。

【使用注意】

1. 暑邪感冒、肺虚久咳或阴虚燥咳者不宜使用。

2. 注意掌握1~14岁不同年龄患儿的适当剂量。

3. 服药期间忌食生冷、油腻、辛辣食物。

儿科咳嗽问病荐药要点见表27-1。

表 27 -1 儿科咳嗽问病荐药

问病要点	确定疾病	确定证型	推荐常用中成药
恶寒轻，发热重，咳嗽，咳痰黄稠，不易咳出，舌红脉浮数。或咽痛，鼻流浊涕，口干欲饮；重者气喘鼻煽，烦躁不安等	咳嗽	风热犯肺	清宣止咳颗粒、小儿止咳糖浆
咳嗽声重，咽喉发痒，咳痰多为白色且量多，同时身体畏冷，发热，全身酸痛，鼻塞流涕	咳嗽	风寒袭肺	宝咳宁颗粒

目标检测

一、单项选择题

1. 清宣止咳颗粒的药物组成不包括
   D. 桑叶　　　　　B. 薄荷　　　　　C. 苦杏仁
   D. 桔梗　　　　　E. 黄芩

2. 下列药中，可用于咳嗽，症见发热，咳嗽，痰盛气促作喘，咯痰黄稠，烦躁不安的是
   A. 宝咳宁颗粒　　　B. 清宣止咳颗粒　　C. 小儿咳喘宁糖浆
   D. 金振口服液　　　E. 小儿热速清口服液

3. 患儿症见咳嗽咳痰不爽，痰黄黏稠，喉燥咽痛，常伴有恶风身热，头痛肢楚，鼻流黄涕，口渴宜用
   A. 清宣止咳颗粒　　B. 小儿热速清口服液　C. 雪梨膏
   D. 感冒疏风颗粒　　E. 解肌宁嗽丸

4. 咳嗽声重，咽喉发痒，咳痰多为白色且量多，同时身体畏冷，发热，全身酸痛，鼻塞流涕。宜用
   A. 清宣止咳颗粒　　B. 小儿热速清口服液　C. 雪梨膏
   D. 感冒疏风颗粒　　E. 宝咳宁颗粒

5. 小儿咳嗽的病变部分主要在
   A. 心　　　　　　B. 肝　　　　　　C. 脾
   D. 肺　　　　　　E. 肾

6. 宝咳宁颗粒的组成部分不包括
   A. 紫苏叶　　　　B. 桑叶　　　　　C. 前胡
   D. 浙贝母　　　　E. 川贝母

7. 宝咳宁颗粒中牛黄的作用是
   A. 清肺润燥　　　B. 清利头目　　　C. 息风止痉
   D. 宣肺止咳　　　E. 滋阴生津

二、多项选择题

1. 风热犯肺的治疗的原则宜
   A. 疏风　　　　　　B. 清热　　　　　　C. 宣肺
   D. 止咳　　　　　　E. 息风

2. 下列对于清宣止咳颗粒描述，正确的是
   A. 疏风清热，宣肺止咳　　　　　　　B. 小儿外感风热咳嗽
   C. 用于小儿急性上呼吸道感染　　　　D. 忌食辛辣、生冷、油腻食物
   E. 脾虚易腹泻者慎服

三、简答题

1. 请简述风热犯肺的症状有哪些？
2. 请简述宝咳宁颗粒的注意事项有哪些？
3. 风热犯肺的治疗原则是什么？
4. 风寒袭肺的治疗原则是什么？
5. 治疗小儿风热犯肺的代表药物有哪些？

学习目标

知识要求

1. **掌握** 小儿泄泻的主要证型，各证型的代表方药；湿热泄泻、脾虚泄泻的辨证要点；重点药品的功能主治及临床应用。

2. **熟悉** 泄泻的基本概念、病因病机；一般药品的功能主治和临床运用；重点药品的药物组成、组方分析及使用注意。

3. **了解** 儿科泄泻方药的用法用量及部分药品的不良反应。

能力要求

1. 熟练掌握根据患儿的症状特点正确判断泄泻证型，并合理选用中成药。

2. 学会根据儿科不同证型泄泻的辨证药点及中成药功能主治进行泄泻问病荐药角色扮演脚本编写。解决小儿泄泻问病荐药问题。

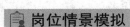
岗位情景模拟

情景描述 林某，男，4岁。近日食欲不振，大便次数增多，每日10次以下，大便稀薄水样，黄绿色，伴有少量黏液。

讨论 请问该患儿患的是什么疾病？为哪种证型？应该使用哪种药物治疗？

小儿泄泻多由脾胃运化功能失职，湿邪内盛所致，以排便次数增多，粪便稀溏，甚至泻出如水样为主症的一种病证。泄者，泄漏之意，大便稀溏，时作时止，病势较缓；泻者，倾泻之意，大便如水倾注而直下，病势较急。故前贤以大便溏薄势缓者为泄，大便清稀如水而直下者为泻。但临床所见，难于截然分开，故合而论之。

一、湿热泄泻类方药

小儿湿热泄泻，是指湿热邪气壅滞气机所致的泄泻，证见大便水样，或如蛋花汤样，泻下急迫，量多次频，气味秽臭，或见少许黏液，腹痛时作，食欲不振，或伴呕恶，神疲乏力，或发热烦闹，口渴，小便短黄，舌红，苔黄腻，脉滑数。

治疗代表方药有小儿泻速停颗粒等。

治疗原则应以"清热利湿"为主。

小儿泻速停颗粒★

【药物组成】 地锦草 360g　茯苓 180g　儿茶 54g　乌梅 60g　焦山楂 90g　白芍 90g　甘草 360g

【功能与主治】 清热利湿，健脾止泻，缓急止痛。用于小儿湿热壅遏大肠所致的泄泻，症见大便稀薄如水样，腹痛，纳差；小儿秋季腹泻及迁延性、慢性腹泻见上述证候者。

【组方分析】 方中地锦草苦辛，清热利湿而止泻，为君药。茯苓甘淡，健脾渗湿止泻，为臣药。儿茶、乌梅酸涩止泻，与君药相合，收涩而不敛邪；山楂消食导滞；白芍、甘草缓急止痛；共为佐药。甘草调和诸药，兼为使药。诸药合用，共奏清热利湿、健脾止泻，缓急止痛之功。

【临床应用】 本品可用于治疗因湿热蕴结脾胃，运化失职，升降失调所致的泄泻，症见大便稀薄，或便下不爽，气味秽臭，腹痛，纳差，或肛门灼热；小儿腹泻病见上述证候者。

【用法用量】 口服。六个月以下一次 1.5～3g，六个月至一岁以内一次 3～6g，一至三岁一次 6～9g，三至七岁一次 10～15g，七至十二岁一次 15～20g；一日 3～4 次；或遵医嘱。

【使用注意】

1. 虚寒泄泻者不宜使用。

2. 如病情较重，或服用 1～2 天后疗效不佳者，可酌情增加剂量。

3. 有脱水者可口服或静脉补液。

4. 腹泻病情加重时，应到医院诊治。

5. 饮食宜清淡，忌生冷、辛辣食物。

二、脾虚泄泻类方药

小儿脾虚泄泻是由脾气虚，或病后过服寒凉，或饮食失节，或劳倦伤脾所致之泄泻，症见身弱怯冷，面色萎黄，手足皆冷，四肢倦怠，不思饮食，时泻时薄；脉多虚濡或沉缓。

治疗代表方有止泻灵颗粒、小儿止泻安颗粒和小儿腹泻宁糖浆等。

治疗原则应遵"健脾益气，助运止泻"。

止泻灵颗粒

【药物组成】 党参 100g　白术（炒）100g　薏苡仁（炒）100g　茯苓 100g　白扁豆（炒）100g　山药 100g　莲子 100g　陈皮 100g　泽泻 100g　甘草 100g

【功能与主治】 健脾益气，渗湿止泻。用于小儿脾胃虚弱所致的泄泻，大便溏泄，饮食减少，腹胀，倦怠懒言。

【组方分析】方中党参健脾益气，为君药。白术补脾益气，燥湿利水；薏苡仁、茯苓健脾益气，渗湿止泻；白扁豆、山药、莲子益气健脾止泻，以助君药健脾止泻之用；共为臣药。陈皮理气健脾，芳香开胃；泽泻利水渗湿，利小便而实大便；共为佐药。甘草补中益气，调和诸药，为使药。诸药合用，共奏健脾益气，渗湿止泻之功。

【临床应用】本品可用于治疗泄泻因脾胃虚弱夹湿所致，症见腹泻，四肢无力，形体虚羸，饮食不化，或吐或泻，胸脘痞塞，倦怠无力；慢性肠炎、小儿腹泻病见上述证候者。

【用法用量】口服。一次 12g，六岁以下儿童减半或遵医嘱，一日 3 次。

【使用注意】

1. 感受外邪、内伤饮食或湿热腹泻者慎用。

2. 若久泻不止，伤津失水较重者，应及时送医院就诊。

3. 饮食宜清淡，忌食辛辣、油腻食物。

> **请你想一想**
>
> 小儿泄泻与脾胃虚弱的关系是什么？

小儿止泻安颗粒

【药物组成】茯苓 100g 陈皮 60g 木香（煨）30g 砂仁 30g 肉豆蔻（煨）50g 赤石脂（煅）60g 伏龙肝 60g

【功能与主治】健脾和胃，固肠止泻。用于小儿脾胃虚弱所致的泄泻，症见大便泄泻，纳少倦怠；小儿消化不良见上述证候者。

【组方分析】方中茯苓健脾益气，淡渗利湿，为君药。陈皮行气健胃，燥湿化痰；木香行气止痛；砂仁化湿行气，温脾止泻；共为臣药。肉豆蔻收敛止泻，温中行气；赤石脂、伏龙肝涩肠止泻；共为佐药。诸药合用，共奏健脾和胃，固肠止泻之功。

【临床应用】本品可用于治疗泄泻因小儿脾胃虚弱，运化失调，清阳不升，纳运无权所致，症见大便稀溏，食后作泻，大便色淡不臭，面色萎黄，神疲倦怠，舌苔淡白；小儿腹泻病见上述证候者。

【用法用量】开水冲服。周岁以内一次 3g，一至两岁一次 6g，一日 3 次；二至三岁一次 12g，一日 2 次；或遵医嘱。

【使用注意】

1. 不宜用于合并其他感染的小儿腹泻。

2. 外感寒热、内蕴湿热腹泻不宜服用。

3. 若久泻不止、伤津失水者，应及时去医院诊治。

4. 饮食宜清淡，忌生冷、辛辣食物。

小儿腹泻宁糖浆 ★

【药物组成】党参 150g 白术 200g 茯苓 200g 广藿香 50g 木香 50g 葛根 250g

甘草50g

【功能与主治】健脾和胃，生津止泻。用于小儿脾胃气虚所致的泄泻，症见大便泄泻，腹胀腹痛，纳减，呕吐，口干，倦怠乏力，舌苔淡白。

【组方分析】方中党参补养脾胃，益气和中，为君药。白术补脾益气，燥湿利水；茯苓益气健脾，淡渗利湿；助党参补脾益气而止泻，共为臣药。广藿香化湿浊而止吐泻；木香调中导滞，行气止痛，既可降逆止呕，又能健脾止泻；葛根升发清阳，使脾胃阳气上升；共为佐药。甘草补中益气，调和诸药，为使药。诸药合用，共奏健脾和胃，生津止泻之功。

【临床应用】本品可用于治疗因小儿脾虚失运所致的泄泻，症见泄泻反复发作，时发时止，大便溏薄或完谷不化，食后泄泻，如进食不易消化的生冷油腻食物，则泄泻次数增多，常有食欲不振，恶心呕吐，面色萎黄，神疲倦怠，舌淡苔白，脉缓滑；小儿腹泻见上述证候者。

【用法用量】口服。十岁以上儿童一次10ml，一日2次；十岁以下儿童酌减。

【使用注意】

1. 感受外邪、内伤食滞、湿热下注所致泄泻慎用。

2. 腹泻加重，应随时到医院治疗。

3. 饮食宜清淡，忌食油腻不消化食物。

你知道吗

党参知多少

党参又名上党人参、防风党参、黄参，是桔梗科植物党参、素花党参、川党参的干燥根，是一种传统的补益药。党参性平味甘，归肺、脾经，用法用量为9~15g，入汤剂，大剂量可用至30g，中满邪实及气火实盛者忌用。

儿科泄泻问病荐药要点见表28-1。

表28-1 儿科泄泻问病荐药

问病要点	确定疾病	确定证型	推荐常用中成药
大便水样，或如蛋花汤样，泻下急迫，量多次频，气味秽臭，或见少许黏液，腹痛时作，食欲不振，或伴呕恶，神疲乏力，或发热烦闹，口渴，小便短黄，舌红，苔黄腻，脉滑数	泄泻	湿热泄泻	小儿泻速停颗粒
身弱怯冷，面色萎黄，手足皆冷，四肢倦怠，不思饮食，时泻时薄；其脉多虚濡或沉缓	泄泻	脾虚泄泻	止泻灵颗粒、小儿止泻安颗粒、小儿腹泻宁糖浆

目标检测

一、单项选择题

1. 小儿泻速停颗粒的药物组成不包括
   A. 金银花　　　　　B. 地锦草　　　　　C. 茯苓
   D. 儿茶　　　　　　E. 乌梅

2. 小儿腹泻宁糖浆的药物组成不包括
   A. 党参　　　　　　B. 白术　　　　　　C. 茯苓
   D. 木香　　　　　　E. 大黄

3. 患儿症见大便稀溏，食后作泻，大便色淡不臭，神疲倦怠，舌苔淡白。宜用
   A. 小儿腹泻灵糖浆　　B. 止泻灵颗粒　　　　C. 小儿泻速停颗粒
   D. 人参健脾片　　　　E. 枫蓼肠胃康片

4. 小儿泻速停颗粒中地锦草的作用是
   A. 清热利湿止泻　　　B. 健脾渗湿止泻　　　C. 酸涩止泻
   D. 行气止痛　　　　　E. 养胃生津

5. 小儿腹泻宁糖浆中广藿香的作用是
   A. 化湿止泻　　　　　B. 补脾益气　　　　　C. 燥湿止呕
   D. 养胃生津　　　　　E. 清热利湿

6. 小儿腹泻宁糖浆的药物组成不包括
   A. 党参　　　　　　　B. 白术　　　　　　　C. 茯苓
   D. 葛根　　　　　　　E. 淡豆豉

7. 止泻灵颗粒的药物组成不包括
   A. 党参　　　　　　　B. 茯苓　　　　　　　C. 山药
   D. 葛根　　　　　　　E. 莲子

8. 止泻灵颗粒中党参的作用是
   A. 健脾益气　　　　　B. 渗湿止泻　　　　　C. 燥湿止呕
   D. 养胃生津　　　　　E. 清热利湿

9. 小儿止泻安的药物组成不包括
   A. 党参　　　　　　　B. 茯苓　　　　　　　C. 陈皮
   D. 木香　　　　　　　E. 伏龙肝

10. 小儿止泻安中砂仁的作用是
    A. 健脾益气，淡渗利湿　　　　　　B. 化湿行气，温脾止泻
    C. 行气健胃，燥湿化痰　　　　　　D. 收敛止泻，温中行气
    E. 清热利湿

二、多项选择题

1. 小儿泻速停颗粒的功能是
    A. 清热解毒   B. 清热利湿   C. 健脾止泻
    D. 缓急止痛   E. 酸涩止泻

2. 止泻灵颗粒的功能是
    A. 健脾益气   B. 渗湿止泻   C. 燥湿止呕
    D. 养胃生津   E. 行气止痛

3. 下列对于止泻灵颗粒的描述，正确的是
    A. 健脾益气，渗湿止泻
    B. 用于脾胃虚弱所致的泄泻
    C. 方中党参健脾益气
    D. 饮食宜清淡，忌食辛辣、油腻食物
    E. 湿热腹泻者慎用

4. 下列对于小儿腹泻宁糖浆的描述正确的是
    A. 健脾和胃，生津止泻   B. 用于脾胃气虚所致的泄泻
    C. 方中白术补脾益气，燥湿利水   D. 腹泻加重，应随时到医院治疗
    E. 脾虚易腹泻者慎服

三、简答题

1. 请简述湿热泄泻的症状有哪些？
2. 请简述小儿泻速停颗粒的注意事项有哪些？
3. 请简述脾虚泄泻的症状有哪些？
4. 请简述脾虚泄泻的治疗原则是什么？
5. 请简述湿热泄泻的治疗原则是什么？

项目二十九 学会儿科厌食用药

学习目标

知识要求

1. **掌握** 小儿厌食的主要证型，各证型的代表方药；脾失健运、脾胃气虚的辨证要点；重点药品的功能主治及临床应用。

2. **熟悉** 小儿厌食的基本概念、病因病机；一般药品的功能主治和临床运用；重点药品的药物组成、组方分析及使用注意。

3. **了解** 儿科厌食方药的用法用量及部分药品的不良反应。

能力要求

1. 熟练掌握根据患儿的症状特点正确判断厌食证型，并合理选用中成药。

2. 学会根据儿科不同证型厌食的辨证要点及中成药功能主治进行小儿厌食问病荐药角色扮演脚本编写，解决小儿厌食问病荐药问题。

📋 岗位情景模拟

情景描述 林某，男，6岁。近日食欲欠佳，大便略干，舌暗红，有齿痕，苔黄腻。

讨论 请问该患儿患的是什么疾病？为哪种证型？应该使用哪种药物治疗？

一、概述

小儿厌食指小儿较长时期不思进食，厌恶摄食的一种病症。本病古代的记载较少，1980年以来，经过系统研究，总结了其病因病机、辨证论治规律，并写入教材。目前，本病在儿科临床上发病率较高，尤在城市儿童中多见。好发于1~6岁的小儿。厌食是以厌恶摄食为主证的一种小儿脾胃病症，若是在其他外感、内伤疾病中出现厌食症状，则不属于本病。

1. 病因病机 本病多由于饮食不节、喂养不当而致病，其他病因还有他病失调脾胃受损、先天不足后天失养、暑湿熏蒸脾阳失展、情志不畅思虑伤脾等，均可以形成本病。厌食的病变脏腑在脾胃，发病机制在脾运胃纳功能的失常。胃司受纳，脾主运化，脾胃调和，则口能知五谷饮食之味。小儿由于以上各类病因，易造成脾胃受损运纳功能的失常。因病因、病程、体质的差异，证候又有脾运功能失健为主与脾胃气阴不足为主的区别。

2. 治疗原则　本病治疗，以脾健不在，补贵在运为原则。宜以轻清之剂解脾气之困，拨清灵脏气以恢复转运之机，俾使脾胃调和，脾运复健，则胃纳自开。脾运失健证固当以运脾开胃为主治。若是脾胃气虚证，亦当注意健脾益气而不壅补碍胃，同时佐以助运开胃之品；若是脾胃阴虚证，亦当注意益阴养胃而不滋腻碍脾，同时适加助运开胃之品。在药物治疗同时，应注重饮食调养，纠正不良的饮食习惯，才能取效。

3. 问病要点　有喂养不当，病后失调，先天不足或情志失调史。长期食欲不振，厌恶摄食，食量显著少于同龄正常儿童。可有嗳气，泛恶，脘痞，大便不调等症，或伴面色少华，形体偏瘦，口干喜饮等症，但精神尚好，活动如常。排除其他外感、内伤慢性疾病。

4. 注意事项　厌食矫治，不可单纯依赖药物。必须纠正不良的饮食习惯，如贪吃零食、偏食、挑食、饮食不按时等。注意少进甘肥厚味、生冷干硬之类食品，更不能滥服补品、补药等。食物不要过于精细，鼓励患儿多吃蔬菜及粗粮。对患儿喜爱的某些简单食物如豆腐乳、萝卜干等，应允其进食，以诱导开胃。

二、脾失健运类方药

脾运失健证是指因饮食不节，或情志失调，或他病日久，损伤脾胃，使脾脏运化功能失常，症见食欲不振，腹部胀满，大便溏薄，舌淡红，苔薄白或薄腻，脉尚有力。

治疗代表方药有小儿消食片和小儿化食丸等。

治疗原则应以"调和脾胃，运脾开胃"为主。

小儿消食片★

【药物组成】山楂93.3g　六神曲（炒）85.5g　炒麦芽85.5g　炒鸡内金4.7g　槟榔23.3g　陈皮7.8g

【功能与主治】消食化滞，健脾和胃。用于食滞肠胃所致积滞，症见食少，便秘，脘腹胀满，面黄肌瘦。

【组方分析】方中山楂健脾开胃，消一切饮食积滞，为君药。六神曲、麦芽消食化滞，健胃和中；鸡内金运脾健胃，消化食积；共为臣药。槟榔、陈皮行气消积，导滞通便，为佐药。诸药合用，共奏消食化滞，健脾和胃之功。

【临床应用】本品可用于治疗积滞，因乳食宿久，停滞不消所致。症见食少，便秘，脘腹胀满，面黄肌瘦，舌苔腻，脉滑；小儿消化功能紊乱见上述证候者。

【用法用量】口服或咀嚼。一至三岁一次2～4片，三至七岁一次4～6片，成年人一次6～8片；一日3次。薄膜衣片：一至三岁一次2～3片，三至七岁一次3～5片，成人一次5～6片；一日3次。

【使用注意】脾胃虚弱，内无积滞者慎用。

你知道吗

山楂知多少

山楂为蔷薇科山楂属植物山里红干燥成熟果实，味酸、甘微温；归脾、胃、肝经。具有消食化积，散瘀行滞（生用）的作用。可用于食滞不化、肉积、乳积不消等，尤以肉食和乳食积滞不消为佳，可单用本品煎汤服；用于产后恶露不尽，瘀滞腹痛，可单用本品煎汤服。此外，亦用于疝气、睾丸肿痛。现代常以生山楂治疗高血。9～12g，入汤剂。入丸、散剂每次服3g。

小儿化食丸

【药物组成】焦山楂100g　六神曲（炒焦）100g　焦麦芽100g　焦槟榔100g　醋莪术50g　三棱（制）50g　牵牛子（炒焦）200g　大黄100g

【功能与主治】消食化滞，泻火通便。用于食滞化热所致的积滞，症见厌食，烦躁，恶心呕吐，口渴，脘腹胀满，大便干燥。

【组方分析】方中焦山楂消一切饮食积滞，尤善消肉食油腻，故为君药。六神曲消食健脾和胃；麦芽消食和中，善消米面之积；槟榔行气消积，导滞通便；共助山楂消食化滞，为臣药。莪术、三棱行气消积；牵牛子、大黄攻积导滞，泻热通便；共为佐药。诸药共奏消食化滞，泻火通便之功。

【临床应用】本品可用于治疗积滞，因乳食不节，损伤脾胃，以致宿食久停，郁滞化热所致，症见厌食，恶心呕吐，烦躁，口渴，脘腹胀满，大便干燥；小儿胃肠功能紊乱见上述证候者。

【用法用量】口服。周岁以内一次1丸，周岁以上一次2丸；一日2次。

【使用注意】

1. 脾虚夹积者慎用。

2. 本品中病即止，不宜长期服用。

3. 不宜过食生冷、肥腻食物。

【其他制剂】小儿化食口服液。

三、脾胃气虚类方药

脾胃气虚，症见不思进食，食不知味，食量减少，形体偏瘦，面色少华，精神欠振，或有大便溏薄夹不消化物，舌质淡，苔薄白。

治疗代表方有启脾丸和健脾消食丸等。

治疗原则应遵"健脾益气，佐以助运"。

启脾丸 微课2

【药物组成】人参100g　白术（炒）100g　茯苓100g　山药100g　莲子（炒）100g　陈皮50g　山楂（炒）50g　六神曲（炒）50g　麦芽（炒）50g　泽泻50g　甘

草 50g

【功能与主治】健脾和胃。用于脾胃虚弱，消化不良，腹胀便溏。

【组方分析】方中人参甘温，大补元气，补脾益胃；白术甘温微苦，健脾益气，燥湿和中；共为君药。茯苓甘淡，健脾渗湿；山药、莲子健脾止泻；同为臣药。陈皮理气和胃而健脾；山楂消积散瘀，治肉食积滞；六神曲消食调中，健脾和胃；麦芽开胃消食，治面食积滞；泽泻利水渗湿，以治泄泻；共为佐药；甘草佐助人参、白术、茯苓益气健脾养胃，兼能调和诸药，而为使药。全方补消并用，寓消于补，共奏健脾和胃之功。

【临床应用】

1. 本品可用于治疗纳呆由脾胃虚弱，水谷不运，饮食不消所致，症见食欲不振，食量减少，面色萎黄，倦怠乏力，腹胀，便溏，或宿食不消，形体消瘦，舌淡苔薄白，脉无力；小儿厌食症、消化不良、慢性胃炎、慢性肠炎见上述证候者。

2. 本品可用于治疗疳疾由脾胃虚弱，运化失职，气血失养所致，症见形体干瘦，面色萎黄，毛发焦枯，精神萎靡，纳食减少，食后不消，腹胀大，大便溏薄或不调，舌淡苔薄白，脉无力；营养不良、慢性消化不良、寄生虫病见上述证候者。

3. 本品可用于治疗泄泻由脾胃虚弱，水湿不运所致，症见泄泻时作，大便溏薄，脘腹痞胀，饮食不消，食欲不振，舌淡苔薄腻，脉弱无力；小儿腹泻、消化不良、慢性肠炎见上述证候者。

【用法用量】口服。一次 1~2 丸，一日 1~2 次；三岁以内小儿酌减。

【使用注意】

1. 湿热泄泻不宜使用。

2. 感冒时不宜服用。

3. 忌食生冷、油腻等不易消化食物。

4. 建立良好饮食习惯，防止偏食。

【其他制剂】启脾口服液。

健脾消食丸

【药物组成】白术（炒）40g　枳实（炒）20g　木香 10g　槟榔（炒焦）20g　草豆蔻 10g　鸡内金（醋炙）20g　荸荠粉 30g

【功能与主治】健脾，和胃，消食，化滞。用于脾胃气虚所致的疳证，症见小儿乳食停滞，脘腹胀满，食欲不振，面黄肌瘦，大便不调。

【组方分析】方中白术健脾祛湿，以助脾运，资生化源，为君药。枳实下气化滞，消痞除满，为臣药。木香调中行气，槟榔行气消积，草豆蔻燥湿行气，三者助君、臣药行气消积，使气利而积消；鸡内金运脾消食；荸荠粉化食消痞；共为佐药。诸药相合，共奏健脾和胃，消食化滞之功。

【临床应用】本品可用于治疗疳积因脾胃虚弱，运化失职，气食停滞不消所致，症见面色萎黄，不思乳食，脘腹胀满，消瘦，大便不调，舌苔白腻，脉细而滑；小儿营养不良见上述证候者。

【用法用量】口服。周岁以内一次服 1/2 丸，一至两岁一次服 1 丸，二至四岁一次服 1 丸半，四岁以上一次服 2 丸；一日 2 次；或遵医嘱。

【使用注意】

1. 脾胃虚弱无积滞者慎用。

2. 服药期间宜食用清淡易消化食物。

3. 养成良好的饮食习惯。

你知道吗

关于小儿厌食的预防

一是规律饮食，少吃零食，少饮高热量饮料，定时进食。二是平衡膳食，合理选择食谱，做到粗细调剂，荤、素菜搭配，让孩子吃杂、吃全；讲究花式品种，纠正孩子不爱吃面食，"爱荤不爱素"或"爱素不爱荤"的偏食习惯；鱼要去刺，肉要去骨，菜要切碎煮烂，纤维较粗的要切成小丁、小丝、小块，以适应孩子消化器官尚未完全成熟的特点；多进食含微量元素（锌、铁、铜、碘等）丰富的食物，如动物肝脏、瘦肉、蛋黄、鱼类、豆类及豆制品、花生、油菜等食物。三是创造一个安静愉快的进食环境。用膳要有固定的地方，有适合孩子的餐具、桌椅，让孩子自己坐着吃饭；大人不要谈论与就餐无关的事，更不能让孩子东跑西跑，边吃边玩，分散吃饭的注意力；父母决不能在孩子吃饭时训斥孩子。有事尽量放到饭后处理，如果非要解决不可，也务必和蔼耐心，切忌粗暴简单，而破坏良好气氛。四是适应新环境、养成新习惯。当孩子突然改变环境和生活习惯时，家长应帮助其逐步适应新的环境和新的生活习惯。

儿科厌食问病荐药要点见表 29 - 1。

表 29 - 1 儿科厌食问病荐药

问病要点	确定疾病	确定伴随症状	推荐常用中成药
食欲不振，腹部胀满，大便溏薄；舌淡红，苔薄白或薄腻，脉尚有力	厌食	脾失健运	小儿消食片、小儿化食丸
不思进食，食不知味，食量减少，形体偏瘦，面色少华，精神欠振，大便溏薄夹不消化物；舌质淡，苔薄白	厌食	脾胃气虚	启脾丸、健脾消食丸

目标检测

一、单项选择题

1. 小儿消食片的药物组成不包括

A. 焦山楂　　　　　B. 焦神曲　　　　　C. 鸡内金

D. 焦麦芽　　　　　E. 乌梅

2. 小儿化食丸的药物组成不包括
    A. 焦山楂   B. 焦神曲   C. 鸡内金
    D. 焦麦芽   E. 大黄

3. 患儿形体消瘦，腹痛腹胀，发热，口臭，大便稀薄。宜用
    A. 小儿消食片   B. 肥儿丸   C. 启脾丸
    D. 小儿化食丸   E. 人参健脾片

4. 健胃消食片的药物组成不包括
    A. 焦山楂   B. 槟榔   C. 木香
    D. 枳实   E. 白术

5. 启脾丸的其他剂型有
    A. 启脾片   B. 启脾口服液   C. 启脾颗粒
    D. 启脾糖浆   E. 启脾胶囊

6. 小儿化食丸的药物组成不包括
    A. 焦山楂   B. 焦麦芽   C. 焦槟榔
    D. 大黄   E. 白术

7. 小儿化食丸中莪术的作用是
    A. 行气消积   B. 健脾和胃   C. 泻热通便
    D. 消食和中   E. 泻火通便

8. 启脾丸中山楂的作用是
    A. 理气止痛   B. 消积散瘀   C. 杀虫消积
    D. 补脾益胃   E. 泻火通便

二、多项选择题

1. 小儿消食片的功能是
    A. 消食化滞   B. 清热利湿   C. 健脾和胃
    D. 燥湿止呕   E. 养胃生津

2. 健脾消食丸的功能是
    A. 健脾   B. 和胃   C. 消食
    D. 化滞   E. 清热

3. 小儿化食丸的功能是
    A. 消食   B. 化滞   C. 泻火
    D. 通便   E. 止痛

4. 启脾丸的药物组成包括
    A. 人参   B. 茯苓   C. 山药
    D. 槟榔   E. 泽泻

三、简答题

1. 请简述小儿厌食的代表方药有哪些？

2. 请简述小儿化食丸的注意事项有哪些？
3. 脾失健运的治疗原则是什么？
4. 脾胃气虚的治疗原则是什么？
5. 请简述脾胃气虚的症状有哪些？

▷▷ 项目三十 学会儿科呕吐用药

学习目标

知识要求

1. **掌握** 小儿呕吐的主要证型，各证型的代表方药；食滞内停、胃寒呕吐的辨证要点；重点药品的功能主治及临床应用。

2. **熟悉** 小儿呕吐的基本概念、病因病机；一般药品的功能主治和临床运用；重点药品的药物组成、组方分析及使用注意。

3. **了解** 儿科呕吐方药的用法用量及部分药品的不良反应。

能力要求

1. 熟练掌握根据患儿的症状特点正确判断呕吐证型，并合理选用中成药。

2. 学会根据儿科不同证型呕吐的辨证要点及中成药功能主治进行小儿呕吐问病荐药角色扮演脚本编写，解决小儿呕吐问病荐药问题。

📋 **岗位情景模拟**

情景描述 陈某，男，5岁。因最近喂食过多，脘腹胀满，嗳气厌食，且呕吐后，状况减缓，大便溏稀，气味臭，苔厚腻。

讨论 请问该患儿的是什么疾病？为哪种证型？应该使用哪种药物治疗？

一、概述

呕吐是指胃失和降，气逆于上，胃中之物从口吐出的一种病证。一般以有物有声谓之呕，有物无声谓之吐，无物有声谓之干呕。呕与吐常同时发生，很难截然分开，故并称为呕吐。呕吐的病名最早见于《黄帝内经》，并对其发生的原因论述甚详。如《素问·举痛论》曰："寒气客于肠胃，厥逆上出，故痛而呕也。"《素问·至真要大论》谓"诸呕吐酸，暴注下迫，皆属于热"，"燥淫所胜……，民病喜呕，呕有苦"，阐述了外感六淫皆可引起呕吐。另外，尚指出呕吐与饮食停滞有关，以及肝、胆、脾在呕吐发生中的作用等，奠定了本病的理论基础。

1. 病因病机 外邪犯胃，感受风、寒、暑、湿、燥、火六淫之邪，或秽浊之气，侵犯胃腑，胃失和降之常，水谷随逆气上出，发生呕吐。由于季节不同，感受的病邪亦会不同，但一般以寒邪居多。饮食不节，饮食过量，暴饮暴食，多食生冷、醇酒辛辣、甘肥及不洁食物，皆可伤胃滞脾，易引起食滞不化，胃气不降，上逆而为呕吐。情志失调，恼怒伤肝，肝失条达，横逆犯胃，胃气上逆；忧思伤脾，脾失健运，食难运化，胃失和降，均可发生呕吐。病后体虚，脾胃素虚，或病后体弱，劳倦过度，耗伤中气，胃虚不能盛受水谷，脾虚不能化生精微，食滞胃中，上逆成呕。

2. 治疗原则 呕吐治疗当以和胃降逆为本。应分虚实辨证论治，实者重在祛邪，分别施以解表、消食、化痰、理气之法，辅以和胃降逆之品，以求邪去胃安呕止之效。虚者重在扶正，分别施以益气、温阳、养阴之法，辅以降逆止呕之药，以求正复胃和呕止之功。即在审因论治的基础之上，辅以和胃降逆之品，则胃气自和，呕吐自止。

3. 问病要点 本病应首辨虚实。实证多由感受外邪、饮食停滞所致，发病较急，病程较短，呕吐量多，呕吐物多有酸臭味。虚证多属内伤，有气虚、阴虚之别，呕吐物不多，常伴有精神萎靡，倦怠乏力，脉弱无力等症。

4. 治疗方药 偏于邪实者，治宜祛邪为主，分别采用解表、消食、化痰、解郁等法。偏于正虚者，治宜扶正为主，分别采用健运脾胃、益气养阴等法。虚实兼夹者，当审其标本缓急之主次而治之。

5. 注意事项 须根据不同的病情选择适当的方剂，并相应地配伍其他药物，不能单靠本类药物取效。如宿食停滞化热者，配清热药；大便秘结者，配泻下药；积滞中阻，气机不畅者，配行气药；湿浊阻滞而饮食不消者，配芳香化湿药；脾胃有寒者，配温中散寒药；脾胃虚弱，饮食不消者，则应以补气健脾为主，适当辅以消食药物。

二、食滞内停类方药

食滞内停，症见呕吐酸腐，脘腹胀满，嗳气厌食，大便或溏或结；舌苔厚腻，脉滑实。

治疗代表方药有小儿香橘丸等。

治疗原则应以"消食化滞，和胃降逆"为主。

小儿香橘丸★

【药物组成】炒白术54g 茯苓34g 麸炒薏苡仁36g 白扁豆（去皮）36g 麸炒山药36g 莲子36g 苍术（米泔炒）54g 六神曲（麸炒）36g 炒山楂36g 炒麦芽36g 陈皮54g 木香9g 姜厚朴36g 麸炒枳实36g 醋香附54g 砂仁18g 法半夏36g 泽泻18g 甘草18g

【功能与主治】健脾和胃，消食止泻。用于脾虚食滞所致的呕吐便泻，脾胃不和，身热腹胀，面黄肌瘦，不思饮食。

【组方分析】方中白术补气健脾，为君药。茯苓、薏苡仁淡渗利湿，健脾止泻；白扁豆、山药、莲子补脾益气，化湿止泻；苍术芳香燥烈，健脾止泻；六药共助君药健脾和胃，利湿止泻，共为臣药。六神曲、山楂、麦芽消食化积；陈皮、木香、厚朴、枳实、香附、砂仁疏利气机，使气利而积消；半夏燥湿化痰，和胃降逆；泽泻利水渗湿；共助君药加强理气消积，和胃化湿作用，使脾胃健运功能得以恢复，共为佐药。甘草缓和药性，调和诸药，共为使药。诸药合用，共奏健脾和胃，消食止泻之功。

【临床应用】

1. 本品可用于治疗小儿泄泻因脾胃虚弱，乳食停积，水湿不化所致，症见泄泻，腹胀疼痛，面色萎黄，肌肉消瘦，不思乳食。

2. 本品可用于治疗厌食由饮食不节，喂养失当及长期偏食，损伤脾胃运化受纳之功所致。症见不思饮食，或食而无味，拒进饮食，形体消瘦，面色少华；小儿腹泻病、厌食症、营养不良见上述证候者。

【用法用量】口服。一次 1 丸，一日 3 次；周岁以内小儿酌减。

【使用注意】

1. 湿热泻者慎用。

2. 饮食宜清淡、易消化食物。

3. 忌食生冷、油腻食物。

三、胃寒呕吐类方药

胃寒呕吐是因过食寒凉，痰饮内停，或脾胃虚寒不能运化水谷，导致胃失和降，胃气上逆，饮食、痰涎等胃内之物从胃中上涌，自口而出的病证。

治疗代表方药有安中片等。

治疗原则应以"散寒解表，和胃降逆"为主。

安中片

【药物组成】桂枝 180g　延胡索（醋制）180g　牡蛎（煅）80g　小茴香 120g　砂仁 120g　高良姜 60g　甘草 120g

【功能与主治】温中散寒，理气止痛，和胃止呕。用于阳虚胃寒所致的胃痛，症见胃痛绵绵，畏寒喜暖，泛吐清水，神疲肢冷。

【组方分析】方中用大辛大热的高良姜温中止呕，散寒止痛，为君药。桂枝、小茴香助高良姜温胃散寒，通阳止痛，为臣药。砂仁健脾温中，行气止痛；延胡索行气活血止痛；煅牡蛎敛酸止痛；合为佐药。甘草益气和中，缓急止痛，调和诸药，为佐使药。诸药合用，共奏温中散寒，理气止痛，和胃止呕之功。

【临床应用】

1. 本品可用于治疗胃痛过食生冷，损伤中阳所致的胃脘冷痛，畏寒喜暖，泛吐清水，神疲肢冷；慢性胃炎、胃及十二指肠溃疡见上述证候者。

2. 本品可用于治疗吞酸肝气犯胃所致的反酸脘胁胀痛，喜热饮食；胃炎、胃十二指肠溃疡见上述证候者。

【用法用量】口服。成人一次 4~6 片，儿童一次 2~3 片；一日 3 次；或遵医嘱。

【使用注意】

1. 胃脏热痛者不宜使用。

2. 忌食生冷、酸滑及不易消化食物。

请你想一想

呕吐需要与哪些疾病相鉴别？

你知道吗

呕吐的分证论治

外邪犯胃，突然呕吐，起病较急，常伴有发热恶寒，头身疼痛，胸脘满闷，不思饮食，其治法为解表疏邪，和胃降逆。饮食停滞，呕吐酸腐，脘腹胀满，嗳气厌食，得食愈甚，吐后反快，大便或溏或结，气味臭秽，舌苔厚腻者，其治法为消食化滞，和胃降逆。痰饮内停，呕吐为清水痰涎，胸脘痞闷，不思饮食，头眩心悸，或呕或肠鸣有声者，其治法为温化痰饮，和胃降逆。肝气犯胃，呕吐吞酸，嗳气频作，脘腹胀满，烦闷不舒，因情志不遂而呕吐吞酸更甚者，其治法为疏肝理气，和胃止呕。

儿科呕吐问病荐药要点见表30－1。

表 30 -1　儿科呕吐问病荐药

问病要点	确定疾病	确定伴随症状	推荐常用中成药
呕吐酸腐，脘腹胀满，嗳气厌食，大便或溏或结；舌苔厚腻，脉滑实	呕吐	食滞内停	小儿香橘丸
因过食寒凉、痰饮内停、或脾胃虚寒不能运化水谷，导致胃失和降，胃气上逆，饮食、痰涎等胃内之物从胃中上涌，自口而出	呕吐	胃寒呕吐	安中片

目标检测

一、单项选择题

1. 小儿香橘丸的药物组成不包括

　　A. 茯苓　　　　　　B. 莲子　　　　　　C. 苍术

　　D. 生麦芽　　　　　E. 法半夏

2. 患儿症见泄泻，腹胀疼痛，面色萎黄，肌肉消瘦，不思乳食宜用

　　A. 小儿消食片　　　B. 小儿香橘丸　　　C. 启脾丸

　　D. 小儿化食丸　　　E. 安中片

3. 小儿香橘丸的服用方法是

　　A. 一次 1 丸，一日 3 次　　　　　　B. 一次 1 丸，一日 2 次

　　C. 一次 1 丸，一日 1 次　　　　　　D. 一次 2 丸，一日 3 次

　　E. 一次 2 丸，一日 2 次

4. 小儿香橘丸中苍术的作用是
   A. 芳香燥烈，健脾止泻
   B. 淡渗利湿，健脾止泻
   C. 燥湿化痰，和胃降逆
   D. 补脾益气，化湿止泻
   E. 消食化积

5. 安中片的药物组成不包括
   A. 桂枝
   B. 小茴香
   C. 砂仁
   D. 甘草
   E. 金银花

6. 安中片中砂仁的作用是
   A. 温中止呕，散寒止痛
   B. 健脾温中，行气止痛
   C. 燥湿化痰，和胃降逆
   D. 补脾益气，化湿止泻
   E. 益气和中，缓急止痛

7. 小儿症见胃痛绵绵，畏寒喜暖，泛吐清水，神疲肢冷。宜用
   A. 小儿消食片
   B. 小儿香橘丸
   C. 启脾丸
   D. 小儿化食丸
   E. 安中片

8. 关于小儿香橘丸，下列说法错误的是
   A. 健脾和胃，消食止泻
   B. 用于脾虚食滞
   C. 方中白术补气健脾
   D. 湿热泻者慎用
   E. 本方中含有党参

9. 关于安中片，下列说法错误的是
   A. 理气止痛
   B. 本方共有七味药
   C. 胃脏热痛者宜使用
   D. 和胃止呕
   E. 温中散寒

10. 以下不属于小儿香橘丸的临床应用的是
    A. 治疗泄泻
    B. 治疗小儿腹泻病
    C. 治疗厌食症
    D. 治疗营养不良
    E. 治疗胃痛

二、多项选择题

1. 安中片的功能是
   A. 温中散寒
   B. 理气止痛
   C. 和胃止呕
   D. 化湿止泻
   E. 益气解表

2. 小儿香橘丸的功能是
   A. 健脾
   B. 和胃
   C. 消食
   D. 止泻
   E. 清热

3. 小儿呕吐的病因病机有
   A. 外邪犯胃
   B. 饮食不节
   C. 情志失调
   D. 病后体虚
   E. 肾虚

4. 食滞内停的治疗原则是
   A. 消食
   B. 和胃
   C. 化滞
   D. 止泻
   E. 降逆

5. 胃寒呕吐的治疗原则是

 A. 散寒　　　　　B. 解表　　　　　C. 和胃

 D. 止泻　　　　　E. 降逆

三、简答题

1. 请简述呕吐的代表中成药有哪些?

2. 请简述小儿香橘丸的注意事项有哪些?

3. 呕吐的治疗原则是什么?

4. 安中片的临床应用有哪些?

5. 请简述食滞内停的症状有哪些?

书网融合……

 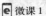 微课 1   微课 2   划重点 1   划重点 2   自测题

9

模块九

实践实训

感冒问病荐药技能训练

一、实训目标

1. 能够说出感冒常见病证的问病要点，能够能辨证分型；能够说出常用中成药感冒清热颗粒、风寒感冒颗粒、银翘散、桑菊饮、双黄连颗粒、板蓝根颗粒、藿香正气水、参苏丸、玉屏风颗粒的功能主治及临床应用。

2. 能够推荐符合感冒疾病证型治疗需求的药物，指导患者合理用药并交代注意事项。

二、实训原理

（一）感冒的病因病机

感冒是由于六淫，时行病毒侵袭人体而发病，以感受风邪为主因，但在不同季节，往往夹时邪相合而伤人，如冬季多夹寒邪、春季多夹风邪、夏季多夹暑湿、秋季多夹燥邪，一般以风寒、风热、暑湿多见，此外，非时之气夹时行病毒伤人，极易引起发此病，且不限季节性，病情多重，往往互为传染流行。

感受外邪是否发病，取决于感受外邪的轻重和人体正气的强弱。其证候表现也与四时六气、体质因素有关，如素体阳虚者易受风寒、阴虚者易受风热、痰湿内盛者易受外湿，常常内外相因为病。卫外不固，外邪侵犯肺卫，致营卫失调，肺气失宣，从而出现肺系及卫表证候。如气虚感受外邪，邪在肺卫，则为气虚感冒。

（二）治疗原则

治疗应遵"其在皮者，汗而发之"之义，采取解表祛邪的原则，风寒治以辛温发汗，风热治以辛凉清解，暑湿外感者当清暑祛湿解表。

（三）问病要点

首先，要辨清偏于风寒还是风热。一般而言，风寒感冒以恶寒重、发热轻、鼻塞、流清涕、口不渴、头项强痛、肢体疼痛、无汗或有汗、舌苔薄白、脉浮紧为特征；风热感冒以发热重、微恶风寒、头痛、有汗或汗出不畅、口渴、咽干或咽痛红肿、咳嗽、舌尖红、苔薄黄、脉浮数为特征。其中，咽部肿痛与否常是鉴别风寒、风热的主要依据。亦有初起表现为风寒证，数日后出现咽痛、流黄涕者，此乃寒邪郁而化热，可参照风热论治。此外，时行感冒临床以风热为多。

其次，详细辨认感冒兼夹之证。夹暑邪者多见于炎夏，以身热有汗，心烦口渴，小便短赤，舌苔黄腻为特征；夹湿邪者多见于梅雨季节，以身热不扬，头重如裹，胸闷等为特征；夹食者以胸脘胀闷，纳呆泛恶，腹泻，苔腻等为特征。气虚外感以感冒日久，缠绵不愈，症见恶寒、发热、头痛、鼻塞、咳嗽痰多、乏力、气短、舌淡，苔薄白，脉浮等为特征。辨别不同的兼证，在解表的基础上，分别配合祛暑、化湿、消导等治疗，可提高疗效。

（四）治疗方药

治疗方药为解表剂。解表剂以解表药为主组成，具有疏散表邪、解除表证的作用。解表剂主要用于六淫病邪侵袭肌表、肺卫所致的表证。因邪气尚未深入，病势轻浅，适合使用辛散轻宣的解表剂驱逐外邪从肌表而出。故凡风寒所伤或温病初起以及麻疹、疮疡、水肿、痢疾等病初之时，见恶寒、发热、头疼、身痛、无汗或有汗、苔薄白、脉浮等表证者，均可用解表剂治疗。表证病性有寒热之异，患者体质有强弱之别。表寒者，当辛温解表；表热者，当辛凉解表；暑湿者，当祛暑胜湿，祛暑解表；兼见气、血、阴、阳诸不足者，还需结合补益法，以扶正祛邪。解表剂分为辛温解表剂、辛凉解表剂、祛暑解表剂及扶正解表剂多个类别。

三、实训器材

模拟药房实训区自选药架，感冒清热颗粒、风寒感冒颗粒、银翘散、桑菊饮、双黄连颗粒、板蓝根颗粒、藿香正气水、参苏丸、玉屏风颗粒药品或药盒；多媒体设备，白板，教学课件及教学视频，手机及无线网络。

四、实训操作步骤

（一）感冒病例分析实训

1. 病例分析　学生四人一组，对所给出的病例进行辨证，并为患者提供常用的中成药。

（1）患者，男，35岁。发热，体温达38.3℃，恶寒轻，汗出不畅，口渴，咽痛红肿，咳嗽；舌尖红，苔薄黄，脉浮数。

（2）患者，女，28岁。最近工作压力大，昨天晚上淋了雨，今天早上出现头身疼痛，鼻塞，流清涕，口不渴，无汗；舌苔薄白，脉浮紧。

2. 小组互评　学生分组讨论，小组互评，教师指导并归纳、总结。

（二）岗位情景模拟实训

1. 实训安排　学生两人一组，分别模拟药店营业员和顾客，进行感冒问病荐药实训。

2. 操作流程

（1）准备好常用的感冒中成药感冒清热颗粒、风寒感冒颗粒、银翘散、桑菊饮、双黄连颗粒、板蓝根颗粒、藿香正气水、参苏丸、玉屏风颗粒等，分类摆放整齐。

（2）教师登录学习平台，将学生随机分成四组，每组派两名学生代表，抽签决定分别饰演营业员和顾客，以及要角色扮演的感冒病证。

（3）学生分组讨论，各组结合病证特点编写好角色扮演脚本。

（4）角色扮演顾客的学生进行咨询购药表演，扮演营业员的学生根据顾客所求进行问病荐药表演。

（5）每组同学表演完后，其他小组分组进行讨论、指出其优点和不足，教师指导并归纳、总结。

五、考核方式

1. 分析感冒清热颗粒、风寒感冒颗粒、银翘散、桑菊饮、双黄连颗粒、板蓝根颗粒、藿香正气水、参苏丸、玉屏风颗粒适用于感冒的何种证型。

2. 请每位同学撰写一个药品的问病荐药角色扮演脚本（参考附件1）。

附件1

风寒感冒问病荐药角色扮演脚本

营业员：您好，请问有什么可以帮您的？

顾客（女）：我有点感冒，想买点药。

营业员：您是什么时候开始这样的？

顾客（女）：我最近工作太忙，昨天又淋了雨，今天早上起来感觉不舒服

营业员：能问一下您的年龄、职业吗？

顾客（女）：我今年28岁，是一名教师。

营业员：那您有发烧吗？怕冷吗？

顾客（女）：不发烧，很怕冷。

营业员：鼻塞吗？流鼻涕吗？

顾客（女）：鼻塞，也流鼻涕。

营业员：流的是清鼻涕还是黄鼻涕呢？

顾客（女）：清鼻涕。

营业员：出汗吗？

顾客（女）：不出汗。

营业员：咳嗽吗？感觉咽干吗？

顾客（女）：咳嗽，感觉咽干。

营业员：请您伸出舌头让我看一下可以吗？

顾客（女）：（顾客伸出舌头）

营业员：您的舌苔薄白，根据您刚才所说的症状，从中医角度讲，这是风寒感冒伴有咽干表现。

顾客（女）：哦，原来是这样，那应该吃点什么药呢？

营业员：根据您的症状，建议您服用感冒清热颗粒，这个药品具有疏风散寒、解热止痛的作用，开水冲服，一次1袋，一天2次。服药期间忌食辛辣、油腻食物；多

喝开水。

顾客（女）：好的。谢谢！

营业员：请您到收银台付款。

顾客（女）（付款后，即将离开）

营业员：祝您早日康复！

▶▶ 实训二 咳嗽问病荐药技能训练

一、实训目标

1. 能够说出咳嗽常见病证的问病要点，能够能辨证分型；能够说出常用中成药小青龙颗粒、通宣理肺丸、川贝枇杷糖浆、急支糖浆、蜜炼川贝枇杷膏、二陈丸、咳喘宁口服液、橘红丸、复方鲜竹沥液、养阴清肺丸、百合固金丸的功能主治及临床应用。

2. 能够推荐符合咳嗽疾病证型治疗需求的药物，指导患者合理用药并交代注意事项。

二、实训原理

（一）咳嗽的病因病机

咳嗽的病因有外感和内伤两大类，外感咳嗽的病因为六淫外邪侵袭肺系，内伤咳嗽的病因为饮食不调、情志不遂等导致脏腑功能失调、内邪干肺。不论邪从外入，或自内而生，均可引起肺失宣肃，肺气上逆作咳作嗽。

咳嗽的病变主脏在肺，与肝、脾有关，久病及肾，主要病机为邪犯于肺，肺气上逆。因肺主气，司呼吸，上连气道和喉咙，开窍于鼻，外合皮毛，不耐寒热，故为"娇脏"，内为五脏华盖，因肺气贯百脉而通达其他脏器，易受内外之邪侵袭而致肺脏宣肃失司。肺脏为了祛除病邪外达，以致肺气上逆，冲击声门而发为咳嗽。

外感咳嗽属于邪实，为六淫外邪犯肺，肺气壅遏不畅所致。因气候突变，感受风寒之邪，肺气失宣，津液凝滞，形成风寒咳嗽；因气候突变，感受风热之邪，肺气不清，热蒸液聚为痰，形成风热咳嗽；因气候突变，感受风燥之邪，燥邪灼津生痰，肺气失于润降，则发为咳嗽。若外邪未能及时解散，还可发生演变转化，如风寒久郁化热，风热灼津化燥，肺热蒸液成痰，形成风燥咳嗽。

内伤咳嗽，病理因素主要是"痰"与"火"，痰有寒热之分，火则有虚实之别。痰火可互为因果，痰可郁而化火，火则能炼液灼津为痰。因内伤咳嗽常反复发作，迁延日久，脏气多虚，故病理性质属邪实与正虚并见。由于饮食生冷，嗜酒过度，或过食辛辣刺激，损伤脾胃，脾失健运，不能输布水谷精微，酿湿生痰，壅遏肺气，宣降失司，肺气不利而形成痰湿咳嗽；由于饮食不洁或不节，过食肥甘厚腻、辛辣生冷食物，损伤脾胃，酿湿生痰，又因外邪犯肺，痰湿合邪，久蕴化热，形成痰热咳嗽；由于咳嗽日久，或过食温燥食物，或素体阴虚之人，肺阴不足易致虚火上炎，灼津为痰，肺失濡润，气逆而咳，或肾阴亏虚，虚火上炎，灼伤肺阴，肃降失常，则形成阴虚咳嗽。

（二）治疗原则

咳嗽的治疗应分清邪正虚实。外感咳嗽，多为实证，应当祛邪利肺，按病邪性质分风寒、风热、风燥论治。内伤咳嗽，多属邪实正虚，标实为主者，治以祛邪止咳；本虚为主者，治以扶正补虚。同时除直接治肺外，还应当从整体出发，根据虚证所在脏腑，注意治脾、治肝、治肾等。

（三）问病要点

首先，要辨清是外感还是内伤咳嗽。一般而言，外感咳嗽，多为新病，起病急，病程短，常伴恶寒，发热，头痛等肺卫表证；内伤咳嗽，多为久病，起病缓，病程长，多伴有其他脏腑病症。

其次，是要辨清证候虚实，外感咳嗽以风寒、风热、风燥为主，一般均属邪实。一般而言，风寒咳嗽以咳嗽声重有力，咳痰稀薄色白，咽痒，或伴有头痛、鼻塞、流清涕，骨节酸痛，恶寒无汗，舌苔薄白，脉浮或浮紧为特征；风热咳嗽以咳嗽痰黏或黄稠，咯痰不爽，口干咽痛，鼻流黄涕，发热汗出，恶风，头痛，舌苔薄黄，脉浮数为特征；风燥咳嗽以咳嗽少痰而黏，不易咯出，口干咽痛，唇鼻干燥，头痛，微寒身热，或痰中带有血丝，舌苔薄黄而干，舌尖红，脉浮数为特征。而内伤咳嗽多为虚实夹杂，本虚标实，其中痰湿、痰热、多为邪实正虚，痰湿咳嗽以咳嗽反复发作，痰多易咯，胸脘痞闷，呕吐恶心，肢体困倦，舌苔白腻或白滑，脉缓或滑为特征；痰热咳嗽以咳嗽气粗痰多，咯痰不爽，质黏稠而黄，甚或痰中带血，胸闷，口干苦，咽痛苔黄腻，脉滑数为特征；肺阴亏虚属于正虚，或虚中夹实，应当分清标本主次缓急。阴虚咳嗽以干咳无痰，或痰少而黏、痰中带血，口干咽燥，午后潮热，两颧红赤，五心烦热，形体消瘦，神疲乏力，舌红少苔，脉细数。

（四）治疗方药

治疗方药以祛痰剂、治燥剂为主组成，具有消除或减轻咳嗽、痰多等作用的一类方剂。祛痰剂可分为燥湿化痰、清热化痰、润燥化痰、温化寒痰四大类；治燥剂可分为轻宣外燥、滋阴润燥两大类。

三、实训器材

模拟药房实训区自选药架，小青龙颗粒、通宣理肺丸、川贝枇杷糖浆、急支糖浆、蜜炼川贝枇杷膏、二陈丸、咳喘宁口服液、橘红丸、复方鲜竹沥液、养阴清肺丸、百合固金丸药品或药盒；多媒体设备，白板，教学课件及教学视频，手机及无线网络。

四、实训操作步骤

（一）咳嗽病例分析实训

1. 病例分析　学生四人一组，对所给出的病例进行辨证，并为患者提供常用的中成药。

（1）患者，女，42岁。今天出现咳嗽声重有力，咳痰稀薄色白，咽痒，伴有头痛、鼻塞、流清涕，骨节酸痛，恶寒无汗；舌苔薄白，脉浮紧。

（2）患者，男，60岁。最近出现干咳无痰，或痰少而黏、痰中带血，口干咽燥，午后潮热，两颧红赤，五心烦热，形体消瘦，神疲乏力；舌红少苔，脉细数。

2. 小组互评　学生分组讨论，小组互评，教师指导并归纳、总结。

（二）岗位情景模拟实训

1. 实训安排　学生两人一组，分别模拟药店营业员和顾客，进行咳嗽问病荐药实训。

2. 操作流程

（1）准备好常用的咳嗽中成药小青龙颗粒、通宣理肺丸、川贝枇杷糖浆、急支糖浆、蜜炼川贝枇杷膏、二陈丸、咳喘宁口服液、橘红丸、复方鲜竹沥液、养阴清肺丸、百合固金丸等，分类摆放整齐。

（2）教师登录学习平台，将学生随机分成四组，每组派两名学生代表，抽签决定分别饰演营业员和顾客，以及要角色扮演的咳嗽病证。

（3）学生分组讨论，各组结合病证特点编写好角色扮演脚本。

（4）角色扮演顾客的学生进行咨询购药表演，扮演营业员的学生根据顾客所求进行问病荐药表演。

（5）每组同学表演完后，其他小组分组进行讨论、指出其优点和不足，教师指导并归纳、总结。

五、考核方式

1. 分析小青龙颗粒、通宣理肺丸、川贝枇杷糖浆、急支糖浆、蜜炼川贝枇杷膏、二陈丸、咳喘宁口服液、橘红丸、复方鲜竹沥液、养阴清肺丸、百合固金丸适用于咳嗽的何种证型。

2. 请每位同学撰写一个咳嗽药品的问病荐药角色扮演脚本（参考附件2）。

附件 2

风热咳嗽问病荐药角色扮演脚本

营业员：您好，请问有什么可以帮您的？

顾客（男）：我有点咳嗽，想买点药。

营业员：您是什么时候开始这样的？

顾客（男）：4天前感冒，自服感冒药，寒热退而喉痒，出现频繁咳嗽。

营业员：能问一下您的年龄、职业吗？

顾客（男）：我今年45岁，是一名司机。

营业员：那您痰多吗？痰是什么颜色呢？

顾客（男）：痰不是很多，是黄痰。

营业员：听上去您声音有点嘶哑，咽喉痛吗？

顾客（男）：嗯，咽喉痛。

营业员：请您伸出舌头让我看一下可以吗？

顾客（男）：（顾客伸出舌头）

营业员：您的舌苔薄黄，根据您刚才所说的症状，从中医角度讲，这是风热咳嗽的表现。

顾客（男）：哦，原来是这样，那应该吃点什么药呢？

营业员：根据您的症状，建议您服用川贝枇杷糖浆，这个药品具有清热宣肺，化痰止咳的作用，口服。一次 10ml，一天 3 次。服药期间饮食宜清淡，忌食辛辣食物。

顾客（男）：好的。谢谢！

营业员：请您到收银台付款。

顾客（男）：（付款后，即将离开）

营业员：祝您早日康复！

▷▷ 实训三 便秘问病荐药技能训练

一、实训目标

1. 能够说出便秘常见病证的问病要点，能够能辨证分型；能够说出常用中成药当归龙荟丸、六磨汤、木香槟榔丸、麻仁丸、济川煎的功能主治及临床应用。

2. 能够推荐符合便秘疾病证型治疗需求的药物，指导患者合理用药并交代注意事项。

二、实训原理

（一）便秘的病因病机

便秘主要由外感寒热之邪，过食辛辣食物，情志失调，或因病后体虚、年老、阴阳气血虚弱、津液不足致使邪滞胃肠，壅塞不通，肠失温润，推动无力，糟粕内停，大便排出困难，引起便秘。

外感燥热之邪伤肺，肺热肺燥，下移大肠，肠燥津枯而大便秘结；或外感寒邪，直中胃肠，阴寒积滞胃肠，大肠传导失司，糟粕内停，不得下行，而成便秘；或外感他邪化热伤津，大肠失润，可致大便干结难出。

凡阳盛之体，或恣饮烈酒，过食辛辣厚味，或过服热药，均可致肠胃积热，耗伤津液，肠道干涩失润，于是大便干结，难于排出。或恣食生冷，阴寒凝滞胃肠，或过服寒凉，阴寒内结，胃肠传导失司，糟粕停留而成便秘；或过服辛香燥热之物，耗伤阴血，导致阴亏血少，血虚则大肠不荣，阴亏则大肠干涩，导致大便干结，便下难解。

忧愁思虑过度，情志不舒，脾伤气结；或抑郁恼怒，肝郁气滞；或久坐少动，气机不利，均可导致腑气郁滞，通降失调，传导失职，糟粕内停，不得下行，或欲便不出，或出而不畅，致大便干结而成便秘。

素体虚弱，或病后、产后，或失血，或年老体虚之人，阴阳气血亏虚。气虚阳衰，阴寒内结，则便下无力，排便时间延长；血虚，阴亏血少，则肠道失润，导致大便干结，排便困难。若气血亏虚未复，可发展为阴阳两虚，阴虚则大肠失荣，而致排便困难；阳虚则肠道失于温煦，阴寒内结，便下无力，大便艰涩难出。

便秘病位主要在大肠，与胃、肝、脾、肺、肾密切相关。基本病机为邪滞大肠，腑气闭塞不通，肠失温润，推动无力导致大肠传导功能失常。临床常分为实热便秘、气滞便秘、肠燥便秘、阳虚便秘四种。

（二）治疗原则

便秘治疗分虚实而治，实证以祛邪通泻为主，根据热结、寒积、气滞之不同，分别施以泄热通腑、散寒通里、行气导滞之法，而标本兼治，邪去便通。虚证治以养正为先，依阴阳气血亏虚的不同，主要用滋阴润下、温阳通便、益气润肠、养血润燥之法，而标本兼治，正盛便通。虚实夹杂者，当攻补兼施。如热结兼有气虚者，又当攻下泻热与补益气血同用。

（三）问病要点

首先要问大便艰难与否和辨清虚实，再辨寒热、气血。热结、寒积、气滞属实证，症见粪质不甚干结，排出断续不畅，腹胀腹痛，嗳气频作，面赤口臭，舌苔厚，脉实。阴阳气血亏虚所致便秘属虚证，气虚粪质并不干硬，虽有便意，临厕努挣乏力，挣则汗出，神疲肢倦，舌淡苔白，脉弱；血虚大便燥结难下，面色萎黄无华，头晕目眩，心悸，舌淡苔少，脉细；阴虚大便干结，形体消瘦，潮热盗汗，舌红少苔，脉细数；阳虚大便艰涩，排出困难，面色苍白，四肢不温，舌淡苔白，脉沉迟。大便干燥坚硬，便下困难，肛门灼热，舌苔黄厚多属肠胃积热；素体阳虚，粪便干结，排便艰难，舌体胖而苔白滑者，多为阴寒内结；年高体弱，或久病新产之后，大便不干结，排便不畅，或欲便不出，便下无力，心悸气短，舌质淡而苔少者，多为气虚；若粪便干燥，排出艰难，潮热盗汗，五心烦热，舌质红而少津无者，多属阴血不足。

（四）治疗方药

治疗以通下为主。实热便秘，治法宜泻热导滞，润肠通便，方药有当归龙荟丸等。气滞便秘，治法宜顺气行滞，方药以六磨汤为主方。肠燥便秘，治法宜润肠通便，方药有增液汤等。阳虚便秘，治法宜温阳通便，方药以济川煎加肉桂为主方，亦可用半硫丸。

三、实训器材

模拟药房实训区自选药架，当归龙荟丸、六磨汤、木香槟榔丸、麻仁丸、济川煎药品或药盒；多媒体设备，白板，教学课件及教学视频，手机及无线网络。

四、实训操作步骤

（一）便秘病例分析实训

1. 病例分析 学生四人一组，对所给出的病例进行辨证，并为患者提供常用的中成药。

（1）患者，男，42岁。这几天出现饮食减少，大便干结，或不甚干结，欲便不出，或出而不畅，肠鸣矢气，嗳气频作，胸胁痞满胀痛；舌苔薄腻，脉弦。

（2）患者，女，65岁。最近出现大便干结，排出不畅，面色㿠白，手足不温，腹中冷痛；舌淡苔白，脉沉迟。

2. 小组互评 学生分组讨论，小组互评，教师指导并归纳、总结。

（二）岗位情景模拟实训

1. 实训安排 学生两人一组，分别模拟药店营业员和顾客，进行便秘问病荐药实训。

2. 操作流程

（1）准备好常用的便秘中成药当归龙荟丸、六磨汤、木香槟榔丸、麻仁丸、济川煎等，分类摆放整齐。

（2）教师登录学习平台，将学生随机分成四组，每组派两名学生代表，抽签决定分别饰演营业员和顾客，以及要角色扮演的便秘病证。

（3）学生分组讨论，各组结合病证特点编写好角色扮演脚本。

（4）角色扮演顾客的学生进行咨询购药表演，扮演营业员的学生根据顾客所求进行问病荐药表演。

（5）每组同学表演完后，其他小组分组进行讨论、指出其优点和不足，教师指导并归纳、总结。

五、考核方式

1. 分析当归龙荟丸、六磨汤、木香槟榔丸、麻仁丸、济川煎适用于便秘的何种证型。

2. 请每位同学撰写一个药品的问病荐药角色扮演脚本（参考附件3）。

附件 3

实热便秘问病荐药角色扮演脚本

营业员：您好，请问有什么可以帮您的？

顾客（男）：我有点便秘，想买点药。

营业员：您是什么时候开始这样的？

顾客（男）：我这3天才解了1次大便，以前是每天1次。

营业员：能问一下您的年龄、职业吗？

顾客（男）：我今年27岁，是一名工人。

营业员：那您是不是喜欢吃辛辣刺激或油煎油炸的食物呢？

顾客（男）：是的，都喜欢吃。

营业员：你的大便是不是很干、还很臭？

顾客（男）：是的，又干又臭。

营业员：会感觉胁肋疼痛吗？

顾客（男）：嗯嗯。

营业员：经常会感觉口干口苦吗？会心烦不宁吗？

顾客（男）：是的，口干口苦，感觉特别心烦。

营业员：感觉脘腹胀痛吗？

顾客（男）：是的。

营业员：您平时有脾虚的症状吗？

顾客（男）：没有。

营业员：根据您刚才所说的症状，从中医角度讲，这是肝胆火旺、实热便秘的表现。

顾客（男）：哦，原来是这样，那应该吃点什么药呢？

营业员：根据您的症状，建议您服用当归龙荟丸，这个药品具有泻火通便的作用；口服，一次6g，一天2次。服药期间忌食辛辣、油腻食物。

顾客（男）：好的。谢谢！

营业员：请您到收银台付款。

顾客（男）：（付款后，即将离开）

营业员：祝您早日康复！

一、实训目标

1. 能够说出泄泻常见病证的问病要点，能够能辨证分型；能够说出常用中成药复方黄连素片、参苓白术散、痛泻要方、四神丸的功能主治及临床应用。

2. 能够推荐符合泄泻疾病证型治疗需求的药物，指导患者合理用药并交代注意事项。

二、实训原理

（一）泄泻的病因病机

泄泻的病因为外感寒湿暑热之邪，或内伤饮食，情志不调，禀赋不足及年老体弱、大病久病之后脏腑虚弱，致使脾胃功能受损，运化传导失常。

感受外邪，伤及脾胃，以暑湿寒热之邪为主，其中又以感受湿邪最为常见，因湿邪易困脾土，以致升降失调，脾不升清，水谷杂下而发生泄泻，故有"湿多成五泄""无湿不成泻"之说。寒邪和暑邪能直接损伤脾胃，导致脾失健运，水湿不化，但若引起泄泻必夹湿邪。

饮食不洁，食伤脾胃，或饮食不节，停滞肠胃，或恣食辛辣肥甘，湿热内生，或过食生冷，寒邪伤中，化生食滞、寒湿、湿热之邪，使脾失健运，脾不升清，小肠清浊不分，大肠传导失常，发生泄泻。

情志不调，烦恼易怒，易致肝气不舒，横逆克脾，脾失健运，升降失司，或忧思伤脾，脾气不运，水湿不化，发生泄泻。

大病久病体虚，脾胃受损，或先天禀赋不足，脾胃虚弱，致使脾失健运，不能腐熟水谷，不能运化水湿，积谷为滞，湿滞内生，清浊不分，水谷混杂而下，而成泄泻。

年老体弱，脏腑虚弱，脾肾亏虚，或久病大病之后，肾气亏虚，或先天禀赋不足，肾阳不足；可致命门火衰，命门火衰则脾失温煦，运化失职，水谷不化，湿浊内生，而成久泻，甚至五更泻。

（二）治疗原则

治疗应采取健脾益气，消食化积，抑肝扶脾，清热利湿止泻、温涩固脱，温清消补的原则，湿热治以清热利湿，脾虚治以健脾益气，化湿止泻，肝脾不和治以抑肝扶脾，脾肾阳虚治以温肾健脾，固涩止泻。

（三）问病要点

首先要问病史、诱因，辨清轻重缓急。因饮食不节或误食不洁食物，引起的暴泻，起病较急，病程较短，一般在数小时至两周以内，泄泻次数每日三次以上；由外邪、饮食，情志不调等诱发的久泻，起病较缓，病程较长，持续时间多在两个月以上甚至数年，泄泻时发时止。泻而饮食如常者为轻证；泻而不能食，形体消瘦，或暴泻不止，或久泄滑脱不禁，转为厥脱，津液耗伤，阴阳衰竭者为重证。

其次应区别寒热虚实。一般而言，大便色黄褐而臭，泻下急迫，肛门灼热者，苔黄腻，脉濡数，多属热证；大便清稀，完谷不化，气味腥秽者，苔白腻，脉濡缓，多属寒证；大便溏垢，臭如败卵，完谷不化，多为伤食之证；泻下腹痛，痛势急迫，拒按，脘腹胀满，泻后痛减，小便不利者，舌红苔厚，脉弦滑，多属实证；病势缓，病程长，反复发作，腹痛不堪，喜温喜按，神疲肢冷，舌淡苔白，脉细弱，多属虚证。

（四）治疗方药

湿热泄泻，治宜清热利湿，方药以葛根芩连汤加味；脾虚泄泻，治宜健脾益胃，方药以参苓白术散为主方；肝脾不和泄泻，治宜抑肝扶脾，方药以痛泻要方为主方；脾肾阳虚泄泻，治宜温肾健脾、固涩止泻，方药以四神丸加味。

三、实训器材

模拟药房实训区自选药架，复方黄连素片、参苓白术散、痛泻要方、四神丸药品或药盒；多媒体设备，白板，教学课件及教学视频，手机及无线网络。

四、实训操作步骤

（一）泄泻病例分析实训

1. 病例分析 学生四人一组，对所给出的病例进行辨证，并为患者提供常用的中成药。

（1）患者，女，45岁。这两天出现肠鸣腹痛，大便泄泻，泻必腹痛，泻后痛缓；舌苔薄白，脉两关不调，左弦而右缓。

（2）患者，男，59岁。今天出现大便次数增多，伴食少纳呆，食后胃胀，脘闷不舒，肌肉消瘦，身倦乏力，面色萎黄；舌质淡，苔薄白，脉细。

2. 小组互评 学生分组讨论，小组互评，教师指导并归纳、总结。

（二）岗位情景模拟实训

1. 实训安排 学生两人一组，分别模拟药店营业员和顾客，进行泄泻问病荐药实训。

2. 操作流程

（1）准备好常用的泄泻中成药复方黄连素片、参苓白术散、痛泻要方、四神丸等，分类摆放整齐。

（2）教师登录学习平台，将学生随机分成四组，每组派两名学生代表，抽签决定分别饰演营业员和顾客，以及要角色扮演的泄泻病证。

（3）学生分组讨论，各组结合病证特点编写好角色扮演脚本。

（4）角色扮演顾客的学生进行咨询购药表演，扮演营业员的学生根据顾客所求进行问病荐药表演。

（5）每组同学表演完后，其他小组分组进行讨论、指出其优点和不足，教师指导并归纳、总结。

五、考核方式

1. 分析复方黄连素片、参苓白术散、痛泻要方、四神丸适用于泄泻的何种证型。

2. 请每位同学撰写一个药品的问病荐药角色扮演脚本（参考附件4）。

附件4

湿热泄泻问病荐药角色扮演脚本

营业员：您好，请问有什么可以帮您的？

顾客（女）：我拉肚子，想买点药。

营业员：您是什么时候开始这样的？

顾客（女）：我今天解了4次大便，以前是每天1次。

营业员：能问一下您的年龄、职业吗？

顾客（女）：我今年35岁，是一名家庭主妇。

营业员：您口渴吗？

顾客（女）：是的，想喝冷饮。

营业员：你的大便有酸臭味吗？

顾客（女）：是的，味酸腐臭。

营业员：大便有黏液吗？

顾客（女）：是的。

营业员：腹泻时会有灼热感吗？

顾客（女）：是的，火辣辣的。

营业员：感觉腹痛吗？

顾客（女）：是的。

营业员：根据您刚才所说的症状，从中医角度讲，这是湿热泄泻的表现。

顾客（女）：哦，原来是这样，那应该吃点什么药呢？

营业员：根据您的症状，建议您服用复方黄连素片，这个药品具有清热燥湿，行气止痛，止痢止泻的作用；口服，一次4片，一天3次。服药期间饮食宜清淡，忌食辛辣、油腻食物；本品苦寒，易伤胃气，不可过服、久服。

顾客（女）：好的。谢谢！

营业员：请您到收银台付款。

顾客（女）：（付款后，即将离开）

营业员：祝您早日康复！

一、实训目标

1. 能够说出胃脘痛常见病证的问病要点,能够能辨证分型;能够说出常用中成药良附丸、气滞胃痛颗粒、胃苏颗粒、戊己丸、三九胃泰颗粒、保和丸、六味安消胶囊、阴虚胃痛颗粒、理中丸、小建中合剂的功能主治及临床应用。

2. 能够推荐符合胃脘痛疾病证型治疗需求的药物,指导患者合理用药并交代注意事项。

二、实训原理

(一) 胃脘痛的病因病机

胃痛病因是多方面的,主要由外邪犯胃、饮食伤胃、情志不畅和脾胃素虚等,导滞胃气郁滞,胃失和降,而发生胃痛。

外感寒邪,直中胃腑,脘腹受凉,内客于胃,或过食生冷,或食后受凉,寒积胃脘,引起气机阻滞,胃失和降,不通则痛。外感暑热之邪,或寒邪久留,郁而化热,或肝气郁结,郁久化热,或辛辣无度,偏嗜肥甘厚腻,饮烈酒,则蕴湿生热,或宿食不化,郁而化热,使胃失和降,气机阻滞引起胃脘疼痛。饮食不节,或过饥过饱,日久则宿食停滞,损伤脾胃,胃气壅滞,致胃失和降,不通则痛,而发生胃痛。忧郁恼怒伤肝,肝气郁滞,肝失疏泄,横逆犯胃,忧思伤脾,脾弱肝旺,脾失健运,胃腑受克,致胃失和降,气机不畅则胃痛。素体脾胃虚弱,运化失职,升降乏力,气机不畅,若饥饱失常,或劳倦过度,或久病脾胃受损,均能引起中阳不足,中焦虚寒,则寒从内生,脉络失其温养,故胃脘隐隐作痛。热病伤阴,或胃热郁火灼伤胃阴,或久服温燥之品,耗伤阴液,或久病,胃阴不足,脉络失其濡养,气机失调,而引起胃痛。

胃痛病位在胃,与肝、脾密切相关,基本病机是胃气郁滞,胃失和降,不通则痛。

(二) 治疗原则

治疗上以理气和胃止痛为基本原则,但须审证求因,辨证施治。寒邪客胃胃痛、肝胃不和胃痛、实热胃痛、饮食停滞胃痛治疗以温胃散寒、疏肝理气、清解郁热、消食导滞为主;胃阴亏虚胃痛、脾胃虚寒胃痛治以健脾益胃、益气养阴为主;虚实夹杂者,则应邪正兼顾,治疗应补虚泻实,重视调畅中焦气机。

(三) 问病要点

首先要问疼痛部位、疼痛程度与特征、伴有症状及诱因。胃痛疼痛部位在上腹近心窝处胃脘部,以发生疼痛为特征,有胀痛、刺痛、隐痛、钝痛等。常伴不欲饮食,恶心呕吐，嘈杂泛酸，嗳气吞腐等上消化道症状。以中青年居多，多有反复发作病史，发病前多有明显的诱因，如天气变化、情志不畅、过度劳累、饮食不节、过饥过饱、进食生冷干硬辛辣食物，或服用有损脾胃的药物等。

其次要辨清虚实寒热及气血。寒邪客胃胃痛、肝胃不和胃痛、实热胃痛、饮食停滞胃痛等属实证，胃阴亏虚胃痛、脾胃虚寒胃痛属虚证。遇寒则痛甚，得温则痛减为寒证；胃脘灼痛，痛势急迫，遇热则痛甚，得寒则痛减为热证。寒邪客胃胃痛，以胃痛暴作，恶寒喜温，舌淡，苔薄白，脉弦紧为特点；肝胃不和胃痛，以胃痛胀闷，连及胁肋，舌红，苔薄白，脉弦为特点；实热胃痛，以胃脘灼痛，痛势急迫，烦燥易怒，口干苦、舌红，苔黄，脉弦或弦数为特点；饮食停滞胃痛，以脘胀腹满不食，嗳腐吞酸或吐食，舌苔厚腻，脉滑为特点；胃阴亏虚胃痛，以胃痛隐隐，口燥咽干，舌红少津，脉细数为特点；脾胃虚寒胃痛，以胃痛隐隐，喜温喜按、泛吐清水，神疲纳差，舌淡苔白，脉虚弱或迟缓为特点。若疼痛多为胀痛，或涉及两胁，或兼见恶心呕吐、嗳气频频，疼痛与情志因素显著相关为气滞；若胃脘疼痛或空腹痛外，兼见饮食减少、食后腹胀、大便溏薄、面色㿠白、舌淡脉弱为气虚，指脾胃气虚。如疼痛部位固定不移，痛如针刺，舌质紫暗或有瘀斑，脉涩，或兼见呕血、便血，为血瘀。

还需详细辨认胃痛兼夹之证。各证往往不是单独出现或一成不变的，而是互相转化和兼杂，如寒热错杂、虚中夹实、气血同病等。

（四）治疗方药

寒邪客胃胃痛，治法宜散寒止痛，方药以香苏散合良附丸加味；肝胃不和胃痛，治法宜疏肝理气，治疗常应用柴胡、香附、香橼等疏肝理气药，方药以柴胡疏肝散加味。实热胃痛，治法宜疏肝泄热，治疗可适当选用清热药，如蒲公英、连翘、黄连等，方药以化肝煎加味；饮食停滞胃痛，治法宜消食导滞，方药以保和丸加味；胃阴亏虚胃痛，治法宜养阴益胃，方药以一贯煎合芍药甘草汤加味；脾胃虚寒胃痛，治法宜温中健脾，方药以黄芪建中汤为主方。

三、实训器材

模拟药房实训区自选药架，方药良附丸、气滞胃痛颗粒、胃苏颗粒、戊己丸、三九胃泰颗粒、保和丸、六味安消胶囊、阴虚胃痛颗粒、理中丸、小建中合剂药品或药盒；多媒体设备，白板，教学课件及教学视频，手机及无线网络。

四、实训操作步骤

（一）胃脘痛病例分析实训

1. 病例分析　学生四人一组，对所给出的病例进行辨证，并为患者提供常用的中成药。

（1）患者，男，51岁。症见胃脘疼痛，嘈杂纳减，口苦口黏，大便黏滞；舌苔黄腻。

（2）患者，女，28 岁。症见胃脘隐隐灼痛，口干舌燥，纳呆，干呕，五心烦热；舌红苔少或无苔，脉细数。

2. 小组互评　学生分组讨论，小组互评，教师指导并归纳、总结。

（二）岗位情景模拟实训

1. 实训安排　学生两人一组，分别模拟药店营业员和顾客，进行胃脘痛问病荐药实训。

2. 操作流程

（1）准备好常用的胃脘痛中成药良附丸、气滞胃痛颗粒、胃苏颗粒、戊己丸、三九胃泰颗粒、保和丸、六味安消胶囊、阴虚胃痛颗粒、理中丸、小建中合剂等，分类摆放整齐。

（2）教师登录学习平台，将学生随机分成四组，每组派两名学生代表，抽签决定分别饰演营业员和顾客，以及要角色扮演的胃脘痛病证。

（3）学生分组讨论，各组结合病证特点编写好角色扮演脚本。

（4）角色扮演顾客的学生进行咨询购药表演，扮演营业员的学生根据顾客所求进行问病荐药表演。

（5）每组同学表演完后，其他小组分组进行讨论、指出其优点和不足，教师指导并归纳、总结。

五、考核方式

1. 分析方药良附丸、气滞胃痛颗粒、胃苏颗粒、戊己丸、三九胃泰颗粒、保和丸、六味安消胶囊、阴虚胃痛颗粒、理中丸、小建中合剂适用于胃脘痛的何种证型。

2. 请每位同学撰写一个药品的问病荐药角色扮演脚本（参考附件 5）。

附件 5

胃脘痛问病荐药角色扮演脚本

营业员：您好，请问有什么可以帮您的？

顾客（女）：胃痛的厉害，想买点药。

营业员：是这里痛吗？（触诊）多久了？除了痛，还有什么症状吗？比如反酸、胃胀等？

顾客（女）：是这里痛（触诊）有一段时间了，平时容易反酸，好像胃里在烧一样而且痛的厉害。

营业员：还有其他症状吗？有没有口苦口干？

顾客（女）：嗯嗯，有的，最近这段时间感觉嘴巴苦嘴巴干，吃东西没有味。

营业员：那您平时如果生气是不是胃痛的更加厉害？

顾客（女）：嗯嗯，是的。

营业员：请您伸出舌头让我看一下可以吗？

顾客（女）：（患者伸出舌头）

营业员：您的舌头有点红，舌苔黄，再加上您刚才描述的这些症状，有泛酸，胃部有灼烧感，口苦口干，从中医角度讲，这是肝胃不和型胃痛的表现。

顾客（女）：哦，原来是这样，那我应该吃点什么药呢？

营业员：针对您的症状，我推荐您服用气滞胃痛颗粒，这个药具有疏肝理气，和胃止痛。用于肝郁气滞，胸痞胀满，胃脘疼痛，对上腹痛，泛酸有不错的效果，开水冲服。一次5g，一天3次。

顾客（女）：好的。谢谢！

营业员：请您到收银台付款。

顾客（女）：（付款后，即将离开）

营业员：祝您早日康复！

一、实训目标

1. 能够说出不寐常见病证的问病要点，能够辨证分型；能够说出常用中成药朱砂安神丸、泻肝安神丸、天王补心丸、酸枣仁汤、乌灵胶囊、安神补脑液的功能主治及临床应用。

2. 能够推荐符合不寐疾病证型治疗需求的药物，指导患者合理用药并交代注意事项。

二、实训原理

（一）不寐病的病因病机

不寐多为情志所伤、饮食不节、劳逸失调、久病体虚等因素引起脏腑功能紊乱，气血失和，阴阳失调，阳不入阴而发病。病在心肾，涉及肝脾。其主要病机为阳盛阴虚，阴阳失交。实证型失眠，或因饮食不节，肠胃受伤，宿食停滞，酿为痰热，痰热上扰，胃气不和，导致不得安寐；或因情志不遂，肝气郁结，日久化火，扰动心神，神不安而不寐；或因暴受惊恐，导致心虚胆怯，神魂不安，夜不能寐；或因五志过极，心火内炽，心神扰动而不寐；均可导致心神不宁而失眠。虚证型失眠，思虑劳倦太过，伤及心脾，心伤则阴血暗耗，神不守舍；脾伤则食少纳呆，生化之源不足，营血亏虚，不能上奉于心，以致心神不安。久病血虚，年迈血少，心血不足则心失所养，心神不安而不寐。此外，浓茶、咖啡、酒类饮料也是导致不寐的原因之一。

（二）治疗原则

不寐治疗当以补虚泻实，调整脏腑阴阳为原则。在补虚泻实，调整脏腑气血阴阳的基础上辅以安神定志是本病的基本治疗方法。实证宜泻其有余，如疏肝解郁，降火涤痰，消导和中。虚证宜补其不足，如益气养血，健脾、补肝、益肾。实证日久，气血耗伤，亦可转为虚证，虚实夹杂者，治宜攻补兼施。同时，在药物治疗的同时，配合精神治疗，缓解紧张，消除焦虑，保持精神舒畅。

（三）问病要点

不寐辨证首分虚实。虚者多属阴血不足，心失所养，症见心悸怔忡，健忘失眠，面色无华，舌红少苔。实者多为邪热扰心，症见心神不宁，惊悸不眠，烦躁易怒等。次辨病位，病位主要在心。心神的失养或不安，神不守舍而不寐，且与肝胆脾胃肾相关。如急躁易怒而不寐，多为肝火内扰；脘闷苔腻而不寐，多为胃腑宿食，痰热内盛；心烦心悸，头晕健忘而不寐，多为阴虚火旺，心肾不交；面色少华、肢倦神疲而不寐，多属脾虚不运，心神失养；心烦不寐，触事易惊，多属心胆气虚。

（四）治疗方药

不寐治疗当分虚实，且虚多实少。其实证者，治当清心火、清肝火，清化痰热，和中导滞，佐以安神宁心，常用成药如朱砂安神丸、泻肝安神丸等。虚证则滋阴降火，补益心脾，益气镇惊，佐以养心安神，常用天王补心丸、酸枣仁汤、乌灵胶囊等。

三、实训器材

模拟药房实训区自选药架，朱砂安神丸、泻肝安神丸、天王补心丸、酸枣仁汤、乌灵胶囊、安神补脑液药品或药盒；多媒体设备，白板，教学课件及教学视频，手机及无线网络。

四、实训操作步骤

（一）不寐病例分析实训

1. 病例分析　学生四人一组，对所给出的病例进行辨证，并为患者提供常用的中成药。

（1）患者，男，48岁。心烦、失眠，腰膝酸软，头晕耳鸣，健忘，五心烦热，口舌生疮；舌红，脉细数。

（2）患者，女，34岁。症见入睡困难，多梦易醒，健忘，头晕，神疲乏力，纳呆，腰膝酸软；舌质淡，苔薄白，脉细弱。

2. 小组互评　学生分组讨论，小组互评，教师指导并归纳、总结。

（二）岗位情景模拟实训

1. 实训安排　学生两人一组，分别模拟药店营业员和顾客，进行不寐病问病荐药实训。

2. 操作流程

（1）准备好常用的不寐病中成药朱砂安神丸、泻肝安神丸、天王补心丸、酸枣仁汤、乌灵胶囊、安神补脑液等，分类摆放整齐。

（2）教师登录学习平台，将学生随机分成四组，每组派两名学生代表，抽签决定分别饰演营业员和顾客，以及要角色扮演的不寐病证。

（3）学生分组讨论，各组结合病证特点编写好角色扮演脚本。

（4）角色扮演顾客的学生进行咨询购药表演，扮演营业员的学生根据顾客所求进行问病荐药表演。

（5）每组同学表演完后，其他小组分组进行讨论、指出其优点和不足，教师指导并归纳、总结。

五、考核方式

1. 分析朱砂安神丸、泻肝安神丸、天王补心丸、酸枣仁汤、乌灵胶囊、安神补脑液适用于不寐的何种证型。

2. 请每位同学撰写一个药品的问病荐药角色扮演脚本（参考附件6）。

附件6

不寐病问病荐药角色扮演脚本

营业员：您好，请问有什么可以帮您的？

顾客（男）：最近有点上火，老是睡不着觉，想买点药。

营业员：您是什么时候开始这样的？

顾客（男）：差不多有一周啦，前段时间天天吃烧烤，嘴巴都长溃疡了。

营业员：还有其他症状吗？有没有经常感觉到口干，想喝水？

顾客（男）：是的，老是半夜起来想喝水。

营业员：请问您还有没有排尿次数增多，每次的排尿量很少，尿完还伴有疼痛的症状？

顾客（男）：是的，有这样的症状。

营业员：请您伸出舌头让我看一下可以吗？

顾客（男）：（患者伸出舌头）

营业员：您的舌头有点红，苔质红，无苔，再加上您刚才说最近睡不着，有口舌生疮，口干，小便短赤的症状，从中医角度讲，这是心火亢盛型失眠的表现。

顾客（男）：哦，原来是这样，那我应该吃点什么药呢？

营业员：针对您的症状，我推荐您服用朱砂安神丸，它具有镇心安神，清热解毒的作用，一次6g，约30丸，一天1～2次，这段时间不要再吃烧烤等容易上火的食物，饮食宜清淡一点。

顾客（男）：好的，谢谢！

营业员：请您到收银台付款。

顾客（男）：（付款后，即将离开）

营业员：祝您早日康复！

▶▶ 实训七 痹证问病荐药技能训练

一、实训目标

1. 能够说出痹证常见病证的问病要点，能够辨证分型；能够说出常用中成药小活络丸、三妙丸、独活寄生丸的功能主治及临床应用。

2. 能够推荐符合痹证证型治疗需求的药物，指导患者合理用药并交代注意事项。

二、实训原理

（一）痹证的病因病机

痹证多由正气不足，感受风寒湿热之邪侵袭所致，其发生与自身体质因素、外界气候条件、日常生活环境等联系密切。风寒湿痹，由于久居寒冷潮湿之地、涉水冒寒、贪凉露宿、长期从事水下作业，感受风寒湿之邪，侵入人体肢体经络，滞留于关节筋骨，以致气血运行不畅而发病。因感受风、寒、湿三邪各有偏盛，故又有行痹、着痹、痛痹之分。行痹属风邪盛，以关节游走不定为特征。着痹属湿邪盛，以关节重着、酸痛、肌肤麻木不仁为特征。痛痹属寒邪盛，以关节痛剧，痛处不移，遇寒加重为特征。热痹，外感风湿热邪，流注关节筋骨，痹阻气血经脉，出现关节红肿热痛为特征。痹痛日久，多由素体本虚，或劳欲过度，以致外邪乘虚而入。素体本虚，卫外不固是痹证发生的内在因素，感受外邪是痹证发生的外在条件。风寒湿热等邪气滞留于关节筋骨，气血运行不畅，经脉闭阻不通，是痹证的基本病机。

（二）治疗原则

治疗应遵循祛邪活络，缓急止痛为基本原则。风盛者，宜祛风并佐以养血之品，即"治风先治血，血行风自灭"。寒盛者，宜散寒结合温阳之品，即"阳气盛则寒邪除"。湿盛者，宜祛湿辅以健脾益气之品，即"脾旺能胜湿"。热盛者，宜清泄郁热，并佐以活血通络，须防过用苦寒而损伤脾阳，以致滞湿之弊。痹痛日久者，当以扶正为本，补肝肾、益气血。

（三）问病要点

首先，询问患者发病的诱因及工作生活环境。本病多与体质因素、阴冷潮湿等诱因密切相关，可发生于任何年龄，以长期从事体力劳动者多见。

其次，辨别邪气的偏盛及虚实。风盛者，痹痛游走不定；寒盛者，痛势剧烈，痛处固定不移，遇寒加重；湿盛者，关节酸楚、重着而痛，肌肤麻木不仁；热盛者，关节局部灼热红肿，痛不可触，遇冷则舒。一般来说，本病初期起病急，病程短，痛势较剧者，多属实；起病缓、病程日久，迁延不愈，痛势较缓者，多属虚；然后期本病多属虚实夹杂，病情复杂，应明辨虚实，分清主次。

（四）治疗方药

治疗方药当以祛风、散寒、除湿、清热、补肝肾、益气血为主。可选用含有羌活、独活、防风、苍术、黄柏、桑寄生、杜仲、牛膝、当归、川芎、肉桂等组方成药。

三、实训器材

模拟药房实训区自选药架，小活络丸、三妙丸、独活寄生丸药品或药盒；多媒体设备，白板，教学课件及教学视频，手机及无线网络。

四、实训操作步骤

（一）痹证病例分析实训

1. 病例分析　学生四人一组，对所给出的病例进行辨证，并为患者提供常用的中成药。

（1）患者，男，51岁。症见关节疼痛，肿胀，酸楚，屈伸不利，游走不定，遇寒加重；舌苔薄白，脉浮或脉缓。

（2）患者，女，28岁。症见足膝红肿热痛，或关节积液，屈伸不利，或伴发热，口苦而黏，口渴不欲饮，尿黄；舌质红，苔黄腻，脉滑数。

2. 小组互评　学生分组讨论，小组互评，教师指导并归纳、总结。

（二）岗位情景模拟实训

1. 实训安排　学生两人一组，分别模拟药店营业员和顾客，进行痹证问病荐药实训。

2. 操作流程

（1）准备好常用的痹证中成药小活络丸、三妙丸、独活寄生丸等，分类摆放整齐。

（2）教师登录学习平台，将学生随机分成四组，每组派两名学生代表，抽签决定分别饰演营业员和顾客，以及要角色扮演的痹证病证。

（3）学生分组讨论，各组结合病证特点编写好角色扮演脚本。

（4）角色扮演顾客的学生进行咨询购药表演，扮演营业员的学生根据顾客所求进行问病荐药表演。

（5）每组同学表演完后，其他小组分组进行讨论，指出其优点和不足，教师指导并归纳、总结。

五、考核方式

1. 分析小活络丸、三妙丸、独活寄生丸用于治疗痹证的何种证型。

2. 请每位同学撰写一个药品的问病荐药角色扮演脚本（参考附件7）。

附件 7

痹证问病荐药角色扮演脚本

营业员：您好，请问有什么可以帮您的？

顾客（女）：我最近膝关节有点痛，想买点药。

营业员：您是什么时候开始这样的？

顾客（女）：老毛病，天气一冷，关节各处就痛的厉害，天气暖和一点疼痛就会缓解。

营业员：能问一下您的年龄、职业吗？

顾客（女）：我今年 53 岁，是一名教师。

营业员：那您关节痛的地方是固定一个地方吗？还是游走不定的？

顾客（女）：就固定在某个关节这里会痛的很厉害，而且关节活动也不利索。

营业员：那您平时有没有肌肉酸痛的症状？

顾客（女）：没有。

营业员：请您伸出舌头让我看一下可以吗？

顾客（女）：（患者伸出舌头）

营业员：您的舌苔有点白，根据您刚才所说的症状，从中医角度讲，这是风寒湿痹的表现。

顾客（女）：哦，原来是这样，那应该吃点什么药呢？

营业员：根据您的症状，建议您服用小活络丸，具有祛风散寒，化痰除湿，活血止痛的作用，用于风寒湿邪闭阻、痰瘀阻络所致的痹证，症见肢体关节疼痛，黄酒或温开水送服。小蜜丸一次 3g，约 15 丸；大蜜丸一次 1 丸，一天 2 次。平时要注意保暖。

顾客（女）：好的。谢谢！

营业员：请您到收银台付款。

顾客（女）：（付款后，即将离开）

营业员：祝您早日康复！

▶▶ 实训八 妇科月经不调问病荐药技能训练

一、实训目标

1. 能够说出月经不调常见病证的问病要点，能够能辨证分型；能够说出常用中成药益母草颗粒、坤宁颗粒、乌鸡白凤丸、八珍益母丸、定坤丹的功能主治及临床应用。

2. 能够推荐符合月经不调疾病证型治疗需求的药物，指导患者合理用药并交代注意事项。

二、实训原理

（一）月经不调的病因病机

月经不调的发生，主要机制是脏腑功能失调，气血不和，冲任二脉的损伤，亦与冲任、胞宫的周期性生理变化密切相关。月经先期，主要责之于血热妄行或气虚不固；月经后期主要责之于机体营血不足或气血运行受阻，常见气虚、血虚和气滞三种；月经先后无定期的发病与气血不调，冲任功能紊乱，导致血海蓄溢失常；月经过多主要责之于冲任损伤，不能固摄；月经过少则主要是久病或失血之后阴血亏虚或肝郁气滞，经脉阻滞，血行不畅而经量减少。

（二）治疗原则

月经不调的治疗，重在治本以调经。常见的治疗方法有补肾、扶脾、疏肝、调理气血等。"经水出诸肾"，故调经之本在肾。补肾在于益先天之真阴，填精养血，佐以助阳益气之品，使阳生阴长，精血俱旺，则月经自调。

（三）问病要点

首先要辨清月经的期、量、色、质，患者的体质如何；其次根据伴随月经出现的特有症状，脏腑、气血和舌脉等特征综合分析；再次辨月经周期各阶段的不同。经期时，血室正开，大寒大热之剂用时宜慎；经前血海充盛，宜疏导；经后血海空虚，宜调补。

（四）治疗方药

治疗方药为调经剂。调经剂主要以活血、行气、养血、益气、温经和止血药物组成，用治月经不调。活血调经剂，主要由益母草、当归、川芎、赤芍、桃仁、红花、牛膝、丹参、三棱、莪术等组成，用于血瘀所致的月经过多、月经后期、痛经和闭经等。行气活血剂主要由柴胡、香附、川楝子、延胡索、木香、乌药、桃仁、红花等组成，用于气滞血瘀所致的痛经、月经后期、月经过少、量多月经先后无定期和闭经等。

养血活血剂主要由当归、鸡血藤、白芍等组成，用于血虚夹瘀所致的月经过少、月经先期、月经后期、经期延长。益气养血剂主要由人参、党参、白术、茯苓、黄芪、山药、当归等组成，用于气血两虚所致的月经先期、月经后期、月经过少、经期延长、痛经和闭经。温经活血剂主要由肉桂、小茴香、葫芦巴、炮姜、香附、干姜、艾叶等组成，用于寒凝血滞所致的月经先期、月经后期、月经量多、月经过少等。

三、实训器材

模拟药房实训区自选药架，益母草颗粒、坤宁颗粒、乌鸡白凤丸、八珍益母丸、定坤丹药品或药盒；多媒体设备，白板，教学课件及教学视频，手机及无线网络。

四、实训操作步骤

（一）月经不调证病例分析实训

1. 病例分析　学生四人一组，对所给出的病例进行辨证，并为患者提供常用的中成药。

（1）患者，女，31岁。症见经水量少，淋漓不净，经色紫暗，有血块，行经腹痛，块下痛减，经期错后；舌紫暗或有瘀点。

（2）患者，女，51岁。症见月经过多，有血块，胸腹、两胁作胀，或经前乳房胀痛，烦躁易怒；舌暗淡，脉弦涩。

2. 小组互评　学生分组讨论，小组互评，教师指导并归纳、总结。

（二）岗位情景模拟实训

1. 实训安排　学生两人一组，分别模拟药店营业员和顾客，进行月经不调病荐药实训。

2. 操作流程

（1）准备好常用的月经不调中成药益母草颗粒、坤宁颗粒、乌鸡白凤丸、八珍益母丸、定坤丹分类摆放整齐。

（2）教师登录学习平台，将学生随机分成四组，每组派两名学生代表，抽签决定分别饰演营业员和顾客，以及要角色扮演的月经不调病证。

（3）学生分组讨论，各组结合病证特点编写好角色扮演脚本。

（4）角色扮演顾客的学生进行咨询购药表演，扮演营业员的学生根据顾客所求进行问病荐药表演。

（5）每组同学表演完后，其他小组分组进行讨论、指出其优点和不足，教师指导并归纳、总结。

五、考核方式

1. 分析益母草颗粒、坤宁颗粒、乌鸡白凤丸、八珍益母丸、定坤丹适用于月经不调的何种证型。

2. 请每位同学撰写一个药品的问病荐药角色扮演脚本（参考附件8）。

附件8

月经不调问病荐药角色扮演脚本

营业员：您好，请问有什么可以帮您的？

顾客（女）：最近月经不是太好，小腹痛，想买点药。

营业员：您是什么时候开始这样的？

顾客（女）：每次来月经都会出现这样的症状，而且月经量有点少，肢体乏力。

营业员：那您每次来月经的时候，颜色是什么样子的？

顾客（女）：颜色有点暗，而且有血块。

营业员：那您每次来月经时间规律吗？

顾客（女）：月经不规律，经常推迟。

营业员：请您伸出舌头让我看一下可以吗？

顾客（女）：（患者伸出舌头）

营业员：您的舌苔颜色发暗，根据您刚才所描述的症状，从中医角度讲，这是气血两虚，气滞血瘀型的月经失调的表现。

顾客（女）：哦，原来是这样，那应该吃点什么药呢？

营业员：您可以服用定坤丹，它具有活滋补气血，调经舒郁。用于气血两虚，气滞血瘀所致的月经不调、行经腹痛，口服。一次半丸至一丸，一天2次；服药期间忌食辛辣、油腻食物；多喝开水。

顾客（女）：好的，谢谢！

营业员：请您到收银台付款。

顾客（女）：（付款后，即将离开）

营业员：祝您早日康复！

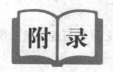

附录

方歌口诀

麻黄汤——麻黄汤中用桂枝，杏仁甘草四般施，发热恶寒头颈痛，喘而无汗服之宜。

桂枝汤——桂枝汤治太阳风，芍药甘草姜枣同，解肌发表调营卫，汗出恶风此方功。

九味羌活汤——九味羌活用防风，细辛苍芷与川芎，黄芩生地加甘草，分经论治宜变通。

正柴胡饮——正柴胡饮景岳方，芍药陈皮草姜防，疏散风寒效平和，风寒轻症服之康。

桑菊饮——桑菊饮中桔杏翘，芦根甘草薄荷饶，清疏肺胃轻宣剂，风温咳嗽服之消。

银翘散——银翘散主上焦疴，竹叶荆牛豉薄荷，甘桔芦根凉解法，清疏风热煮无过。

藿香正气散——藿香正气大腹苏，甘桔陈苓术朴俱，夏曲白芷加姜枣，感伤岚瘴并能驱。

参苏饮——参苏饮内用陈皮，枳壳前胡半夏齐，干葛木香甘桔茯，气虚外感最相宜。

玉屏风散——玉屏风散用防风，黄芪相畏效相成，白术益气更实卫，表虚自汗服之宜。

小柴胡汤——小柴胡汤和解功，半夏人参甘草从，更加黄芩生姜枣，少阳百病此方宗。

小青龙汤——小青龙汤最有功，风寒束表饮停胸，辛夏甘草和五味，姜桂麻黄芍药同。

桑杏汤——桑杏汤中象贝宜，沙参栀豉与梨皮，身热咽干咳痰少，辛凉甘润燥能医。

二陈汤——二陈汤用半夏陈，益以茯苓甘草臣，利气和中燥湿痰，煎加生姜与乌梅。

清气化痰丸——清气化痰星夏橘，杏仁枳实瓜蒌俱，芩苓姜汁糊为丸，气顺火消痰自去。

养阴清肺丸——养阴清肺是妙方，玄参草芍麦地黄，薄荷贝母丹皮入，时疫白喉急煎尝。

百合固金汤——百合固金二地黄，玄参贝母桔甘藏，麦冬芍药当归配，喘咳痰血肺家伤。

归脾汤——归脾汤用术参芪，归草茯神远志齐，酸枣木香龙眼肉，煎加姜枣益心脾。

血府逐瘀汤——血府当归生地桃，红花甘草壳赤芍，柴胡芎桔牛膝等，血化下行不作劳。

朱砂安神丸——朱砂安神东垣方，归连甘草合地黄，怔忡不寐心烦乱，清热养阴可复康。

天王补心丹——补心丹用柏枣仁，二冬生地当归身，三参桔梗朱砂味，远志茯苓共养神。

酸枣仁汤——酸枣二升先煮汤，茯知二两用之良，芎二甘一相调剂，服后安然入梦乡。

良附丸——良附丸用醋香附，良姜酒洗加盐服，米饮姜汁同调下，胸脘胁痛一并除。

小建中汤——小建中汤芍药多，桂枝甘草姜枣合，更加饴糖补中脏，虚劳腹痛服之瘥。

保和丸——保和神曲与山楂，芩夏陈翘菔子加，炊饼为丸白汤下，消食和胃效堪夸。

葛根黄芩黄连汤——葛根黄芩黄连汤，再加甘草共煎尝，邪陷阳明成热利，清里解表保安康。

参苓白术散——参苓白术扁豆陈，山药甘莲砂薏仁，桔梗上浮兼保肺，枣汤调服益脾神。

痛泻药方——痛泻要方用陈皮，术芍防风共成剂，肠鸣泄泻又腹痛，治在抑肝与扶脾。

四神丸——四神故纸与吴萸，肉蔻五味四般需，大枣百枚姜八两，五更肾泄火衰扶。

芍药汤——芍药汤内用槟黄，芩连归桂草木香，清热燥湿调气血，里急便脓自然康。

大承气汤——大承气汤用芒硝，大黄枳实厚朴饶，去硝名曰小承气，调味承气硝黄草。

木香槟榔丸——木香槟榔青陈皮，黄柏黄连莪术齐，大黄黑丑兼香附，泻痢厚重热滞宜。

麻仁丸——麻子仁丸小承气，杏芍麻仁治便秘，胃热津亏解便难，润肠通便脾约济。

增液汤——增液玄参与地冬，热病津枯便不通，补药之体作泻剂，若非重用不为功。

济川煎——济川归膝肉苁蓉，泽泻升麻枳壳从，肾虚津亏肠中燥，寓通于补法堪宗。

柴胡疏肝散——柴胡疏肝芍川芎，陈皮枳壳草香附，疏肝解郁兼理血，胁肋疼痛皆能除。

一贯煎——一贯煎中用地黄，沙参枸杞麦冬襄，当归川楝水煎服，阴虚肝郁是妙方。

天麻钩藤颗粒——天麻钩藤石决明，杜仲牛膝桑寄生，栀子黄芩益母草，茯神夜交安神宁。

当归补血汤——当归补血东垣笺，黄芪一两归二钱，血虚发热口烦渴，脉大而虚此方煎。

半夏白术天麻汤——半夏白术天麻汤，苓草橘红大枣姜，眩晕头痛风痰证，热盛阴亏切莫尝。

小金丸——小金丹内麝草乌，灵脂胶香与乳没，木鳖地龙归墨炭，诸疮肿痛最宜服。

五皮散——五皮散用五般皮，陈茯姜桑大腹齐，或以五加易桑白，脾虚肤胀此方施。

真武汤——真武汤壮肾中阳，茯苓术芍附生姜，少阴腹痛有水气，悸眩水肿保安康。

实脾饮——实脾苓术与木瓜，甘草木香槟榔加，草果姜附兼厚朴，虚寒阴水效堪夸。

八正散——八正木通与车前，萹蓄大黄栀滑研，草梢瞿麦灯心草，湿热诸淋宜服煎。

小蓟饮子——小蓟饮子生地归，木通滑石竹叶随，藕节蒲黄栀甘草，热结下焦力可摧。

白虎汤——白虎汤用石膏偎，知母甘草粳米陪，亦有加入人参者，躁烦热渴苔燥退。

清营汤——清营汤是鞠通方，热入心包营血伤，角地银翘玄连竹，丹麦清热佐之良。

黄连解毒汤——黄连解毒汤四味，黄芩黄柏栀子备，躁狂大热呕不眠，吐衄斑黄均可为。

茵陈蒿汤——茵陈蒿汤治阳黄，栀子大黄组成方，栀子柏皮加甘草，茵陈四逆治阴黄。

龙胆泻肝汤——龙胆泻肝栀芩柴，生地车前泽泻偕，木通甘草当归合，肝经湿热力能排。

青蒿鳖甲汤——青蒿鳖甲地知丹，热自阴来仔细看，夜热早凉无汗出，养阴透热服之安。

柴胡舒肝散——柴胡疏肝芍川芎，陈皮枳壳草香附，疏肝解郁兼理血，胁肋疼痛皆能除。

逍遥散——逍遥散用归芍柴，苓术甘草姜薄偕，疏肝养血兼理脾，丹栀加入热能排。

四君子汤——四君子汤中和义，参术茯苓甘草比，益以夏陈名六君，祛痰补益气虚饵，
　　　　　　除却半夏名异功，或加香砂气滞宜。

生脉饮——生脉麦味与人参，保肺清心治暑淫，气少汗多兼口渴，病危脉绝急煎斟。

补中益气汤——补中益气芪术陈，升柴参草当归身，虚劳内伤功独擅，亦治阳虚外感因。

八珍汤——气血双补八珍汤，四君四物合成方，煎加姜枣调营卫，气血亏虚服之康。

四物汤——四物地芍与归芎，血家百病此方通，补血调血理冲任，加减运用在其中。

当归补血汤——当归补血东垣笺，黄芪一两归二钱，血虚发热口烦渴，脉大而虚此方煎。

六味地黄丸——六味地黄益肾肝，茱薯丹泽地苓专，阴虚火旺加知柏，养肝明目杞菊
　　　　　　　煎，若加五味成都气，再入麦冬长寿丸。

左归丸——左归丸用大熟地，枸杞萸肉薯牛膝，龟鹿二胶菟丝子，补阴填精功效奇。

大补阴丸——大补阴丸熟地黄，龟板知柏合成方，脊髓蒸熟炼蜜丸，滋阴降火效力强。

金匮肾气丸——金匮肾气治肾虚，熟地怀药及山萸，丹皮苓泽加桂附，引火归原热下趋。

右归丸——右归丸中地附桂，山药茱萸菟丝归，杜仲鹿胶枸杞子，益火之源此方魁。

防风通圣丸——防风通圣大黄硝，荆芥麻黄栀芍翘，柑桔芎归膏滑石，薄荷芩术力偏
　　　　　　　饶，表里交攻阳热盛，外科疡毒总能消。

七厘散——七厘散治跌打伤，血竭红花冰麝香，乳没儿茶朱共末，外敷内服均见长。

独活寄生汤——独活寄生艽防辛，归芎地芍桂苓均，杜仲牛膝人参草，顽痹寒湿是其因。

虎潜丸——虎潜足痿是妙方，虎骨陈皮并锁阳，龟板干姜知母芍，再加柏地作丸尝。

少腹逐瘀丸——少腹茴香与炒姜，元胡灵脂没芎当，蒲黄官桂赤芍药，调经种子第一方。

参考答案

项目一　理解绪论知识

一、单项选择题

1. D　2. C　3. A　4. C　5. C　6. D

二、多项选择题

1. ABCDE　2. ABCE　3. ABD

项目二　学会中成药基本知识

一、单项选择题

1. B　2. C　3. C　4. B　5. C　6. A

二、多项选择题

1. BC　2. ABCD　3. ABCDE　4. ABDE

三、简答题

略

项目三　学会肺系疾病用药

一、单项选择题

1. A　2. D　3. D　4. D　5. C　6. C　7. E　8. D　9. D　10. E　11. E　12. A

二、多项选择题

1. CD　2. BD　3. AD　4. CE

三、简答题

略

项目四　学会心系疾病用药

一、单项选择题

1. B　2. D　3. E　4. B　5. C　6. A

二、多项选择题

1. BCDE　2. ABCDE　3. ABCDE　4. ACDE　5. AE

三、简答题

略

项目五　脾胃系疾病用药

一、单项选择题

1. B　2. B　3. D　4. C　5. A　6. A　7. D　8. A　9. B　10. B

二、多项选择题

1. ABD　2. AB　3. AD　4. ABC　5. CD

三、简答题

略

项目六　学会肝胆系疾病用药

一、单项选择题

1. E　2. A　3. E　4. B　5. D　6. D　7. B　8. C　9. E　10. C　11. A　12. D　13. D

14. E　15. E　16. C　17. A　18. B　19. D　20. C　21. A　22. B　23. C

二、多项选择题

1. DE　2. ABCDE　3. AB　4. ABCD　5. BE　6. ABCD　7. DE

三、简答题

略

项目七　学会肾系疾病用药

一、单项选择题

1. A　2. B　3. C　4. B　5. C　6. B　7. C　8. E　9. D　10. A　11. D　12. D

二、多项选择题

1. BE　2. ACDE　3. AC

三、简答题

项目八　气血津液疾病用药

一、单项选择题

1. D　2. E　3. A　4. A　5. E　6. B　7. E　8. A　9. B　10. B　11. E　12. B　13. B

14. D　15. D　16. A　17. C　18. B　19. D　20. D　21. B　22. C　23. E　24. A　25. A

26. D

二、多项选择题

1. ABE　2. AC　3. ABCE　4. BCDE　5. ABCDE　6. ABCDE　7. ABDE　8. ABDE

三、简答题

项目九　学会冻疮用药

一、单项选择题

1. D　2. C　3. A　4. B　5. D　6. D　7. B　8. A

二、多项选择题

ABD

三、简答题

略

项目十　学会水火烫伤用药

一、单项选择题

1. B　2. C　3. E　4. B　5. D　6. A　7. A　8. E

二、多项选择题

1. ABCD

三、简答题

略

项目十一　湿疹用药

一、单项选择题

1. A　2. A　3. C　4. C　5. D　6. E　7. A　8. B　9. C　10. D

二、多项选择题

1. ABCE　2. ABD　3. CDE　4. ABCD

三、简答题

略

项目十二　学会粉刺用药

一、单项选择题

1. E　2. C　3. C　4. D　5. D　6. E　7. C　8. E　9. A

二、多项选择题

1. ABC　2. BCD　3. BE　4. AB

三、简答题

略

项目十三　学会跌打损伤用药

一、单项选择题

1. D　2. C　3. B　4. E　5. B　6. A

二、多项选择题

1. ABC　2. ABDE

三、配伍题

1. A　2. C

四、简答题

略

项目十四　学会痹证用药

一、单项选择题

1. D　2. B　3. C　4. A　5. C　6. B

二、多项选择题

1. ABCD　2. ABDE　3. BCD　4. ABC　5. ABE　6. ABCDE

三、配伍题

1. C　2. B

四、简答题

略

项目十五　学会痿证用药

一、单项选择题

1. D　2. B　3. B　4. A　5. C　6. E

二、多项选择题

1. AC   2. ACDE

三、配伍题

1. B   2. A

四、简答题

略

项目十六   学会腰痛用药

一、单项选择题

1. C   2. A   3. B   4. D   5. B   6. C

二、多项选择题

1. ABCDE   2. AB

三、配伍题

1. A   2. C

四、简答题

略

项目十七   学会眼病用药

一、单项选择题

1. B   2. B   3. D   4. C   5. D

二、多项选择题

1. BE   2. BCD   3. AE

三、简答题

略

项目十八   学会耳病用药

一、单项选择题

1. B   2. C   3. C   4. B

二、简答题

略

项目十九   学会鼻病用药

一、单项选择题

1. C   2. D   3. D   4. C   5. A

二、多项选择题

1. ABCDE   2. ACDE   3. BC

三、简答题

略

项目二十   学会口病用药

一、单项选择题

1. B   2. C   3. D   4. C

二、多项选择题

1. ABCDE　2. ABCD

三、简答题

略

项目二十一　学会咽喉病用药

一、单项选择题

1. E　2. D　3. D

二、多项选择题

1. ABE　2. ABCDE

三、简答题

略

项目二十二　学会月经不调用药

一、单项选择题

1. D　2. B　3. A　4. D　5. D　6. E　7. A　8. D　9. A　10. B　11. A　12. D

二、多项选择题

1. ABCE　2. ABD

项目二十三　学会痛经用药

一、单项选择题

1. D　2. C　3. B　4. C　5. B　6. D　7. A　8. C　9. C

二、多项选择题

ACD

项目二十四　学会带下用药

一、单项选择题

1. D　2. D　3. B　4. C　5. C　6. D

项目二十五　学会妊娠与产后用药

一、单项选择题

1. C　2. C　3. A　4. E　5. A　6. A　7. A　8. E　9. C　10. A　11. A　12. E

二、多项选择题

1. AC　2. ABDE　3. BCDE　4. ADE　5. ABD

三、简答题

略

项目二十六　学会儿科感冒用药

一、单项选择题

1. A　2. B　3. B　4. E　5. C　6. A　7. D　8. B

二、多项选择题

1. AD　2. AC　3. ABCD　4. ABCDE　5. ABCDE

三、简答题

略

项目二十七　学会儿科咳嗽用药

一、单项选择题

1. E　2. A　3. A　4. E　5. D　6. E　7. C

二、多项选择题

1. ABD　2. ABCDE

三、简答题

略

项目二十八　学会儿科泄泻用药

一、单项选择题

1. A　2E　3. A　4. A　5. C　6. E　7. D　8. A　9. A　10. B

二、多项选择题

1. BCD　2. AB　3. ABCD　4. ABCDE

三、简答题

略

项目二十九　学会儿科厌食用药

一、单项选择题

1. E　2. C　3. B　4. A　5. B　6. E　7. A　8. B

二、多项选择题

1. AC　2. ABCD　3. ABCDE　4. ABCE

三、简答题

略

项目三十　学会儿科呕吐用药

一、单项选择题

1. D　2. B　3. A　4. A　5. E　6. B　7. E　8. E　9. C　10. E

二、多项选择题

1. ABC　2. ABCD　3. ABCD　4. ABCE　5. ABCE

三、简答题

略

参考文献

[1] 国家药典委员会．中华人民共和国药典（一部）［M］．北京：中国医药科技出版社，2020.

[2] 赵珍东，蓝永锋．实用方剂与中成药［M］．2 版．重庆：重庆大学出版社，2019.

[3] 孙师家，姚丽梅．实用方剂与中成药［M］．北京：化学工业出版社，2013.

[4] 国家药典委员会．中华人民共和国药典临床用药须知（2015 年版）：中药成方制剂卷编［M］．北京：中国医药科技出版社，2017.

[5] 张伯礼，吴勉华．中医内科学［M］．4 版．北京：中国中医药出版社，2017.

[6] 邓中甲．方剂学［M］．北京：中国中医药出版社，2017.

[7] 张广中．经方治疗皮肤病［M］．北京：人民卫生出版社，2017.

[8] 李学林．实用临床中药学（中成药部分）［M］．北京：人民卫生出版社，2013.

[9] 白彦萍．中医皮肤病临证心得［M］．北京：人民卫生出版社，2016.

[10] 刘忠恕．现代中医皮肤病学［M］．天津：天津科技翻译出版公司，1997.

[11] 张建中，陈周主．药用对了才治病：皮肤科疾病合理用药问答［M］．北京：人民卫生出版社，2014.

[12] 盛增秀，庄爱文．中医湿热病学［M］．北京：人民卫生出版社，2020.

[13] 国家药典委员会．临床用药须知中药成方制剂卷（2015 年版）［M］．北京：中国医药科技出版社，2015.

[14] 国家药品监督管理局执业药师资格认证中心．中药学专业知识二［M］．北京：中国医药科技出版社，2020.

[15] 刘洪波，肖跃红．中医外科学［M］．长春：吉林大学出版社，2015.

[16] 陈红风．中医外科学［M］．上海：上海科学技术出版社，2007.

[17] 赵宝林，陆鸿奎．实用方剂与中成药［M］．北京：中国医药科技出版社，2017.

[18] 姚丽梅，刘瑶．实用方剂与中成药［M］．3 版．北京：化学工业出版社，2019.